100歳でも痛くない

痛みが消える自力整体

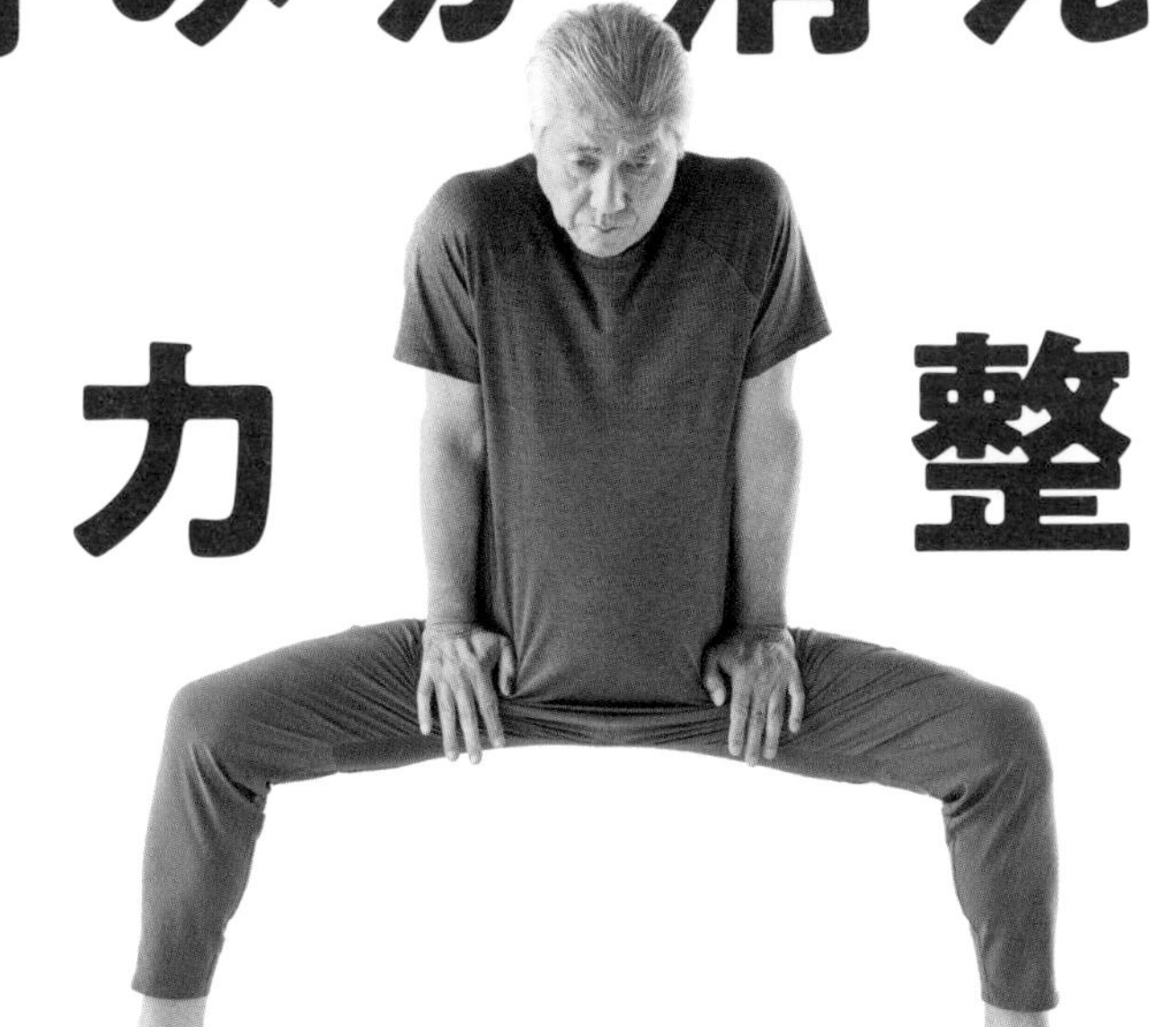

自力整体 考案者
矢上 裕

新星出版社

本と映像で効果倍増！

この本の「第3章　症状別の痛みや不調の治し方」と「第4章　自力整体を実践してみよう」で紹介している自力整体の実技は、すべて映像で提供しています。

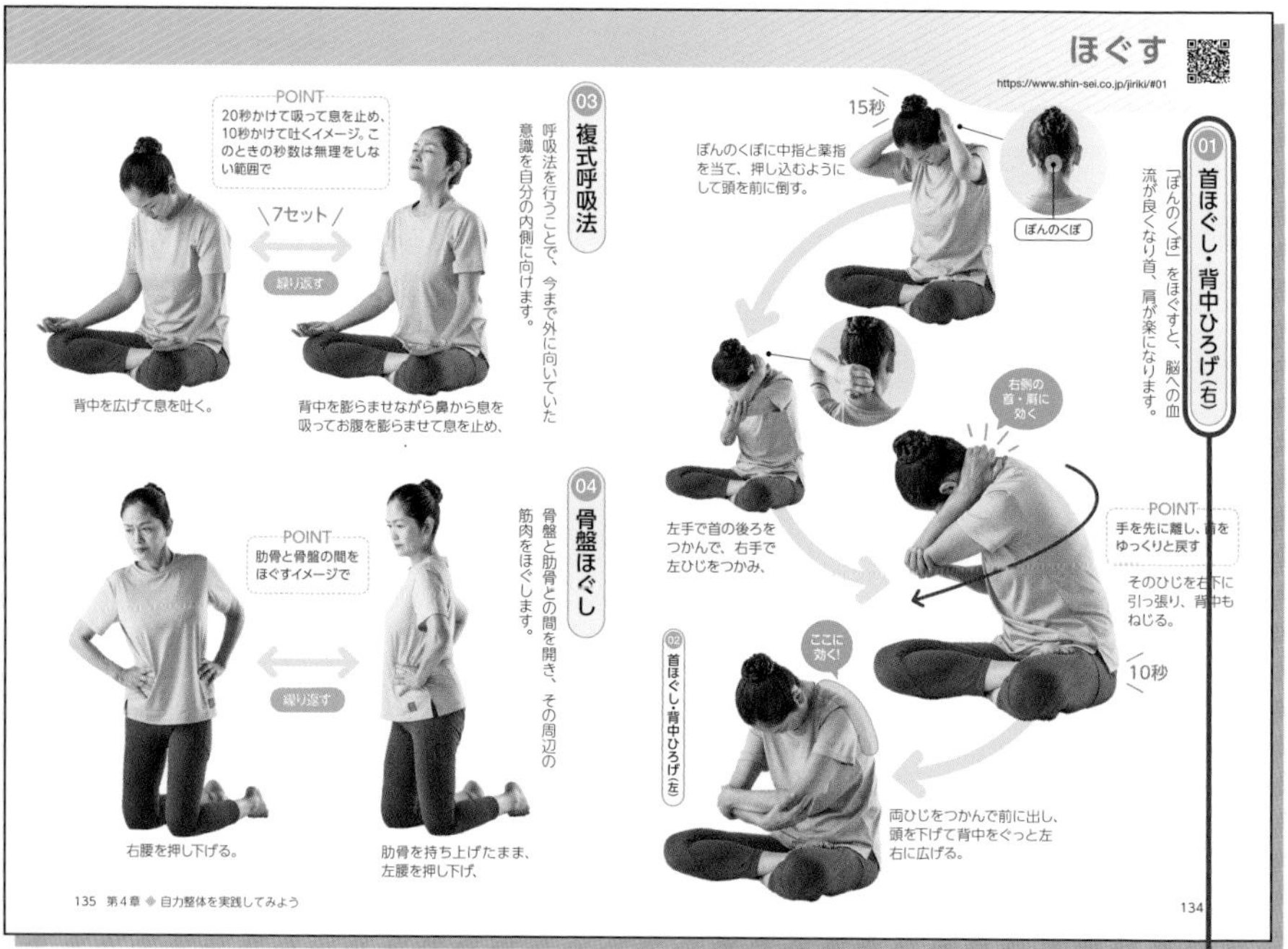

紙面と映像が連動

「❶首ほぐし・背中ひろげ（左）」などの実技が見られる

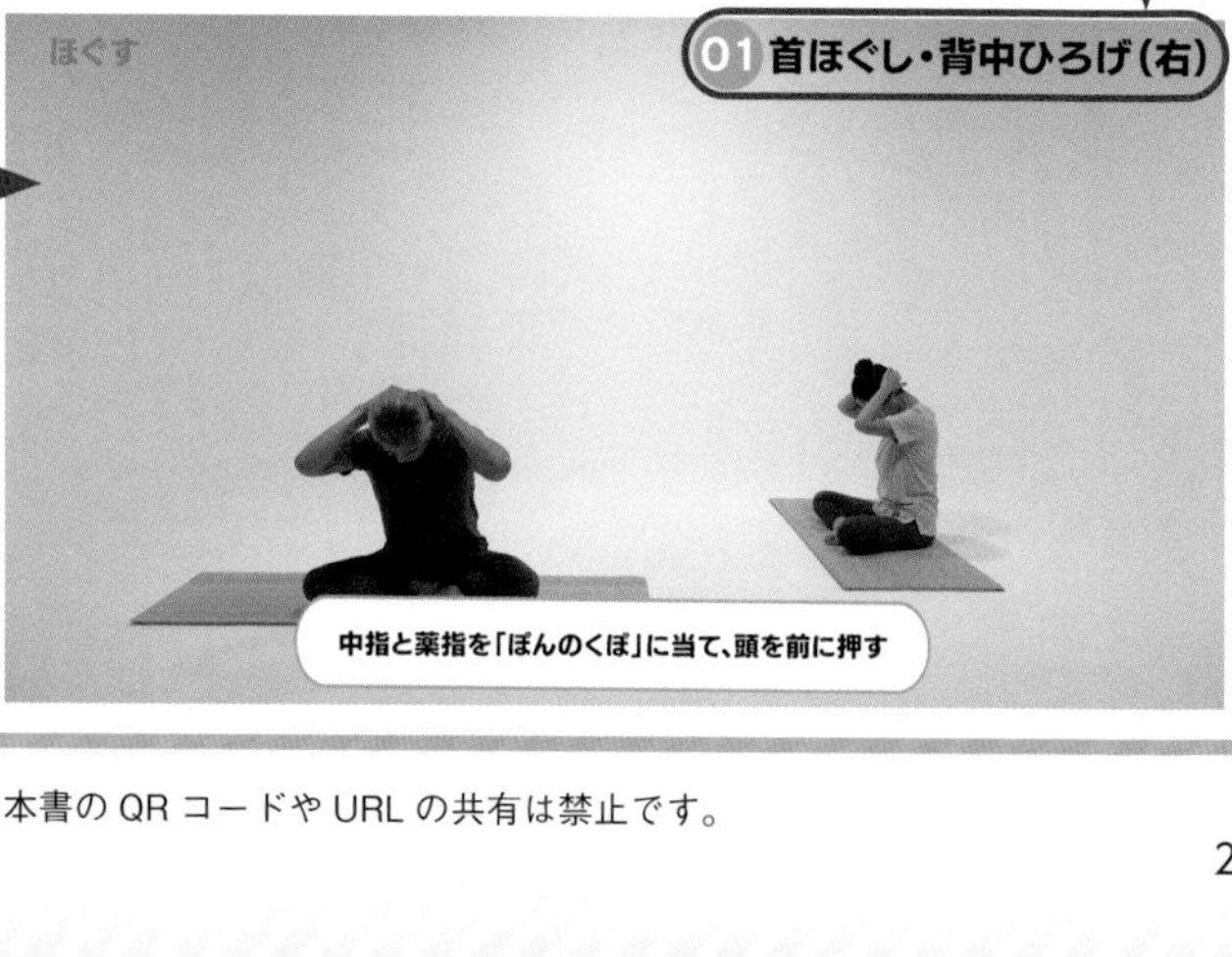

ほぐす
01 首ほぐし・背中ひろげ（右）
中指と薬指を「ぼんのくぼ」に当て、頭を前に押す

※動画視聴は購入者限定です。本書のQRコードやURLの共有は禁止です。

動画を
見るには…

●スマホ・タブレットは右のQRコードから →

●パソコンからは

https://www.shin-sei.co.jp/jiriki/

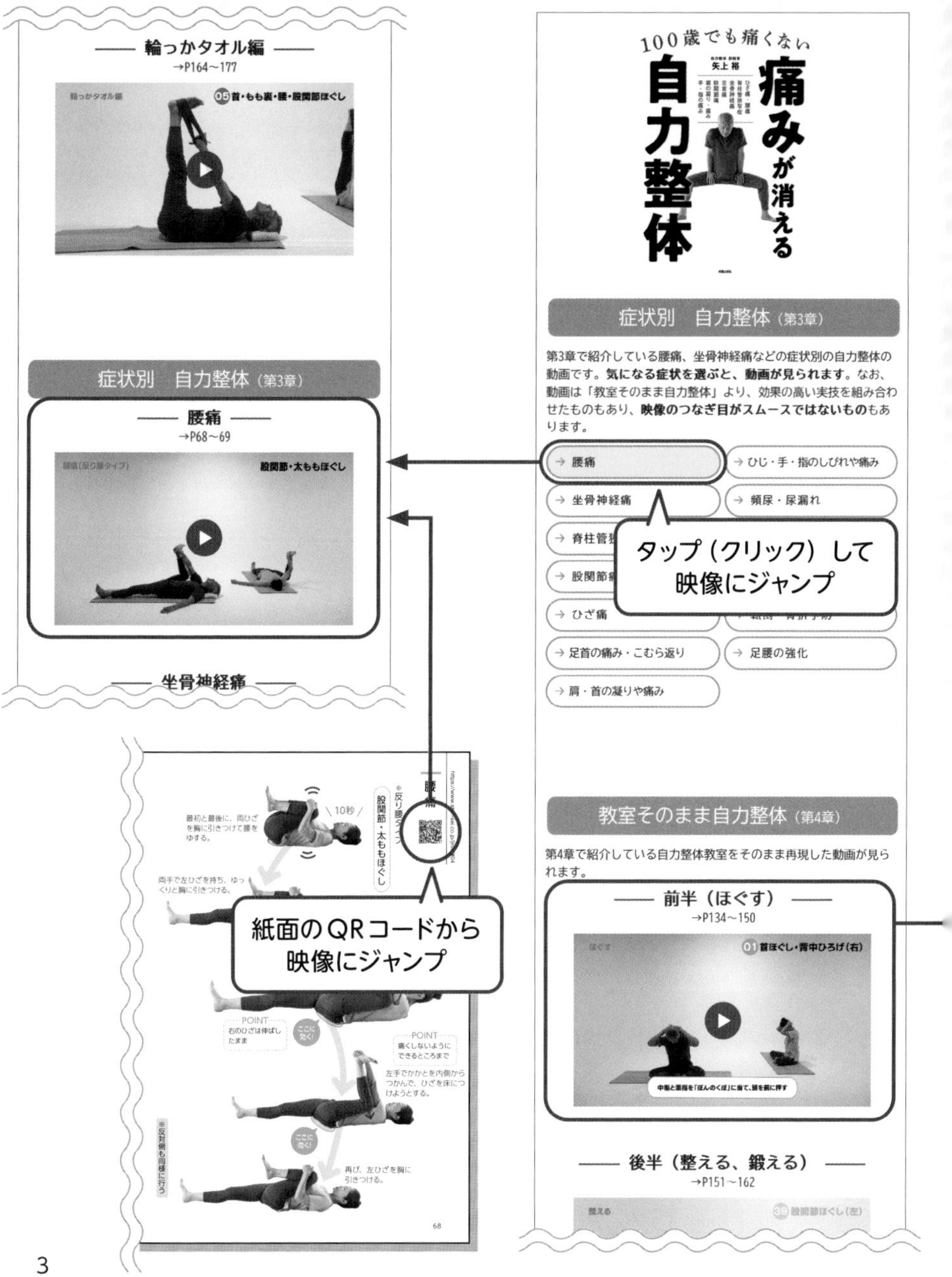

輪っかタオル編
→P164〜177
05 首・もも裏・腰・股関節ほぐし
症状別　自力整体（第3章）
腰痛
→P68〜69
股関節・太ももほぐし
坐骨神経痛
100歳でも痛くない
痛みが消える自力整体
矢上 裕
症状別　自力整体（第3章）
第3章で紹介している腰痛、坐骨神経痛などの症状別の自力整体の動画です。気になる症状を選ぶと、動画が見られます。なお、動画は「教室そのまま自力整体」より、効果の高い実技を組み合わせたものもあり、映像のつなぎ目がスムースではないものもあります。
→ 腰痛
→ ひじ・手・指のしびれや痛み
→ 坐骨神経痛
→ 頻尿・尿漏れ
→ 脊柱管狭
→ 股関節痛
→ ひざ痛
→ 足首の痛み・こむら返り
→ 足腰の強化
→ 肩・首の凝りや痛み
タップ（クリック）して
映像にジャンプ
教室そのまま自力整体（第4章）
第4章で紹介している自力整体教室をそのまま再現した動画が見られます。
前半（ほぐす）
→P134〜150
01 首ほぐし・背中ひろげ（右）
中指と薬指を「ぼんのくぼ」に当て、頭を前に押す
後半（整える、鍛える）
→P151〜162
腰痛
※反り腰タイプ
股関節・太ももほぐし
紙面のQRコードから
映像にジャンプ
最初と最後に、両ひざを胸に引きつけて腰をゆする。
10秒
両手で左ひざを持ち、ゆっくりと胸に引きつける。
POINT
右のひざは伸ばしたまま
POINT
痛くしないようにできるところまで
左手でかかとを内側からつかんで、ひざを床につけようとする。
再び、左ひざを胸に引きつける。
※反対側も同様に行う
68

まえがき

こんにちは、この本を手に取ってくださり、ありがとうございます。

私は1953年生まれ、奄美大島の永良部島出身で70歳を超えています。

21歳から鍼灸・整体、27歳からヨガ、そして35歳で自力整体を立ち上げ、累計50年のキャリアを経て今に至ります。

立ち上げた自力整体はおかげさまで認知され、これまでに25冊の本を刊行させていただきました。

現在は、兵庫県の西宮で週2回と、遠隔地の人向けにウェブ会議ツール「ズーム」を使って週2回の、合計週4回の自力整体教室を行い、さらに全国の指導者（「ナビゲーター」と呼ぶ）に対する研修を毎週末に行っています。

それ以外に全国に2000人いる『じりき通信』会員の皆さんに向けて、2か月に一度、会報誌を書き続けています。

自力整体を立ち上げてから36年目、現在では**全国で約400人のナビゲーターのもと、約1万2000人の方が教室に通い、そのうちの約4000人が70歳を超えており、これらの方が毎週、自力整体の教室に通っておられます。**また、指導する側のナビゲーターも400人中150名が70歳を超えており、最高齢が86歳です。

この本は私自身が70歳を迎えたことから、同年代の方に向けての身体のケアについての本を依頼されたことから始まっています。

鍼灸師時代からここまでの50年間、多くの患者さん、また自力整体の生徒さん・ナビゲーターの皆さんとお付き合いさせていただき、共に年齢を重ねてきた経験をもとに、**70歳（本当は年齢にかかわらず）からのケアの重要なポイントとして「痛みのケア」「死ぬまで痛みなく過ごせる方法」を書いてみたい**と思い、本書になりました。


自力整体では、内臓疾患やケガなどの痛みではなく、「自然に起こった痛み」が対象となります。

自力整体が効く痛み、つまり自然に起こる痛みは、「身体が左右対称でない」ことから起きます。

下のイラストは、どちらの側に歪んでいるかを診るテストです。右ひざを上げた右のイラストは、多くの方がとりやすい体勢です。顔が横に向きやすく、ひざも上げやすい。

身体のどこかに痛みをお持ちの方にこの体勢をとっていただき、私が後ろから診ると、**必ず左右**

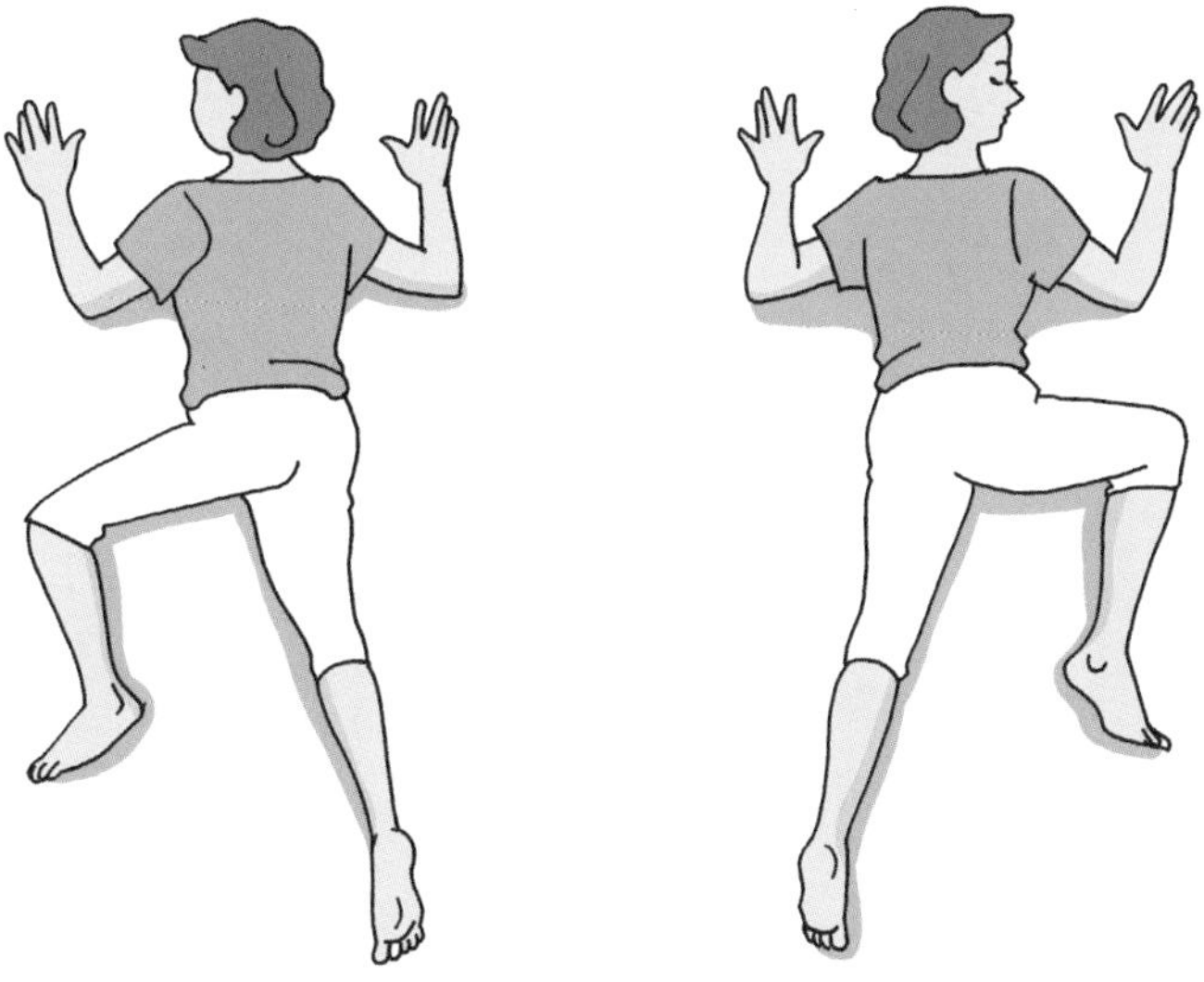

差が強いのです。

そして自力整体を行った後に、再びこの体勢をとっていただくと左右差がなくなっている。そして「先ほどの痛みはどうですか?」と尋ねると、不思議そうに「痛みがなくなっている」とおっしゃいます。

ただし人間は完全な左右対称にはなれません。

しかし、痛みの原因が左右不対称であっても、たとえば「左4：右6」で痛みがある方が、何とか「左4・5：右5・5」にすると、左右不対称でも痛みがなくなります。つまり痛みの許容範囲内に収めていくことと、許容範囲を超えない日々のチェックを怠らずに実行すれば、死ぬまで痛みに悩むことなく過ごせるということなのです。


さて、皆さんは健康のために、ジム通いやウォーキングなどをされていますか?

身体を動かすことはとても良いことなので、私も賛成ですが、問題は「長時間の歩行で腸腰筋、股関節、ひざ関節、腰椎に歪みを作ってしまっていないか?」です。

じつは、私自身35歳から47歳までの12年間、1日2万歩以上、多い日は3万歩を歩いていました。しかし、47歳の秋にぎっくり腰で動けなくなった経験があります。

皆さんの頭の中に「歩くのをやめたら足腰が弱り、歩けなくなる」という強迫観念のために歩いている人はいませんでしょうか?

私もその一人でしたが、歩きながら骨盤を歪め、それが限界にきてぎっくり腰になったという、自力整体の指導者としてはとても恥ずかしい体験をしたことから、それ以降は180度考えを変えて、「必要な移動以外は歩かない、重たい荷物を持たない、長い距離は自転車を使う、エスカレーターやエレベーターを積極的に使うということを行い、できるだけ脚の筋力を温存して、足腰に歪みや疲れを溜めない」を実行して、今年で24年になります。

果たして、それで足腰が弱くなったかどうか？

なっていません！ それどころかマンションの9階まで歩いて上がっても息も切れません。

もちろん週に5日、自力整体を行って左右対称の身体を作っているのも大きいことでしょう。でも、毎日私のように3000歩あるかどうかの歩き方で、40代の足腰が維持できるという証明だと思うのです。

だから、生徒さんには「がんばって鍛えて疲れるより、左右対称に整えるほうが先」と指導していますし、その結果もとても良好で、皆さんの足腰も元気です。

ところで、老化という言葉はあまり良い響きではありませんね。私も好きではありません。

言葉を変えるなら、「老化が進んでいる」とは「疲労が蓄積している」と呼べると思います。

1日1万歩の人は足腰に疲労が蓄積して老化を早めている。朝昼晩と1日3食食べている人は、私のように「夕方の1日1食生活」に比べると内臓疲労が溜まり老化している——そう考えるようになりました。

だから老化から遠ざかるならば道は3つ。

①筋肉や内臓を使い過ぎないこと

②使って疲労が生じたらその場で疲労を洗い流し、「疲労ゼロ」状態を保つこと
③疲労が溜まらない食べ方、動き方をマスターすること（人間ですから、食べなければいけませんし、動かなければいけませんので）

私の場合、そのことに気づいたのは47歳でぎっくり腰になりうなっていた経験をしたからです。

そして、その仮説が正解かどうか、その通りに実行してきて70歳を超えました。

老化度を測るとするならば、私も、自力整体指導をしている妻も、同じ年齢の方々よりも若々しいと自負しております。実践している教室の生徒さんやナビゲーターの皆さんも若々しい方が多くいらっしゃいます。


日本人の常識として、「大変な苦労の後に健康が手に入る。苦労して鍛えなければ弱ってしまう」という間違った健康観が今でも根強くあります。

どうか、そんな世間の常識を気になさらずに、筋肉も内臓も疲れない生き方、疲れたら整えて「疲労ゼロ」へ戻す生き方へ転換してください。

この本は、自力整体であなたを「疲労ゼロ」へ戻す、大いなる味方です。

そして、もしできるなら、自力整体のコミュニティーの中で一緒にやりましょう。命の最後まで自分らしく輝きましょう。

矢上 裕

痛みが消える自力整体【目次】

第1章 痛みや不調は加齢と共に増えるもの

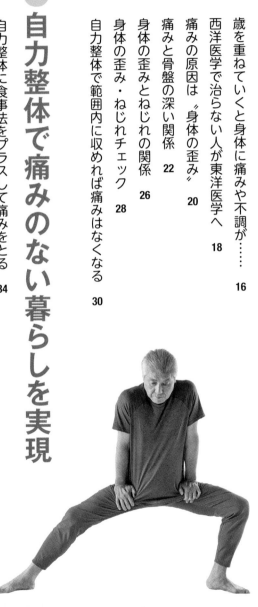

第2章 自力整体で痛みのない暮らしを実現

第3章 症状別の痛みや不調の治し方

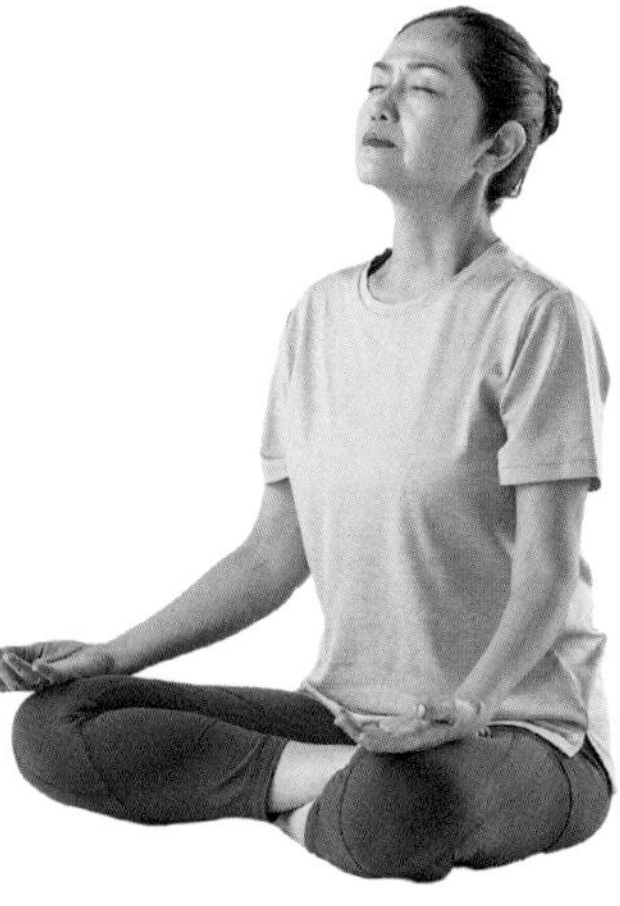

第4章 自力整体を実践してみよう

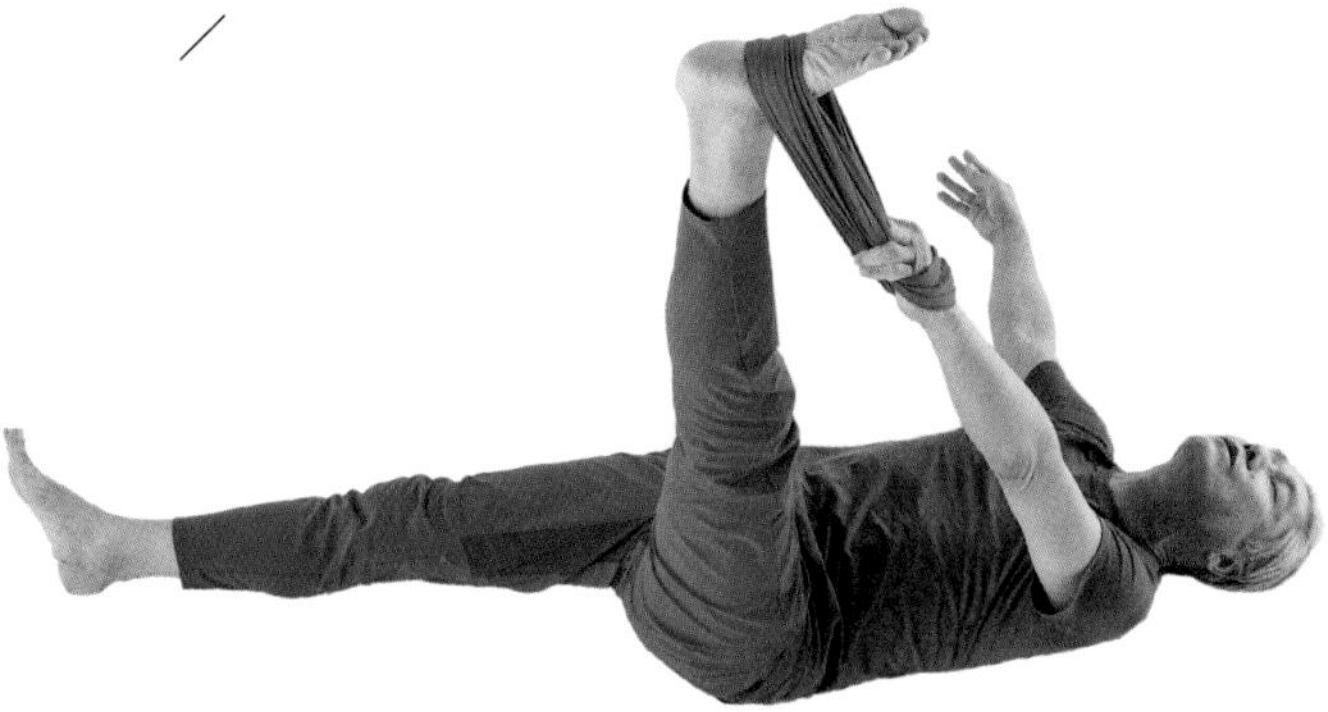

コラム

STAFF

モデル 矢上 裕、矢上 珠野子
デザイン・DTP 田中 由美
イラスト MICANO
写真撮影 齋藤 久夫 [㈲ケイフォトサービス]
ヘア&メイク 宮城 大地 [レサンクサンス]
編集協力 ㈲クラップス
撮影 ㈱ニューオーダー
映像制作協力 ㈱ニューオーダー

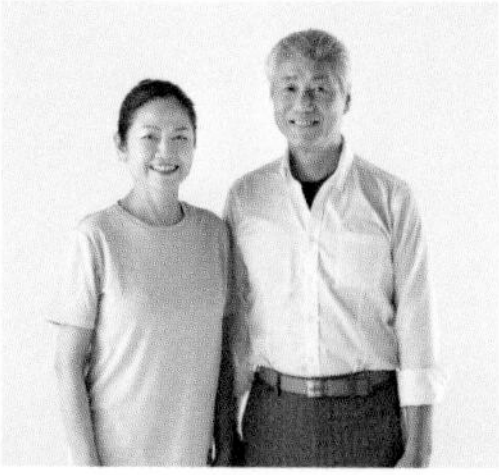

矢上 珠野子 (左)、矢上 裕 (右)

第1章

痛みや不調は加齢と共に増えるもの

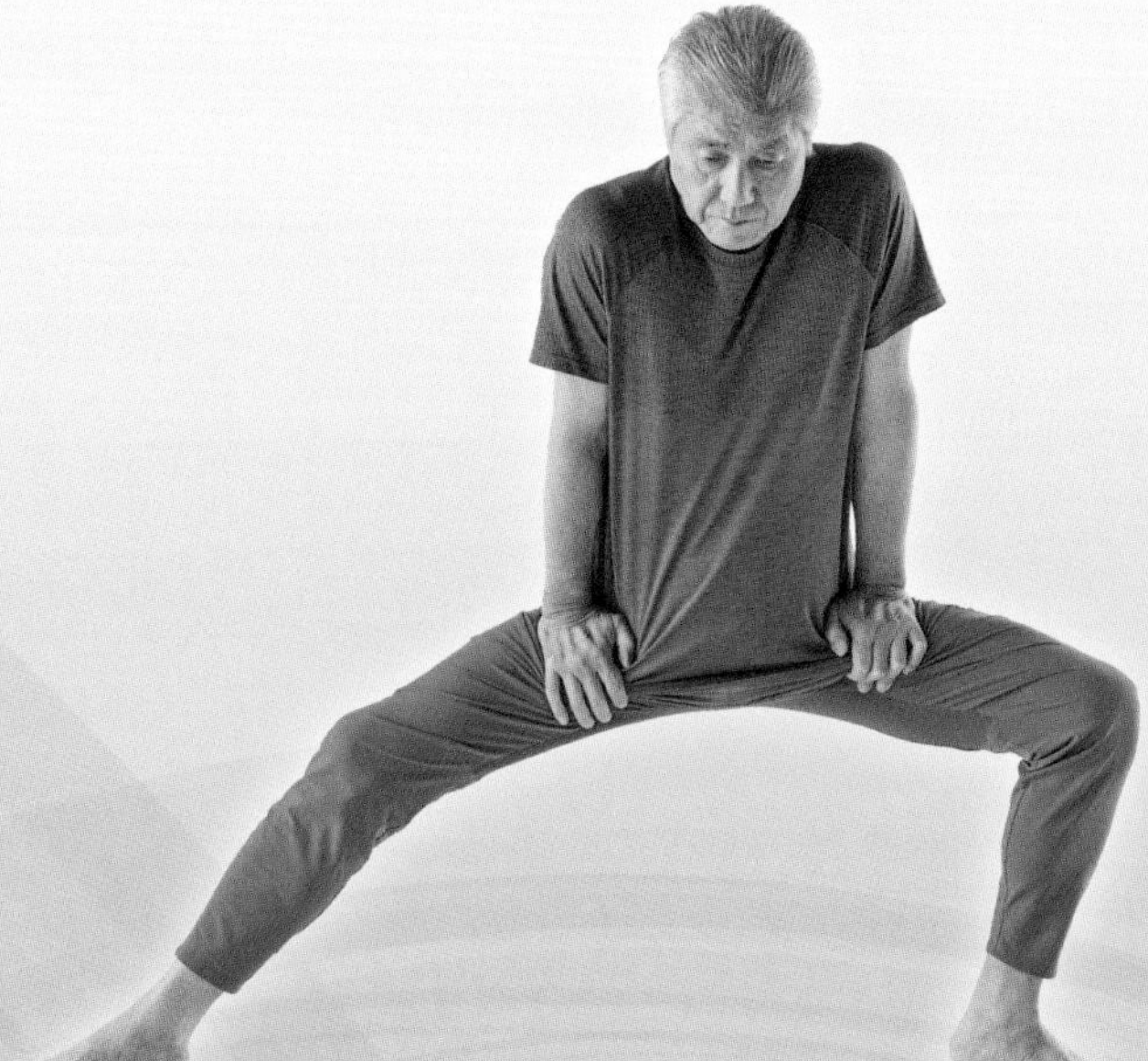

歳を重ねていくと身体に痛みや不調が……

歳を重ねると……

若い頃は、身体に痛みを感じることはそれほど多くありません。痛みや違和感などを感じずに、自由に身体を動かしています。

しかし、歳を重ねていくと身体のさまざまなところに痛みや不具合を感じてきます。

たとえば、

・ひざが痛くて正座ができない
・肩が痛くて腕が上がらない
・腰が痛くて朝起き上がれない
・股関節が痛くて靴下が履けない
・手や指が痛くて物を持つことができない

など関節の痛みが出てくる人が増えます。また、

・肩こりがひどく、夜中に起きることがある
・10分歩くと脚がしびれて数分間の休憩が必要
・夜中に脚がつって起こされる
・いつも手がしびれている
・便秘がひどく、いつもお腹が張っている
・トイレが近く、とくに夜中に何度も行く
・睡眠が浅く夜中に何度も起きてしまう

といった痛みや不調。さらに、痛みや不調までには至っていないが、

・ゆっくりにしか動けなくなった
・つまずくことが増えた、転びやすくなった
・耳が遠くなった

などなど、年々このような症状を感じる方が増えていきます。人は、加齢とともに身体の不調や痛みが増えていってしまうのです。

人は痛くなると……

人は痛みを感じると、

- **湿布や痛み止めなど薬に頼る**
- **整形外科などの病院へ行く**
- **何もしないで（放っておいて）我慢する**

といった行動をとります。

これらで痛みや不調がなくなれば良いのですが、そうならない場合もあります。とくに**年齢を重ねていくと、飲み薬や湿布だけでは痛みや不調が収まらない**ケースが増えていきます。

そのようなとき、助けを求めて鍼灸院やマッサージ院に通い始める方は少なくありません。また、整形外科で手術を勧められたものの、手術を受けたくない方も鍼灸院やマッサージ院を頼って望みをかけたりもすることでしょう。

それでも良くならない場合は、ヨガや健康体操の門を叩き、何とか痛みや不調から解放される方法を探されるのではないかと思います。

自力整体の教室に通われる方々

自力整体の教室に通われている方も、こういった流れを経験してから入会されるケースが少なくありません。そして、痛みや不調がとれていき、改善されていく身体の変化を実感されているため、通い続けていらっしゃいます。

もちろん、身体に痛みがない段階で、予防医学として自力整体をスタートされる方もいらっしゃいます。

しかし、多くの方は、**病院で治らないために、いろいろなところをトライし、その中のひとつとして自力整体に出会っています。**

西洋医学で治らない人が東洋医学へ

痛みが出た場合の治療の流れ

前節でも説明しましたが、身体のどこかに我慢しきれない痛みが生じたときに、真っ先に行くのは整形外科という方がほとんどでしょう。

整形外科では、痛みがある場所のレントゲンやMRIを撮影し、その撮影写真を見ながら診断がくだされます。骨の組み合わせなど〝構造的〟に異常がない場合は、消炎鎮痛剤を処方され「様子を見てください」となり、骨の組み合わせの異常が見つかれば、その部位の手術という処置が一般的でしょう。

しかし、手術した人がそれで完治するかというと、そうではありません。**多くが再発し、逆に手術前よりも悪くなった**という方もおられます。

一方で、消炎鎮痛剤で痛みがなくならない方や、手術を受けたくない方は、整体院や鍼灸院に通うようになります。

なぜ、整形外科で治らない痛みがあるのか

なぜ、整形外科を受診した段階で、痛みが解決できないのでしょうか？

それは、**整形外科は「痛みは骨の〝構造上〟に問題があるから」と考えている**からです。「ヘルニアがあるから痛い」「腰椎の何番が滑って（ズレて）神経を圧迫しているから痛い」などです。そういわれると「そうなのか」とヘルニアや滑っている腰椎を想像してしまうでしょう。

私の場合は、鍼灸・整体の視点から、次のように診断・治療してきました。

ヘルニアの患者さんの姿勢を診ると、ヘルニアが飛び出してしまうような姿勢を無意識にしています。**筋肉の緊張をゆるめてヘルニアが出るような姿勢を改めてもらう**と、ヘルニアが元の位置へ戻るのです。

腰椎が前に滑っている方も、「滑るのは当たり前だな……」という悪い姿勢をしています。このような方も、筋肉をゆるめて姿勢を正すことで、滑っている骨が元の位置に戻ります。

整形外科で「手術しかない」といわれた疾患も鍼灸・整体の視点から診断・治療すれば正しい位置に戻せるのです。

痛みをとるために、整形外科に通う方々の本当の病名は「悪姿勢病」なのです。骨の変形やヘルニア、腰椎の滑りなどを引き起こしている筋肉の強い引っ張りをゆるめて解放してあげれば、骨の位置はその場で正しい位置に戻ります。

反対に、悪姿勢を正さなければ、手術をしても、しばらくすると元に戻ってしまいます。悪い姿勢で生活をしていれば、その姿勢が再び骨を引っ張るため、痛みが再発するのです。

要するに「痛みの原因は骨にある」という西洋医学の考え方と、「痛みの原因はその骨を引っ張っている筋肉の緊張である」とする鍼灸や整体（東洋医学）の考え方は大きく異なるのです。

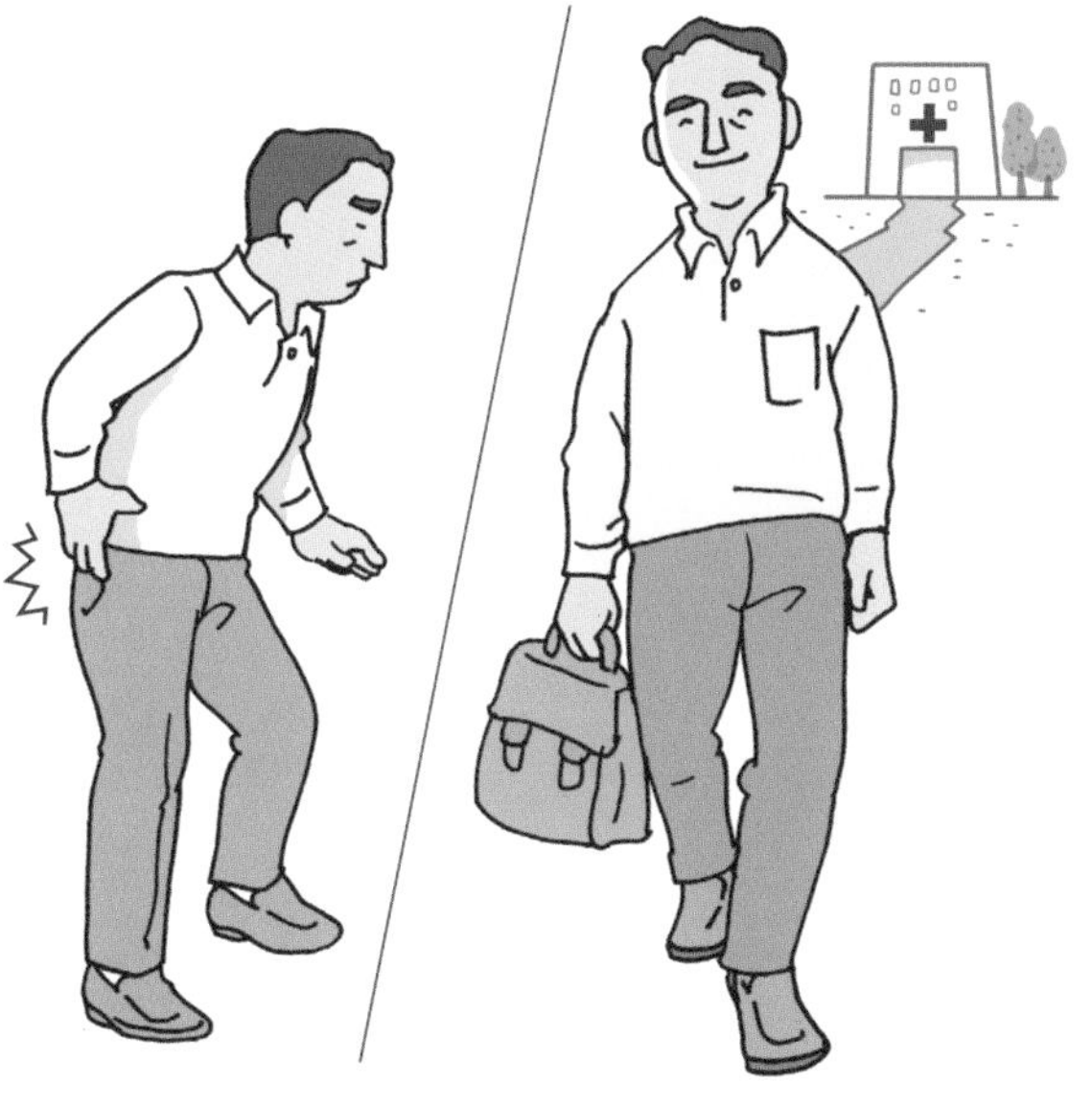

手術後しばらくは調子が良いが再発してしまう

痛みの原因は〝身体の歪み〟

痛みをとるには許容範囲に収めること

自然に起こるひざや腰、肩・首、股関節、手足などの痛みの原因は、身体のねじれ・歪みです。身体のねじれからくる歪みをとり、前後左右に均等な整体になれば痛みはとれます。

一方で、身体に歪みのない方はいません。腕や脚、目、耳をはじめ、肺や腎臓などの一部の内臓は左右対象にあり、鼻や口、背骨などは左右の真ん中に1つだけですが、心臓は左側に1つだけですし、胃や腸、肝臓なども左右対称ではありません。

左右対称の完全な整体の方はいないのです。

私が50年以上にわたり、人の痛みや不調について研究した結果、わかったことがあります。多くの方は、下半身は左方向にねじれ、上半身は右方向にねじれているということです（26ページ）。

ねじれからくる歪みが**一定範囲に収まっているときは凝りや痛みは生じません**が、一定範囲を超えると凝りや痛みが出てくるという事実です。

とくに年齢を重ねるほど、このねじれは強くなり、身体のあちこちが歪み、凝りや痛みが現れてきます。凝りや痛みの前段階である疲れも、ねじれからくる歪みが原因です。

凝りや痛みをとるために大切なことは、**身体のねじれ・歪みを許容範囲に収める**ことなのです。

なぜ、人は歪んでしまうのか？

日々の生活の中で身体がねじれを作り、歪んでいきます。

例として、テレビが身体の斜め横に設置されているケースを考えてみましょう。

この生活では、つねに顔が少し横を向いています。

そうした体勢を何年も続けていると、首が少し横向きになり、それが〝自分の普通〟になります。**ねじれているのが日常となってしまう**のです。

こうした状態は、反対側の首や首の下にある肩甲骨周りを緊張させ続けますので、首・肩の凝りや痛みが生じてくるのは当然でしょう。

次は、痛めた足をかばって歩くケースです。

足が治るまでの期間が長ければ長いほど、かばった歩き方＝歪んだ歩き方が〝自分の普通〟になります。かばっているほうの脚はつねに緊張し、疲れて凝りや痛みが発生します。このケースで一番多い痛みはひざの痛みでしょう。

このようにねじれ・歪みが許容範囲を超えると、凝りや痛みとなります。

凝りや痛みをとるためには、ねじれや歪みをとり、緊張している筋肉をほぐすことが大切です。緊張がなくなれば、筋肉は脱力できるため、痛みもなくなっていきます。

再発させないためには、**ねじれて歪んだ状態である〝自分の普通〟を見直して、整体に近づいた状態を〝普通〟にする**ことです。そうすれば、凝りや痛みに発展しない許容範囲に収まり、一生、凝りや痛みと無縁でいられます。

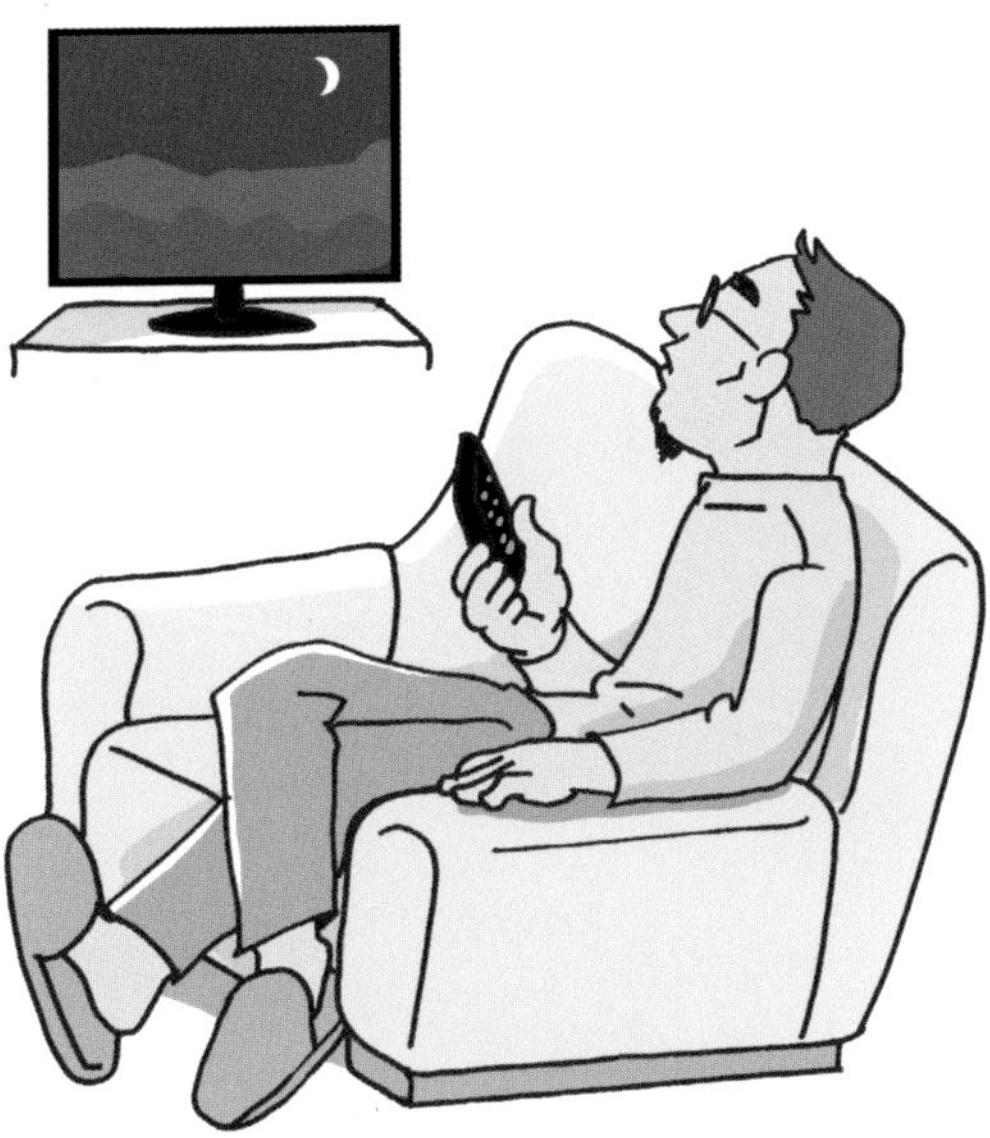

首・肩が緊張している→凝り・痛みに！

痛みと骨盤の深い関係

歪んでいるときに痛みが出るところ

私は講演や自力整体のナビゲーター（自力整体の養成を卒業した指導者：180ページ）の研修などで痛みや不調の相談を受けます。

そのとき、本人には普段と同じように立っていただき、**後ろと横からの立ち姿を診て、どこの歪みが痛みや不調の原因になっているかを調べます。**後ろ姿で左右の歪みを診て、横姿で前後の歪みを診るのです。

これらの姿勢診断の結果を挙げてみましょう。たとえば、右下のイラストのように腰が強く後ろに反っている人は、腰痛や脊柱管狭窄症、坐骨神経痛になりやすい人です。

左下のイラストのように左肩が下がっている人は、緑の印の部分に痛みが出やすくなっています。

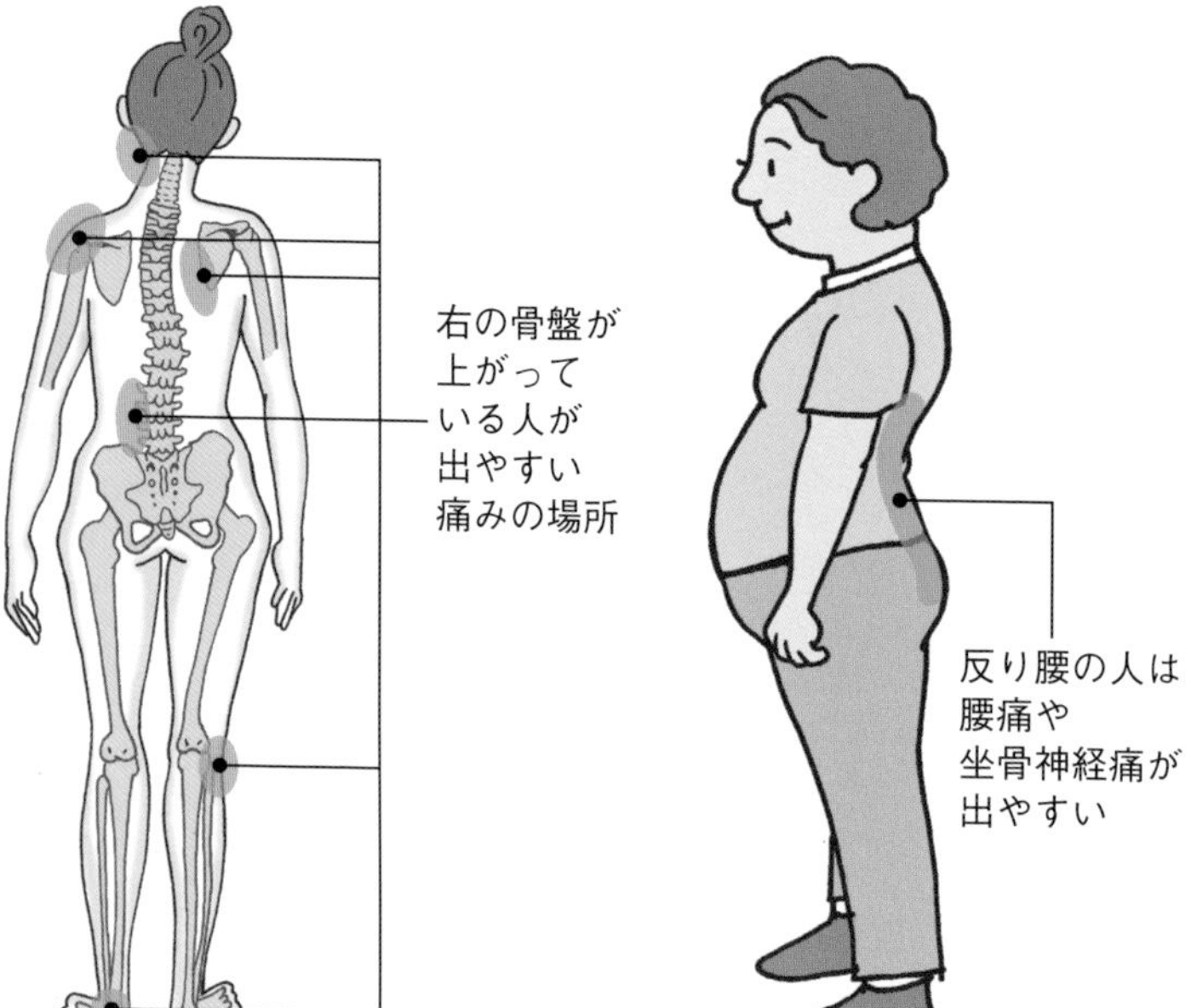

右の骨盤が
上がって
いる人が
出やすい
痛みの場所
反り腰の人は
腰痛や
坐骨神経痛が
出やすい

骨盤の歪みが痛みの原因

これは骨盤の歪みが大きく関係しています。**骨盤に左右差があると筋肉の慢性緊張が起こる**からです。筋肉が緊張すると、その部分は疲れてしまい、やがて凝りや痛みに発展します。

右ページの左側のイラストを例に、具体的に見てみましょう。

イラストのように、骨盤の右側が上に、左側が下になっている左右の歪みがあると、腰椎が左にカーブし、少し上にある胸椎は右カーブを作り、頸椎は再び左カーブを作ります。身体の左右のバランスをとるために、このようなS字カーブを描くのです。

すると、左腰の周囲にある筋肉が緊張し、右の肩甲骨や肩の辺りの筋肉も緊張し、首の左側の筋肉も緊張します。

この歪んだ骨盤・姿勢が慢性的な場合、これらの筋肉は慢性緊張を起こし、疲労が溜まり、許容範囲を超えると凝りになり、やがて痛みに発展します。左側の腰が痛かったり、左の首や後頭部、右ひざの外側、左の足首などに痛みが出たりするわけです。

骨盤の左右差が大きいと、このような痛みや不調が発生してしまうのです。

各所の緊張が骨盤の歪みの原因

じつは、逆のケースもあります。

身体のある部分の筋肉が緊張することで、その付近も歪み、やがて骨盤も歪むという流れです。

たとえば、パソコンを長時間、使用する仕事をする人は、つねに手を前に出しています。そうすると猫背になりやすく、とくにマウスを使う右手を前に出していますから、右肩や右の肩甲骨の周辺にある筋肉が引っ張られて緊張します。

右の肩甲骨周辺が慢性的に緊張していると、左右のバランスをとるため、少し下にある腰周囲の筋肉も緊張してしまいます。左右の筋肉の歪みは背骨も歪ませて、背骨の下にある骨盤の左右差も作ってしまいます。

骨盤が歪むと、身体のさまざまなところが歪み、それが許容範囲を超えると痛みに発展します。つまり、**右の肩や肩甲骨周辺にある筋肉の緊張が、骨盤の歪みを作り、別の痛みを誘発しているわけ**です。

このケースでは、マウスを持つ腕がスタートですから、右の肩や肩甲骨周辺の筋肉が緊張して、右の肩こりや肩甲骨周辺の凝りが一番出やすくなるでしょう。しかし、慢性的に緊張していれば、やがて骨盤も歪みますから、身体の別の部位の凝りや痛みになるのです。

ちなみに、人は一番痛いところ、一番凝っているところが気になりますから、肩こりがあっても、腰痛のほうが痛ければ、そこに気持ちがいきます。腰痛の痛みが軽くなり、痛みをあまり感じなくなったとき、肩こりに気がつくのです。

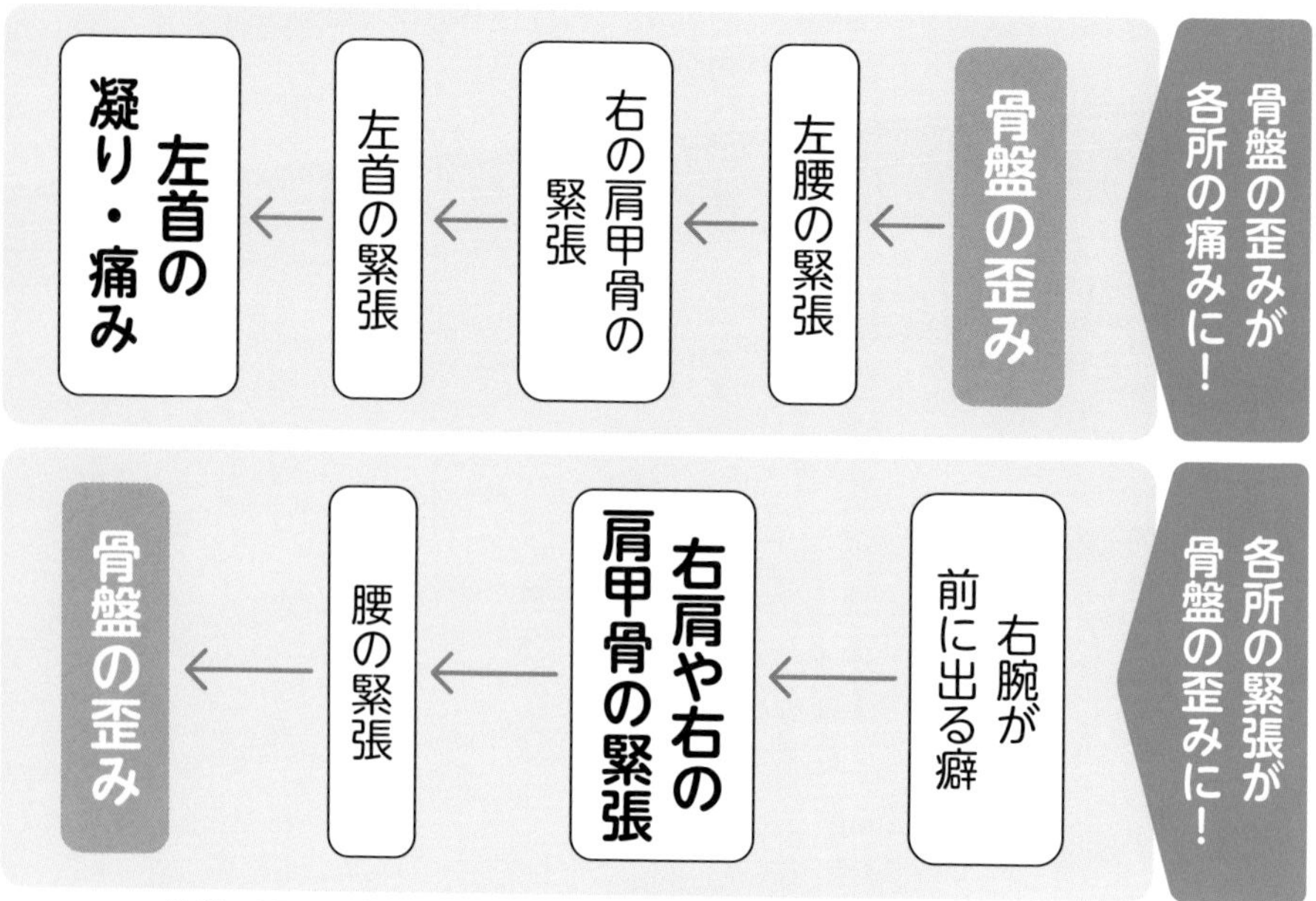
骨盤の歪みが各所の痛みに！
骨盤の歪み
左腰の緊張
右の肩甲骨の緊張
左首の緊張
左首の凝り・痛み
各所の緊張が骨盤の歪みに！
右腕が前に出る癖
右肩や右の肩甲骨の緊張
腰の緊張
骨盤の歪み
骨盤の歪みが各所の痛みになり、各所の緊張が骨盤の歪みになる！

月経の際、骨盤の開閉がある

骨盤について、もうひとつお知らせしたいのは、女性の月経と骨盤の関係です。

骨盤は1つの大きな骨に見えますが、じつは左右の寛骨（腸骨・恥骨・坐骨）が仙骨と結合して骨盤を形成しています。骨盤の前側は恥骨の結合部で結合しており、お尻のほうは腸骨と仙骨が仙腸関節という関節でつながっています。

仙腸関節は男性はあまり動かないのですが、女性は月経の周期にあわせて開いたり閉じたりしています。生理のときは左右の仙腸関節が全開し、生理が終わると徐々に仙腸関節は閉じていき、排卵時にすべて閉じ、その後再び開いていき生理を迎えるという周期です。

この開閉がスムースな人は出産や生理が楽で、そうでない人は難産、生理痛、PMS、さらに更年期障害などになりやすくなります。

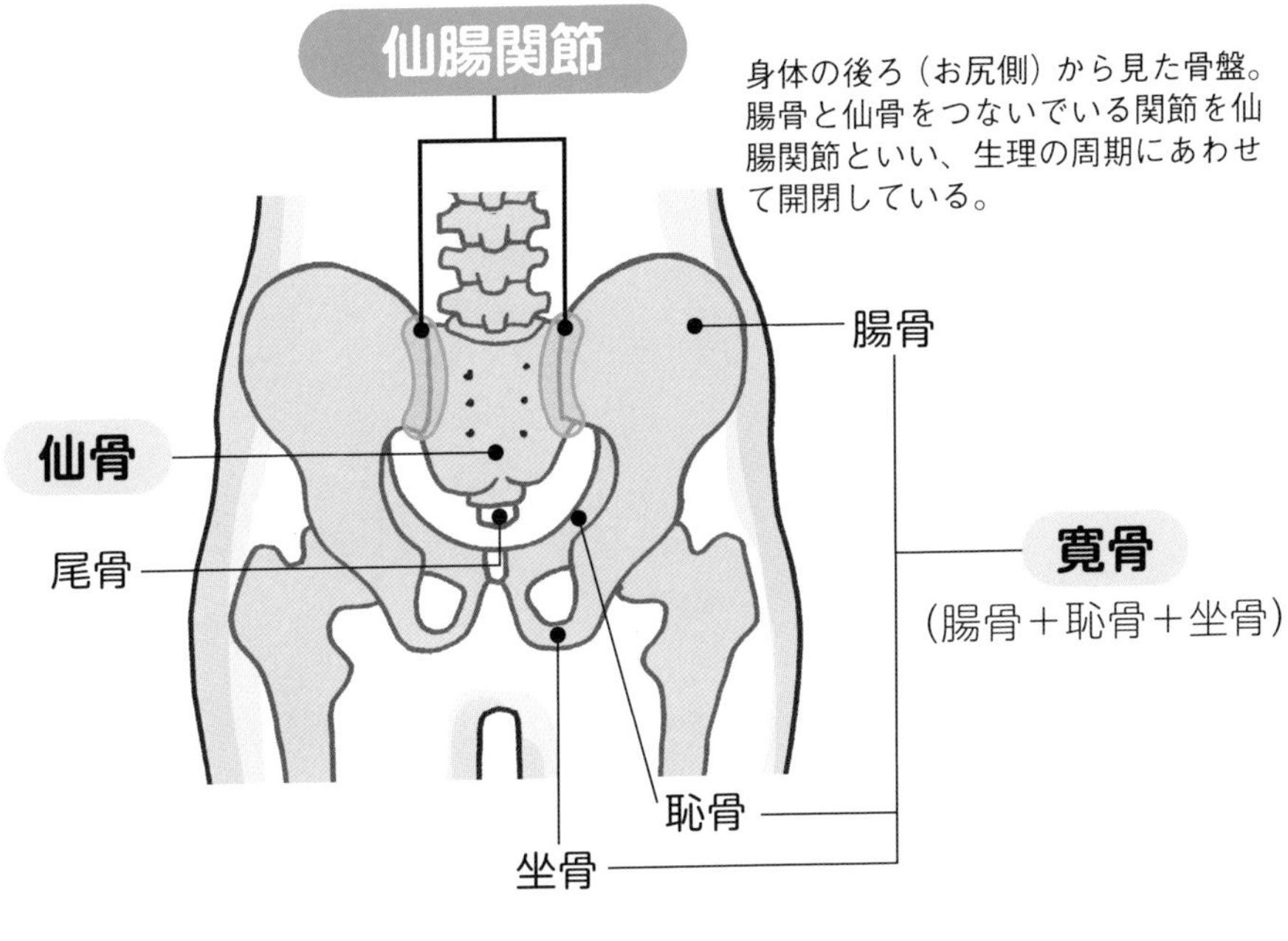

身体の後ろ（お尻側）から見た骨盤。腸骨と仙骨をつないでいる関節を仙腸関節といい、生理の周期にあわせて開閉している。

身体の歪みとねじれの関係

歪みとねじり

後ろから診て、左右に歪んでいる人の多くは、下半身が左にねじれています。左ねじれとは、頭の上から見たときに「反時計回り」にねじれている状態をいいます。

そして、下半身が左ねじれの人は、上半身が右にねじれています（頭の上から見て「時計回り」）。

私の持論ですが多くの方は、この「**下半身・左ねじれ&上半身・右ねじれ**」が通常の姿勢です。頭の上から見ると、上半身が下のイラストようになっています。

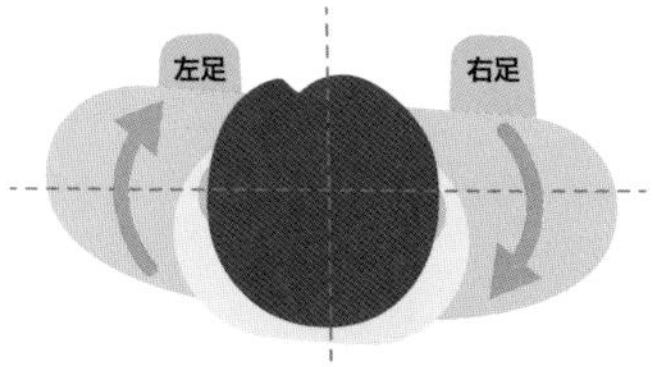

上半身は矢印のようにねじれている

つまり、日本人の多くは、「右の骨盤が上がった左右の歪みと、下半身・左ねじれ&上半身・右ねじれ」の方が多くなっているのです。

身体がねじれているとどこが痛くなるのか？

下半身の左ねじれ・上半身の右ねじれが許容範囲を超えたときに、痛みが出やすい症状があります。

たとえば、頭痛は左側に出やすい、首は左側が凝りやすい、右の肩甲骨付近が凝りやすい、右ひざの外側が痛くなりやすいなどです。また、顔が右に向いていることや、左腕のしびれは代表的な特徴の1つです。

次ページに、現れやすい痛みや不調、特徴をまとめましたので、参考にしてください。

◆「下半身・左ねじれ&上半身・右ねじれ」の人が出やすい痛みや不調、特徴◆

症状の現れる部位	左側	右側
頭痛	なりやすい	特になし
歯	歯ぎしりしやすい	特になし
あご	食いしばりやすい	特になし
首	凝りやすい	特になし
顔	右に向きやすい	
肩	肩のてっぺんが凝りやすい、五十肩になりやすい	肩甲骨付近が凝りやすい
腕	下がっている。しびれやすい	上がっている
ひじから上(上腕)	内ねじれ	外ねじれ
ひじから下(前腕)	外ねじれ	内ねじれ
手首	柔らかい	硬い
へその向き	左へ向きやすい	
腰	座り過ぎで後ろ側の筋肉(腰方形筋)の痛みが出やすい	座り過ぎで腸腰筋の痛みが出やすい
股関節	がに股(外ねじれ)で開きやすい	内股(内ねじれ)になりやすい
ひざ	変形性のひざ関節症になりやすい、正座困難	ひざの外側にある靭帯(腸脛靭帯)に痛みが出やすい
ひざから下	内ねじれになりやすい	外ねじれになりやすい
足	外反母趾になりやすい	特になし
靴	外側がすり減りやすい	特になし
痙攣《けいれん》	ふくらはぎが痙攣しやすい(こむら返り)	
お尻	発達してプリプリしている	ゆるゆるでしぼんで見える
仙腸関節	引き締まっている	ゆるんでいて奥に痛みが出やすい
便通	悪い	
月経	生理痛・PMSになりやすい	

身体の歪み・ねじれチェック

歪みチェック

では、あなたの下半身と上半身の歪み・ねじれを自力整体の動作診断で診てみましょう。

下半身のねじれチェック

次ページの右上にある写真のように、あおむけになり、ひざを揃えて立てて右脚だけを外に倒し、お尻を上げてみましょう。

左側の写真のように、反対側も同様に行ってください。

おそらく**左脚を開いて右ひざを天井に向けた（左上の写真）ほうがお尻が上げやすい**でしょう。まれに、反対側が上げやすい方がおられますが、多くの方が左脚を開いたほうがお尻が上がりやすいはずです。

多くの人は左の股関節が開きやすく、右が開きにくくなっているので、どうしても下半身は左に向きやすいのです。

前ページでも述べましたが、多くの人の下半身は左にねじれている（頭の上から見たとき「反時計回り」）のが理由です。

ちなみに、開きやすい左側は、足裏の外側に重心が乗りやすく、そういう人のほうが多いために、トラック競技では左回りになっているといわれています。

上半身のねじれチェック

次ページの左下にある写真のように、左手で首の後ろ側をわしづかみして、そのひじを下げ、右手で右方向へ引っ張ってみてください。

右下の写真のように、反対側も同様に行ってみ

下半身のねじれチェック

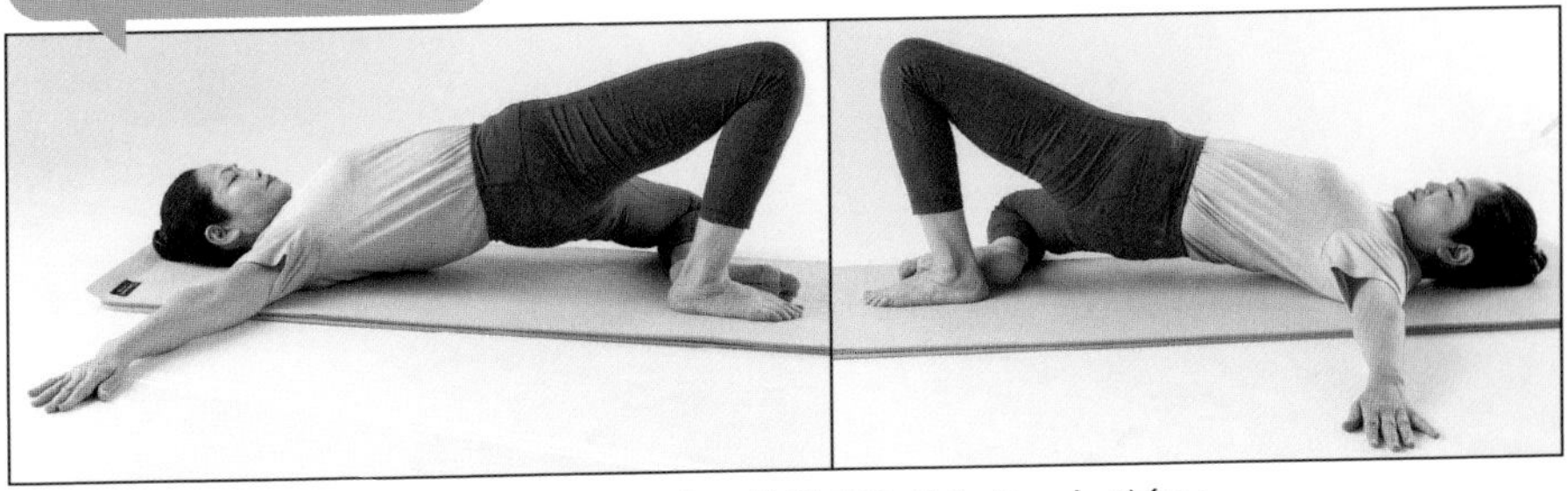

下半身は左側の写真の体勢がやりやすい人が多い

上半身のねじれチェック

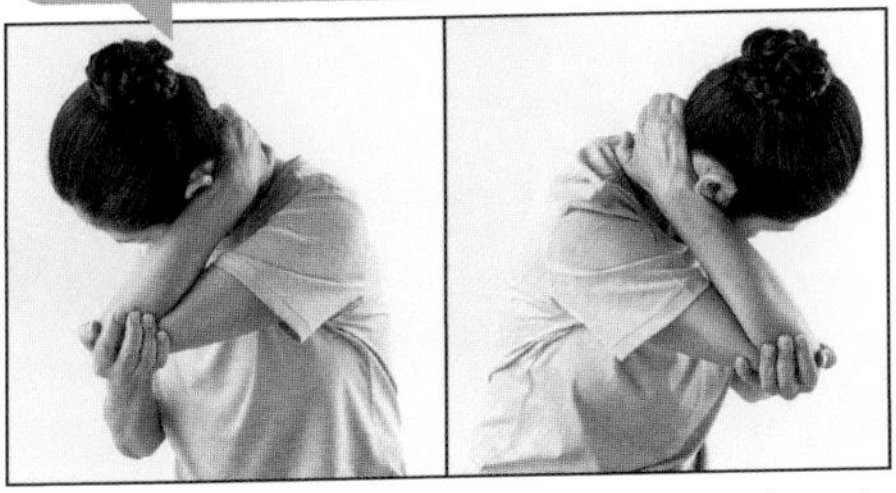

上半身は左側の写真の動きがやりやすい人が多い

てください。

　すると**左手で首をつかんで右へねじる（左下の写真）ほうがやりやすい**方が多いはずです。

　これは上半身が右にねじれている（頭の上から見たとき「時計回り」）ことの証です。

　下半身が左ねじりの方は、上半身が右ねじりになることで、無意識に身体全体のバランスをとっているのです。

　下半身も上半身も、ねじれの左右差（角度）を少なくすることで、骨盤のねじれの左右差や歪みの左右差も少なくなります。

　さまざまなところに痛みのある方でも、身体の歪みやねじれの左右差が許容範囲内に収まれば、痛みが和らぎ、やがて痛みを感じなくなります。

自力整体で範囲内に収めれば痛みはなくなる

ギリギリではなく、少し余裕の状態に

身体の歪みとねじれが痛みの大きな要因であることをお伝えしました。その箇所の痛みは悪姿勢から起こることもありますし、使い過ぎて疲労して症状が出ることもあります。

痛みが出たときは、**痛みを感じなくなる範囲内に収めることが治療**となります。

もちろん、慢性的な筋肉の緊張が痛みの原因ですから、いっとき範囲内に収めたとしても、すぐに痛みが戻ってしまうケースもあるでしょう。そのような方でも、歪み・ねじれが範囲内に収まっている状態が長く続くことで、いずれは痛みが治まるはずです。

また、範囲ギリギリの状態では、いつ痛みに発展するかわかりません。**範囲ギリギリではなく、少し余裕のあるところに収めておくことが予防と**なります。

ですから、歪み・ねじれを少なくし、整体に近づけ、慢性的に緊張している筋肉をゆるめてあげれば、痛みのない生活を手に入れられるのです。

その**状態が続けば、一生痛みを感じずに暮らしていけます**。

自力整体で許容範囲に収める

自力整体を実施することで、ねじれや歪みを許容範囲に収めることができるようになります。

たとえば、ひざが痛い場合、ひざ周辺の筋肉が慢性的に緊張して疲れています。それが凝りとなり、許容範囲を超えると痛みに発展するのです。

このひざ周辺の筋肉をほぐしてあげることで、

痛みの許容範囲内に入ります。そうすれば、痛みを感じなくなり、痛みの前段階である凝りの状態に。さらに自力整体でほぐせば、凝りもなくなっていきます。

また、痛みの元凶である骨盤の歪みも、自力整体で整えていけば、前後・左右対称の整体に近づきます。22ページでもお伝えしましたが、骨盤が歪んでいると、身体のさまざまなところも歪んだりねじれたりしていきます。慢性的な歪みやねじれがあると、その周辺の筋肉は疲れて凝りとなり、許容範囲の境界を超えると痛みに発展してしまいます。

つまり、定期的に自力整体を行うことで骨盤の歪みをつねに許容範囲に収めていれば、痛みに発展することが一気に減るということです。

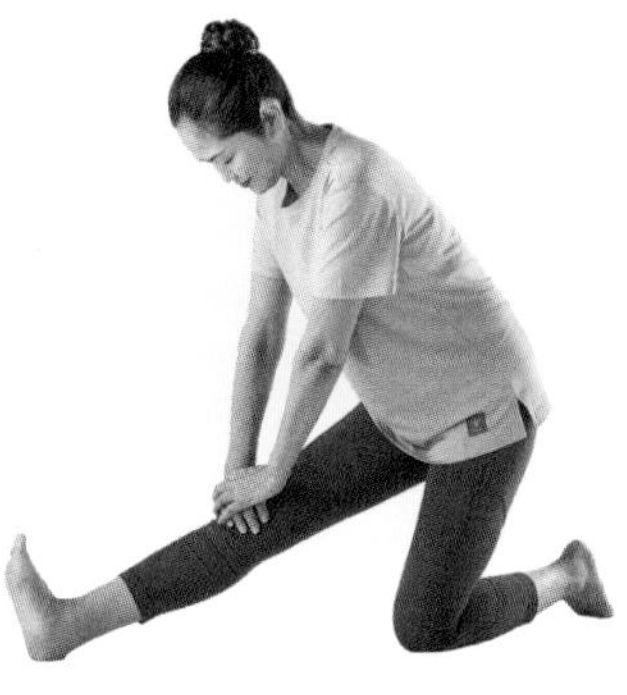

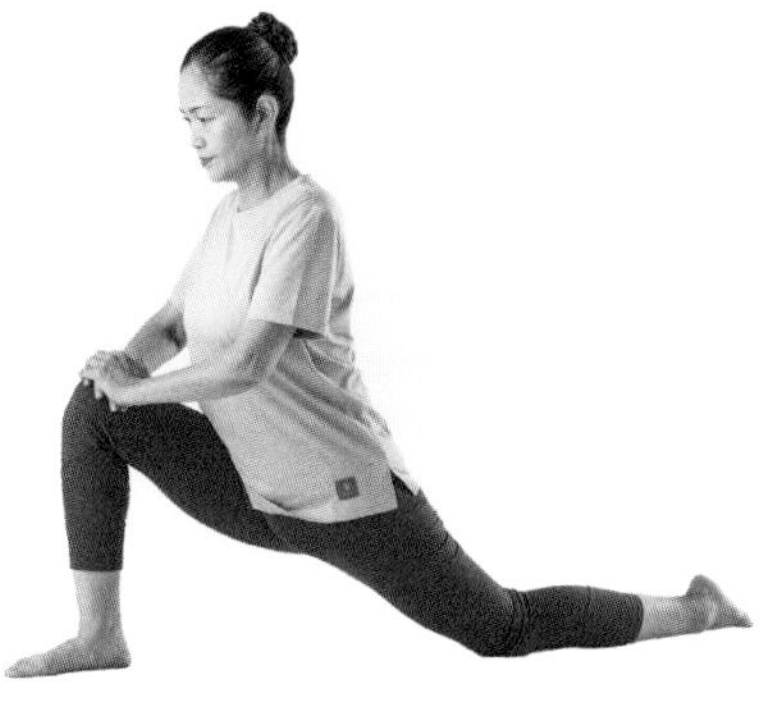

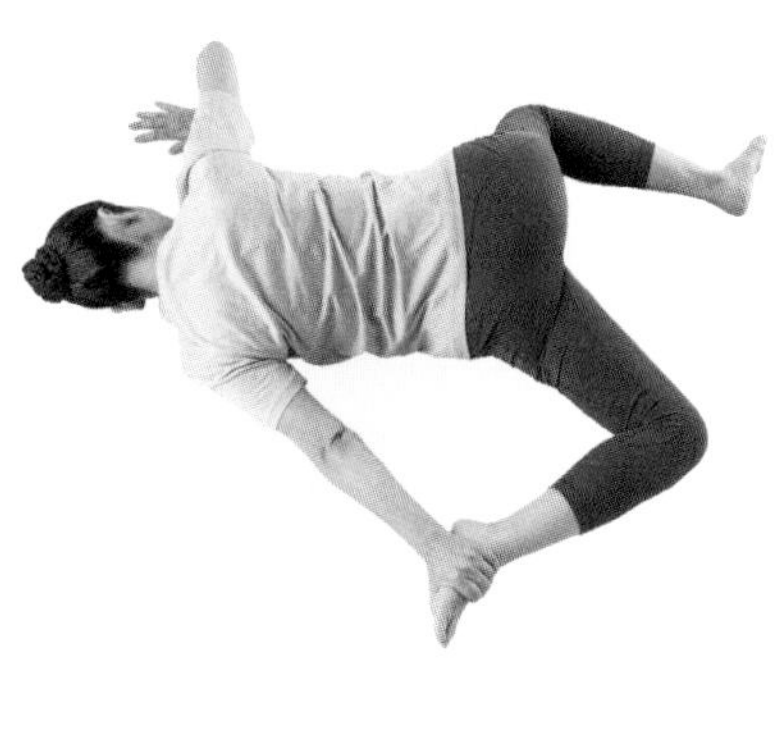

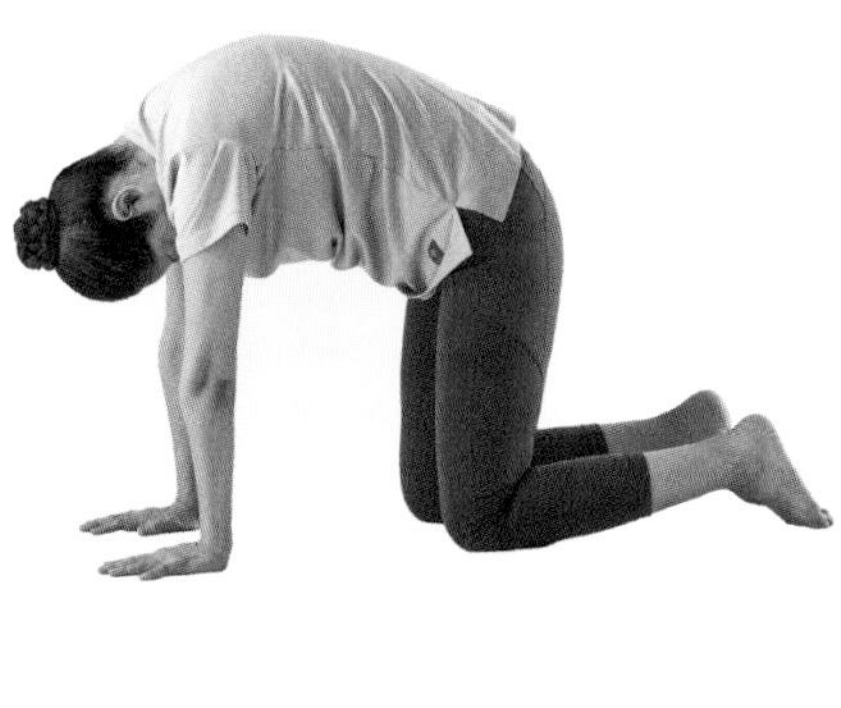

コラム

身体に敏感になることが痛みのない暮らしの秘訣

痛みの原因である、身体の歪み・ねじれは、さまざまな筋肉が慢性的に緊張することによって起こります。

そして、筋肉の慢性的な緊張は、自身が慣れてしまって気づかないことが少なくありません。

定期的に自力整体を行う習慣があれば、身体の不調に敏感になります。「今日はここが動きにくくなっている」と気づくことができるようになるのです。

定期的に整体院などへ通い、「今日はここの筋肉が異常に張っていますよ」と教えてもらう方法も良いでしょう。

ベストは、生涯を通じて安価で優秀な整体師に週に一度身体を診ていただき、自分では気がつかない慢性の緊張を教えてもらいながら、週に一度、自力整体を90分かけて実践することです。**自分の身体と対話をする時間を持つ**ことこそ、筋肉の違和感を痛みになる前に察知して対処することにつながるからです。

優秀なアスリートは、痛みになる前の違和感、凝り、疲れの段階で気づき、身体のケアを行っています。

競技はしていなくても、アスリート並みの**鋭敏な筋肉感覚を持つことが、身体を長持ちさせる秘訣であり、死ぬまで痛みに苦しめられない、自由で軽快な身体を保つ秘訣**なのです。

「凝りや疲れや違和感」に敏感になりましょう。そしてその段階で身体の歪み・ねじれ（下半身の左ねじれ・上半身の右ねじれ）を正すことが痛みと無縁の人生のコツだと私は確信しています。

第2章

自力整体で痛みのない暮らしを実現

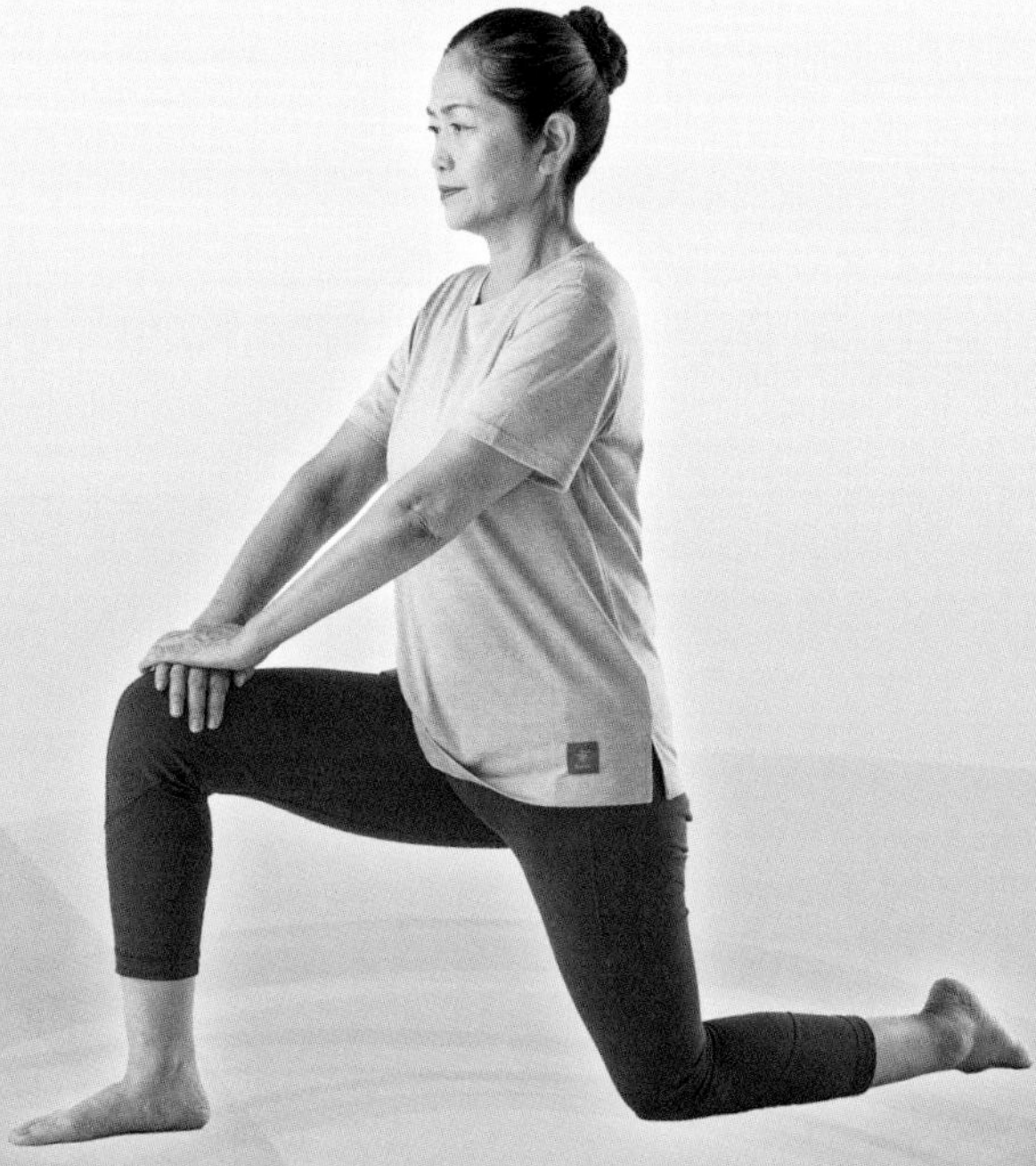

自力整体に食事法をプラスして痛みをとる

自力整体の実技だけで治らない方がいる

痛みの種類は2種類あります。損傷の痛みと、自然に痛くなった場合の痛みです。

転んだり事故に遭ったりしたことによる損傷の痛みは、鍼灸や整体では治せませんから、整形外科や整骨院を受診するようにお伝えしています。

自力整体では、損傷がないのに慢性的な痛みを抱えている方を対象としています。具体的には、頭痛、首や肩の痛み、ひじや手の痛み、腰痛、坐骨神経痛、股関節やひざの痛み、足首の痛みなどです。

実は、自力整体は、2000年くらいまでは実技だけで痛みを取り除く方法でした。しかし、実技だけでは痛みを取り切れない方がいらっしゃったのです。

そのような方でも、痛みがなくなるように、食事法も取り入れるようになりました。

自力整体と整食法で診る

自力整体では、実技だけでは取り切れない、慢性的な痛みや不調に「自力整体」という実技にプラスして、「整食法」という食事法も一緒に実践しながら治していきます。

身体の歪み・ねじれをとる実技である「自力整体」に加え、きちんと排泄できるように内臓を整える食事法の「整食法」を組み合わせて痛みを取り除きます。

私は、鍼灸の治療だけでなく、整体やヨガの指導経験を経て自力整体に至っていますので、ヨガの「ポーズ」「断食デトックス」などを含め、総合的な治療の組み立てを提案しているのです。

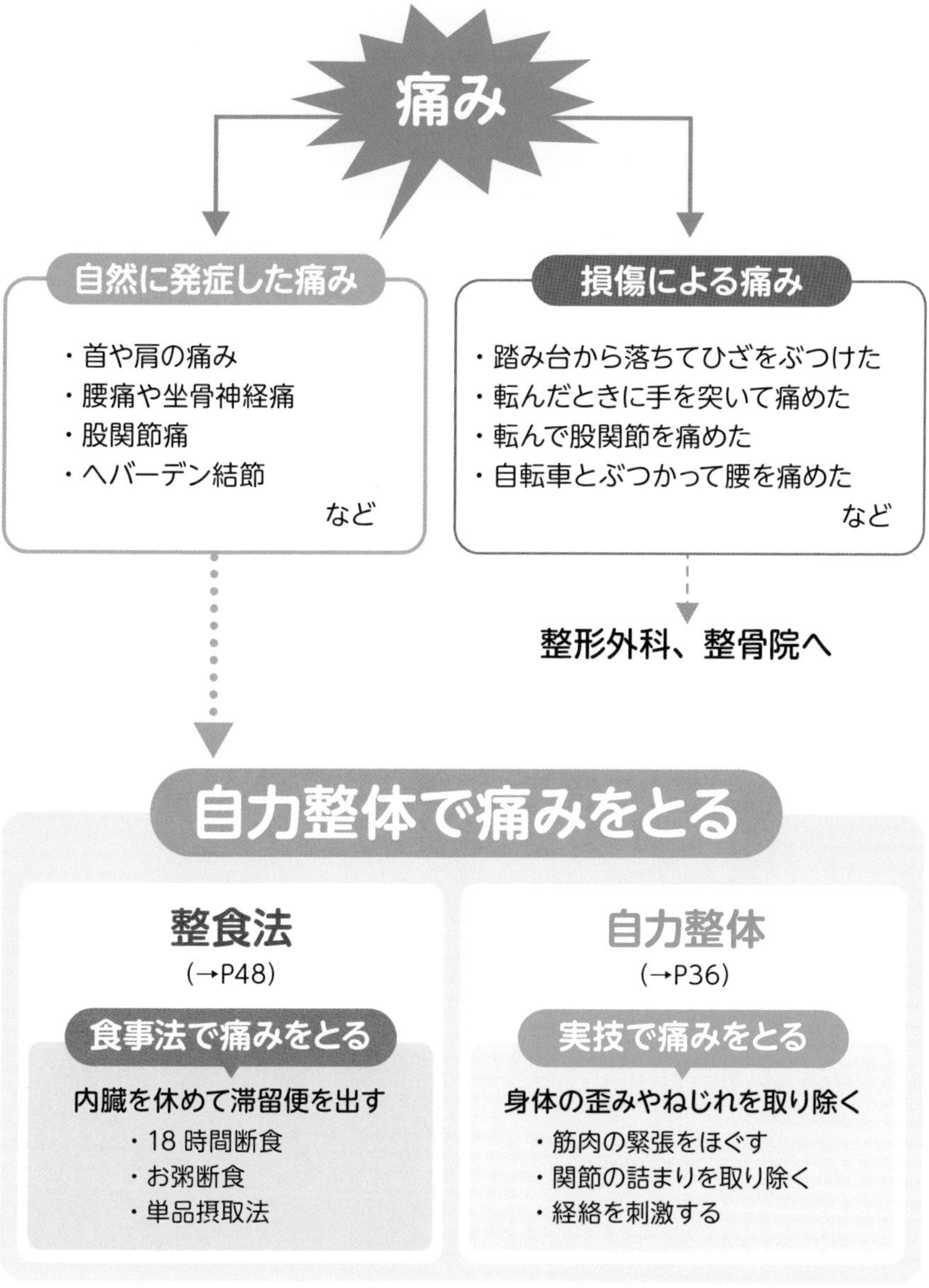
痛み
自然に発症した痛み
・首や肩の痛み
・腰痛や坐骨神経痛
・股関節痛
・へバーデン結節
など
損傷による痛み
・踏み台から落ちてひざをぶつけた
・転んだときに手を突いて痛めた
・転んで股関節を痛めた
・自転車とぶつかって腰を痛めた
など
整形外科、整骨院へ
自力整体で痛みをとる
整食法
(→P48)
食事法で痛みをとる
内臓を休めて滞留便を出す
・18 時間断食
・お粥断食
・単品摂取法
自力整体
(→P36)
実技で痛みをとる
身体の歪みやねじれを取り除く
・筋肉の緊張をほぐす
・関節の詰まりを取り除く
・経絡を刺激する

「自力整体」に「整食法」をプラスして痛みを取り除く

自力整体①　慢性的に緊張している筋肉をほぐす

骨盤の歪み・ねじれ

歪み・ねじれは身体の至る所で起こります。その大元は骨盤の歪みです。

たとえば、骨盤が前後に歪んでいる人を考えてみましょう。

骨盤に歪みがない人は、背骨がゆるやかなS字状になっています。首の骨は少し前側にカーブし、背中は後ろ側にカーブし、腰は少し前側にカーブし、**頭の位置が骨盤の真上**にあります（次ページの右イラスト）。

一方、骨盤が後ろ側に傾いている人は、**背中が大きく曲がり、首の骨にカーブがなく真っすぐで、腰も真っすぐで、頭の位置が前**にあります（次ページの左イラスト）。

頭はボーリング球と同じくらいの重さがありますから、それを支えるために、全体でバランスをとっているのです。

骨盤が後ろに傾いている人は、それを元に戻そうと腹筋がつねに緊張しています。腹筋が慢性的に緊張すると胸が引っ張られますから、自然と猫背になります。そして、猫背は首の骨を真っすぐにします。「ストレートネック」です。

この姿勢（次ページの左イラストの姿勢）を〝普通〟に感じている人は、重い頭を支えようと、肩や肩甲骨の周辺や腰の筋肉がつねに働かされていること、つまり緊張を強いられている状態に気がつきません。慢性的な緊張が続くと、疲労が溜まり、それがやがて凝り・痛みに進行してしまうのです。

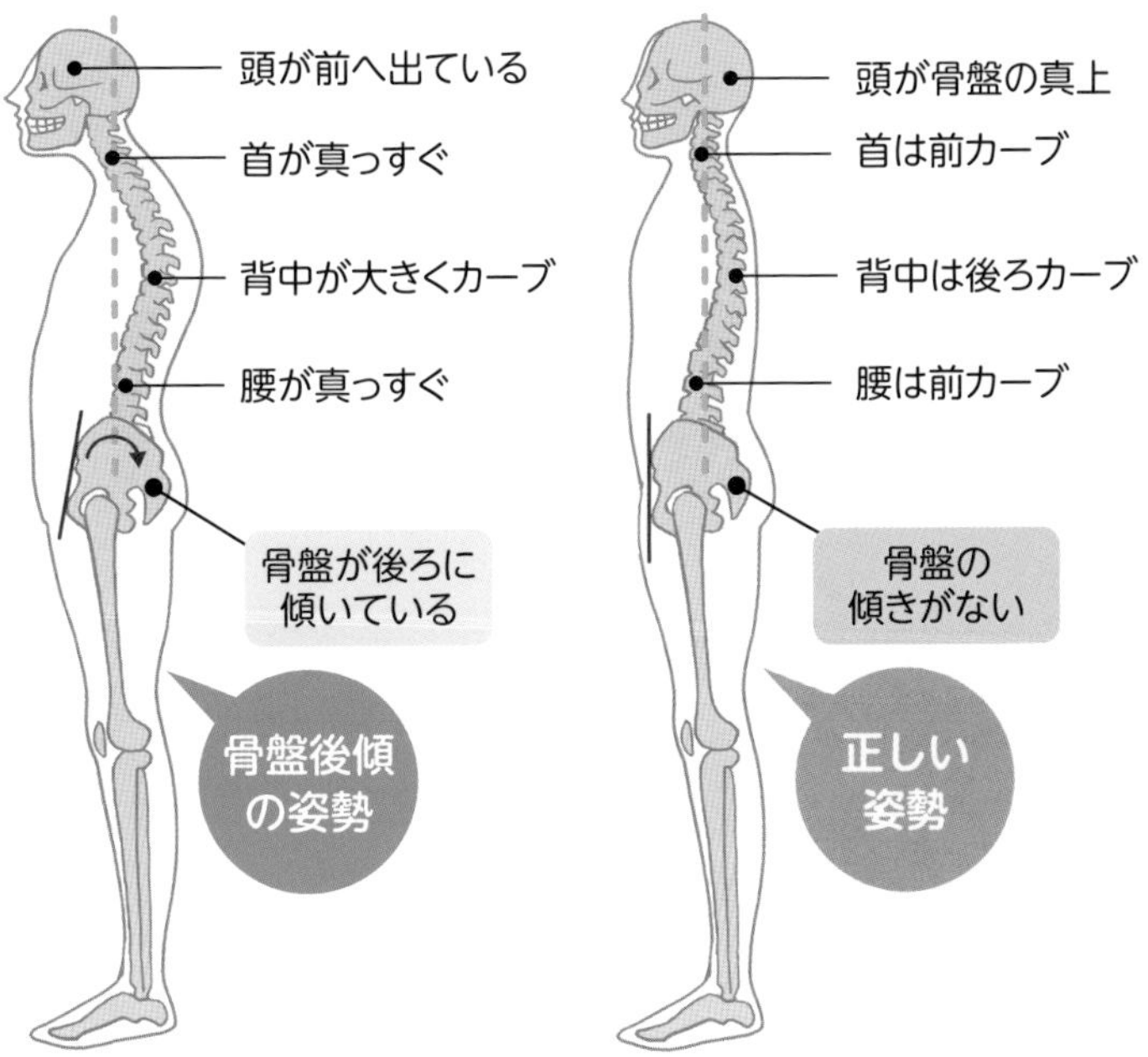
頭が骨盤の真上
首は前カーブ
背中は後ろカーブ
腰は前カーブ
骨盤の傾きがない
正しい姿勢
頭が前へ出ている
首が真っすぐ
背中が大きくカーブ
腰が真っすぐ
骨盤が後ろに傾いている
骨盤後傾の姿勢

まとめますと、悪い姿勢が、さまざまな筋肉の緊張を作る。そして、その悪い姿勢の大元は骨盤である、ということです。

骨盤の歪み・ねじれはなぜ起こる

通常、骨盤の歪み・ねじれが、いきなり起こることはありません。

23ページで紹介したケースを思い出してみましょう。

パソコンのマウス操作で、右手を使い過ぎたため、右の肩甲骨が慢性的な疲労を起こし、それにより腰も緊張して、骨盤の歪み・ねじれを引き起こしていくとお伝えしました。

その状態が長期間、続くと、やがて許容範囲を超えて痛みを感じるようになります。

つまり、身体のどこかの歪み・ねじれが原因で骨盤の歪みやねじれが作られるということです。

また、骨盤の歪み・ねじれは、悪い姿勢を作り出します。**悪い姿勢でいるということは、身体のどこかに無理をさせている状態ですから、それが長く続くと、無理をさせていたところに凝りや痛みが現れます。**

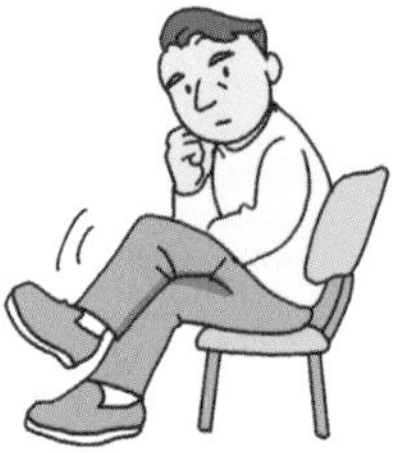

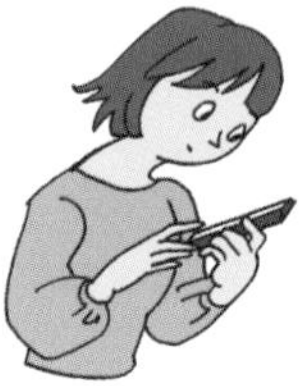

マウスの操作
（右手が前に出る癖）
↓
右肩の緊張
↓
腰の緊張

脚を組む癖
↓
大腿骨の
長さの左右差

スマホを見る
（下を向く癖）
↓
ストレート
ネック
↓
猫背
↓
肩甲骨の緊張
↓
腰の緊張

内股歩き
↓
大腿骨の
ねじれ

▼▼▼

骨盤の歪み

↓ 長期間

悪い姿勢

▼▼▼

脚の長さの
左右差
↓
ひざ周辺の
筋肉の緊張
↓
ひざの痛み

胸筋の緊張
↓
猫背
↓
巻き肩
↓
手・指の痛み

腹筋の緊張
↓
胸郭の下垂
↓
肩甲骨付近の
筋肉の緊張
↓
腰の緊張
↓
腰痛

猫背
↓
ストレート
ネック
↓
首・肩の痛み

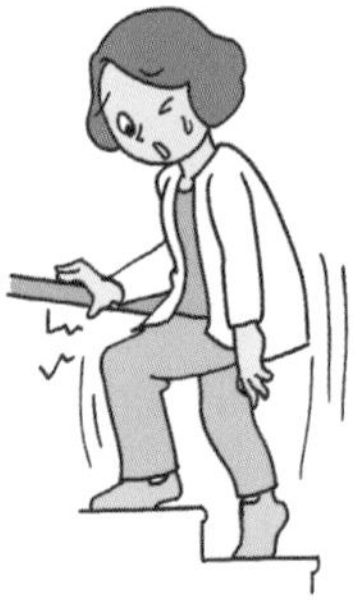

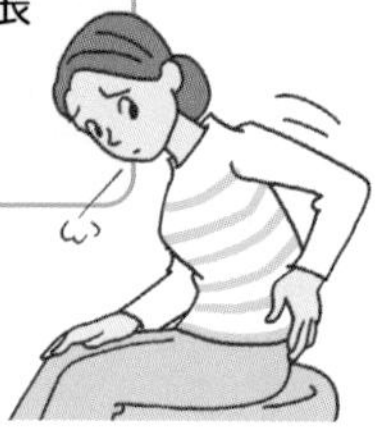

代償性の緊張と原発性の緊張

凝りや痛みの原因である「筋肉の緊張」をもう少し詳しく見ていきましょう。

凝りや痛みから見たときの筋肉の緊張には2種類あります。「代償性の緊張」と「原発性の緊張」です。

代償性の緊張とは、自分が痛みを感じている部分の筋肉の緊張を指します。

一方の**原発性の緊張とは、代償性の緊張を起こさせている〝原因〟となる筋肉の緊張**のことです。

36ページで解説した肩の凝り・痛みを例に見てみましょう。

凝りや痛みを感じる部分、つまり肩の周辺にある筋肉の慢性的な緊張のことを代償性の緊張といいます。そして、肩の凝り・痛みの原因を作っている筋肉の慢性的な緊張が、原発性の緊張です。

肩の凝り・痛みの例では、腹筋がつねに緊張していて硬く締まっているので、お腹が伸ばせずに前かがみになって猫背になります。それを元の位置へ戻そうと、首や肩ががんばります。それが慢性的な緊張、つまり代償性の緊張を引き起こし、首や肩に凝りや痛みが発生するという流れです。

そして、この場合の原因である、腹筋の慢性的な緊張が原発性の緊張ということです。

じつは、**原発性の緊張の代表は、腹筋の奥にある腸腰筋**（次ページイラスト）をはじめとする、骨盤の周辺にある筋肉です。これらが慢性的に緊張することによって、身体のさまざまなところが疲れて凝り、やがて痛みを感じるようになるのです。

もちろん、ある部分をつねに使っていて凝りや痛みになるケースもあります。何度か紹介しているパソコンのマウス操作による肩や肩甲骨付近の凝りや痛みもそのひとつです。

この場合、肩や肩甲骨付近の筋肉の緊張は原因

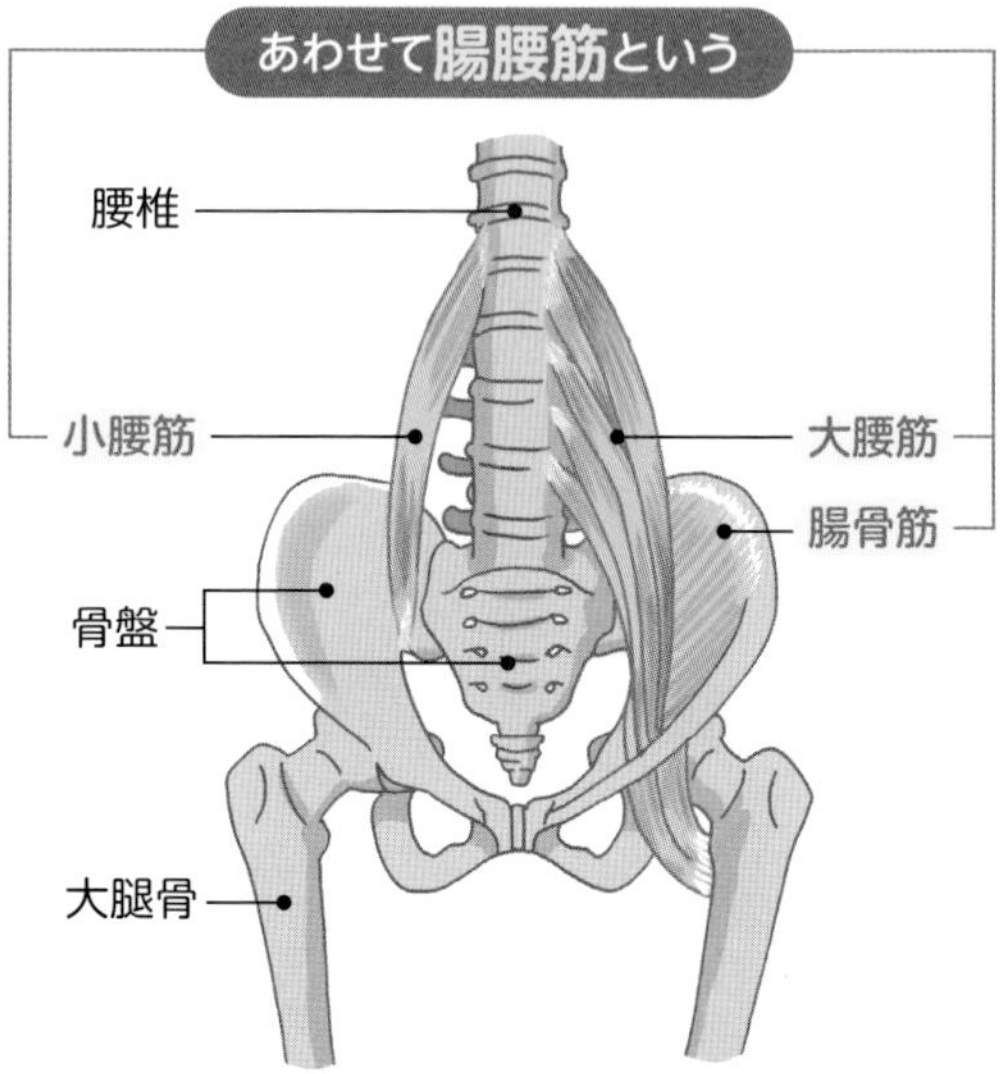
あわせて腸腰筋という
腰椎
小腰筋
大腰筋
腸骨筋
骨盤
大腿骨

でもありますが、凝りや痛みを感じている部分ですので、代償性の緊張といえます。

　そして、肩甲骨付近の凝りが長期間、続くことで腰痛に進行することもあります。その場合、肩甲骨付近の筋肉の緊張が原発性の緊張と捉えることができるでしょう。もちろん、代償性の緊張は腰の筋肉です。

自力整体で筋肉の緊張をとる

自力整体の実技では、さまざまな筋肉をほぐしていきます。

　わかりやすいのは、凝りを感じる部分を直接ほぐすことでしょう。

　たとえば、首の凝りをほぐす実技があります。この首の凝りは代償性の緊張が起こっているところです。また、手の指をほぐす実技もありますが、これも手を握るときに使われる筋肉の代償性の緊張をほぐしています。

　一方、自力整体には、凝りを感じていない部分をほぐす実技もあります。首の凝りを作っている遠因が、骨盤周辺の筋肉である場合、それらの緊張をゆるめる実技です。手の痛みの原因が、腕の内側の慢性緊張である場合、その部分をほぐす実技です。これらは原発性の緊張をほぐしています。

　つまり、自力整体には、**凝っている筋肉**（代償性の緊張）をほぐす実技もありますが、凝り・痛みの元となっている筋肉（原発性の緊張）をほぐす実技もあるということです。

そして、重要なのは、原因である原発性の緊張を取り除くことです。

凝りや痛みを感じている代償性の緊張をほぐすと、その場では楽になりますが、再発してしまいます。

代償性の緊張をほぐすだけでなく、原因である原発性の緊張も一緒にほぐすことで、根本的に痛みを取り除くことができるのです。

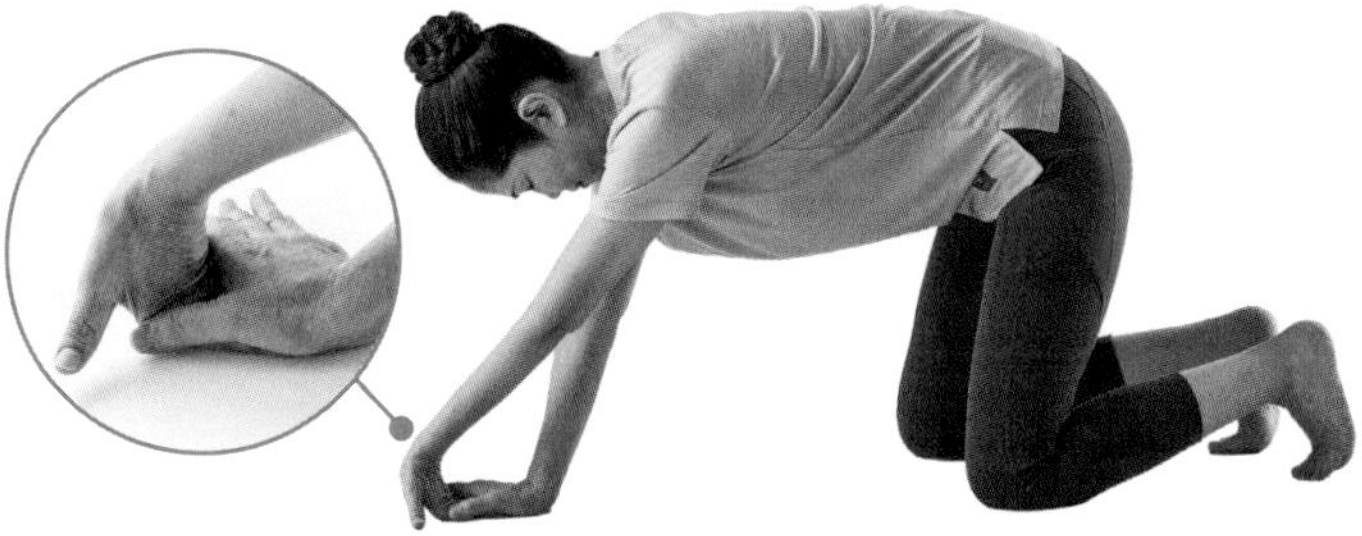

手を握る動作に使う筋肉をほぐすことで、同時に指を伸ばす筋肉の労働も解放する

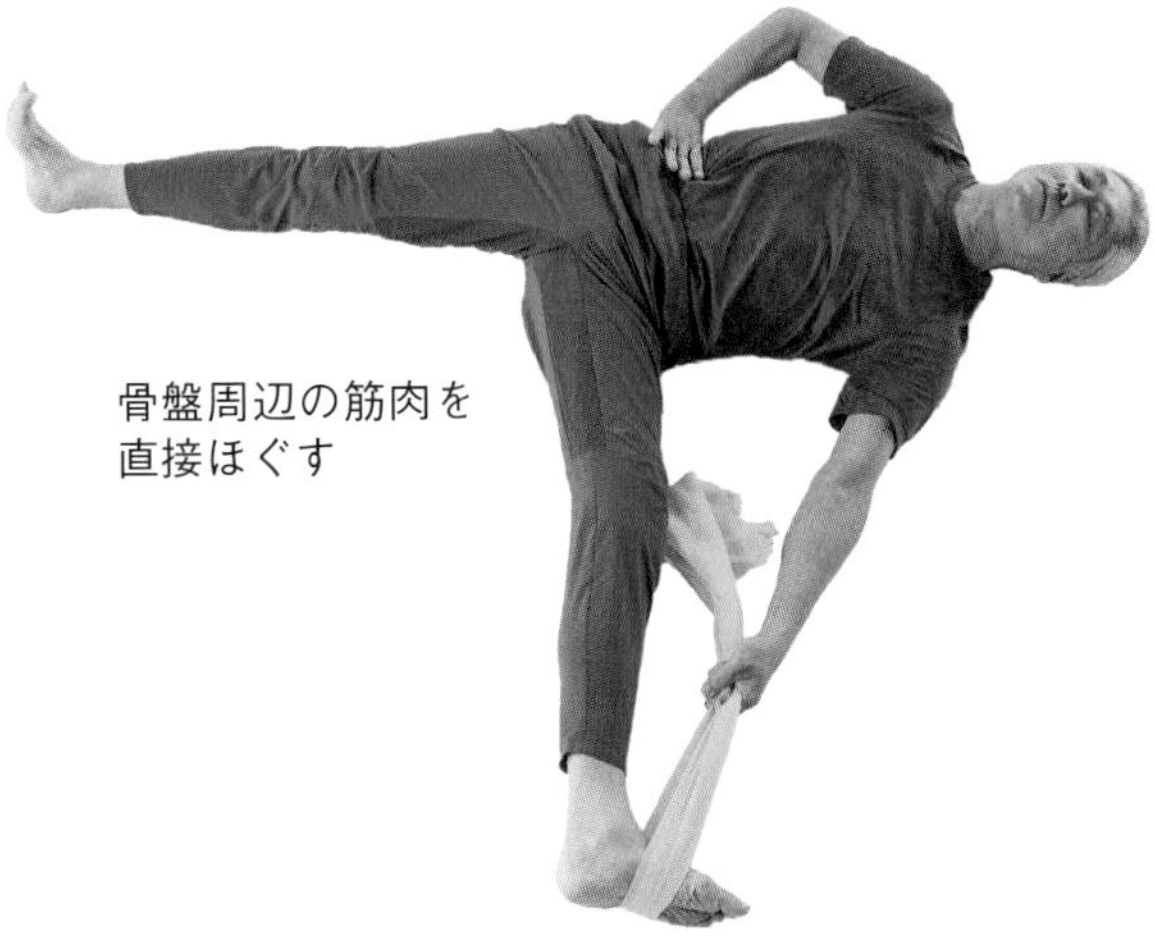

骨盤周辺の筋肉を直接ほぐす

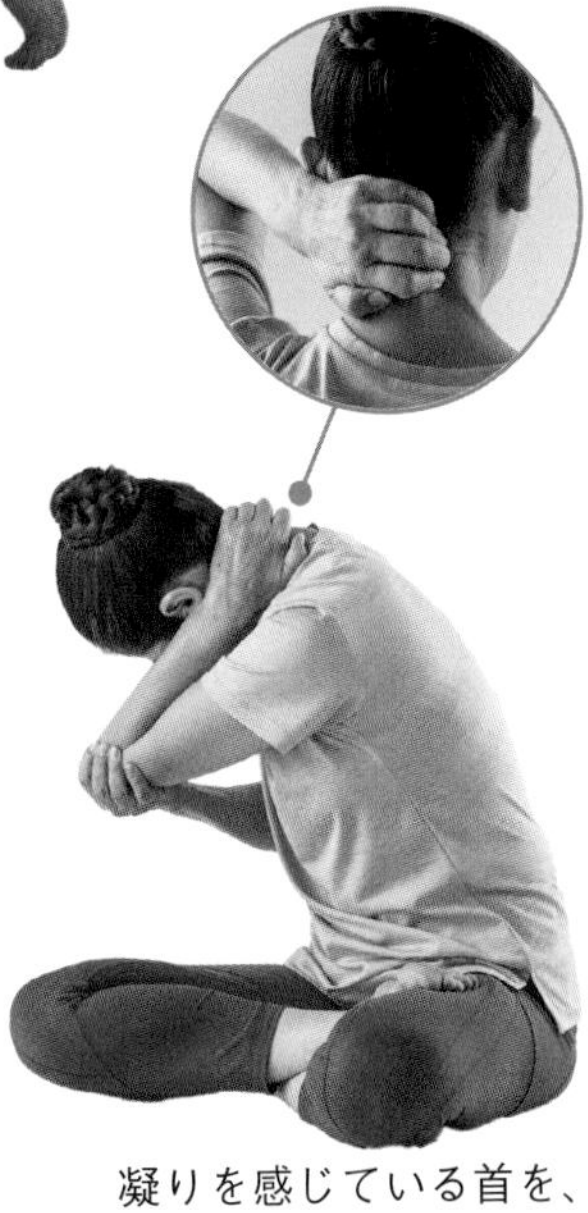

凝りを感じている首を、直接ほぐす

コラム

「按腹法」が代償性と原発性のヒント

私は鍼灸学校に在学していた21歳から24歳までの間、マッサージの仕事をしていました。

このときに、いくら肩をもんでもほぐれない方がいたのです。私の指が折れそうなくらい強く押してほしいという要望をされるお客さんで、その方に指名されるのは正直なところ避けたいと思っていました。

ある日、そのお客さんの姿勢をじっくりと診てみたところ、お腹を押さえるような猫背で前かがみであることに気づきました。そして、いつも前かがみであることを思い出したのです。

私は「もしかしたらお腹が凝っているのではないか？」と考えました。

お客さんにあおむけで寝ていただき、学校で習った「按腹法」というお腹のマッサージをしてみました。

按腹法は、お腹をマッサージすることで、さまざまな症状を治すもので、日本古来から伝わってきた伝統的な療法です。

この按腹法を元にしたお腹のマッサージを試してみると、とても痛がったのです。そして、お腹の奥にある腸腰筋を押したときに、「肩の凝っている部分へズーンと響く」といわれました。

さらに腸腰筋を手の平で圧迫してゆるめていったところ、頑固だった首の後ろから肩甲骨の内側にかけての凝りがなくなっていたのです。

お客さんの姿を見ると、先ほどのお腹を押さえて前かがみになっている姿勢ではなく、背筋をしゃんと伸ばしてました。呼吸も深くゆっくりとなっていました。

このような体験から何十年後、人は前かがみの**姿勢になっていると、それを真っすぐに持ち上げようと、後頭部から背中、腰、肩甲骨の内側の筋**

肉が緊張することに気づきました。これは正しい姿勢を維持するための筋肉の緊張であり、「代償性の緊張」であるということを知ったのです。

一方の「原発性の緊張」は、私の造語ですが、代償性の緊張による痛みや凝りの原因になる凝り、**とくにお腹（腸腰筋）の凝り**のことです。「原発性の緊張」は、すべての肩こりや関節の痛みの原因となる凝りであると考えています。だからこそ、この凝りがほぐれない限り、身体中で起こる凝りや痛みはとれないですし、一時的に改善したとしても、再び凝りや痛みがぶり返してしまうのです。

おそらく、一般的なマッサージであれば、お客さんが凝ってツライという局所だけをもむでしょうし、整形外科でも患者さんがツライと訴えている関節しか診察しないのではないかと思います。

でも、日本の古来の按摩法は、局所の代償性の緊張による痛みや凝りに対して、それを引き起こしている原発性の緊張（多くが腸腰筋の凝り）の存在を知っていて、それでお腹をもむ「按腹法」という技術を発明したのではないでしょうか？

先人の知恵に頭が下がる思いです。

50年前にアルバイトで按摩をやっていた頃の按腹法の体験が、今こうやって本で紹介できるなんて、不思議なご縁です。

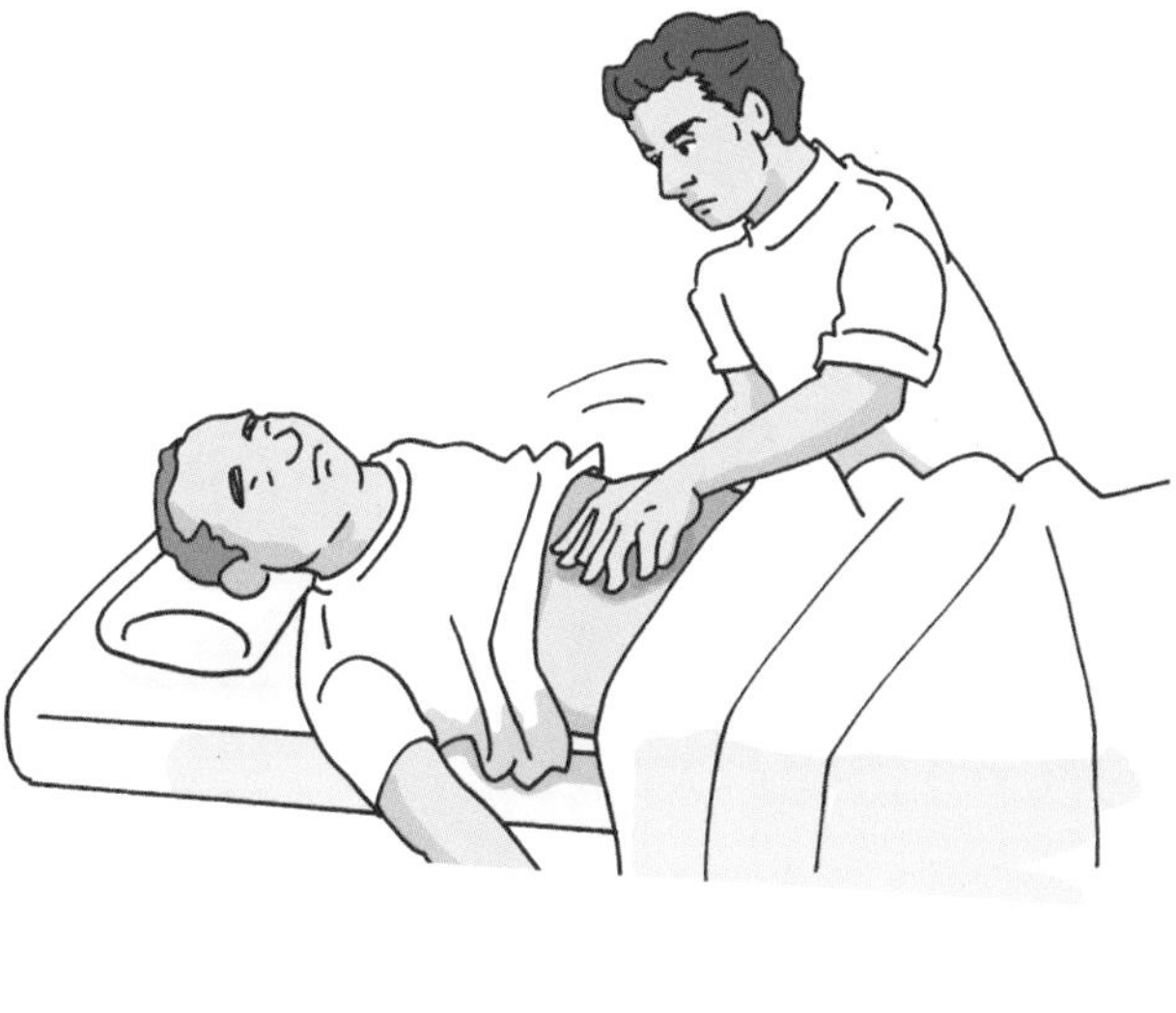

自力整体② ベースは東洋医学

経絡とツボ

自力整体は、鍼灸で学んだ東洋医学がベースになっています。ツボに鍼を打つことで治す「経絡治療」です。

経絡とは「人が生命活動を行うためのエネルギーである〈気〉が流れる管」のことです。

経絡は五臓六腑と体表を結んでいます。

五臓である「肝臓、心臓、脾臓、肺臓、腎臓」と、六腑である「大腸、小腸、胆、胃、三焦、膀胱」の11個に、心臓の2つ目の経絡である「心包」を加え、合計12本からなります。

さらに、背骨と身体の前面の中央を流れる「督脈」と「任脈」があり、あわせて14本になります。心臓は大切な臓器であるため、2本の経絡があるのです。

ツボとは、一般的には「凝っているところで、押すと気持ちの良い場所」という認識でしょう。

実際、凝っているツボは滞っており、その部分をほぐすことで経絡の通りが良くなり、凝りや痛みが改善されます。**ツボは14本の経絡の途中に存在する、ある1点**だからです。とくに流れが滞りやすいところがツボでもあります。

五臓六腑と関係の深い経絡は、たとえば胃が疲れていると胃経のツボに凝りが出ます。胃を休ませて元気を取り戻すと、胃経の経絡上に現れた凝りが消えていきます。

反対に、胃経のツボをほぐし、経絡の流れが良くなると、胃が元気を取り戻します。

このように、経絡・ツボと内臓は関係が深いのです。

自力整体では経絡やツボもほぐす

自力整体は経絡治療がベースとなっているため、経絡やツボに刺激を与える実技も多数取り入れています。それによって、痛みを取り除こうとしているのです。

たとえば、小指側の手首のつけ根に「腕骨」という小腸経の重要なツボがあります。自力整体では、このツボに刺激を与える実技があり、小腸の元気を取り戻そうとしています。もちろん、ツボだけでなく、手首の周囲の筋肉もほぐしていますから、手首の痛みにも効きます。

また、手首とひじの間に「内関」という心包経のツボをほぐす実技もあり、この実技では腕の筋肉をほぐすと同時に心臓も元気にしています。

このように自力整体では、筋肉をほぐすと同時に、ツボ刺激により、経絡の流れも良くして、凝りや痛みを取り除いているのです。

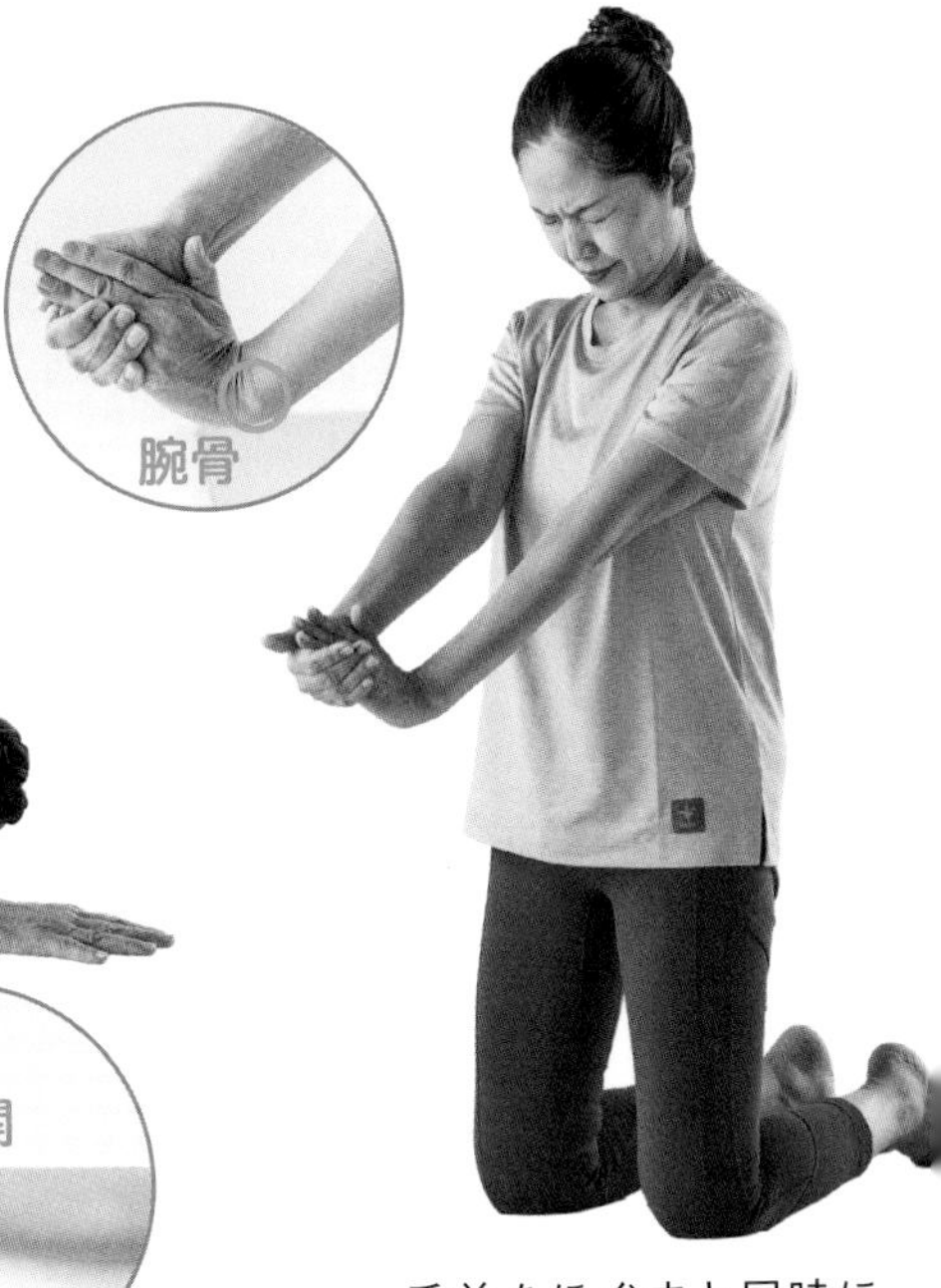

手首をほぐすと同時に、小腸経のツボ「腕骨」にも刺激を与える

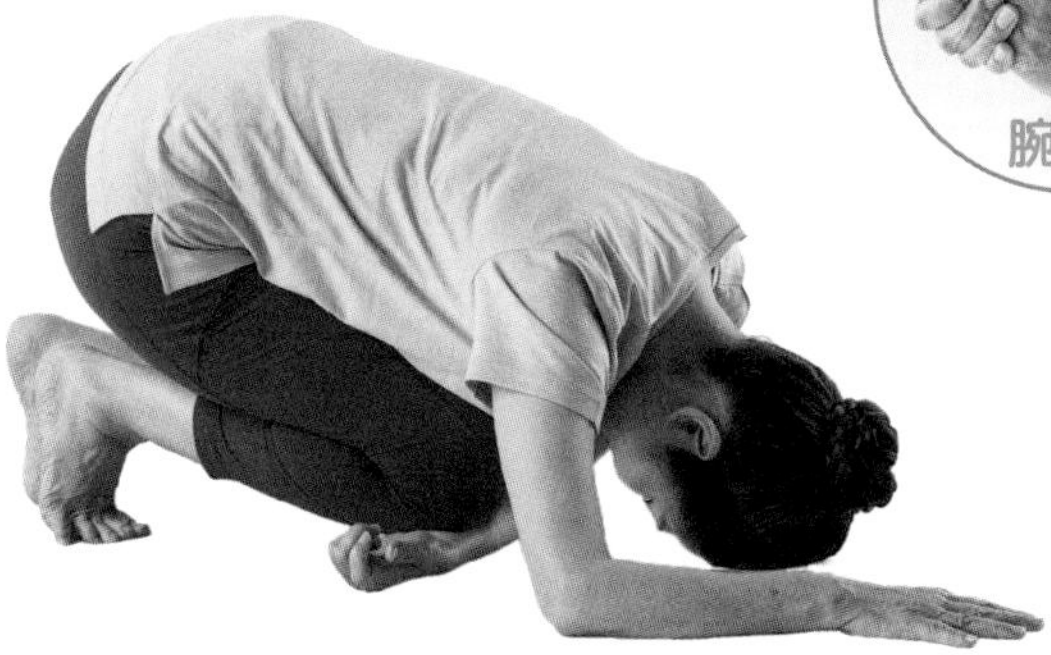

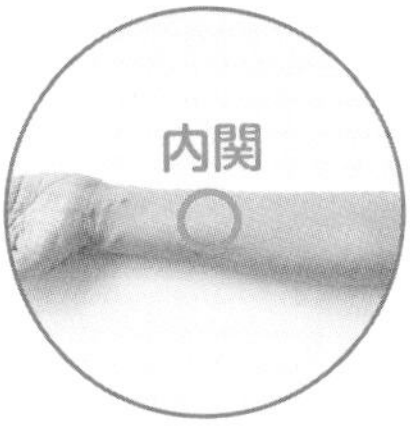

腕をほぐすと同時に、心包経のツボ「内関」にも刺激を与えて〈気〉の流れを良くする

14本の経絡一覧

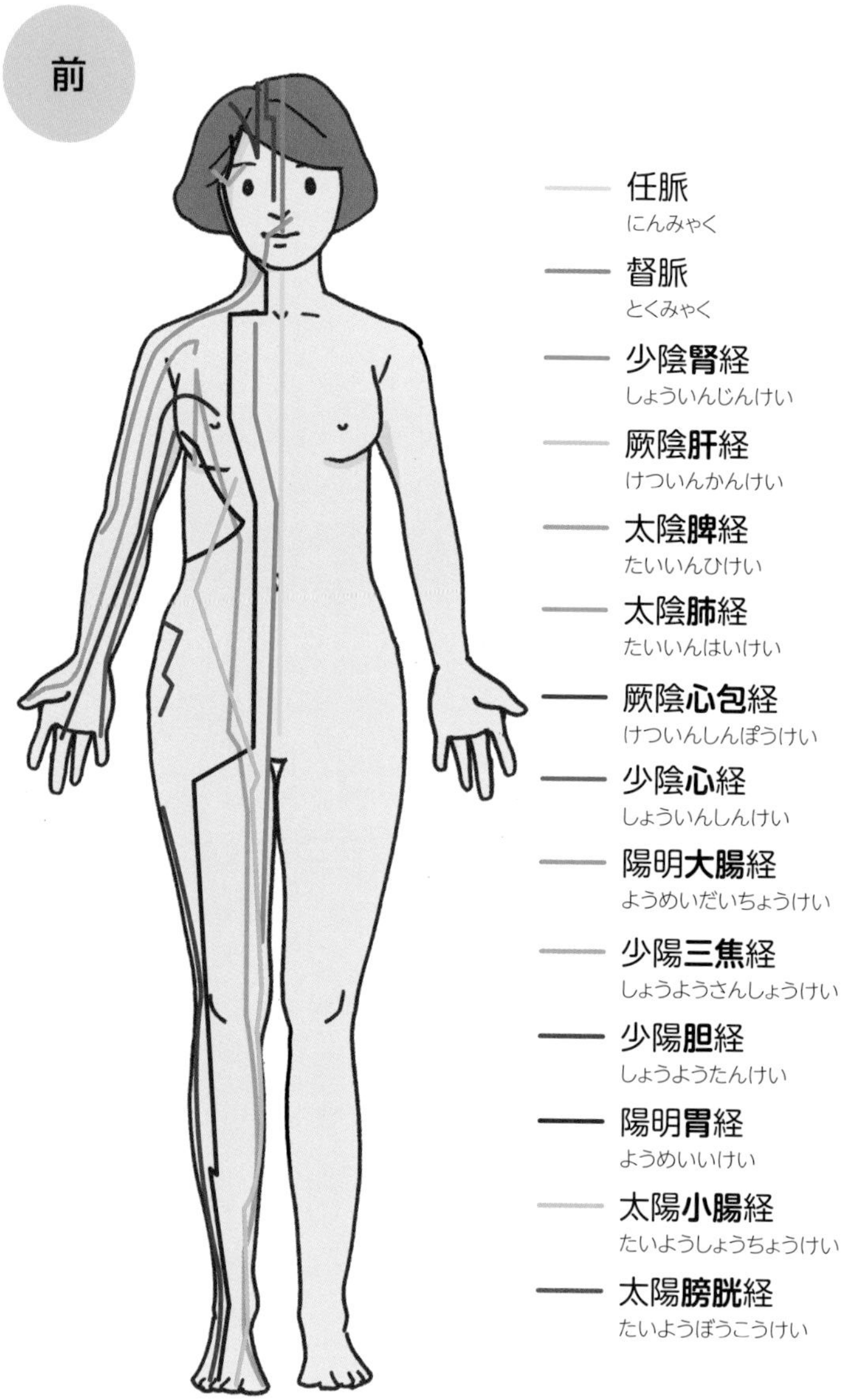
前
任脈《にんみゃく》
督脈《とくみゃく》
少陰腎経《しょういんじんけい》
厥陰肝経《けついんかんけい》
太陰脾経《たいいんひけい》
太陰肺経《たいいんはいけい》
厥陰心包経《けついんしんぽうけい》
少陰心経《しょういんしんけい》
陽明大腸経《ようめいだいちょうけい》
少陽三焦経《しょうようさんしょうけい》
少陽胆経《しょうようたんけい》
陽明胃経《ようめいいけい》
太陽小腸経《たいようしょうちょうけい》
太陽膀胱経《たいようぼうこうけい》

陰の経絡：身体の内側に多く存在し、主に内臓に〈気〉を届ける
陽の経絡：身体の外側に多く存在し、主に身体の外側（筋肉、関節）に〈気〉を届ける

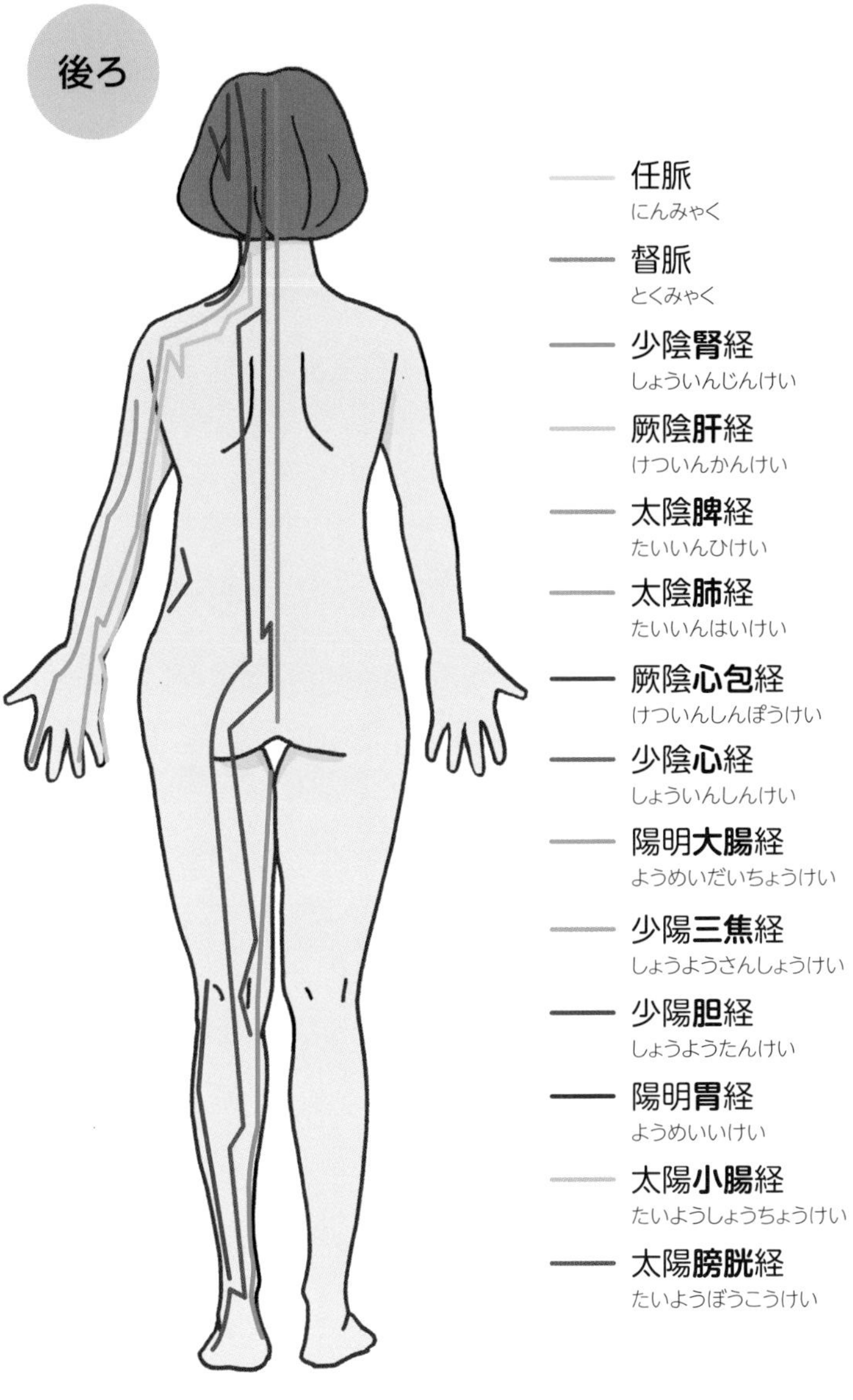

整食法①

滞留便と痛みの深い関係

実技だけでは痛みを取り切れないケースが

身体の痛みは、内臓とも大きく関係しています。自力整体では、2000年くらいまでは実技だけで痛みをとる方法でした。しかし、実技だけでは痛みを取り切ることができない方やすぐに痛みが再発してしまう方がいらっしゃいました。

じつは、以前、私は腰痛持ちだったのですが、当時の私は何度も痛みを再発していたのです。

そこで断食を取り入れることを考えました。

私が自力整体を始める前は、鍼灸師をしていましたが、その後ヨガの世界でも学んでおり、そこで断食合宿を担当することが何度もありました。何日間か断食を続けると、重症者以外のほぼ全員が、身体の痛みが消えていたのです。

私自身も、腰痛の痛みがまったくなくなる体験を何度も経験しました。

断食をすると、身体の中にある老廃物が排泄されます。**何日か断食を続けていると、大腸の奥に溜まっている滞留便が出ます。すると、一気に痛みがとれる**のです。

断食によって内臓を休息させると、内臓が元気になり、経絡の流れが良くなります。とくに排便と関係の深い、大腸経の経絡が回復し、排泄につながったということです。

自力整体に食事法を取り入れる

そこで、自力整体でも食事法を取り入れました。もちろん、断食合宿のように何日間も断食を続けることはできません。

そこで朝食を抜いた18時間断食を実践したところ、その効果は絶大でした。**自力整体の実技だけでは痛みが取り切れなかった生徒さんの多くが、大きく改善された**のです。

そのため、実技だけで痛みが取り切れない方には、自力整体の実技だけでなく、「整食法」という食事法も一緒に実践していただいています。両方を行うことで滞留便を出し切ることができ、滞留便を排泄すると、痛みがなくなるからです。

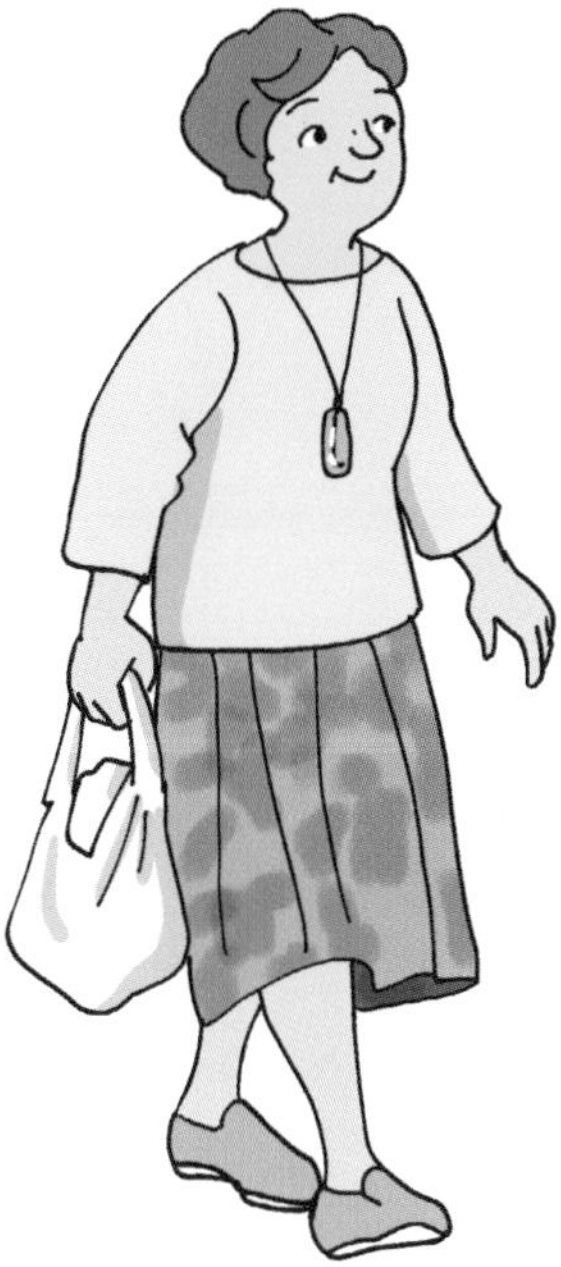

滞留便は、身体の凝りを作る

痛みの前段階である身体の凝りは、その部分の流れが悪くなるために起こります。不要な老廃物が溜まっている状態です。

筋肉が慢性的な緊張状態にあると、筋肉が疲れて乳酸などの老廃物が発生します。〈気〉の流れ（血流を含む）が良ければ、老廃物は回収されますが、流れが悪いと老廃物が溜まってしまいます。

それが凝りとなり、さらに悪化すると痛みになるのです。

便は身体の老廃物が集められたものですから、それが排泄されれば、凝りの元である老廃物も体外へ排出されるため、凝りや痛みも改善されることは予想できるでしょう。

一方で、滞留便が排泄されないと、老廃物はその場に残り、最悪、体内に戻ります。不要なものが体内に残っているのですから、凝りなどの老廃物も排泄しにくくなり、痛みにつながるのです。

滞留便が原発性の緊張を作り出す

滞留便と痛みの関係はそれだけではありません。溜まった便が身体のねじれや歪みを加速させるからです。

大腸内の排泄物は、下（小腸と大腸の境目）から→上（ここまでを上行結腸）→身体の右→左（ここまでを横行結腸）→下（ここまでを下行結腸）→少し上→下（肛門）と流れています。

最後の「下→少し上→下（肛門）」と、S字型にカーブしている部分を「S状結腸」といいます。ここに便が溜まるのですが、便秘の人はそれが長く続きます。そうすると、周囲の筋肉、とくにお腹の奥にある腸腰筋という筋肉が圧迫され、緊張も慢性化します。その結果、腰や骨盤がねじれたり、歪んだりするのです。

便が溜まるのはS状結腸だけではありません。横行結腸の下がっている部分も滞留便が溜まりやすい場所です。また、大腸の形状がいびつな人が少なからず存在するそうですが、いびつな形の場合、下がっている部分に便が溜まりやすくなります。

◆身体の後ろ側（お尻側）から見た大腸◆

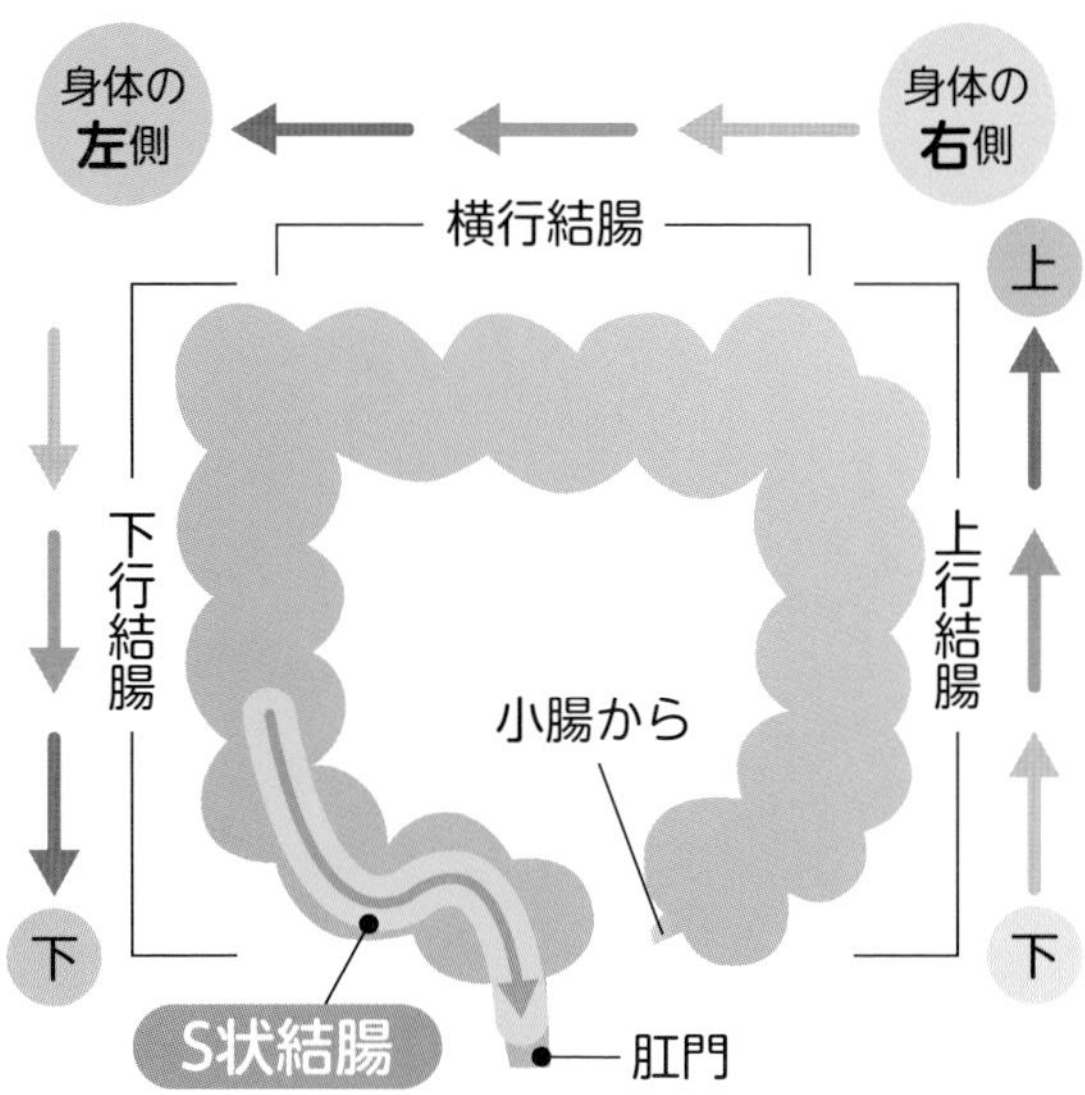
身体の右側
身体の左側
横行結腸
上
下
上行結腸
下行結腸
小腸から
S状結腸
肛門

そのような人は、周囲の筋肉、とくに腸腰筋が慢性緊張（原発性の緊張）を起こし、骨盤の歪み・

ねじれを生じさせます。腸腰筋が凝ると、胸郭を下げ、猫背になり肩や肩甲骨の凝りになります。
だからこそ、滞留便を溜め込まないように食事法に気をつけることが重要なのです。

整食法とは

「整食法」は内臓を休めて元気にするための食事法です。

整食法には、「18時間断食」の他に、炭水化物とたんぱく質を別々に食べる「単品摂取法」や、空腹の状態で眠る「空腹睡眠法」があります。

18時間断食

18時間断食は、固形物の食事をお昼から18時くらいまでの昼食と夕食だけにする食べ方です。

消化するとき、胃は消化液を分泌し、同時に胃は周辺にある筋肉と連動して蠕動運動を行い、食べ物を粥状にします。小腸や肝臓なども、食べ物を消化するため、消化液を出したり、必要な栄養を吸収したりと、さまざまな活動をします。

18時間断食を行うことによって、これらの内臓を休める時間が多くなります。

東洋医学では、エネルギー（気）は、分散されて使われると考えられています。

たとえば、胃腸が働いているときには、脳にエネルギー（気）が回らないという考え方です。実際、昼食後に眠気を感じることが多いと思いますが、それは食べ物の消化にエネルギー（気）が回され、脳にエネルギー（気）が行き届いてないことの証でしょう。

18時間断食をすれば、消化に使われるエネルギー（気）が他の活動に回り、それが大腸ならば排泄が活発になり、滞留便も出し切れます。

単品摂取法

単品摂取法は、お昼に炭水化物を、夜にたんぱく質を摂る食べ方です。

食べ物を消化するとき、炭水化物とたんぱく質では消化酵素が異なります。お昼と夜に、別々に食べることで、分泌される消化酵素を減らせられるため、胃腸や肝臓、膵臓などの労働を少なくできます。

空腹睡眠法

人は眠っているときに、身体の修復を行っています。寝ている間に傷が治るのがその代表ですが、その他の部分も活動しています。

これも東洋医学のエネルギー（気）の考え方と一致します。

空腹で眠ることで、消化に使うエネルギー（気）が不要になり、身体の修復や老廃物の回収にエネルギー（気）を回すことができるようになるのです。

整食法

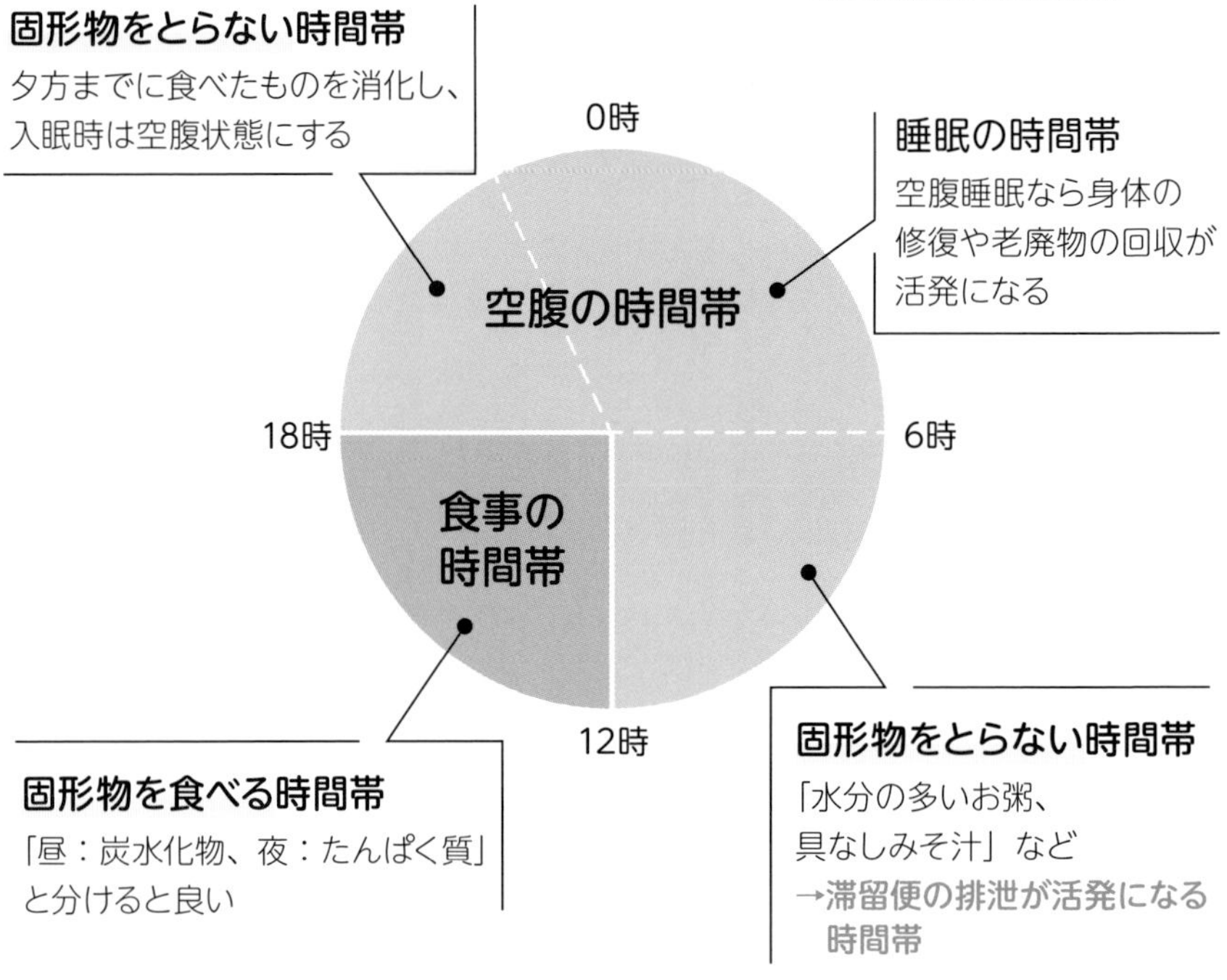

0時
6時
12時
18時
空腹の時間帯
食事の時間帯
固形物をとらない時間帯
夕方までに食べたものを消化し、入眠時は空腹状態にする
睡眠の時間帯
空腹睡眠なら身体の修復や老廃物の回収が活発になる
固形物を食べる時間帯
「昼：炭水化物、夜：たんぱく質」と分けると良い
固形物をとらない時間帯
「水分の多いお粥、具なしみそ汁」など
→滞留便の排泄が活発になる時間帯

「18時間断食、単品摂取法、空腹睡眠法」を取り入れた１日。内臓に負担をかけず、休ませることができる

根本治療には整食法も必須

自力整体では「慢性的な凝りや痛みの成り立ちの順番」を以下の①～④のように考えています。

①食べ過ぎや排泄不完全による内臓疲労
②腸腰筋の原発性の緊張（原因＝黒幕）
③姿勢が前かがみになる
④前かがみになった姿勢を起こそうと、首、背中、腰が緊張する代償性の緊張（犠牲者）により首の痛みや腰痛、坐骨神経痛などが発生

治療家を含め、多くの方は痛んでいる首や腰だけをほぐしたり、電気をかけたりしますが、そこの緊張を引き起こしている原因の多くは腸腰筋の原発性の緊張です。腸腰筋の緊張がとれない限り、首や腰の痛みは取り切れません。一時的に痛みは楽になりますが、すぐに再発してしまいます。

「自力整体の治し方」を紹介します。

①首や腰の痛みは内臓疲労による腸腰筋の原発性の緊張（黒幕）であることを見抜く
②内臓疲労をとるために18時間断食を行う
③内臓が元気を取り戻しS状結腸に溜まった滞留便が排泄される
④腸腰筋の原発性の緊張（黒幕）がゆるむ
⑤前かがみ姿勢が解放される
⑥前かがみを起こす必要がないので、首も腰も代償性の緊張（犠牲者）をする必要がなくなる
⑦首や肩の緊張が解放されるので痛みがなくなる

多くの身体の痛みは原発性の緊張（黒幕）を引き起こす内臓疲労が元となるので、18時間断食で疲労回復させることを優先させているわけです。

これにあわせて自力整体の実技をすることで、原発性の緊張と代償性の緊張の両方を取り除き、根本的に痛みを取り除いていています。それにより、一生、痛みのない身体を手に入れてください。

整食法②

18時間断食ではお粥を活用

お粥は、水分吸収が良い

18時間断食では、朝食では固形物を摂らずに具なしのみそ汁などを摂ることを勧めていました。

しかし、**歳を重ねていくと、水分の吸収が悪くなり、夏には脱水症状を起こして熱中症**になってしまうケースまであります。

そこで、現在では、とくに高齢者には具なしみそ汁の代わりに、水分の多いお粥を摂ることを勧めています。

高齢になると、水を飲むと膀胱に直行し、トイレの回数が増えていきます。水分が消化吸収の過程で体内に吸収されず、身体の各所にある細胞でも水を吸収・保管してくれなくなるからです。

一方で、水分の多い食べ物は、吸収されやすくなります。噛むことで唾液が混じるためでしょう。

つまり、食べ物で身体を潤す必要があるのです。お勧めはお粥です。ただし、ごはんにお湯を入れても、それはお粥ではなく、お茶漬けですので効果はありません。

なお、水分の多いお粥を食べても、胃腸はあまり働きません。とくに蠕動運動はほぼ起こらないといって良いでしょう。そのため、**水分の多いお粥であれば、18時間断食と効果が近しい**のです。

とくに高齢者や胃腸の弱い方にお勧め

私は、ほぼ毎日水分量を計測できる体重計に乗っています。現在71歳ですが、数年前くらいから、体内水分量が少なくなってきました。

そのため、さまざまな食べ方を試したとき、お粥が一番効果があったのがわかったのです。

教室の生徒さんやナビゲーター（自力整体の指導者）の方々に、お粥での水分補給の効果をお伝えしたところ、多くの方から「体内水分量が増えました」という報告がありました。

さらには、「痛みが消えました！」という喜びの声まであったのです。

「10年来の痛みから解放された」「排便の回数が増えた」「体重が3キロ減った」「体温が上がった」「いつも気になっていた、しつこい腰痛を忘れることができた」「頭痛とめまいが改善した」などです。

このような報告には、**70歳以上の方からの声も多数**ありました。私と同じやそれ以上の年齢の方々からの声です。

また、食べても太ることができない方にも、お粥を活用した18時間断食は効果があります。太ることができない方は、消化能力が弱いからです。水分の多いお粥ならば、胃腸の弱い人でも消化できます。

私は毎晩次の日の朝にいただくお粥を作っていますので、その作り方を紹介しましょう。

◆ **お粥の作り方** ◆

1. 大さじ3杯の米を洗い、携帯用のジャーに入れる
2. 沸騰したお湯を、ジャーの8分目くらいまで入れ、フタを締めて5分間蒸らす
3. お湯を捨てて、さらにコップ2杯分の熱湯を注いでフタを閉める
4. 翌日まで、そのまま置いておく
5. 朝に温め、お湯を足すなどしていただく

※上記は一人用。家族用に作る場合は炊飯器で大量に作りましょう

コラム

食べずに鍛えない生活が老化を遅らせる

人はそれぞれに「こうすれば健康になれる」というポリシーのようなものがあると思います。

「まえがき」でも軽く触れましたが、私の健康観は35歳～47歳までと、47歳から71歳の現在のものとは180度異なっています。

35～47歳までの私の健康観は若さもあったので、「しっかり栄養を摂って、運動で鍛える」派でした。朝からしっかり食べて1日2万歩以上を歩く生活。これは相当身体に無理をかけていました。

その無理がたたり、47歳のときにぎっくり腰で立てなくなったことをきっかけに、その後は基本的に1日1食の生活で、自力整体以外は運動せず、あまり歩かない生活をしています。

「食べて鍛える」健康観が12年。**「食べずに鍛えない」健康観が24年で、これは現在も継続中です。**

なぜ、こんな実験を思い立ったのかというと、それは「食べないで鍛えないほうが、若さを維持できる」と思ったからです。

ぎっくり腰になった当時、私は自宅で整体治療を行っていました。患者さんを診ていたときに、見た目が体育会系っぽい方の筋肉や関節は硬く老化も進んで見えるが、**美術や音楽関係の鍛えていない患者さんは、筋肉や関節が柔らかく老化しておらず、治療しても治りがとても速い**のです。

「あ、もしかしたら、老化するとは酷使することではないか、体育会系の方は見た目はたくましく強そうでも短命で、文科系は見た目はひ弱そうだけれども長命ではないか。筋肉や関節は酷使しないほうが良いのでは？」と考えたのです。

「よし、私も酷使しない生き方に変えよう」と思い立ちました。そして、71歳になった現在「自分でいうのもなんですが、同窓会の友達と比べて若々しい」と自負しています。

第3章

症状別の痛みや不調の治し方

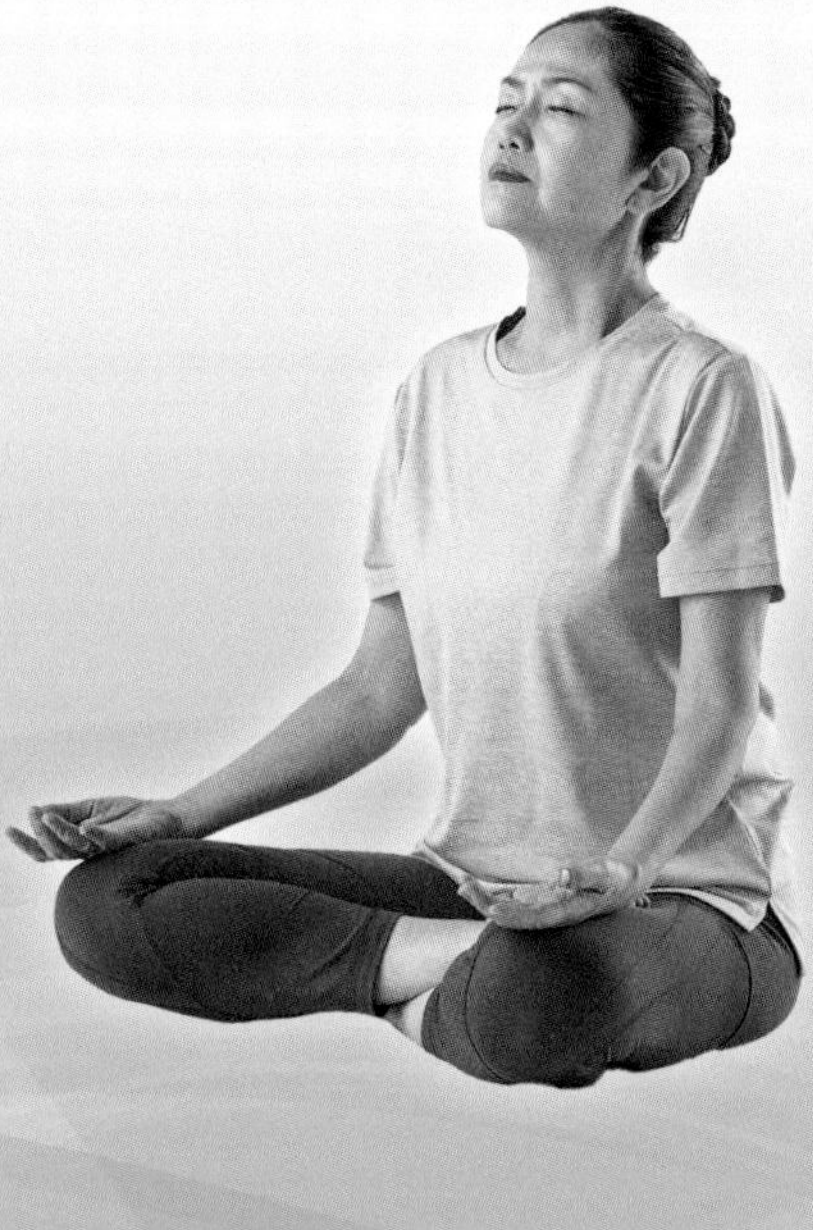

症状別の痛みや不調の取り除き方

部位別でもベースは同じ

第3章では、腰痛、坐骨神経痛、股関節痛、ひざの痛み、手の痛みなど、部位別の痛みの取り除き方を解説していきます。

症状別ではありますが、**根本的なアプローチは同じ**です。痛みを取り除くために必要な

- **凝りや痛みを感じている代償性の緊張がある筋肉をほぐす**（自力整体）
- **その原因となっている原発性の緊張がある筋肉をほぐす**（自力整体）
- **内臓を休めて滞留便を出し切って腸腰筋の原発性の緊張をとる**（整食法）

のベースは同じだからです。

凝りや痛みのある筋肉の慢性的な緊張（代償性の緊張）をほぐし、その原因となっている筋肉の慢性的な緊張（原発性の緊張）をほぐすことで、骨格の中心である骨盤を中心とした身体の歪み・ねじれをとり、普段から良い姿勢になることが凝りや痛みを取り除くことに必要だからです。

そして、痛みを感じる部位によって、慢性緊張に陥っている筋肉は異なります。

たとえば、ひざが痛い方は、ひざ周辺の筋肉の緊張が許容範囲を超えたために痛みを感じるわけですから、それらの凝っている筋肉をほぐします。

同時に、ひざ周辺の筋肉を緊張させている原因が、腸腰筋をはじめとする、骨盤の周辺にある筋肉です。ですから、それらをほぐすことが、骨盤の歪み・ねじれを取り除くことになるのです。

整体に近い状態になれば、普段の姿勢も良くなります。そうなると、慢性的に緊張していた筋肉がほぐれ、痛みの許容範囲内に収まるため、痛みが消えていくのです。

整食法で、滞留便を出し切ることも、痛みを取り除くために重要です。

滞留便が身体の凝りを作り出しますし、大腸の中に便が溜まることで、腸腰筋をはじめとした骨盤周辺の筋肉を緊張させます（原発性の緊張）。だからこそ、滞留便の排泄が大切なのです。

経絡の側面から見ても、内臓を休めることにより、経絡上にある痛みなどを抑えられます。

このように**「自力整体」と「整食法」をあわせて実践することで、痛みを取り除く**ことができます。

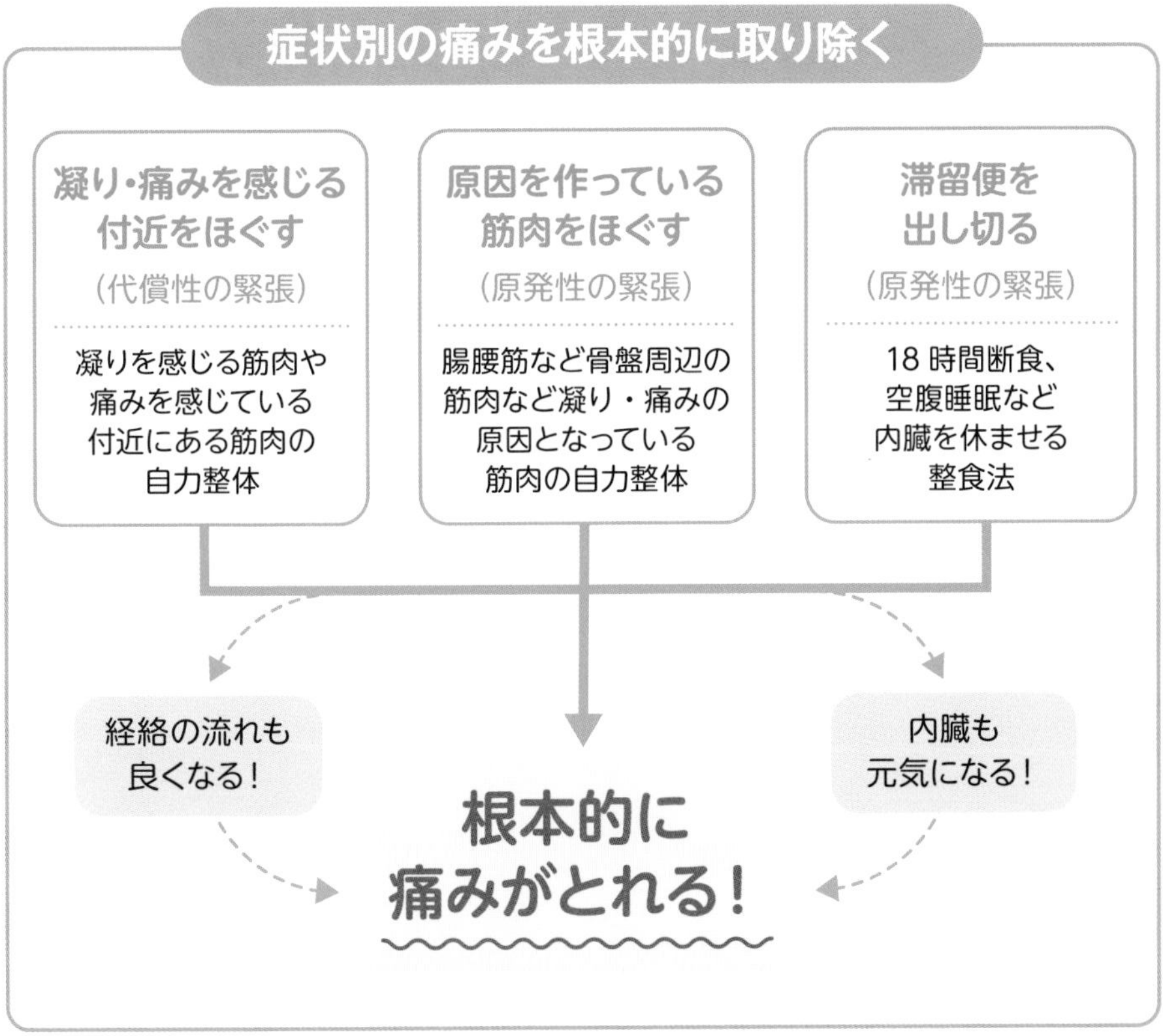
症状別の痛みを根本的に取り除く
凝り・痛みを感じる付近をほぐす
（代償性の緊張）
凝りを感じる筋肉や痛みを感じている付近にある筋肉の自力整体
原因を作っている筋肉をほぐす
（原発性の緊張）
腸腰筋など骨盤周辺の筋肉など凝り・痛みの原因となっている筋肉の自力整体
滞留便を出し切る
（原発性の緊張）
18 時間断食、空腹睡眠など内臓を休ませる整食法
経絡の流れも良くなる！
内臓も元気になる！
根本的に痛みがとれる！

痛みを再発させないためには

痛みを取り除いた後は、痛みをぶり返さないようにすることも大切です。予防です。

そのためには身体を疲れさせないことが重要になります。これは身体も内臓もです。

身体の場合は、「整体」になって「良い姿勢」が〝普通〟になることを目指します。

そのためには、前ページで紹介したように、自力整体で痛みを感じる周辺部分をほぐすと同時に、その部位に慢性緊張を誘発させている筋肉や骨盤の周辺の筋肉をほぐすことが重要です。それにより、骨格が整体に近づき、**良い姿勢が〝普通〟になる**のです。

内臓も働かせ過ぎないように18時間断食を筆頭にした整食法で休ませてあげます。そして、滞留便をしっかりと排泄させることが予防になるのです。

自力整体はマッサージ

この章では、腰痛や坐骨神経痛などのさまざまな症状に効く自力整体も紹介しています。

痛みを感じるのは、その部位の筋肉の歪み・ねじれが許容範囲を超えているためですから、許容範囲内に収めることに適した実技を紹介しています。

ただし、繰り返しになりますが、症状別に効果の高い自力整体だけでは、痛みがぶり返してしまいますので、腸腰筋をはじめ、全身をほぐすことが重要です。痛みを感じる代償性の緊張と直接関係のある部分だけをほぐしても、全身が歪んだままでは、すぐに再発してしまうからです。

自力整体の実技を行う前にお伝えしておくことがあります。自力整体は体操ではなく、自分で自分をマッサージする方法ということです。

東洋医学の考え方を元にした鍼灸や按摩、整体

自力整体

プロの技法

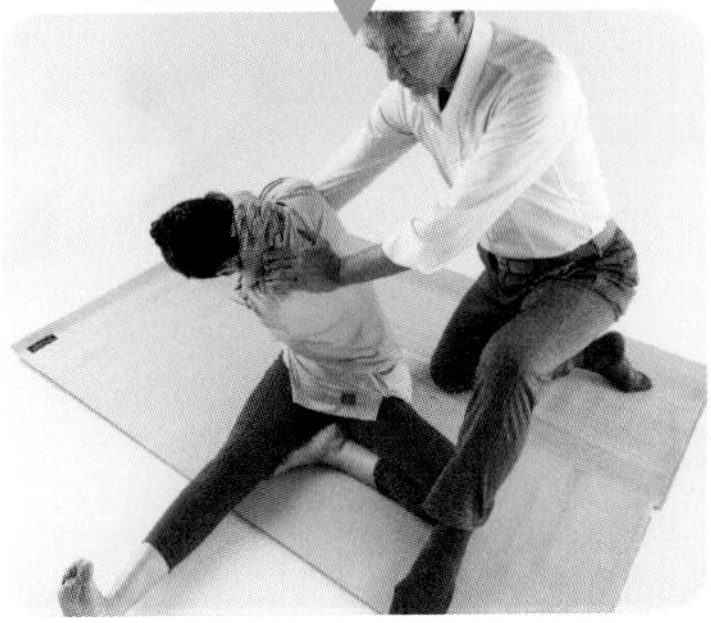

胸郭のねじれを治し、首の凝りも同時にとる

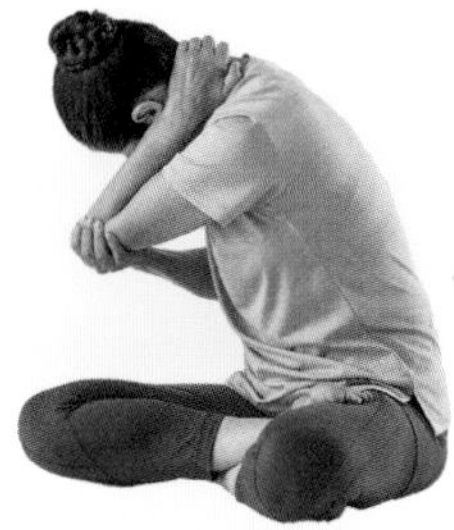

「首ほぐし」（96ページ）も胸郭のねじれを治し、首の凝りも同時にとる

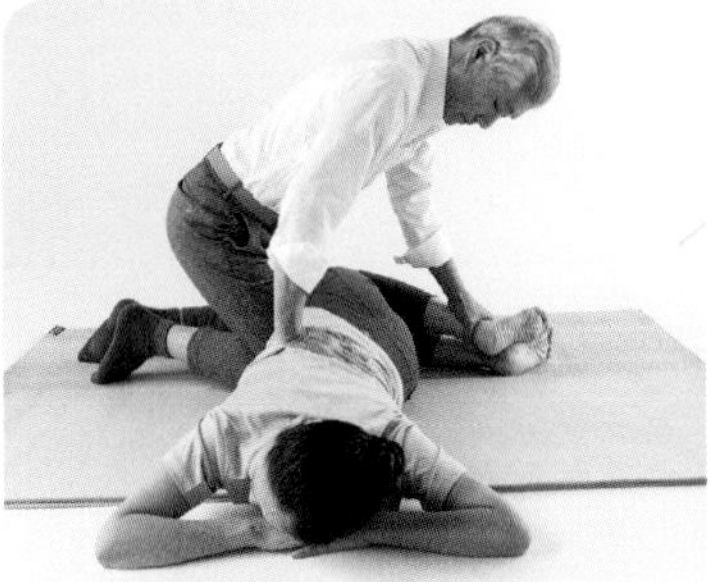

胸郭や腰椎のねじれを治す

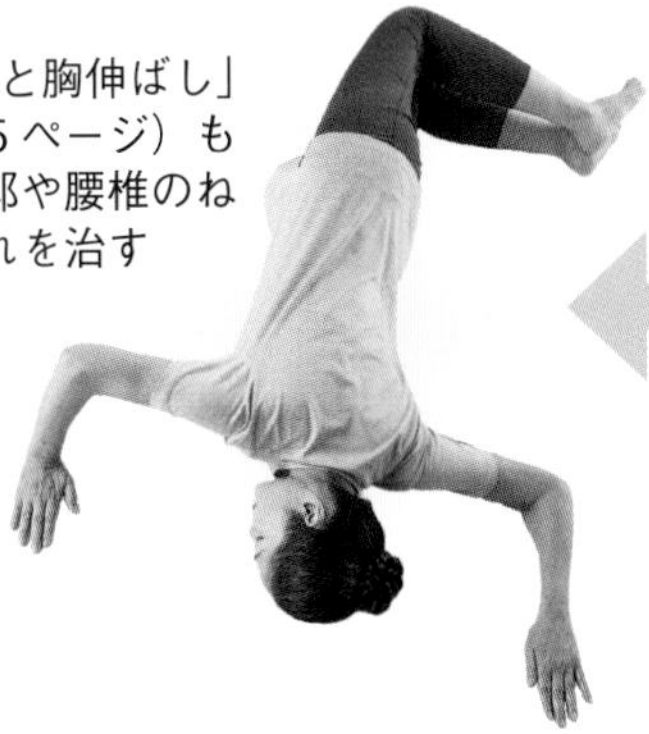

「肩と胸伸ばし」（95ページ）も胸郭や腰椎のねじれを治す

などで行われるプロの技法を、自分だけで行えるようにしたものが自力整体というマッサージなのです（上の写真参照）。

自力整体はマッサージですから、5分や10分だけでは効果が出ません。一時、痛みが軽くなりますが、数日後や1週間後などに痛みがぶり返してしまいます。

世の中の按摩マッサージ院や整体院も、5分や10分だけで終わる施術というのはまずありません。30分や60分、90分などのマッサージが行われると思います。

自力整体も同じです。**きちんと痛みを取り除き、再発を防ぐには60分や90分の時間をかけて、じっくりと自分をマッサージして整体になってほしいと思っています。**

効果をアップさせる
自力整体のポイント

「気持ち良く」ほぐす

「早く痛みを取りたい！」「凝りを取りたい！」という気持ちから、痛いのを我慢して無理をすると、筋肉や関節を痛めてしまいます。本や映像のようにできなくても問題ありません。

はじめのうちは「気持ち良く」行いましょう。そして自力整体に慣れてきたら、少し痛いけれども気持ちが良い、「痛・気持ち良い」と感じながら行いましょう。

効果をよりアップさせるには「空腹」と「ゆるめの服装」がお勧めです。「メガネやコンタクトも外す」と筋肉がリラックスしやすくなります。

ゆっくりとゆすりながら

「気持ち良い」と感じるところで身体を止めて、ゆっくりとゆすってください。筋肉をほぐす（36 ページ）、〈気〉を通す（44 ページ）イメージで。

呼吸しながら行う

実技と実技の間にひと息つくときがありますが、そのときは、「ふ〜」「は〜」のようなため息をついたり、深呼吸をしましょう。それによって、ほぐした部分の血流や〈気〉の流れがより良くなり、凝りや痛みが取り除かれていきます。

※「症状別 自力整体」の動画は、「教室そのまま自力整体」より、効果の高い実技を組み合わせたものもあり、映像のつなぎ目がスムースでないものもあります。

長さや回数は自分のペースで

「凝りがほぐれきれていない」「もう少しほぐしたい」と感じたら、何回でも繰り返しましょう。本に書かれている時間や回数は目安です。その通りに行う必要はありません。自分の身体の感覚に従って、「気持ち良く」自分をマッサージしながら整体に近づけるのが自力整体です。

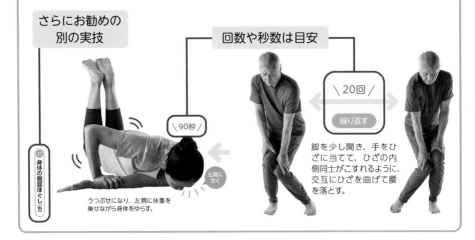

さらにお勧めの別の実技

37 身体の側面ほぐし(右)

回数や秒数は目安

うつぶせになり、左肩に体重を乗せながら身体をゆらす。

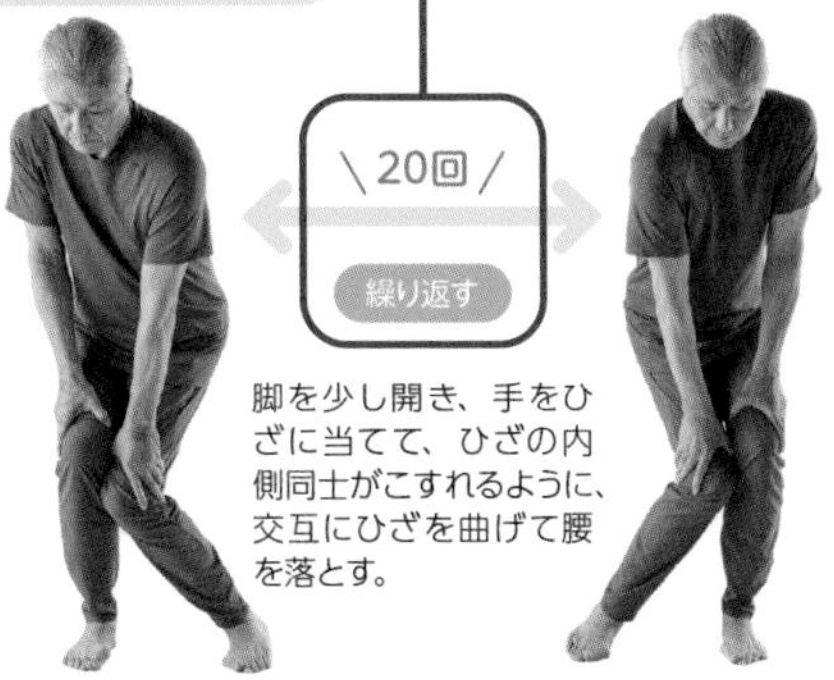

脚を少し開き、手をひざに当てて、ひざの内側同士がこすれるように、交互にひざを曲げて腰を落とす。

用意するもの

自力整体では、マフラー程度の長さの長いタオルを使う実技もありますので、事前に準備しておきましょう。

また、あおむけで行う実技をするときに、首に違和感を感じるようでしたら、バスタオルをたたんで自分に良い高さの枕を使うと良いでしょう。

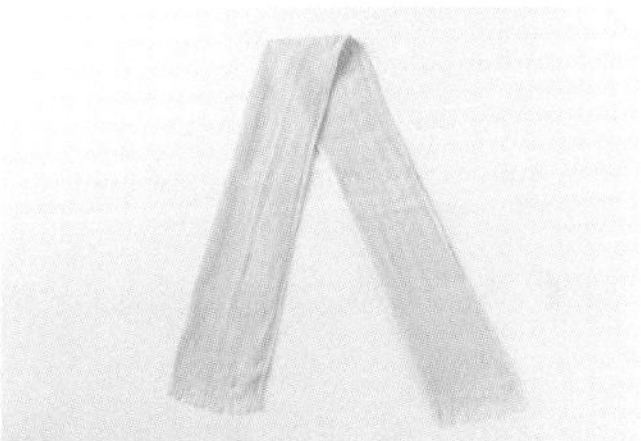

マフラーくらいの長さのタオル

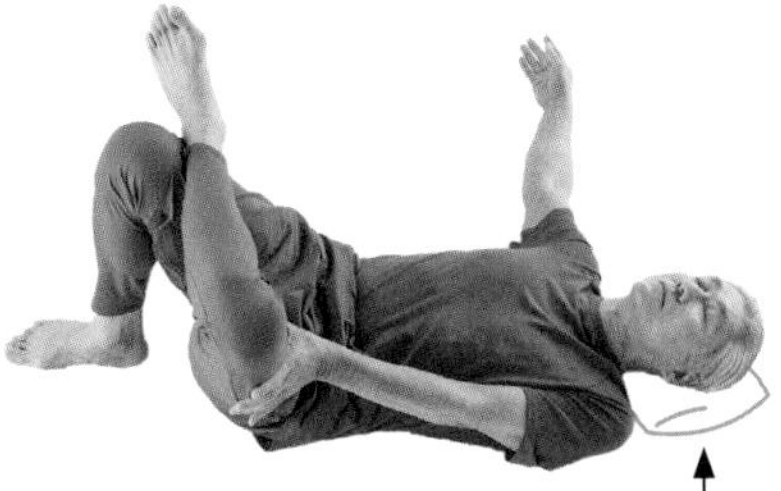

枕（バスタオル）を敷く

腰痛

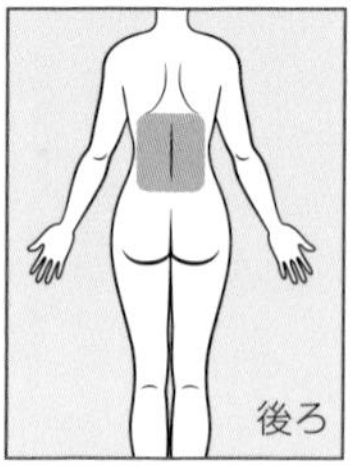

2つの腰痛タイプ

腰痛を大きく分けると、2つの種類があります。

1つ目は、とくに若い女性に多い、腰が反り過ぎている「反り腰タイプ」の人がなりやすい腰痛です。このタイプの人は、脊柱管狭窄症や腰椎すべり症にもなりやすいという特徴があります。

2つ目は、男性や年配の人に多い、腰が後ろに曲がって丸くなっている「丸い腰タイプ」の人がなりやすい腰痛です。このタイプの人は、椎間板ヘルニアになりやすいという特徴があります。

2つのタイプの違いは、腰椎が反っているか後ろに丸くなっているかです。反り腰タイプは骨盤が前傾していて、丸い腰タイプは骨盤が後傾しています。

前後の違いはありますが、どちらも骨盤が前後に歪んでいることに変わりはありません。骨盤の

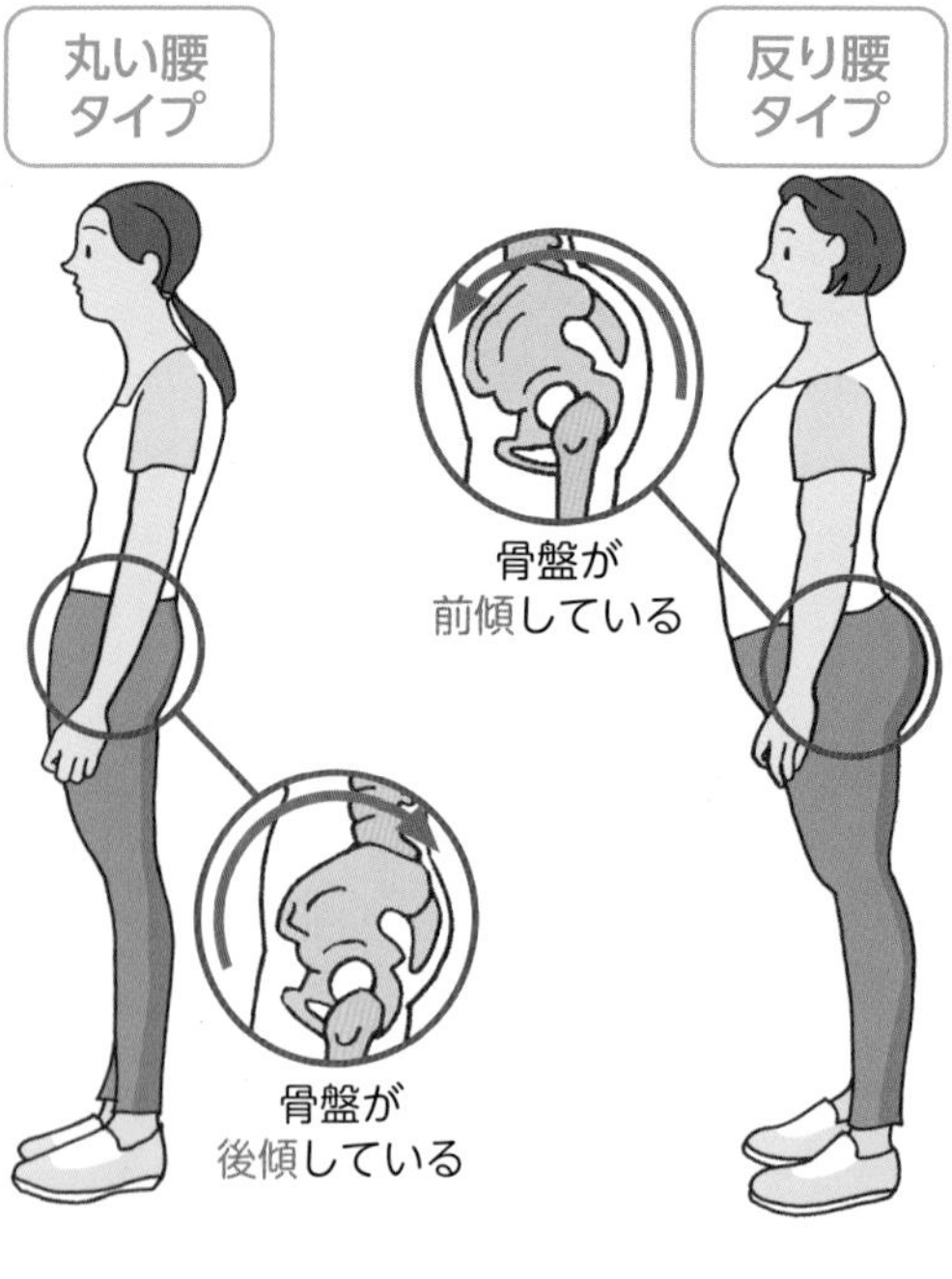

前後の歪みに、左右の歪み・ねじれが加わると、腰痛になる。つまり、骨盤の歪み・ねじれにより、腰付近の筋肉が疲れ、痛みの許容範囲を超えたため痛みを自覚するのが腰痛です。

それぞれの腰痛の治し方

痛みを根本的にとるには、骨盤を元の正しい位置に戻すことが大切です。**反り腰タイプの人は前傾している骨盤を矯正し、丸い腰タイプの人は後傾している骨盤を矯正し**ます。どちらのタイプも痛みが出ているということは、前後の歪みだけでなく、左右の歪み・ねじれがプラスされたということですから、左右の歪み・ねじれも、同時に取り除くことが必要になります。

腰付近にある筋肉である「多裂筋」や「腸腰筋」「広背筋」などをほぐすことも忘れてはなりません。**多裂筋や広背筋が痛みの許容範囲を超えたために腰痛という痛みの自覚があり、反り腰タイプも丸い腰タイプも、これらの慢性（代償性）緊張を引き起こしている**からです。

なお、身体の奥のほうにある「腸腰筋」は、直接、痛みを感じる代償性ではなく、その原因となっている原発性の緊張です。

68ページに、反り腰タイプと丸い腰タイプの、それぞれに効果が高い自力整体を紹介します。

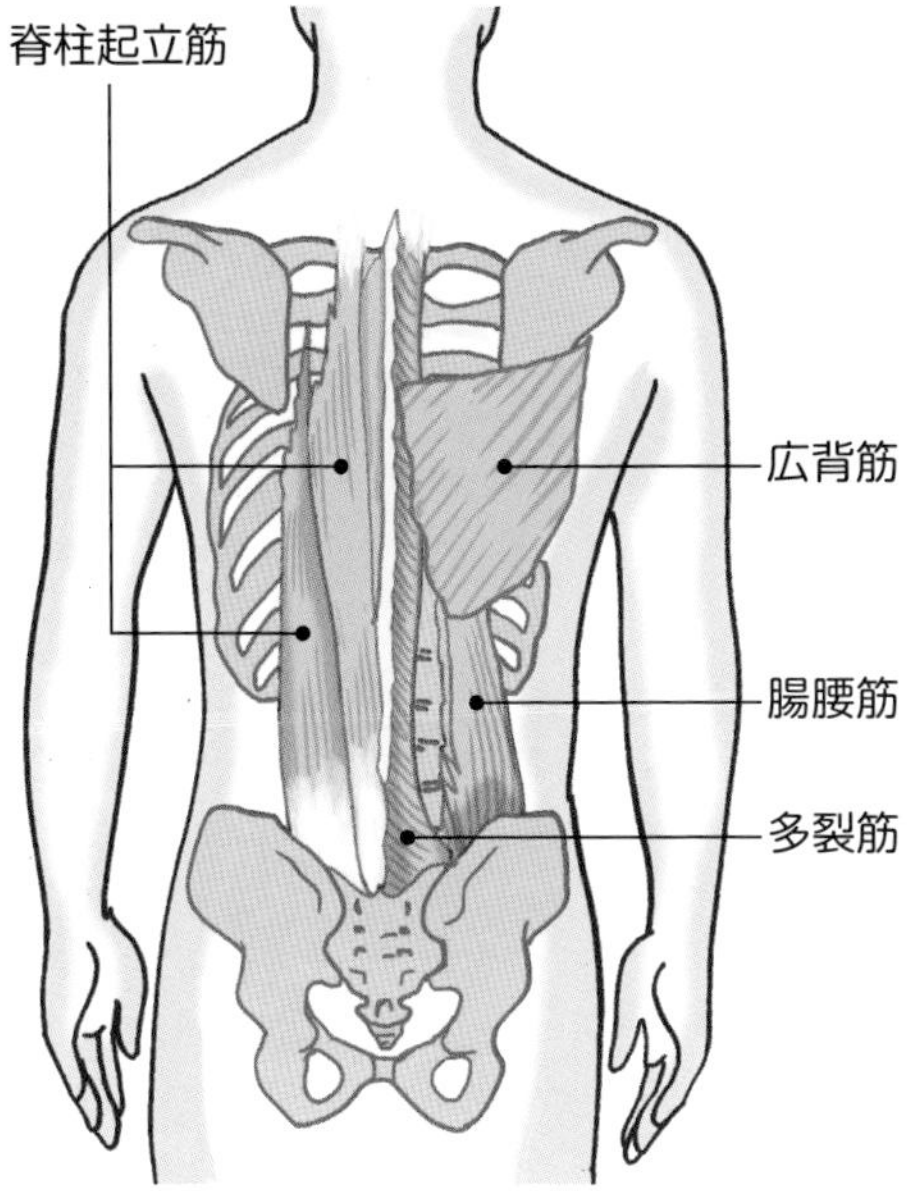

座るときの工夫

腰痛持ちの人には、デスクワークをしている人も少なくありません。脚を組む、イスの背もたれに寄りかかるなどの癖があるために、骨盤が左右に歪んでいる人です。

悪い癖に引っ張られないようにするための方法を2つ紹介しましょう。

1つ目は、**イスに座っているときにひざをしばる**方法です。これを行うと、脚を組む癖も出ませんし、左右の坐骨の高さがアンバランスになるのも最小限に抑えられます。

2つ目は、**イスとお尻の間に物を置く**方法です。上がっている骨盤側に物を置くことで、負担を減らしています。

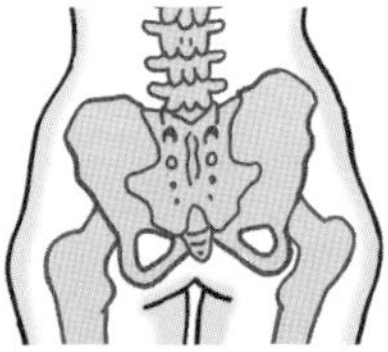
骨盤が左右に歪む

滞留便の排泄が重要

腰痛は、痛みの中でもとくに滞留便と深く関わっています。滞留便は腸腰筋を緊張させるからです。腸腰筋が緊張（原因＝原発性）すると、前かがみの姿勢になります。そうすると、多裂筋や広背筋などが引っ張られて緊張します。代償性の緊張です。それが腰痛につながるのです。

一方で、整食法を実践して、滞留便が排泄されれば腸腰筋の緊張はなくなります。原因が取り除かれるため、腰痛がなくなり、ぶり返すこともなくなります。

腰痛の場合、とくに整食法が大切なのです。

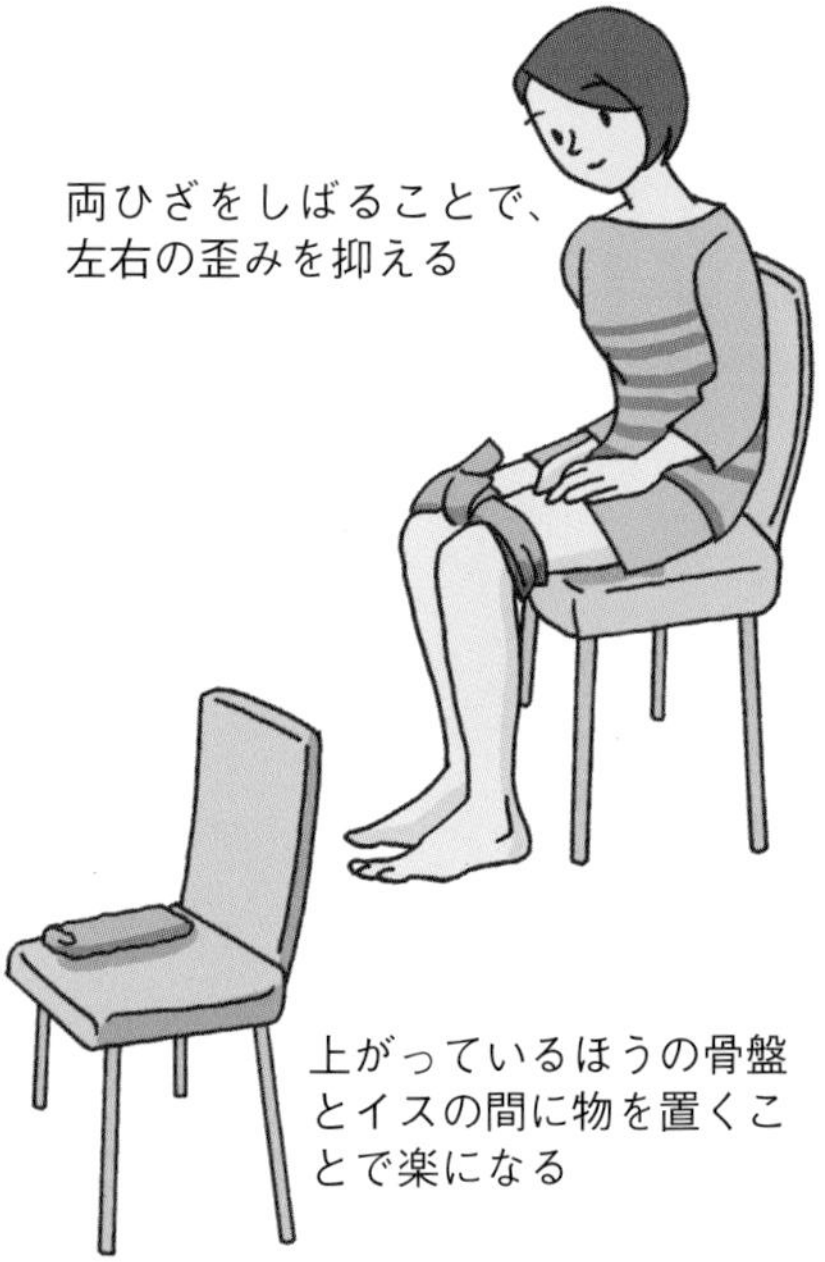
両ひざをしばることで、左右の歪みを抑える

上がっているほうの骨盤とイスの間に物を置くことで楽になる

コラム

私も以前は腰痛持ちでした

じつは、私も以前は腰痛持ちでした。自力整体をスタートさせた当初は、実技のみで腰痛の痛みをとっていたのですが、何度も再発していました。そして、2000年のあるとき、ぎっくり腰になってしまったのです。

数日間、動くことができない中で、腰痛が取り切れない理由を考えました。そのとき参考にしたのが、ヨガの世界で経験した断食です。断食合宿は、腰痛持ちの私だけでなく、他の方々、たとえば坐骨神経痛やひざ痛などの方々の痛みも消し去ったという体験をしていたのです。

自力整体も実技だけでは、痛みが再発することがあると実感し、断食を取り入れることにしました。それが「正午〜18時の間に食事を摂り、それ以外は空腹で過ごす」という18時間断食です。

その結果は顕著で、ぎっくり腰になった後3日目に大量の下痢状の滞留便が出たのです。トイレに入ったときはひざに手をついて腰を45度に曲げていたのですが、出るときは腰を真っすぐに伸ばせたのです。まったくどこも痛くなかったのです。

これは18時間断食で内臓を休ませたことにより、動かなかった大腸が動き出し、大腸内の滞留便を押し流してくれた結果、緊張していた腸腰筋がゆるんだのだと解釈しました。

この経験をベースに、教室の生徒さんやナビゲーターのみんなにも、18時間断食をはじめとする整食法と自力整体の実技をセットで行うことを勧めました。そうすると、多くの方から腰痛やぎっくり腰が治ったという報告が挙がってきたのです。

もちろん、その後の日々の活動により、腰痛が再発する方もいらっしゃいますが、そのときは再び、自力整体の実技と整食法をきちんと行うことで、痛みはとれています。

痛みを実感する前に、定期的に自力整体と整食法を行えば、予防になります。

https://www.shin-sei.co.jp/jiriki/#04

腰痛

●反り腰タイプ

股関節・太ももほぐし

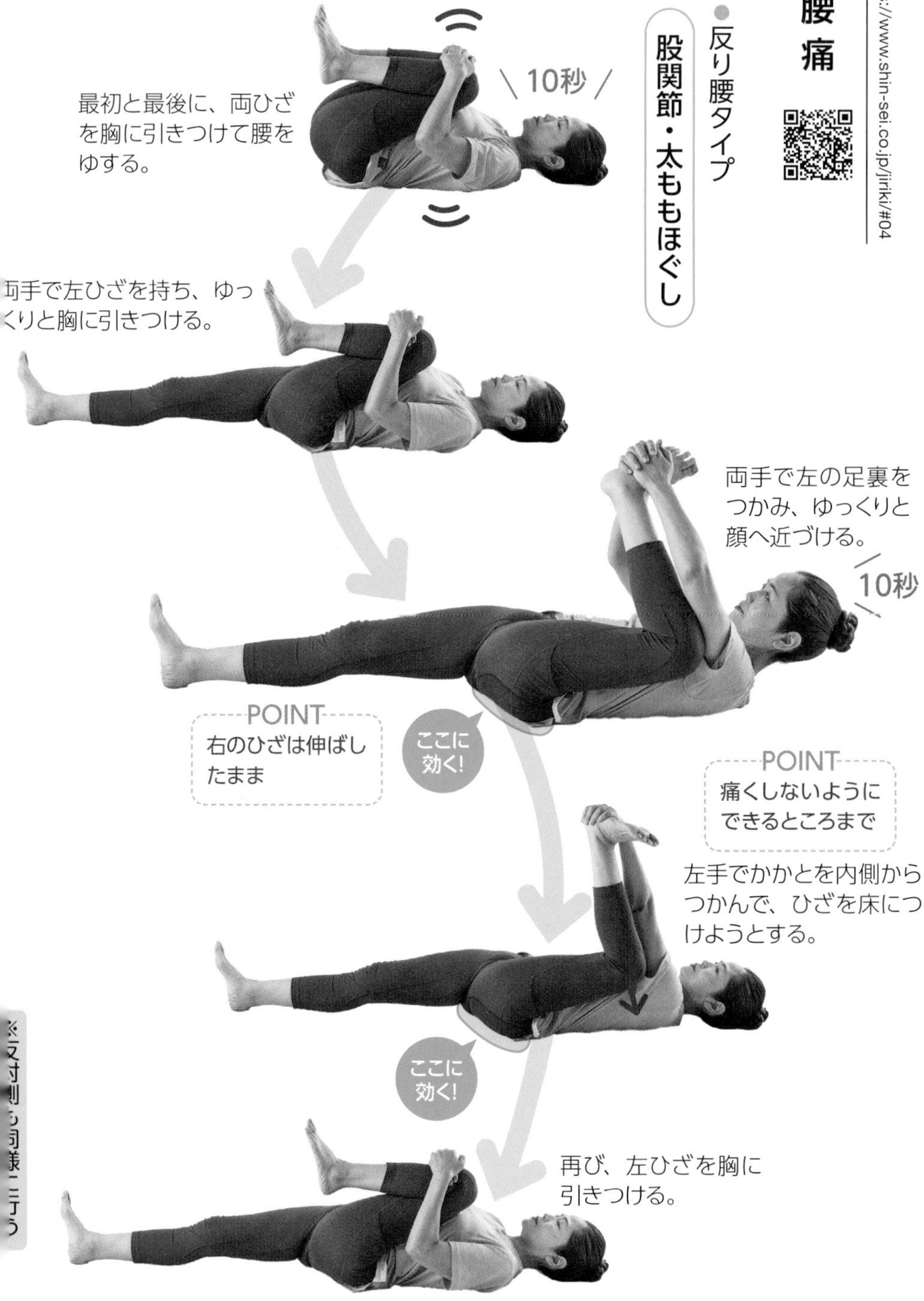

10秒
最初と最後に、両ひざを胸に引きつけて腰をゆする。
両手で左ひざを持ち、ゆっくりと胸に引きつける。
両手で左の足裏をつかみ、ゆっくりと顔へ近づける。
10秒
POINT
右のひざは伸ばしたまま
ここに効く!
POINT
痛くしないようにできるところまで
左手でかかとを内側からつかんで、ひざを床につけようとする。
ここに効く!
再び、左ひざを胸に引きつける。

※反対側も同様に行う

● 丸い腰タイプ

背中・お尻の筋肉強化

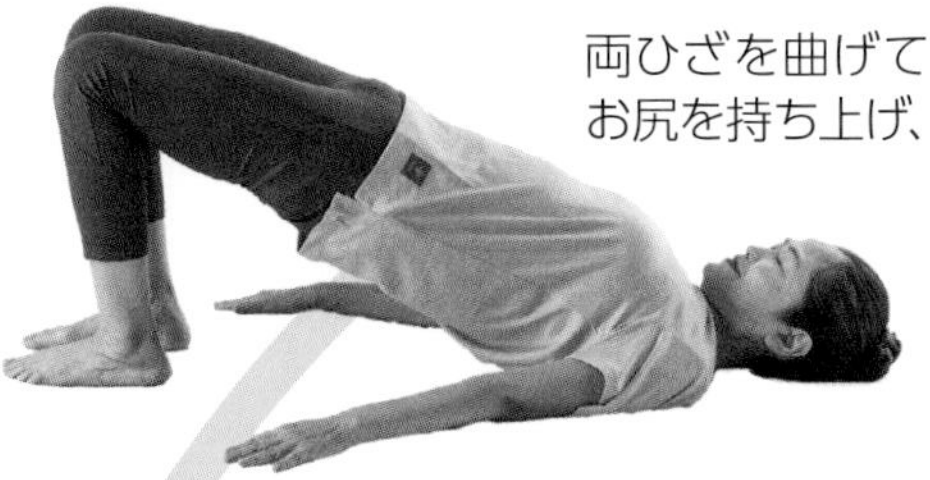

両ひざを曲げてから
お尻を持ち上げ、

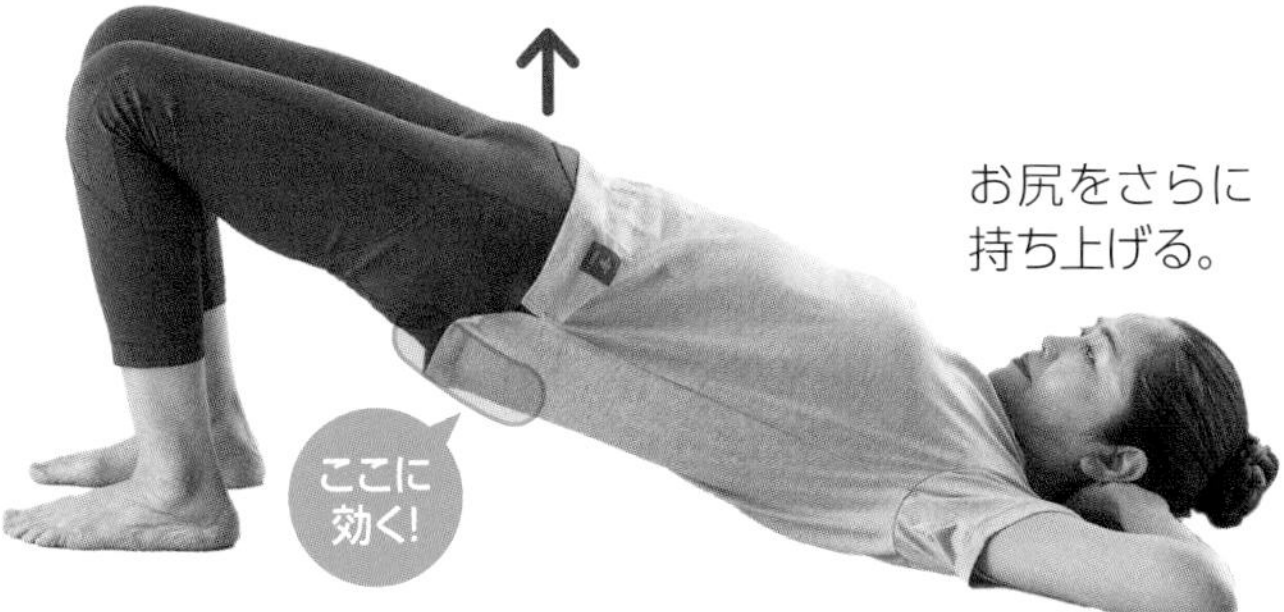

お尻をさらに
持ち上げる。

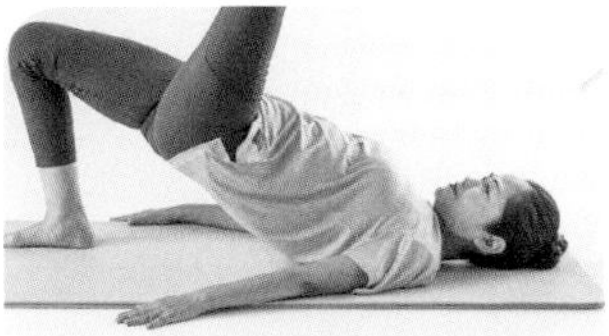

手は床に置いても良い。

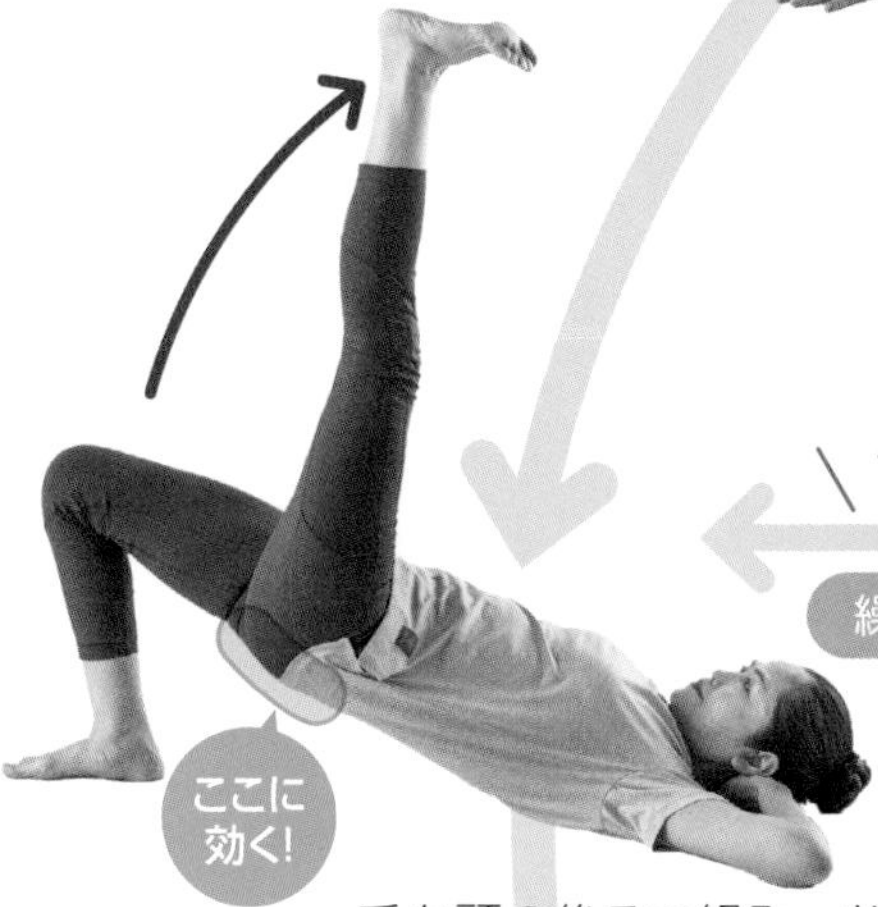

手を頭の後ろで組み、お尻
は上げたままで左脚を天井
に向かって上げ、

\ 10回 /
繰り返す

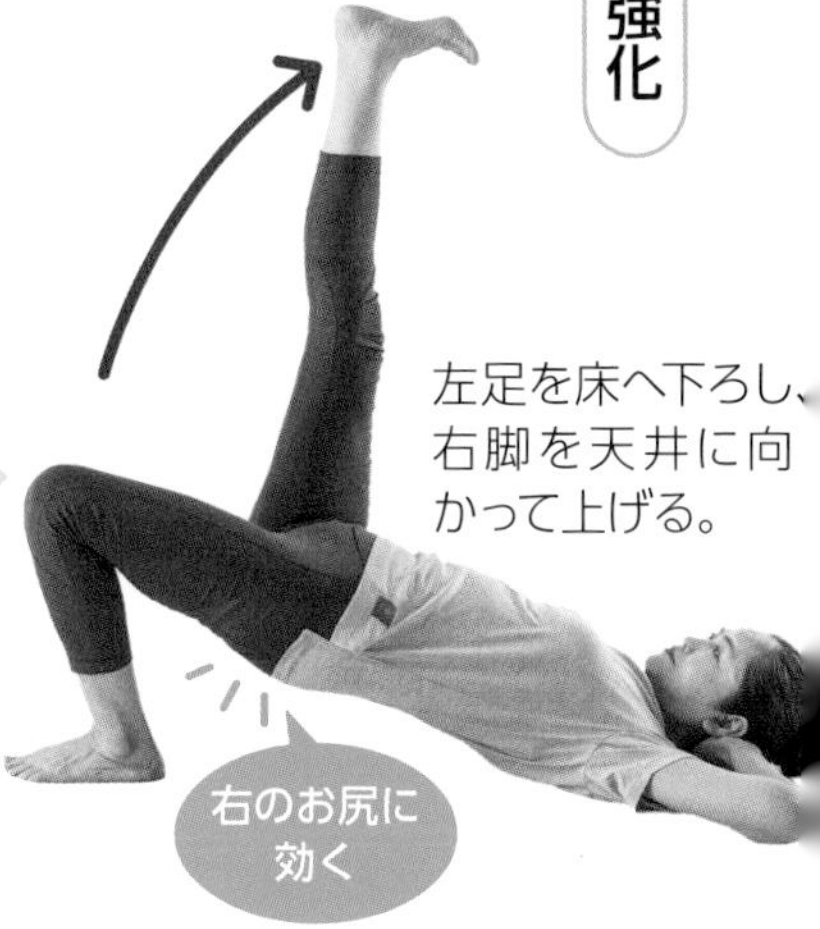

左足を床へ下ろし、
右脚を天井に向
かって上げる。

コラム

ぎっくり腰は滞留便を出して治す

ここでは「ぎっくり腰」についてお伝えします。66ページで、デスクワークをする腰痛持ちの方について、その理由と負担を軽減するイスの座り方を紹介しましたが、もう少し詳しく解説します。

長時間のデスクワークや長時間の車の運転などをした後に、立ち上がってからしばらくの間、腰に痛みを感じる場合は、明らかに左右どちらかのお尻ばかりに体重がかかり、骨盤の左右の高さの違いが強くなっています。

このような状態が続くと、まず**体重がかかっているお尻側の坐骨神経痛**になります。

坐骨神経が通る場所には梨状筋と双子筋があり、その筋肉に体重がかかることにより押しつぶされ、その結果、坐骨神経を圧迫し、お尻から太ももの後ろにかけて突っ張ったり、しびれたり、ひどくなると、イスから立ち上がったときや車の運転席から降りたときに脚に力が入らなくなることもあります。

そんな状態をだましだまし続けているうちに、ある日突然「ぎっくり腰」になるというケースがあります。

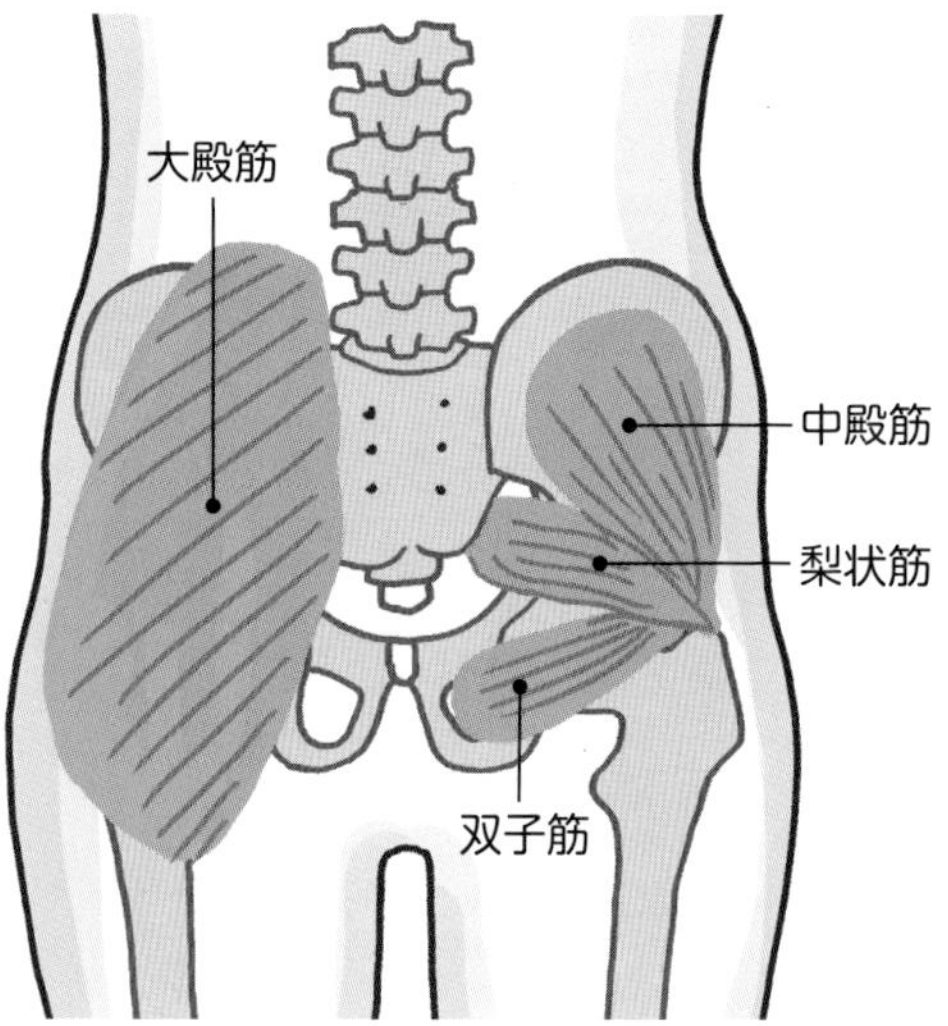

ぎっくり腰になったときは、骨盤が水平にならない限り痛みはとれません。治し方は自然に戻るまで待つしかありません。ぎっくり腰の急性期は、どんな治療をしても良くはならず、自力整体も痛くてできるものではありません。

ぎっくり腰の大きな原因は、**飲食の不摂生で排泄力を失いS状結腸に滞留便を溜めてしまった結果、左の骨盤が下がってしまったことです。**

ですから、大腸に元気を取り戻してもらい、S状結腸に溜まった滞留便を根こそぎ排泄してもらわなければなりません。それよって、下がってしまった左の骨盤が元の位置に戻ります。そうすれば痛みが消えます。食生活の改善こそが治療なのです。

そのためのお勧めは断食なのですが、それはツライので、4日間はお粥だけで過ごすことを勧めています。お粥には消化が良いだけではなく、弱った大腸を回復させる効果もあるので、**しばらくの間、食事はお粥だけにするという方法です。**すると、3日くらい経つと、大腸が動き出しS状結腸に溜まっていた水分を多く含んだ下痢状の滞留便が大量に出て、S状結腸が軽くなります。

軽くなると同時に骨盤が水平になり、腰の痛みはなくなります。

ぎっくり腰は**腰の治療をすべきと思う方もいらっしゃるでしょうが、大腸の治療が先です。**

ぎっくり腰は痛くても動いているうちに自然に回復します。逆に、まったく動かないでいると腰が固まってしまい、回復が遅れるので、痛くても仕事場に出かけるなどをして腰を押さえながらでも動くことも大事です。

動いているうちに痛みが軽くなるため、それで治ったと勘違いする人がいますが、それは治っているのではなく〝休火山状態〟であり、S状結腸に溜まった滞留便を出さない限り再発します。

坐骨神経痛

坐骨神経痛と腰痛の原因は近い

坐骨神経は、腰からお尻、ももの裏側、ふくらはぎ、足の先までを通っている神経で、これらにしびれや痛みを感じるのが坐骨神経痛です。長時間、立っているとももの裏がしびれたり、座っているときにお尻の痛みが強かったり、腰を反らしたときにももの裏やふくらはぎに痛みやしびれを感じるといった症状があります。

前節で紹介した腰痛と、ここで紹介する坐骨神経痛は、とくに骨盤の周辺にある「腸腰筋」という筋肉の緊張が大きな原因のひとつです。

腰痛は、腸腰筋の緊張が腰の周辺にある多裂筋などの筋肉の緊張につながったもので、坐骨神経痛は、腸腰筋やお尻の奥の梨状筋の緊張が坐骨神経を圧迫したときに出るしびれや痛みです。つまり、腸腰筋が腰痛や坐骨神経痛を引き起こしているのです（原発性の緊張）。

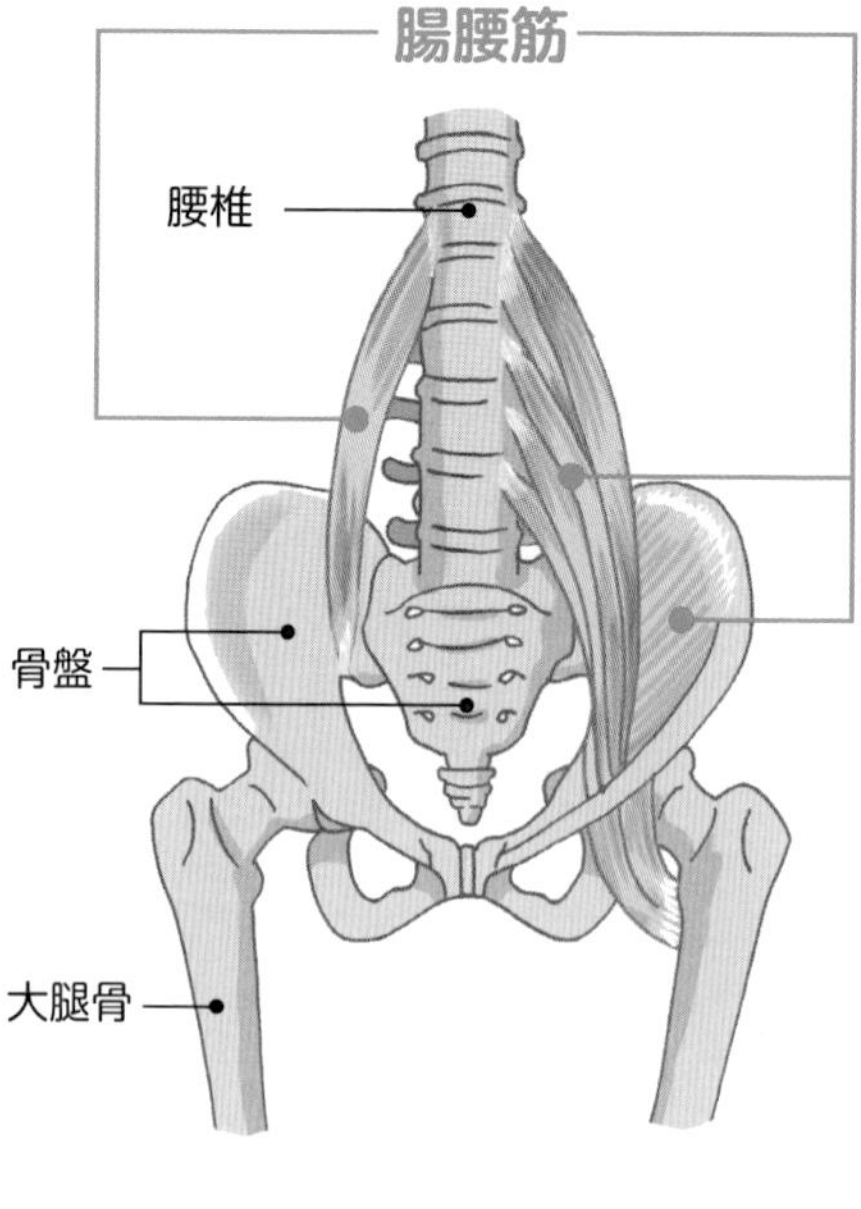

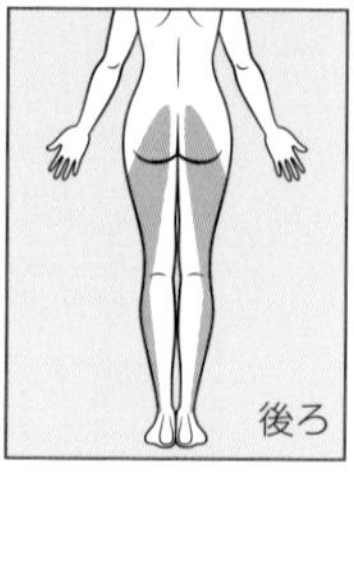

そして、腰痛同様に、坐骨神経痛も大きく分けると「反り腰タイプ」の人が出やすい坐骨神経痛と、「丸い腰タイプ」の人が出やすい坐骨神経痛があります。

反り腰タイプの人は骨盤が前傾し、丸い腰タイプの人は骨盤が後傾しています。つまり、前後のどちらかに歪んでいるということです。

その状態に左右の歪み・ねじれが加わり坐骨神経を圧迫し、許容範囲を超えるとしびれや痛みが出ます。

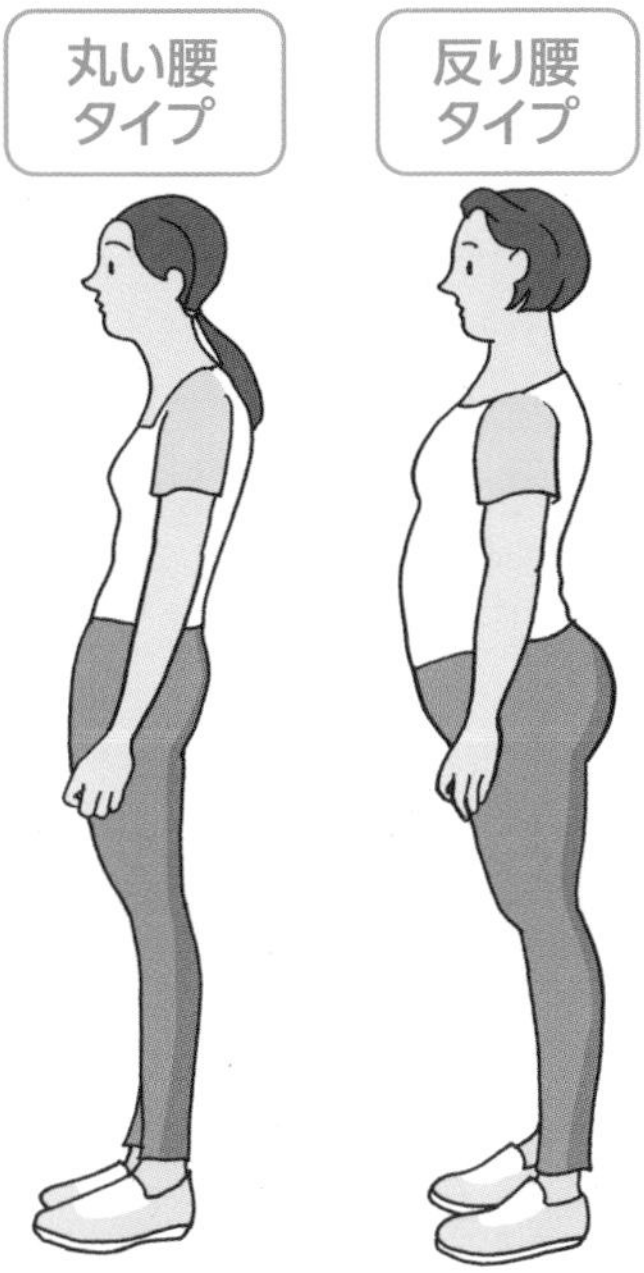

それぞれのタイプ別の自力整体

痛みやしびれをとるには、**腸腰筋や骨盤周辺の筋肉をほぐして、坐骨神経の圧迫を解放してあげる**ことが大切です。腸腰筋は骨盤付近の筋肉ですから、骨盤の歪み・ねじれにも大きく影響しています。骨盤の矯正も重要ということです。

次ページに、反り腰タイプと丸い腰タイプの、それぞれに効果が高い自力整体を紹介します。

整食法も重要

腰痛同様、坐骨神経痛も滞留便と大きな関わりがあります。

滞留便が溜まっていると腸腰筋を緊張させてしまうからです。

実際、**坐骨神経痛に悩んでいる多くの方が、滞留便を排泄することで痛みが消えています。**

自力整体の実技だけでなく、18時間断食をはじめとする整食法も一緒に行うようにしましょう。

https://www.shin-sei.co.jp/jiriki/#05

坐骨神経痛

●反り腰タイプ

四つんばい背中ひろげ

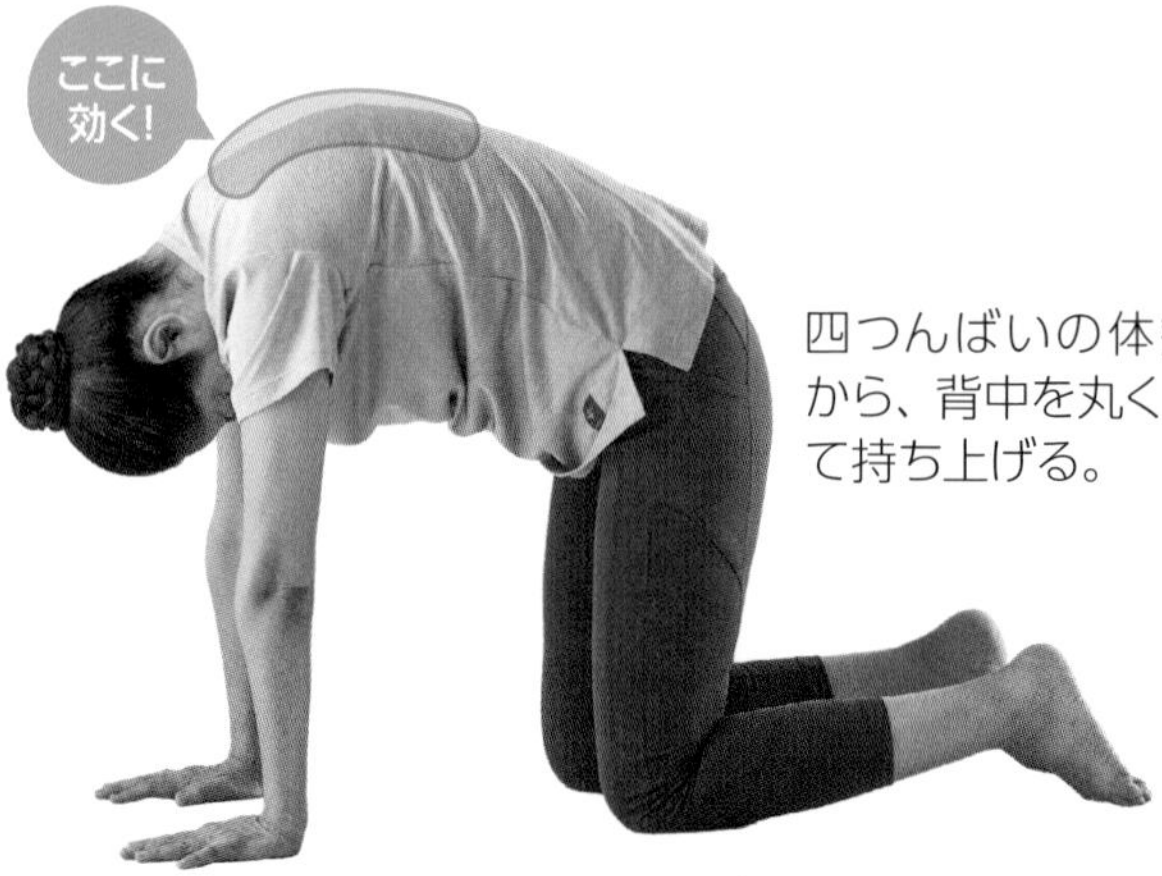
ここに効く!

四つんばいの体勢から、背中を丸くして持ち上げる。

踏み込み

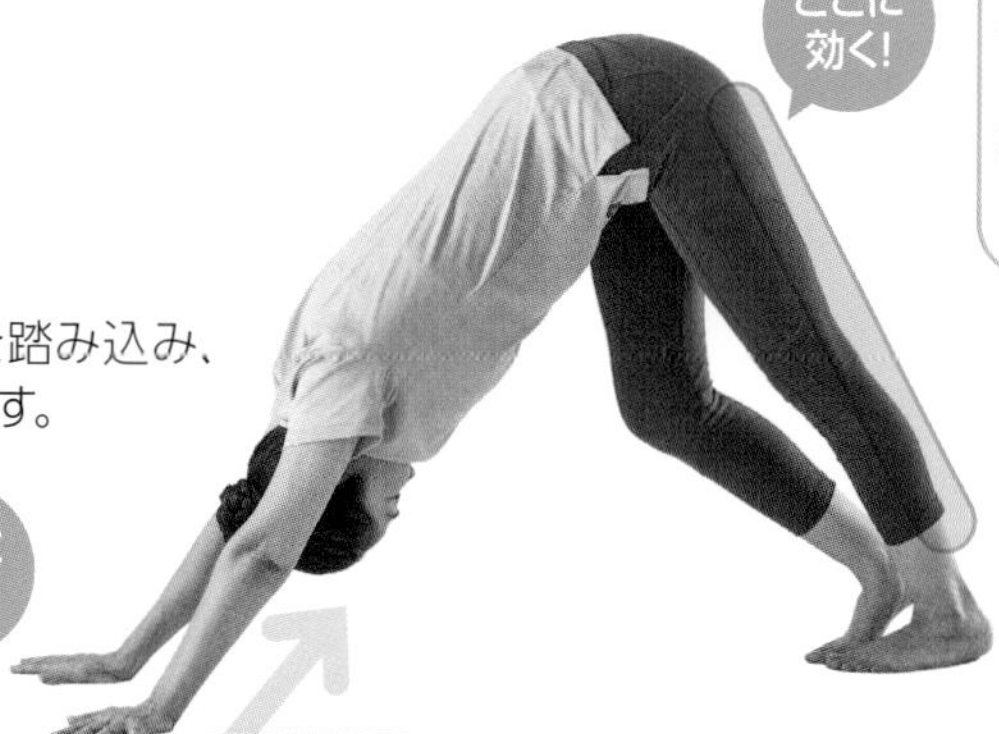
ここに効く!

右ひざを曲げて、左脚を踏み込み、同時に右手で強く床を押す。

繰り返す

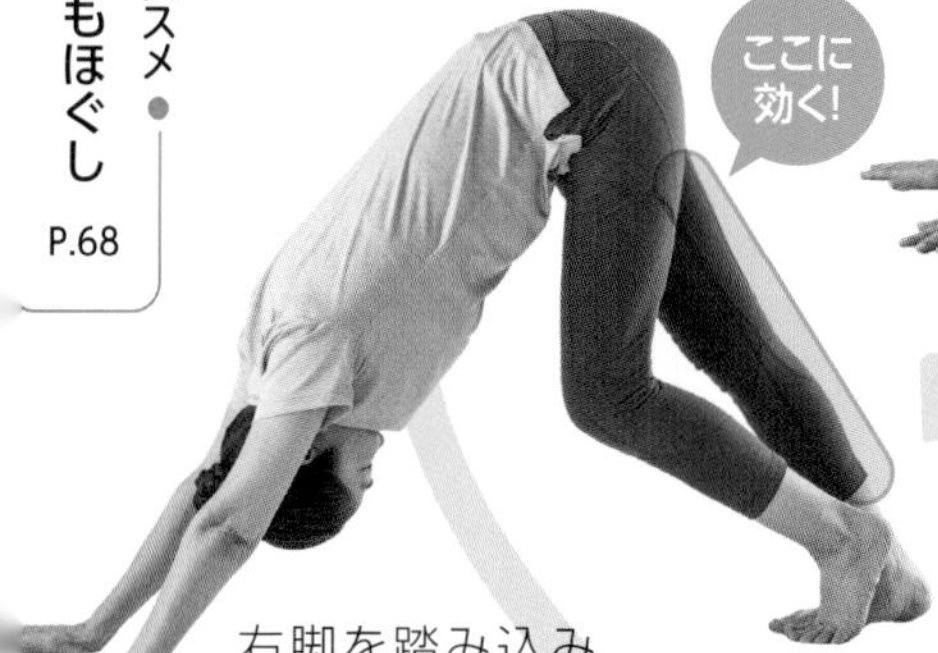
ここに効く!

右脚を踏み込み、同時に左手で強く床を押す。

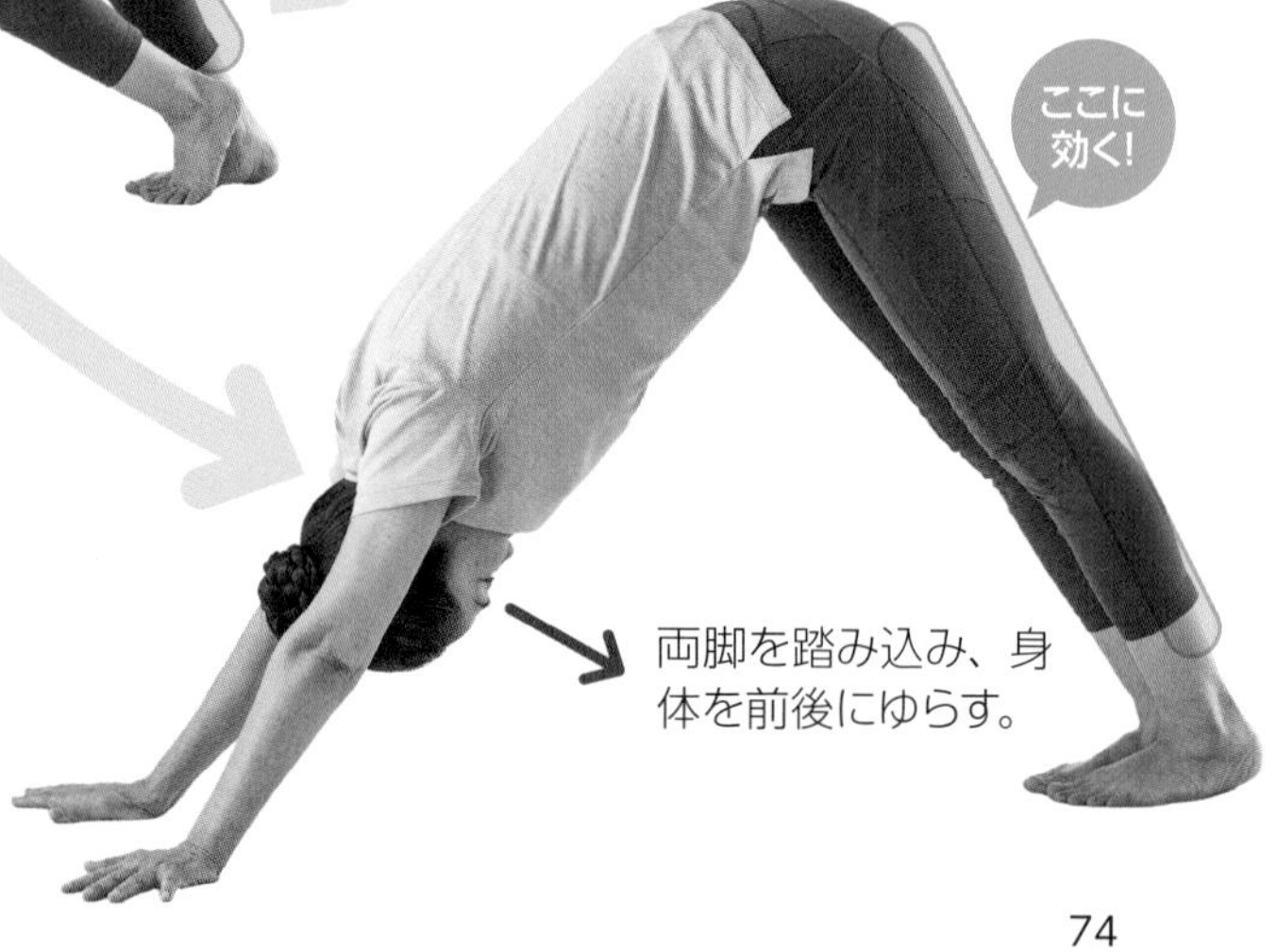
ここに効く!

両脚を踏み込み、身体を前後にゆらす。

●この実技もオススメ●
股関節・太ももほぐし
P.68

● 丸い腰タイプ

お尻・太ももほぐし

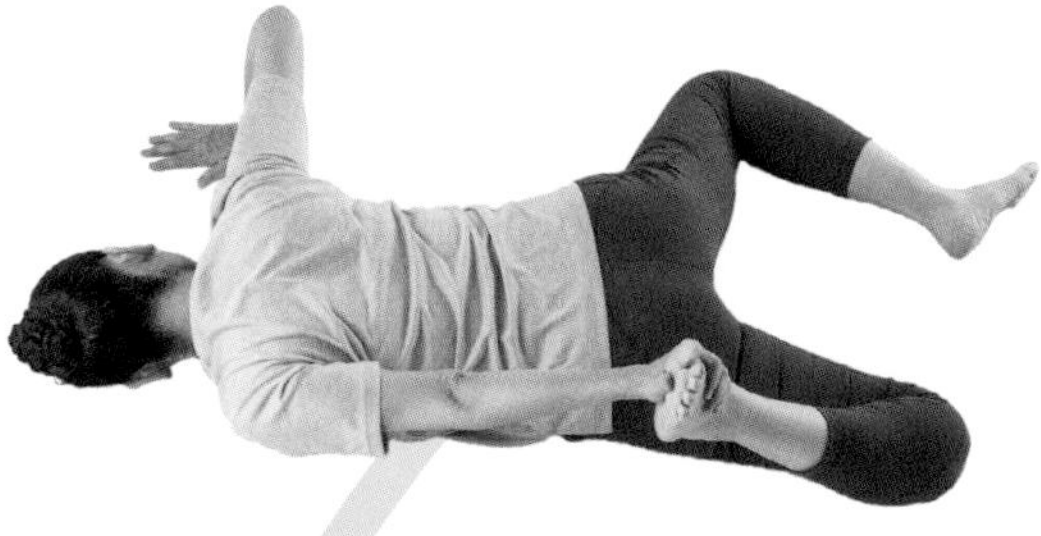

左手で左の足首を内側からつかみ顔を右に向けて上体を左へ倒し、右のひざを曲げて、右腕を立て、

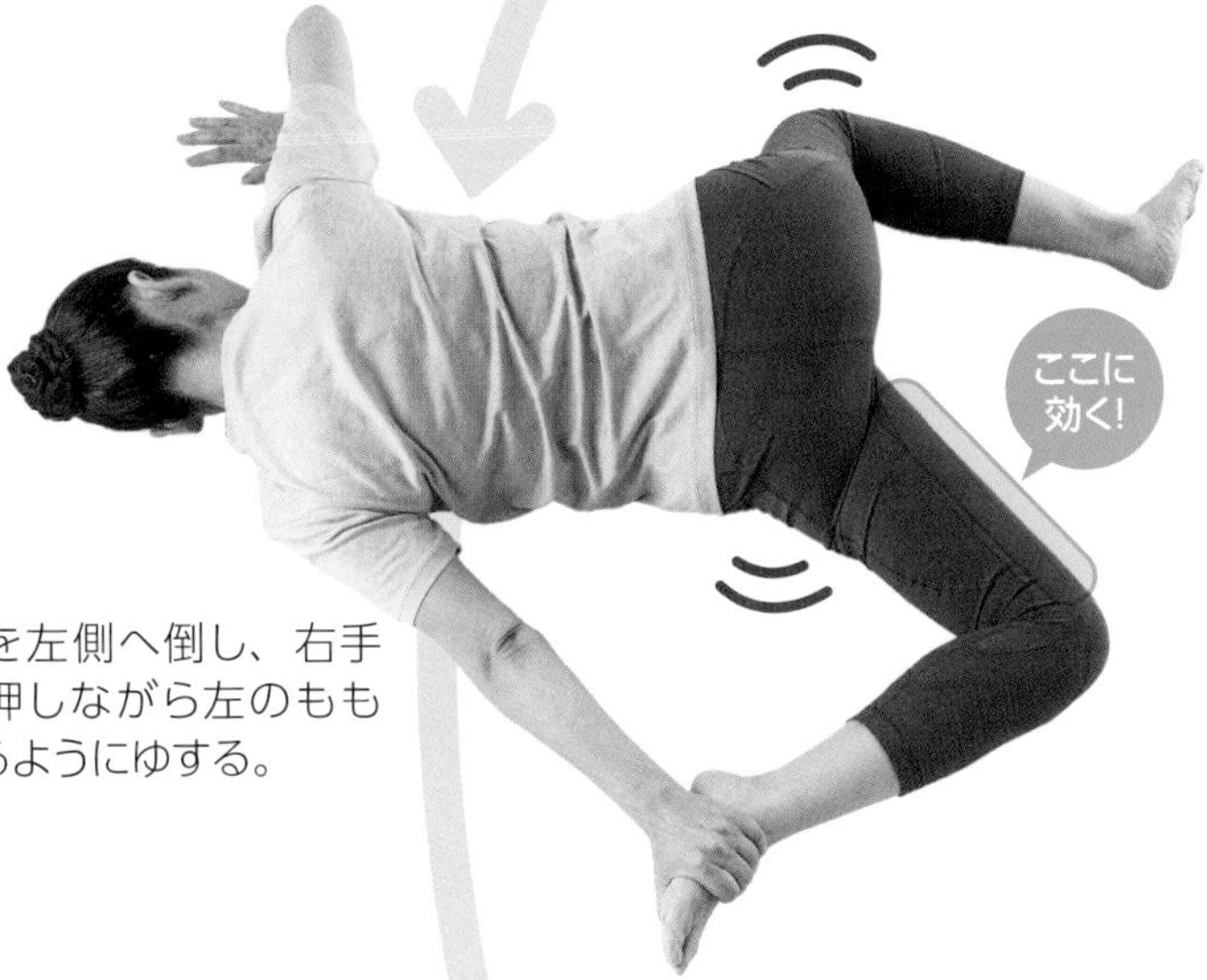

左の脚を左側へ倒し、右手で床を押しながら左のももが伸びるようにゆする。

両手で足をつかんで、かかとをお尻に近づけ、太ももの前側を伸ばす。

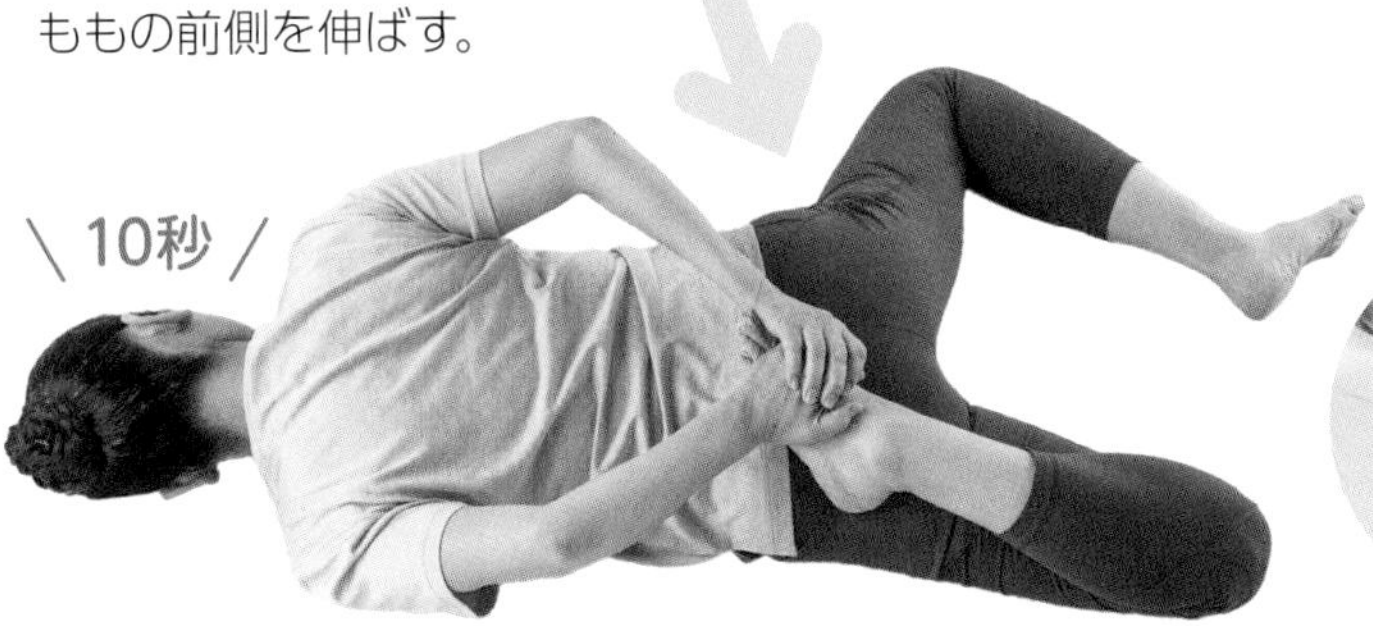

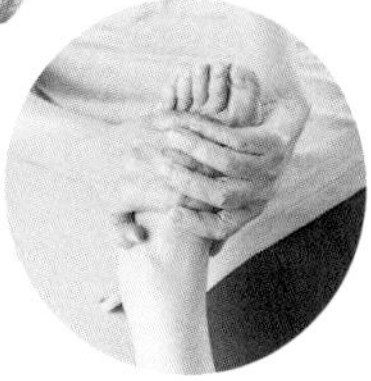

※反対側も同様に行う

脊柱管狭窄症

脊柱管狭窄症とは？

脊柱管狭窄症という症状があります。主に腰が反り過ぎているために、背骨が前に滑ってズレ、それによって脊柱管を通っている神経が圧迫される病気です。

脊柱管狭窄症には、腰を反らせると痛み、しゃがんで腰を丸くすると楽になる症状や、歩いていると徐々に脚がしびれたり痛くなるが、途中で休むと楽になる間欠性跛行という症状があります。

整形外科ではレントゲンやＭＲＩの撮影で狭窄症と診断し、ひどい場合は手術という流れになります。でも私は、**手術をする前に「つねに腰を反らせる無意識の癖をやめさせる」のが先**だと思います。

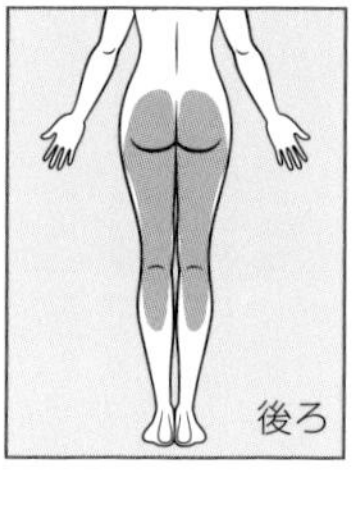

病院で脊柱管狭窄症と診断された方に相談されたときのことです。その方の立った状態の腰を触ったところ「どうしてこんなに腰を反らせるために力を入れているのか」と思うくらい力が入っていました。

「力を抜いてごらん」と伝えても、本人は「力は入れていません、抜き方がわかりません」といいます。要するに「慢性的につねに力を、それも何年間も入れ続けていたために、麻痺してわからなくなっている」状態だったのです。

脊柱管狭窄症の治し方

治療も予防もただひとつ、「異常なまでに力を入れている背骨の後ろの筋肉の力を抜く」ことです。力を入れる癖は、姿勢を良くしようとしてついたもの。要するに「胸を張る姿勢病」です。

狭窄症患者に多いのは、元々は骨盤が後傾しているのに、それに逆らって腰に力を入れて骨盤を前傾させていること。それをやめて本来の骨盤の位置に戻すと自然に治ります。悪い癖をやめれば治るということです。この悪い癖が治らない限り、腰椎を元に戻す手術をしても、別の場所の腰椎が前にズレていき、いたちごっこになります。


では、なぜ腰に力が入るのでしょうか？

それは、猫背のため胸が下がるからです。下がった胸を起こそうとして腰を反らせてしまうのです。そして、**胸を下げているのは、腸腰筋の凝り**（原発性の緊張）。だから腸腰筋を柔らかくする必要があります。
①腸腰筋が柔らかくなれば→②胸が持ち上がり→③腰に力を入れて反らせようとしなくなる→④前に飛び出していた腰椎が元の位置に戻る→⑤狭窄症が治っている、という図式が成り立つのです。
脊柱管狭窄症になる人には、骨盤が前傾している「反り腰タイプ」の人と、骨盤が後傾している「丸い腰タイプ」の人がいます。

そのため、実技はそれぞれ紹介します。

もちろん脊柱管狭窄症の症状をとるにも、滞留便の排泄が大切ですので整食法も行いましょう。

◆脊柱管狭窄症が治る流れ◆

①腸腰筋が柔らかくなる（原発性）

↓

②胸が持ち上がる

↓

③腰に力を入れて
反らせようとしなくなる（代償性）

↓

④前に飛び出していた腰椎が
元の位置に戻る

↓

⑤狭窄症が治っている！

https://www.shin-sei.co.jp/jiriki/#06

脊柱管狭窄症

●反り腰タイプ

坐骨の高さチェック

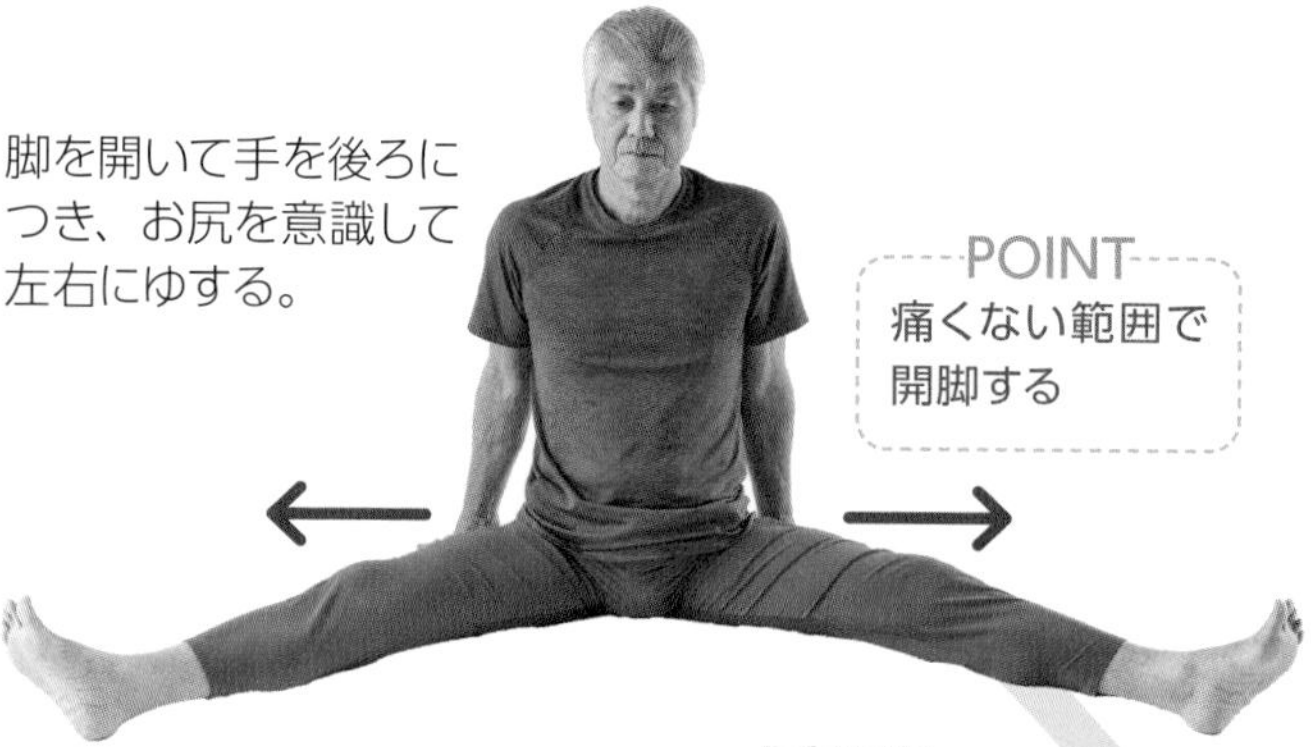

脚を開いて手を後ろにつき、お尻を意識して左右にゆする。

POINT
痛くない範囲で開脚する

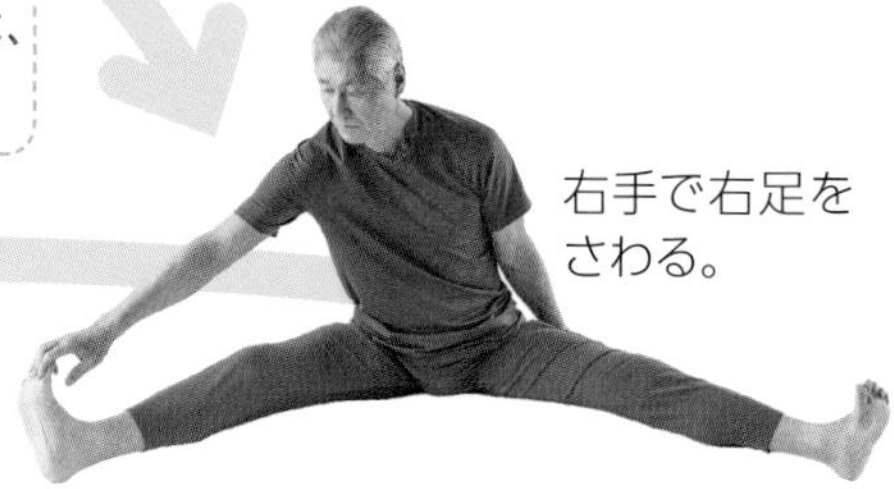

右手で右足をさわる。

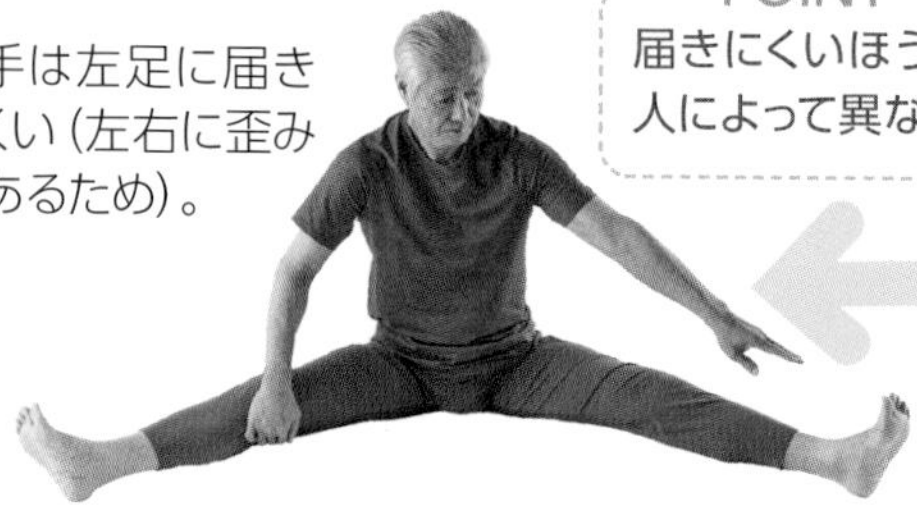

左手は左足に届きにくい（左右に歪みがあるため）。

POINT
届きにくいほうは、人によって異なる

坐骨の高さ矯正

届きにくかったほうの左脚を内側に曲げ、脚のつけ根に手を当てて、内側へ内側へとねじる。右ひざは軽く曲げる。

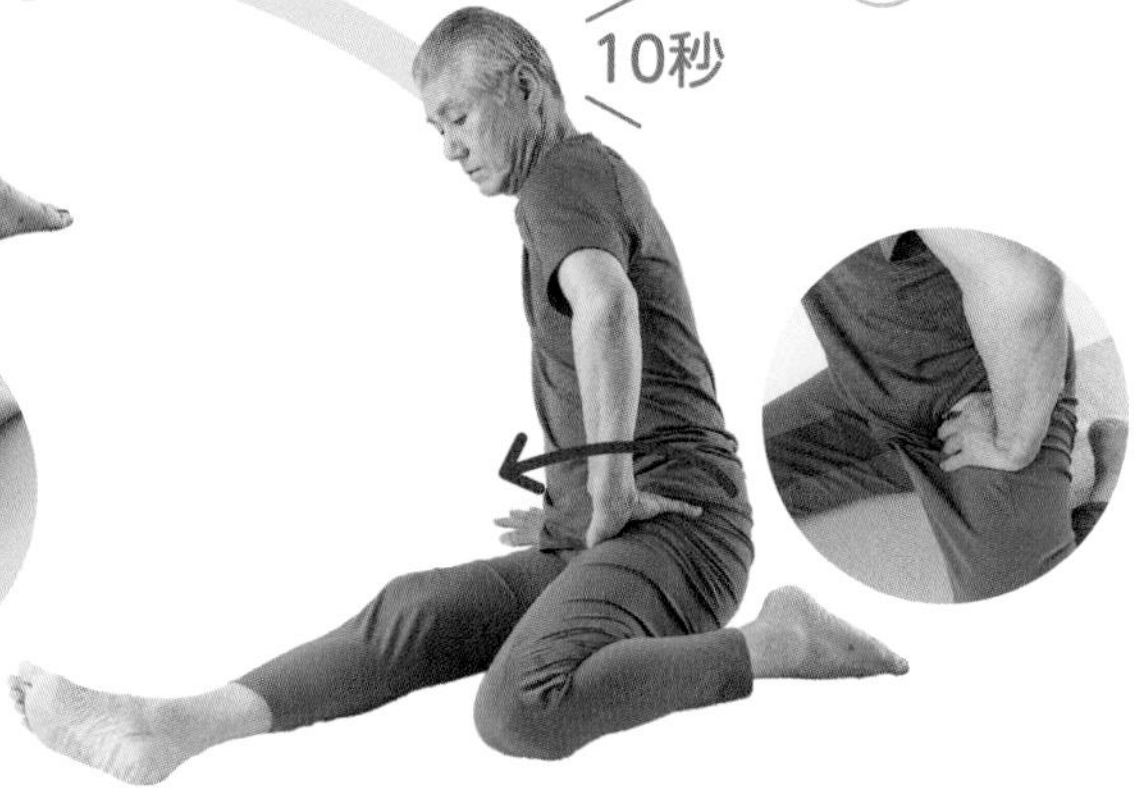

10秒

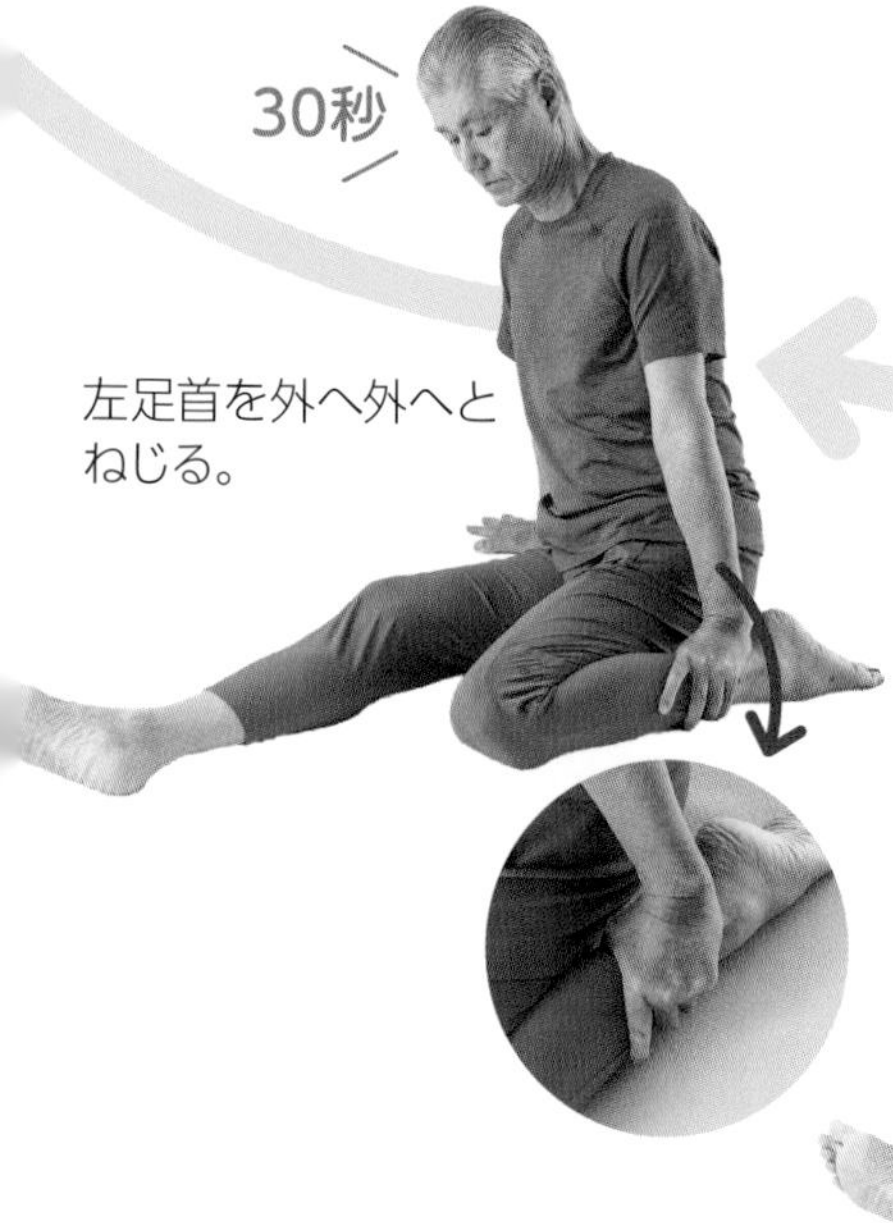

30秒

左足首を外へ外へとねじる。

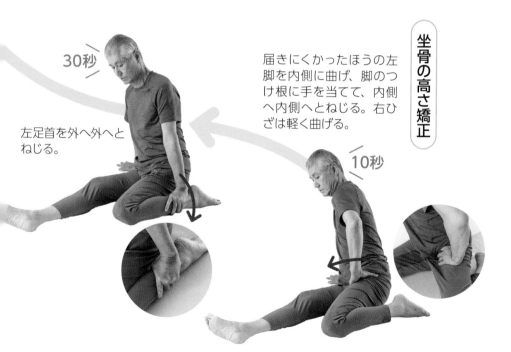

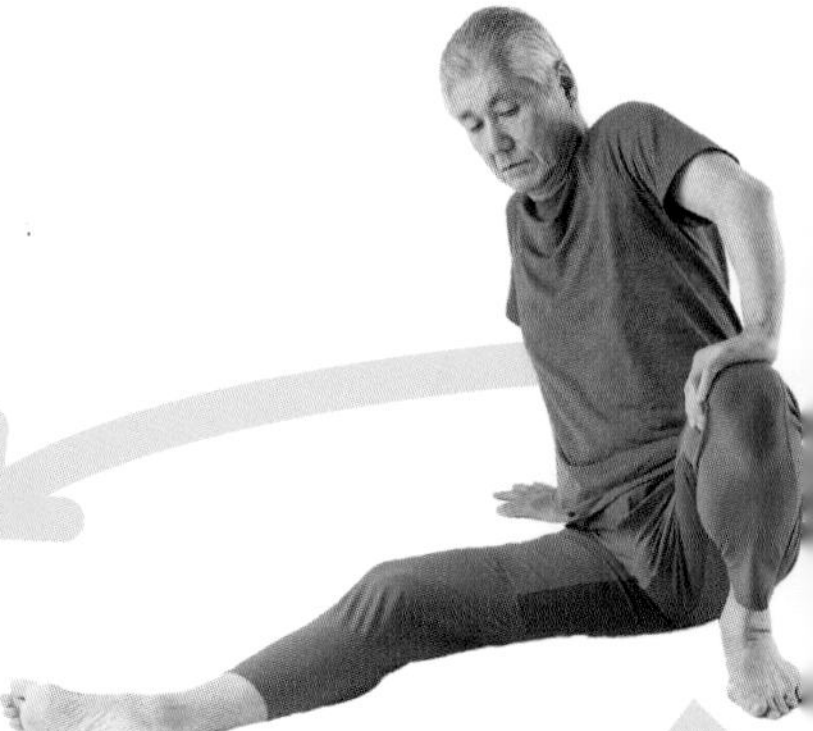

右手を後ろにつき、
左のひざを立てて、

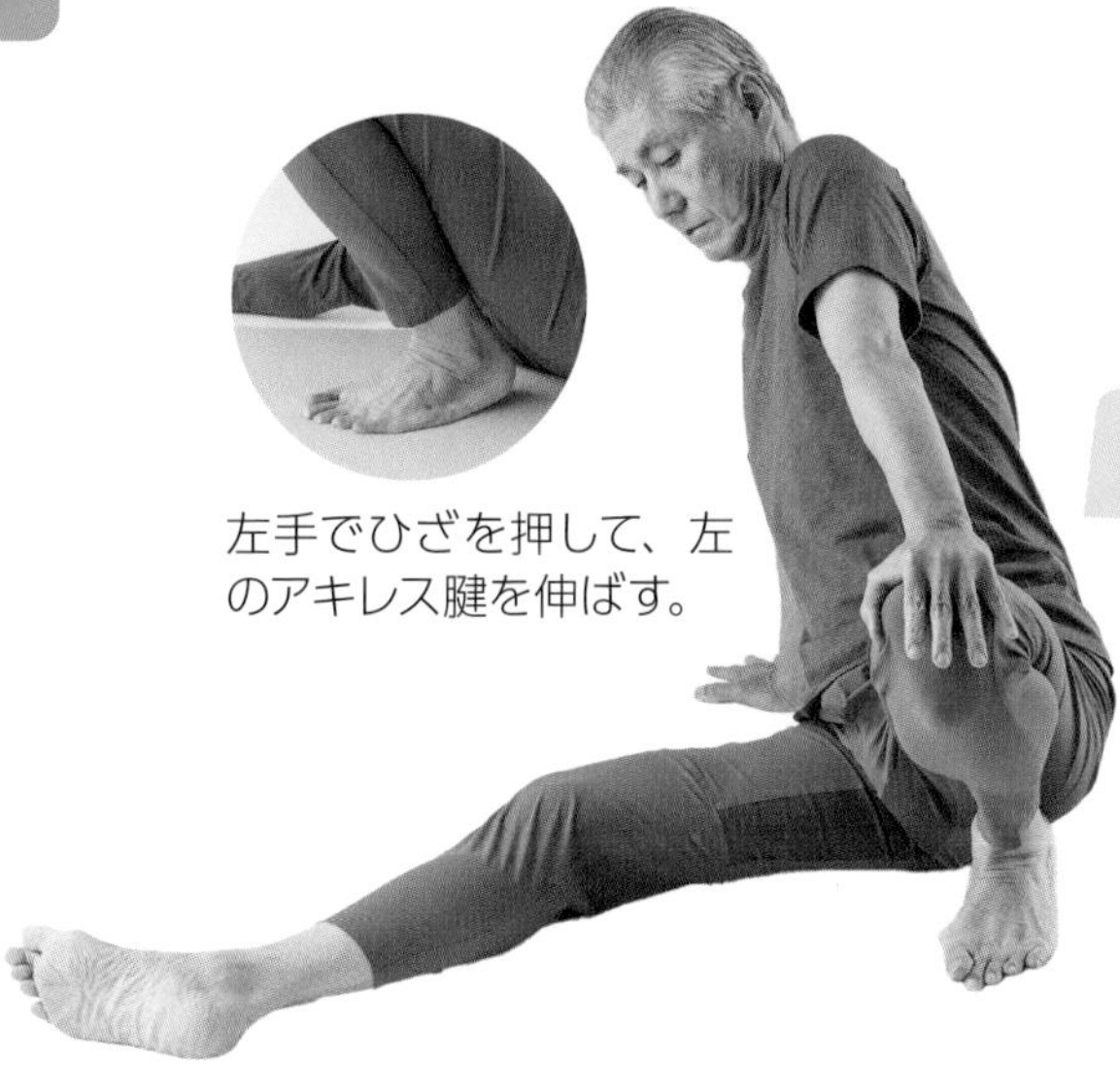

左手でひざを押して、左
のアキレス腱を伸ばす。

●丸い腰タイプ

脚の前後伸ばし

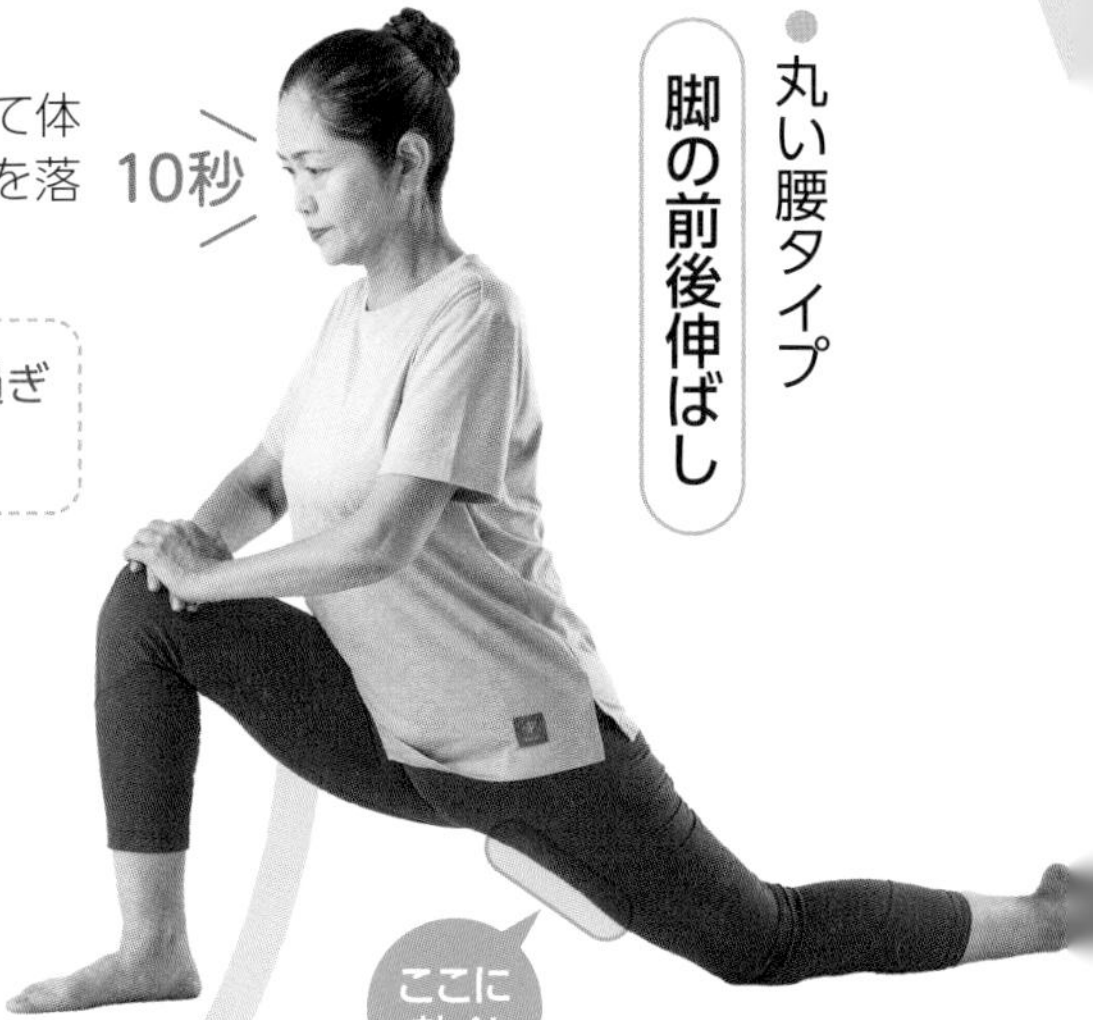

右脚を前に出して体
重をかけ、お尻を落
としていく。

10秒

POINT
無理に伸ばし過ぎ
ないように

※反対側も同様に行う

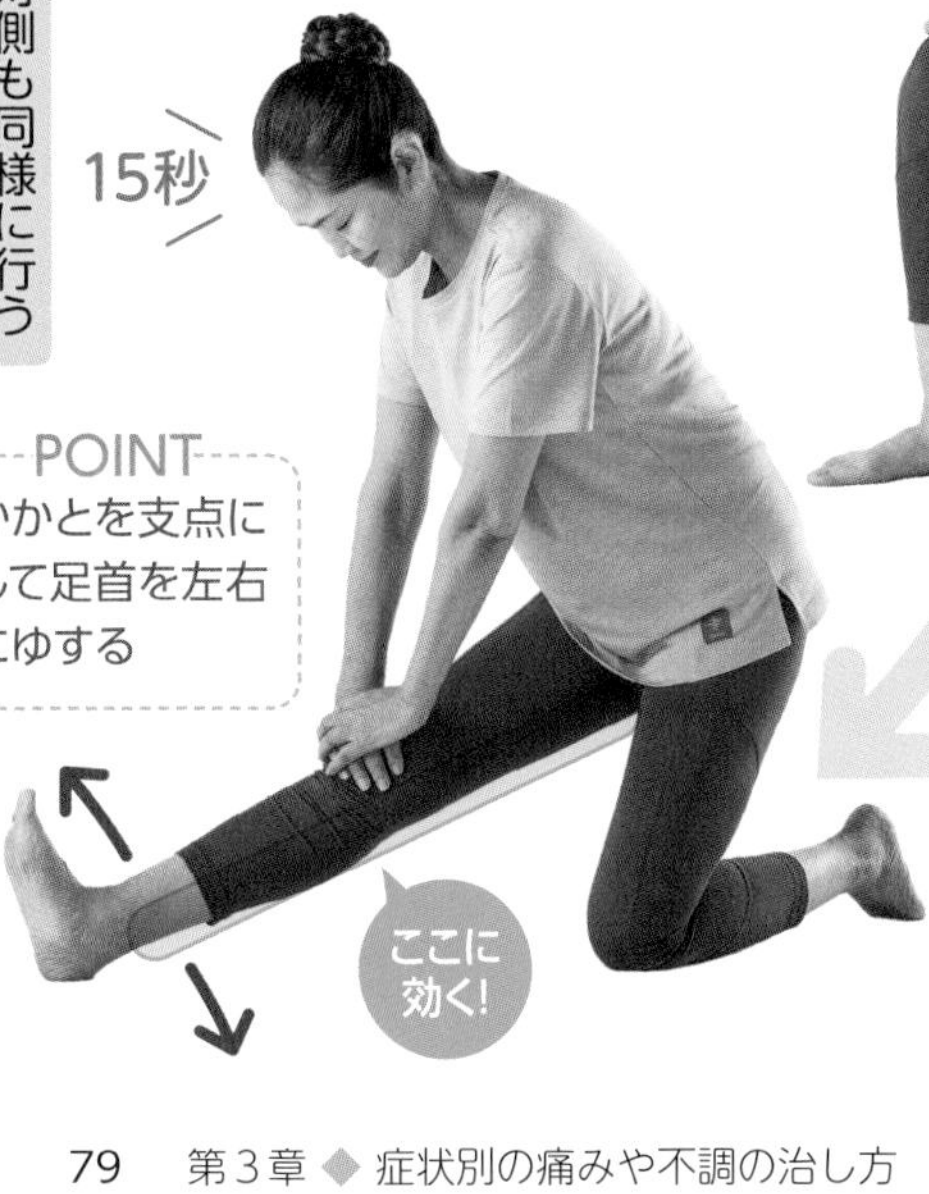

15秒

POINT
かかとを支点に
して足首を左右
にゆする

右脚を伸ばして、ひざの皿を下
げるようにしてひざの裏側を伸
ばし、アキレス腱も伸ばす。

体験談

脊柱管狭窄症の痛みから解放されて

杉本慶子 82歳

2023年春、気がつくと脊柱管狭窄症による痛みやしびれ、間欠性跛行などがまったくなくなっていました。

矢上先生に出会い、自力整体で脊柱管狭窄症の痛みやしびれを治そうと決めてから16年経っていました。

18年ほど前、ゴルフに行くといつも腰からひざにかけて痛みとしびれが起こり、家でも朝立ち上がろうとすると痛みが出るようになりました。

病院の整形外科に行くと「脊柱管狭窄症で、腰椎の4番と5番の間が狭くなり、血流障害を起こしている」とのことでした。

そんなおり、ゴルフ仲間に教えてもらったのが、自力整体の矢上先生です。

はじめて体験した自力整体の授業の後、私は矢上先生に「いろいろと病院に行ったが痛みはとれない、手術はしたくない」とお話ししました。

ジーっと聞かれていた先生は「あなたの身体でしょう。あなたは自分の身体を自分で治そうとしないでどうするのですか？」といわれました。

そのときに「**そうだ！　その通りだ！　自分で治そう！**」と決めました。

教室に通いながら次のことを実践しました。

①狭窄のため血流が悪いので、朝風呂に入り身体を温める
②腹巻をして、お腹を冷やさない
③適度に歩いて筋力をつける
④夕食を18時までに食べ終える
⑤22時には寝る（これがなかなかできず、16年目の今年、やっとできるようになった）
⑥朝食は摂らずニンジンとリンゴのジュースのみ

④と⑤は、自力整体が提唱する骨盤の開閉にあ

わせた生活をするためです。

そして自力整体をもっと知るため、指導者研修会（自力整体のナビゲーター養成：180ページ）に参加しました。

何度目かの研修会を受けた後の夕食にトイレに行きたくなりました。すると便器にあふれるくらいの大量の滞留便が出ました。出た後は本当に気持ちが良かったです。

これが排便障害になる腰椎の4番と5番の狭窄のある私が、狭窄症の痛みから解放される兆しだったように思います。

次に自力整体の中から私の好きな実技を紹介します。
①あおむけに寝て、両ひざを持ち背を丸めた後、左手で左足裏を持ち、ひざを直角にし、足裏が天井に向くようにした状態でひざを床に下ろす
②同じように左足を両手でつかんでひざを外に曲げ、手で足裏を顔に近づけようとし、上体も起こして足裏に顔を近づける（右側も同じように行う）
③両脚を大きく広げて四股立ちになり、両手をものつけ根に置き、お尻を後ろに引きながら腰を下ろし、腰を上下に小刻みにゆする
①と②［股関節・ふとももほぐし（68ページ）］
③［X脚治し・股関節の強化（160ページ）］
①と②を行うと、腰椎の4番と5番のすき間や股関節が開き神経が解放され、気持ち良く全身がほぐれます。
③は私の間欠性跛行の特効薬です。即効性があり、歩いていて間欠性跛行になりそうになったら、すぐに行うと脚の痛みやしびれがなく歩けます。
今は、「痛みのない」、自力整体に出会ってから16年目の秋を楽しんでいます。

股関節痛

骨盤の歪み・ねじれが大きな要因

股関節は、骨盤と脚の大腿骨の間にある関節です。そして背骨から骨盤を通り大腿骨とつながっているのが腸腰筋ですから、腸腰筋が凝って痛みまで進行したのが股関節痛です。ですから、股関節に痛みがある方は、骨盤が歪んでいるということです。

股関節痛も、左右のどちらかに痛みを感じる方が多くいらっしゃいます。ほとんどが骨盤が高い位置にあるほうです。右側の股関節に痛みがある方は、右の骨盤が高くなっており、左側の股関節に痛みがある方は、左の骨盤が高くなっています。

そして、**多くの方は下半身が左にねじれ、右側の骨盤が高くなっていますので、右側の股関節痛に悩んでいる方が多く**なっています。

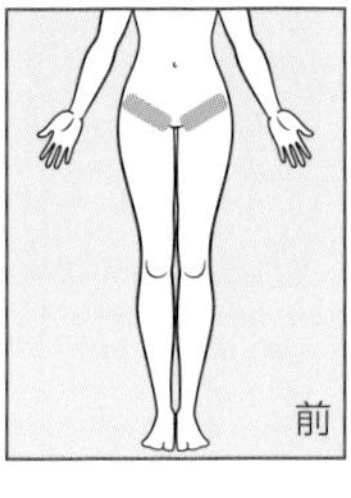

なお、股関節に違和感がある人は、痛みの許容範囲ギリギリの状態であるといえるでしょう。

股関節痛の痛みのとり方

股関節の痛みをとるには、許容範囲に収めることが大切ですから、股関節周辺、とくに腸腰筋を

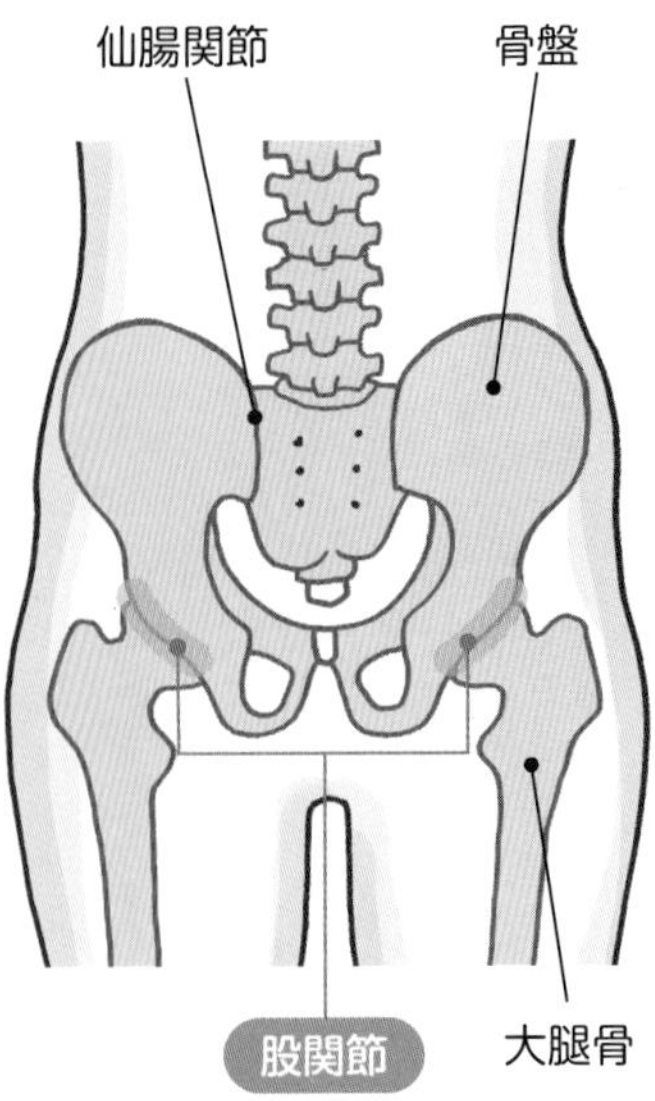

ほぐすことが重要です。緊張して硬くなっている筋肉をほぐして、股関節を柔らかくします。

慢性的な緊張をほぐし、根本から痛みを取り除くには、骨盤の歪み・ねじれをとることです。

以下から紹介する自力整体は、股関節をほぐし骨盤の歪み・ねじれを整えるのに効果が高い実技です。

股関節の痛みをとるには、滞留便の排泄も忘れてはなりません。大腸のS状結腸に滞留便が溜まると腸腰筋が凝り、骨盤の歪み・ねじれを助長させてしまうからです。

滞留便を排泄させるには、正午～18時の間だけ食べる**18時間断食をし、胃腸を休める**時間を多くすることが大切になります。就寝時間が遅い人は、いつもより2時間早く眠り、**早起きをして散歩をする**と良いでしょう。朝、大陽を浴びながら、身体を動かすことは自律神経を整えますので、さらに朝の排便を促してくれます。

https://www.shin-sei.co.jp/jiriki/#07

股関節痛

股関節ほぐし

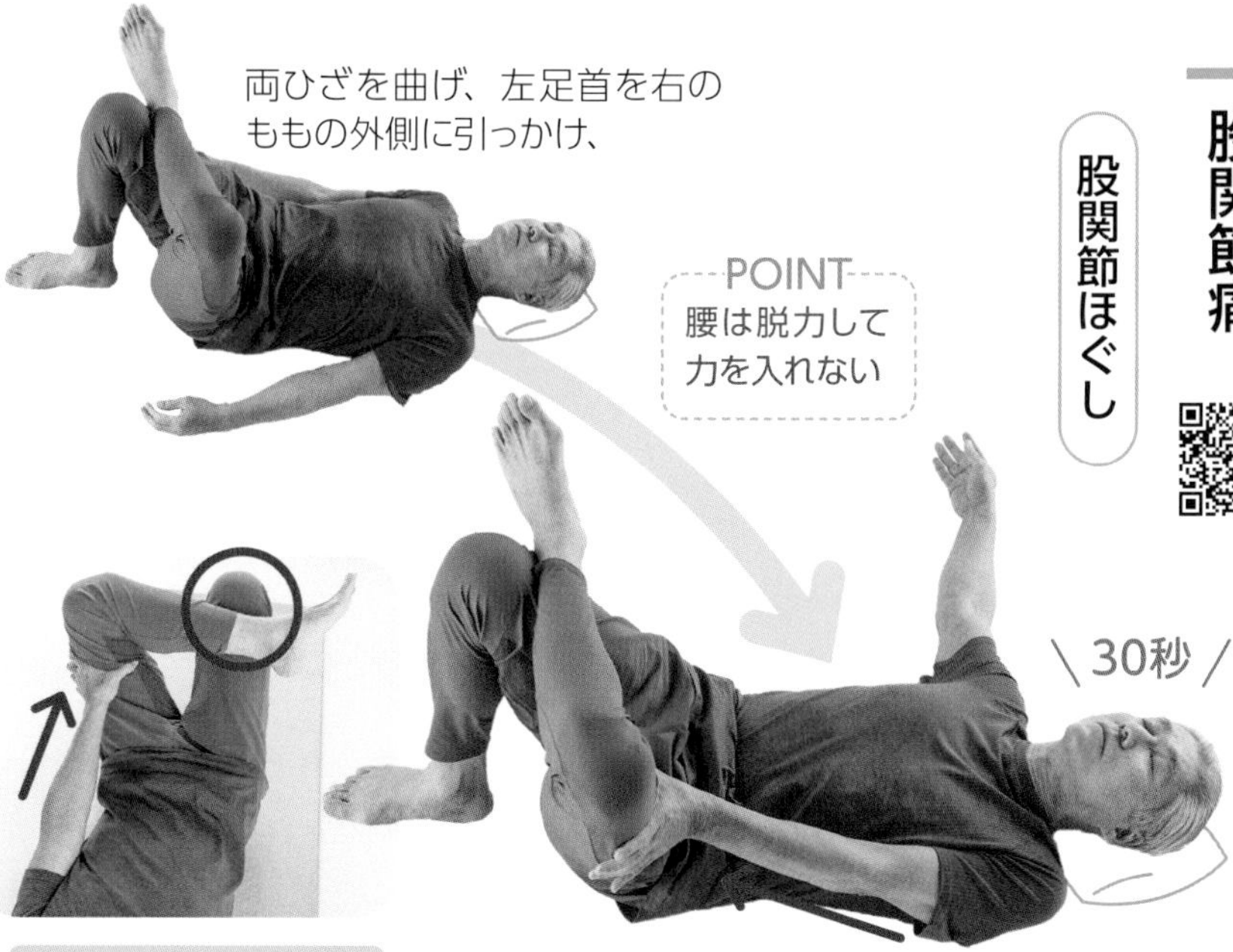
両ひざを曲げ、左足首を右のももの外側に引っかけ、
POINT
腰は脱力して力を入れない
30秒

※反対側も同様に行う

右手は真横に伸ばし、左手でももを押し続ける。

骨盤ゆすりほぐし

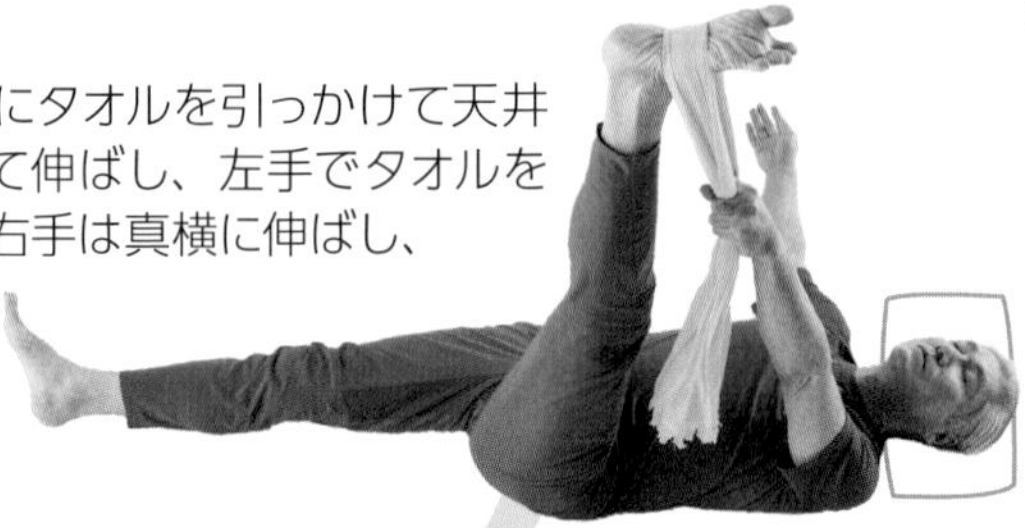

左の足裏にタオルを引っかけて天井に向かって伸ばし、左手でタオルをつかみ、右手は真横に伸ばし、

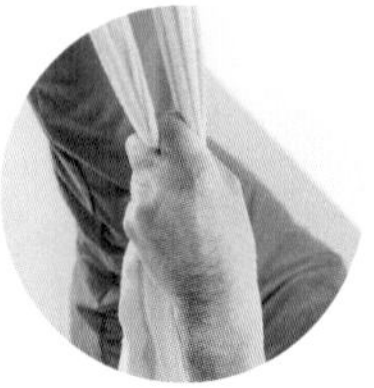

指をタオルに入れてつかむ。

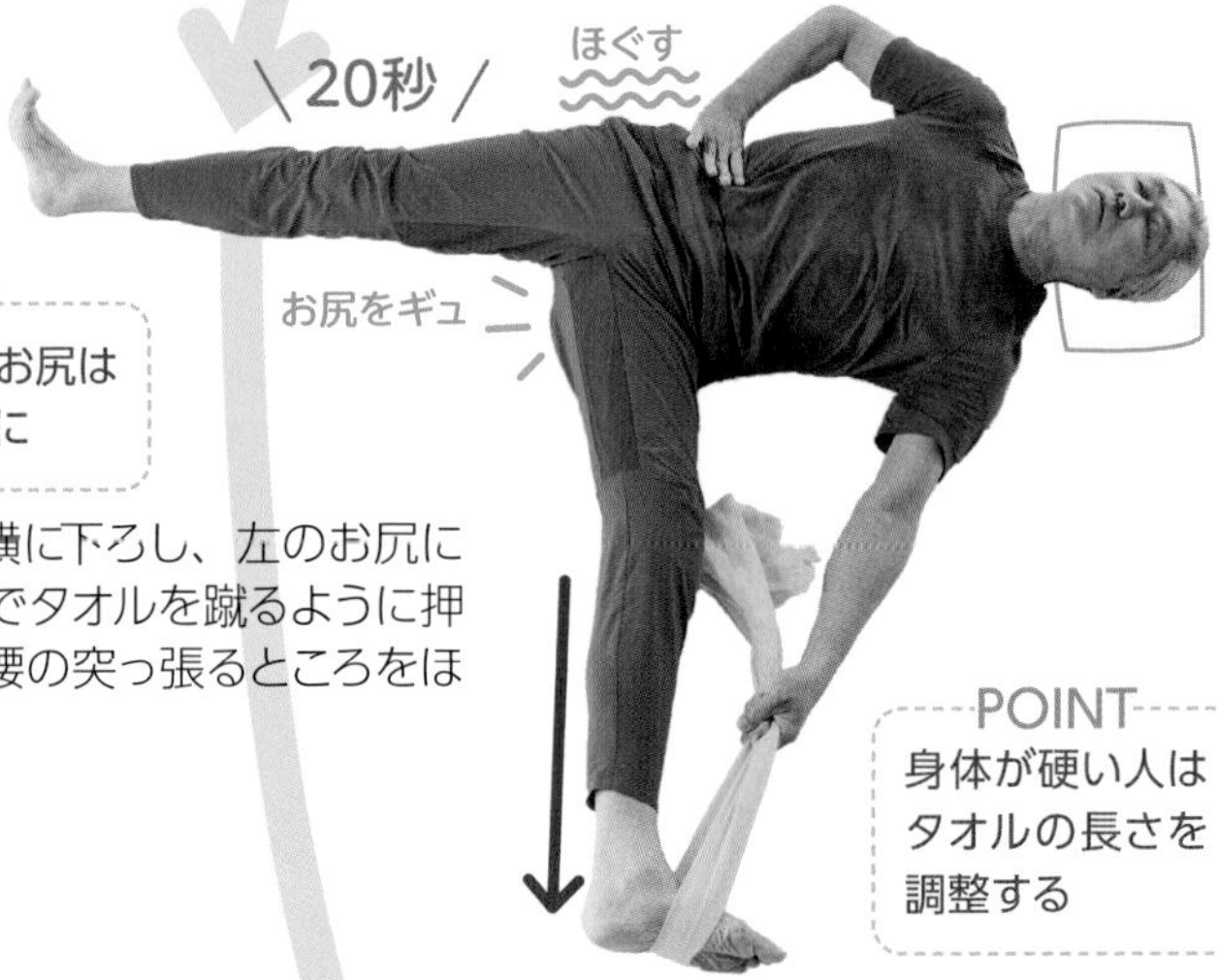

POINT
できるだけ右のお尻は浮かせないように

左脚をゆっくり横に下ろし、左のお尻に力を入れ、足裏でタオルを蹴るように押しながら、右の腰の突っ張るところをほぐす。

POINT
身体が硬い人はタオルの長さを調整する

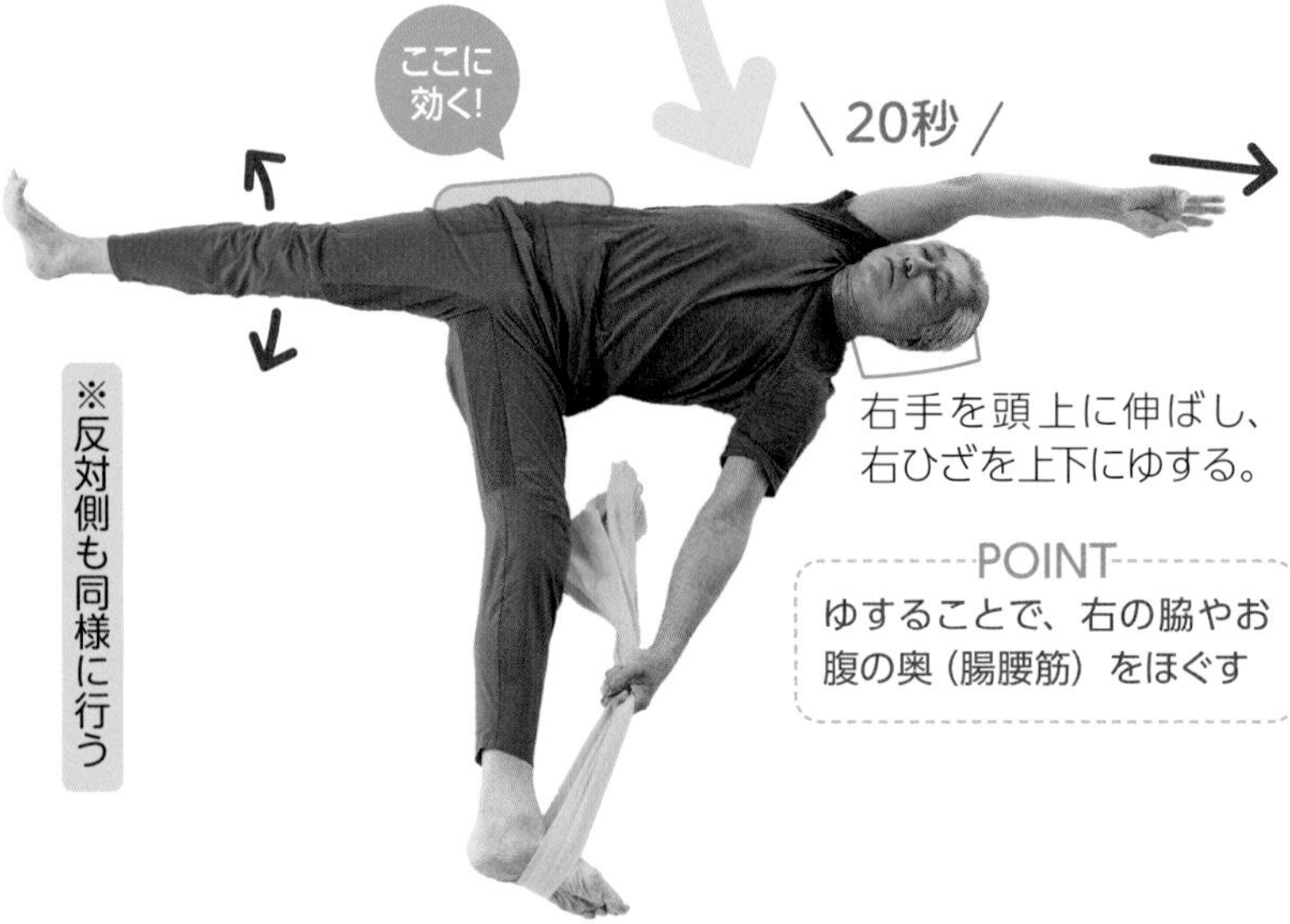

右手を頭上に伸ばし、右ひざを上下にゆする。

POINT
ゆすることで、右の脇やお腹の奥（腸腰筋）をほぐす

※反対側も同様に行う

股関節・太ももほぐし

最初と最後に、両ひざを胸に引きつけて腰をゆする。

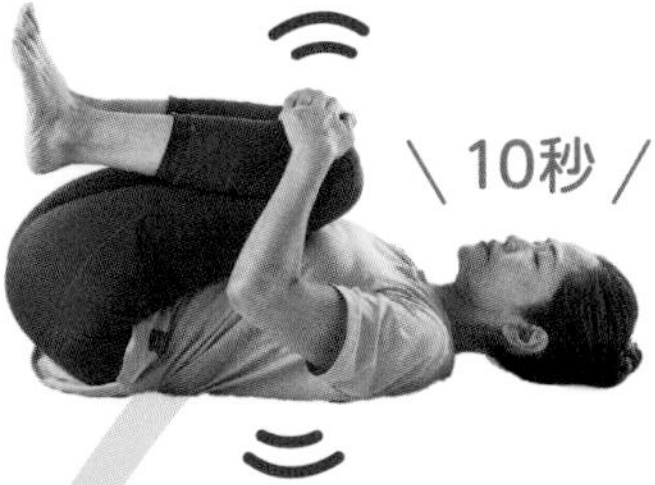

両手で左ひざを持ち、ゆっくりと胸に引きつける。

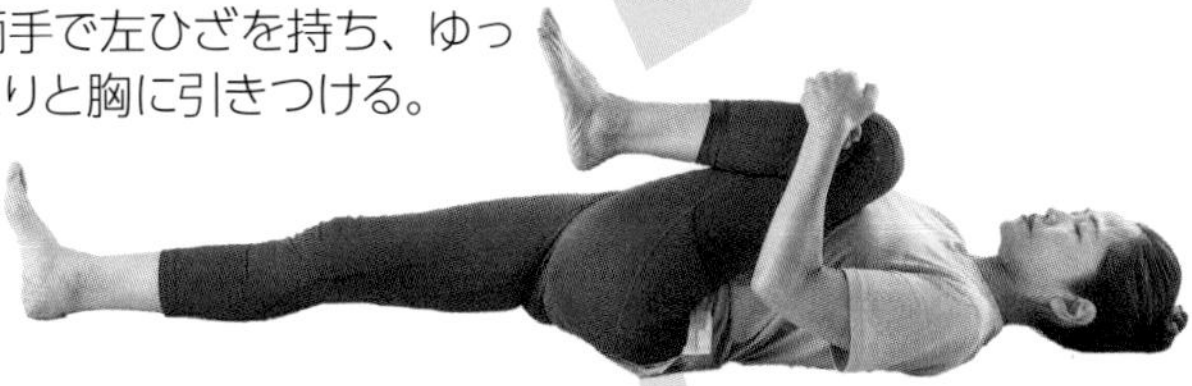

両手で左の足裏をつかみ、ゆっくりと顔へ近づける。

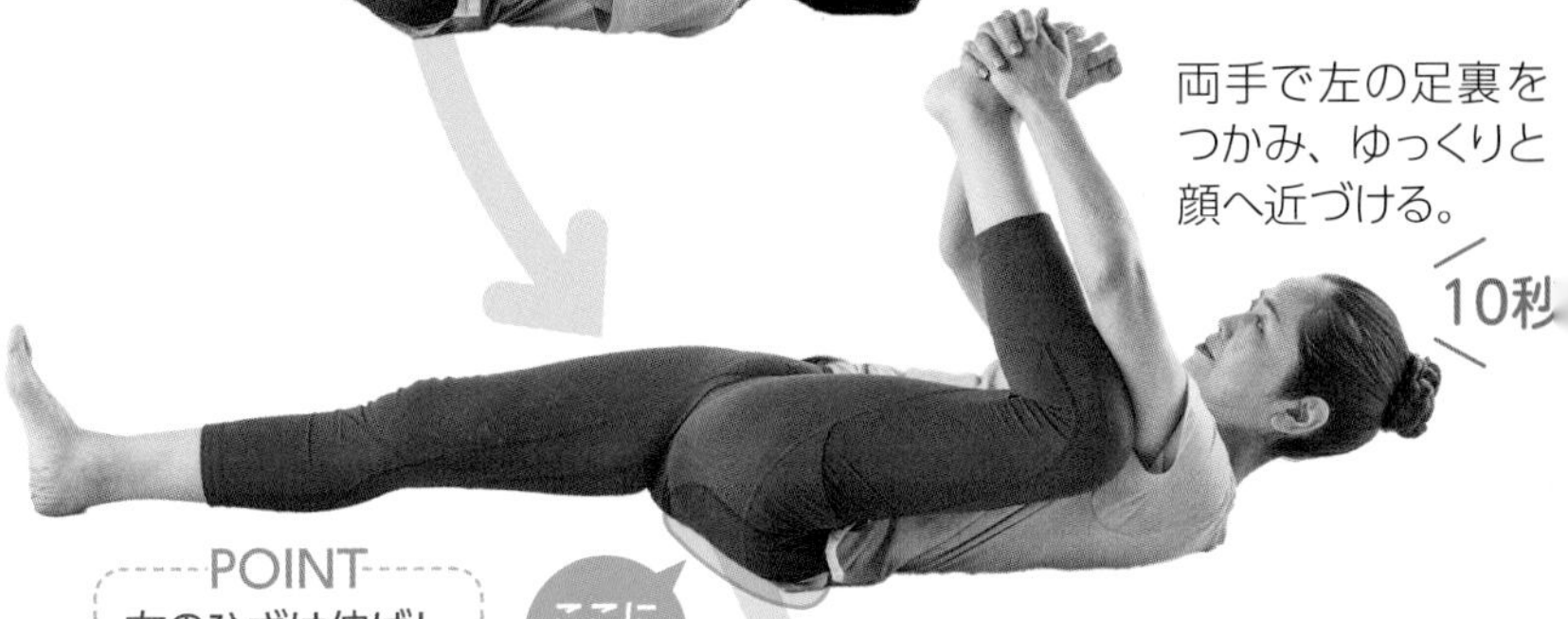

POINT
右のひざは伸ばしたまま

POINT
痛くしないようにできるところまで

左手でかかとを内側から
つかんで、ひざを床につ
けようとする。

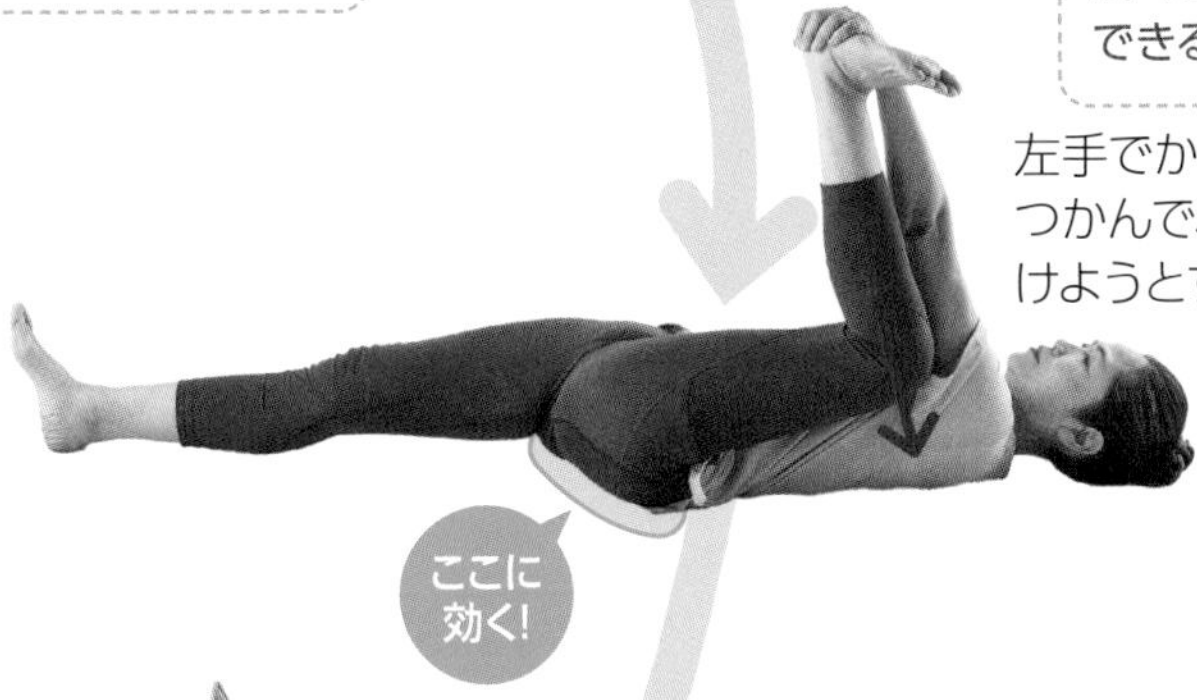

再び、左ひざを胸に引きつける。

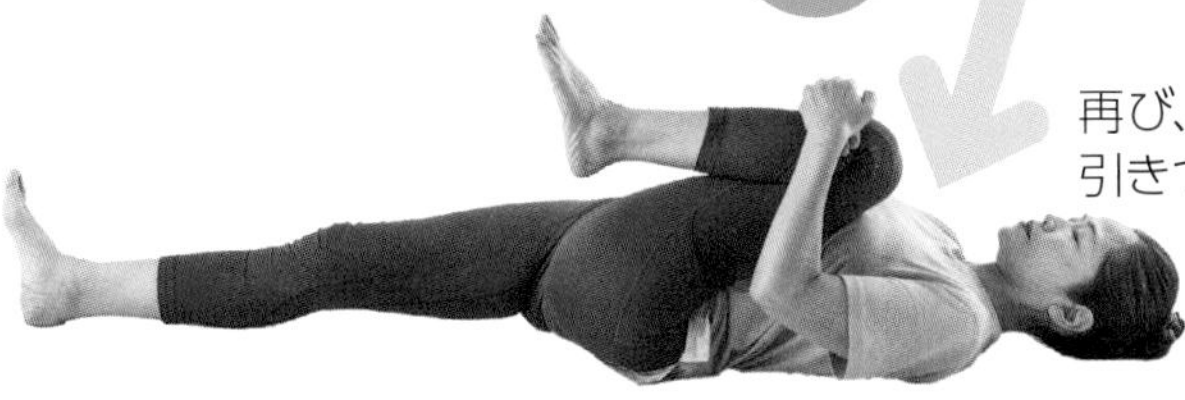

※反対側も同様に行う

ひざ痛

O脚・がに股のひざの治し方

高齢者はひざの痛みをほとんどの人が体験しているといいます。とくに筋肉の少ない女性は若い頃からひざの痛みに悩みます。

ひざに痛みが出る大きな原因は股関節です。

たとえば、骨盤が左にねじれていると、左の股関節に入っている大腿骨は外にねじれて（外旋）、がに股になります。そして、そのバランスをとるために、ひざの下にはまっている脛骨が内側にねじれて（内旋）、真っすぐな脚を保とうとします。

つまり、**ひざ関節の上にある大腿骨は外旋し、下にある脛骨は内旋した状態が続く**のですが、最初のうちは、痛みがないので気がつきません。

でも、それが数か月、数年続くとひざ周りの筋肉群、とくにひざの内側が硬くなります。正座がしにくくなり、正座やしゃがんだ状態からいざ立とうとするときに痛みが走る。とくに階段を上ろうと踏ん張るときに痛みが強く出ます。

がに股でひざに痛みのある場合は、88ページの股関節を内にねじる［O脚治し・ももの強化］の

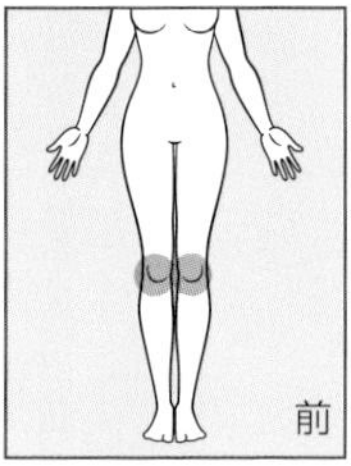

前

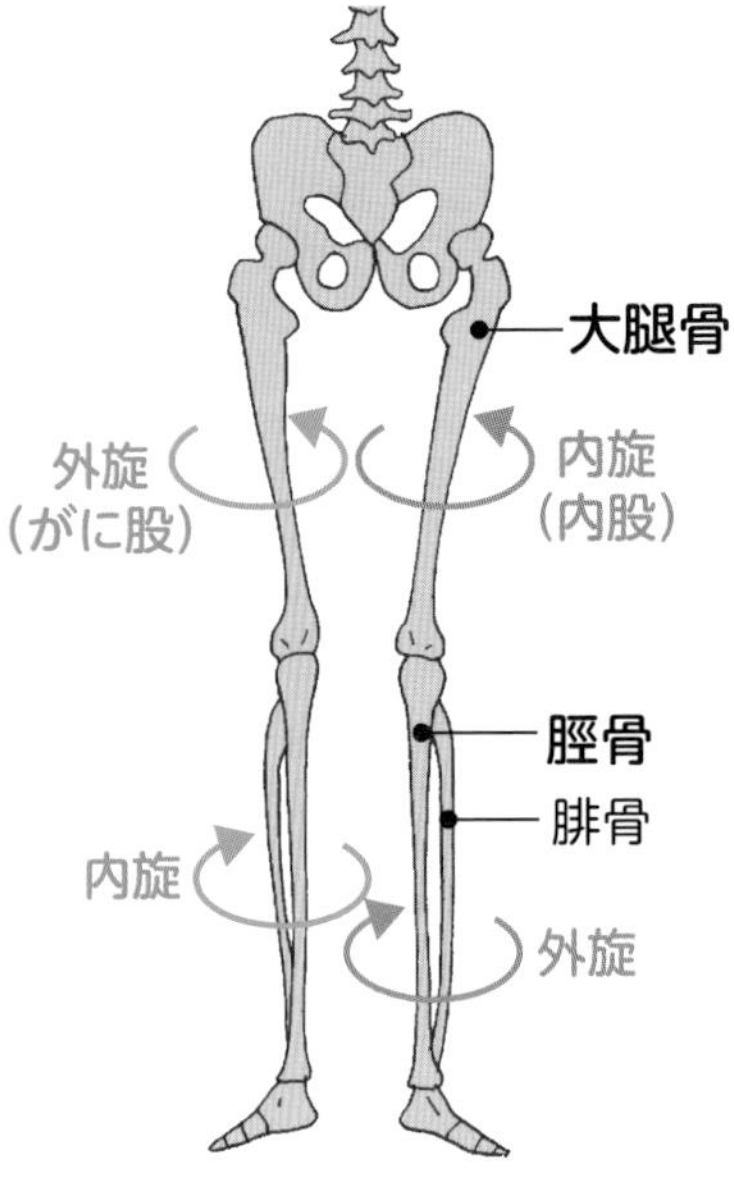

大腿骨
外旋
（がに股）
内旋
（内股）
脛骨
腓骨
内旋
外旋

自力整体が効きます。

ひざの上側にある大腿骨の外旋がなくなり、真っすぐになるからです。すると、ひざの下にある脛骨も内旋する必要がなくなります。つまり、上下の骨が正しくはまる。そうなれば、歪み・ねじれを正そうと緊張していたひざ周りの筋肉はその必要がなくなり、痛みは消えます。

X脚・内股のひざの治し方

内股が原因のひざの痛みもあります。

たとえば、大腿骨が内旋し、内股になっているとします。すると、その脚を必死で正しい位置に戻そうと、脛骨に外旋の力が働きます。その状態が長く続くと、許容範囲を超えてひざの外側が痛みます。

久しぶりにジョギングをしたり、ハイキングで坂を下ったりするときに、この内股側の筋肉ががんばり過ぎて炎症を起こして痛むのです。

内股に効く［X脚治し・股関節強化］の実技も88ページで紹介します。

また、がに股によるひざの痛みにも、内股によるひざの痛みにも効く［ひざの歪み整え］という自力整体もあります（89ページ）。

しかし、**根本的に治すには、ひざではなく、股関節にはまっている大腿骨のねじれを元に戻すこ**とです。それには、83ページで紹介した［股関節ほぐし］の自力整体がよく効きます。

この自力整体をすると、通常はお尻（この写真では右のお尻）が浮いてしまう（浮きやすい側にひざの痛みや腰痛が出る）。浮いてしまう原因は開く側（左側）の股関節が硬いため。84ページの［骨盤ゆすりほぐし］の実技を、左右何度も行うことで、股関節がほぐれる。

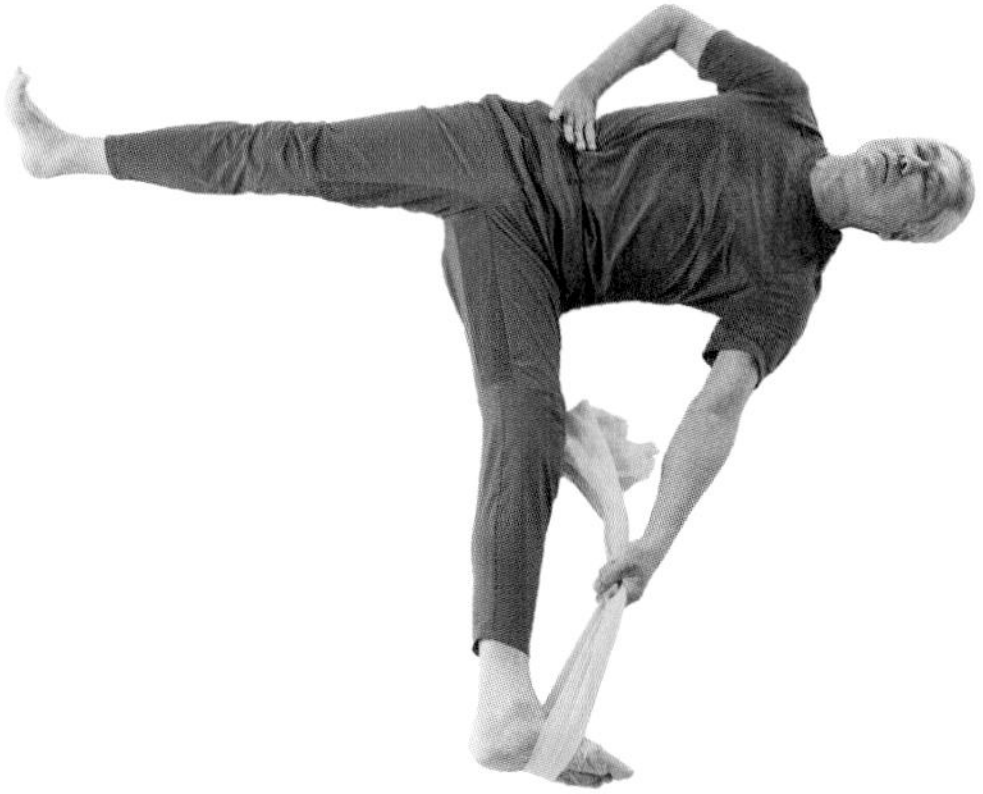

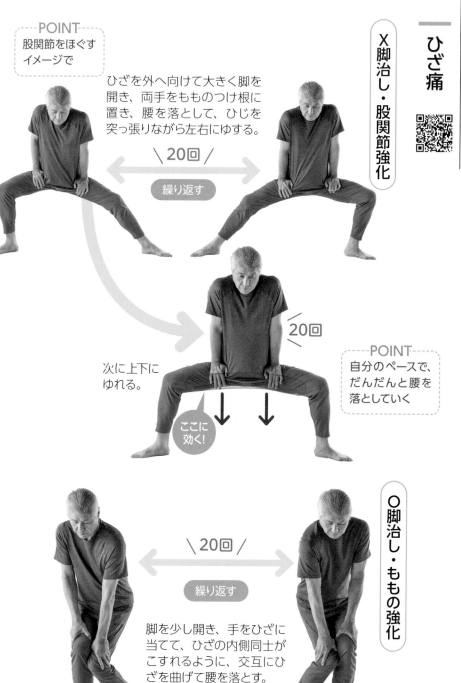

ひざ痛

X脚治し・股関節強化

POINT
股関節をほぐすイメージで

ひざを外へ向けて大きく脚を開き、両手をもものつけ根に置き、腰を落として、ひじを突っ張りながら左右にゆする。

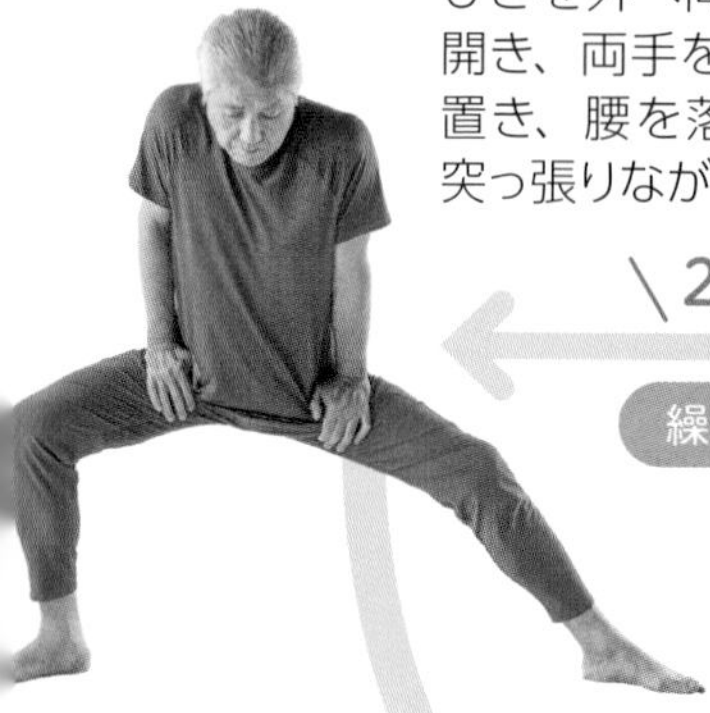

＼20回／
繰り返す

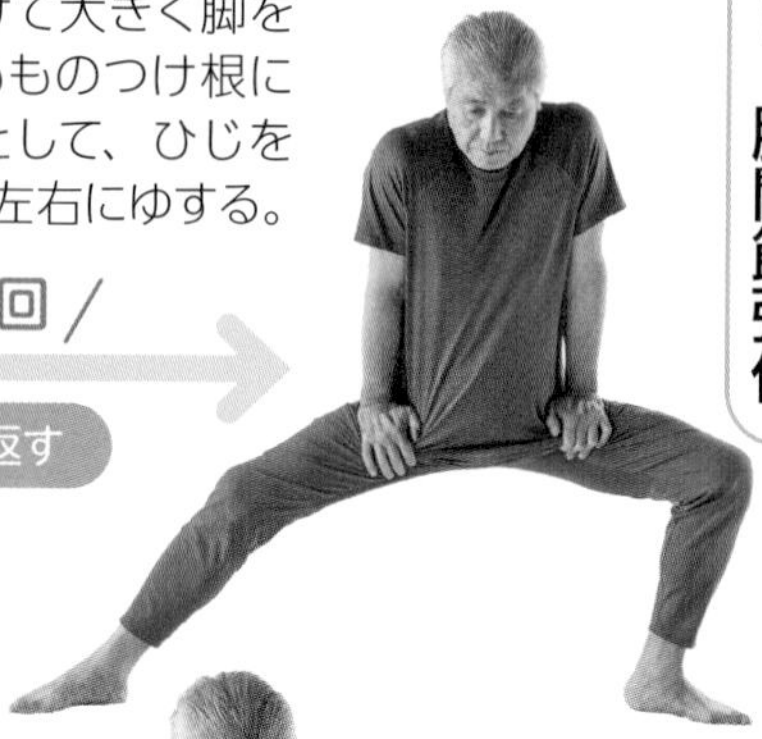

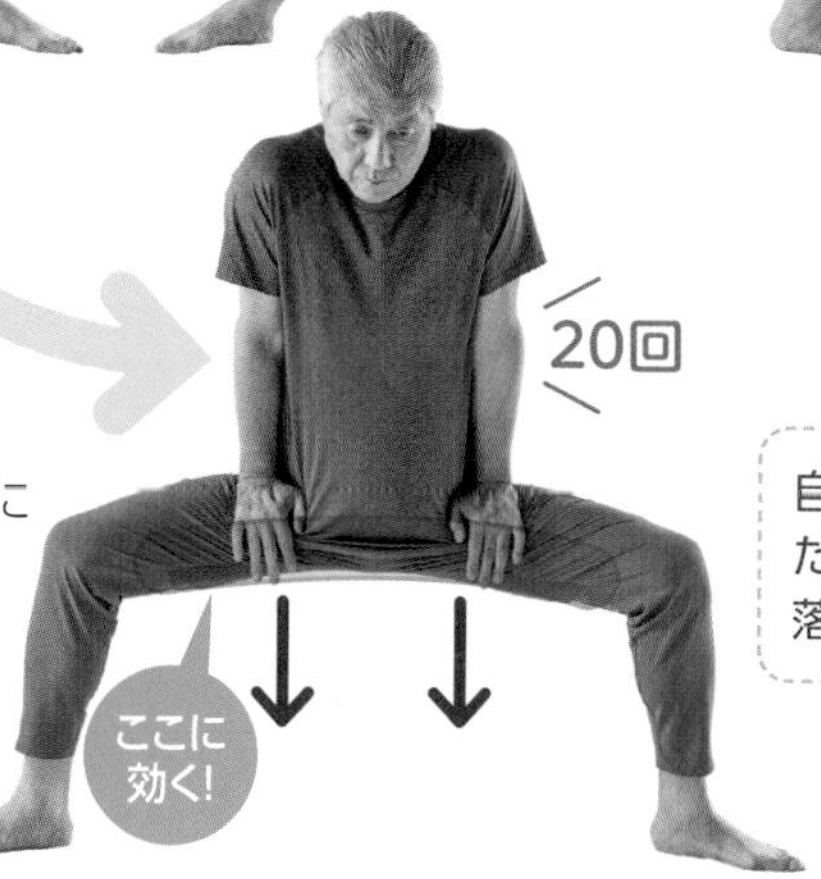

20回

次に上下にゆれる。

POINT
自分のペースで、だんだんと腰を落としていく

O脚治し・ももの強化

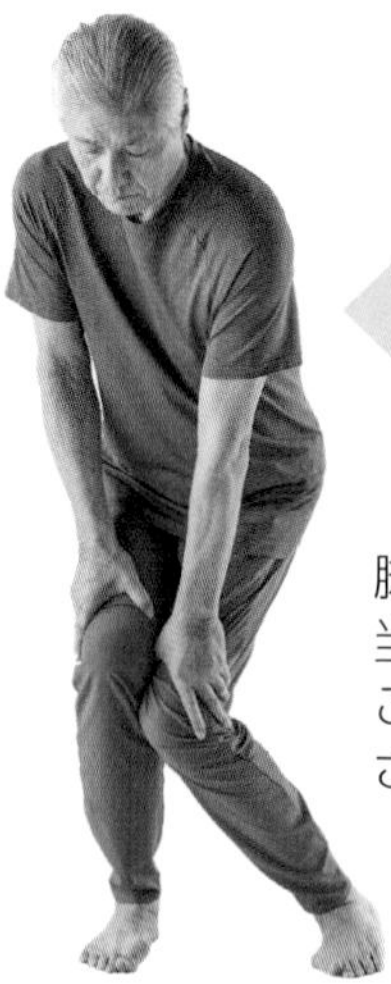

＼20回／
繰り返す

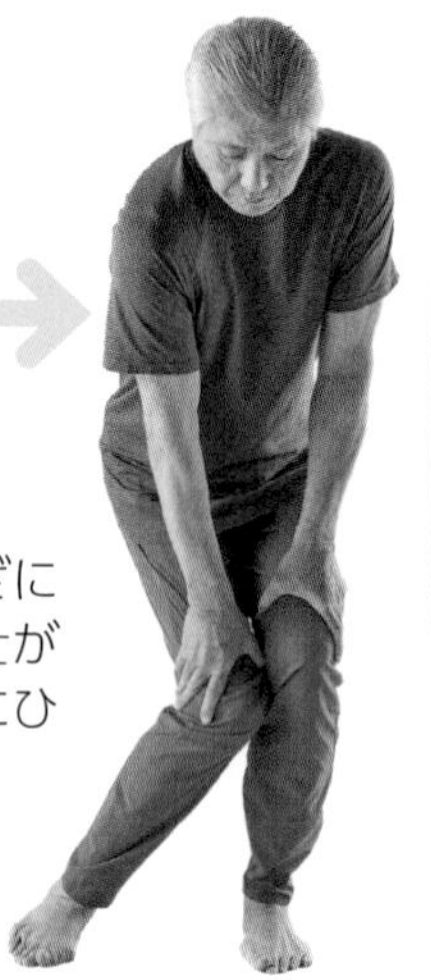

脚を少し開き、手をひざに当てて、ひざの内側同士がこすれるように、交互にひざを曲げて腰を落とす。

ひざの歪み整え

両ひざを曲げて、両手で足首をつかんでかかとをお尻につけ、ひざを少し胸に引き寄せる。

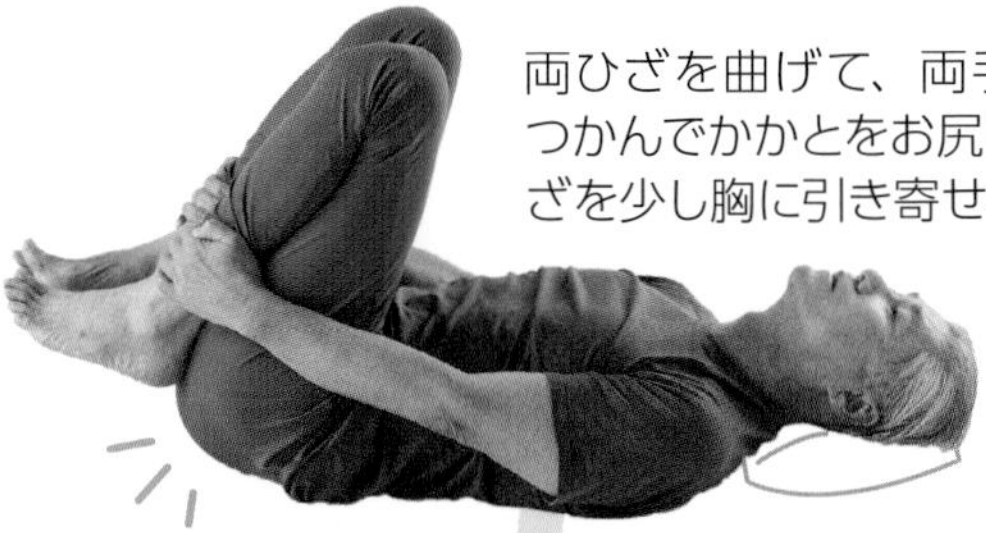

POINT
お尻が床につかないように

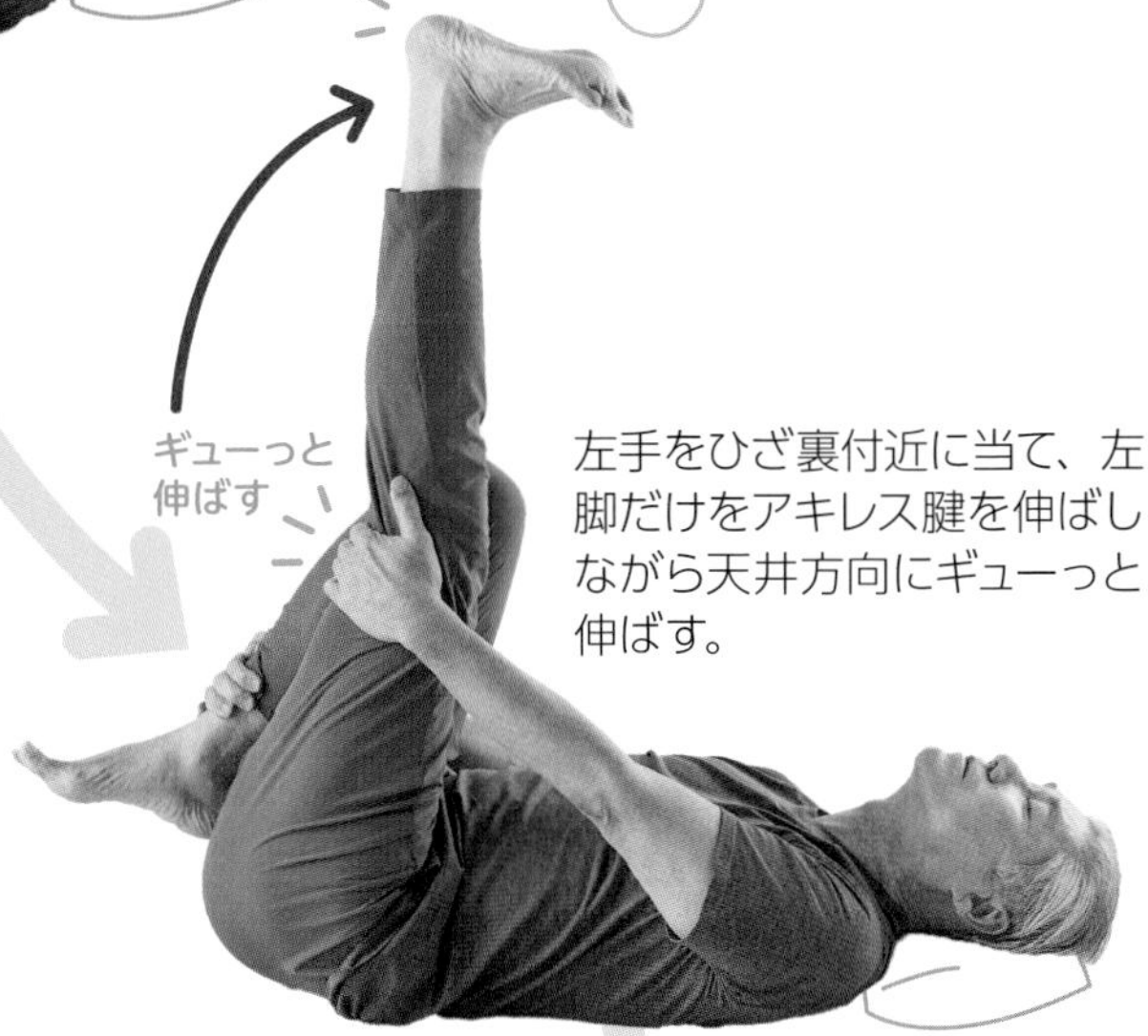

左手をひざ裏付近に当て、左脚だけをアキレス腱を伸ばしながら天井方向にギューっと伸ばす。

POINT
右ひざと左ひざの内側をくっつけながら

\10回/
繰り返す

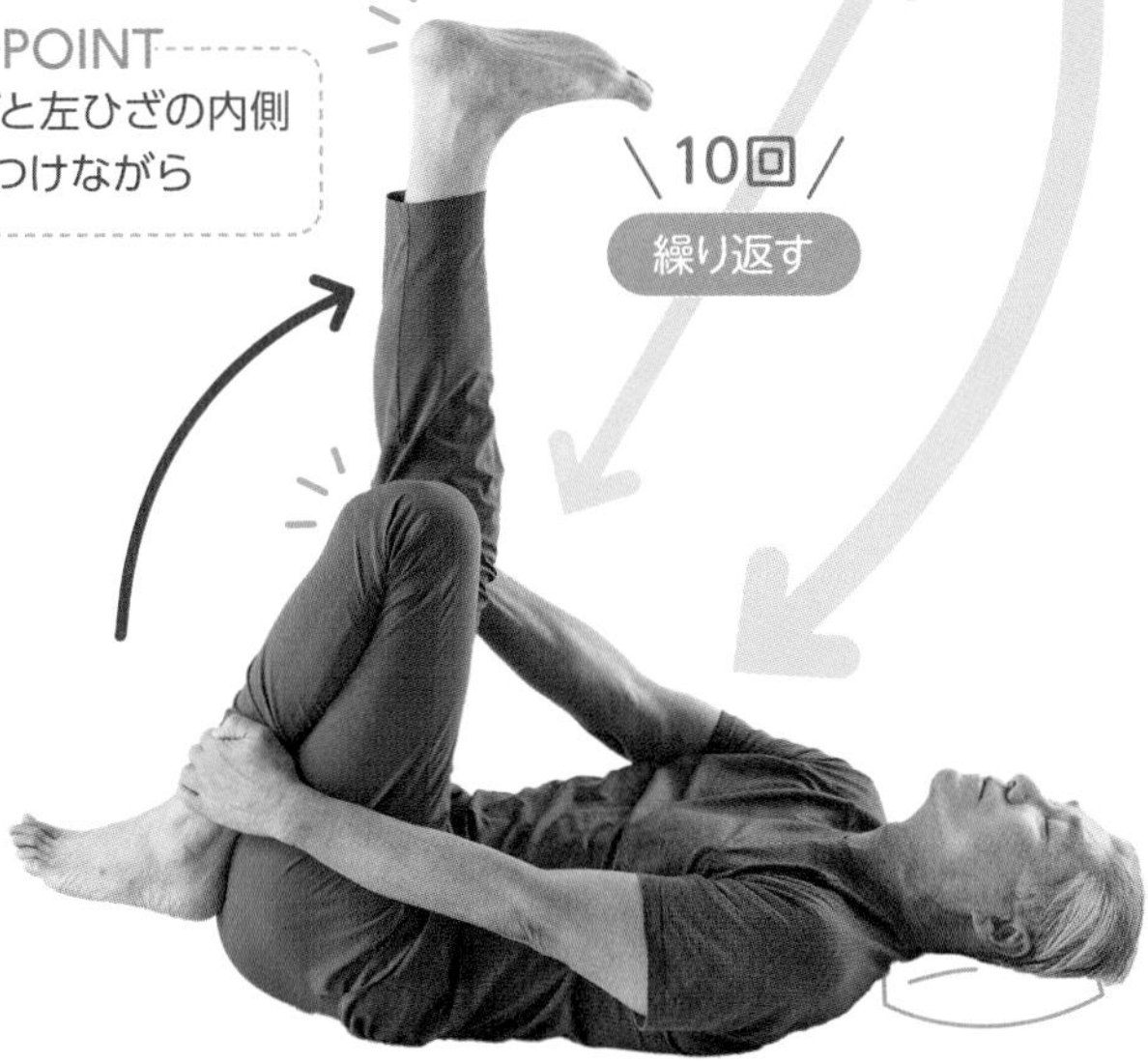

●この実技もオススメ●
股関節ほぐし
P.83

POINT
自分のペースで行う

次に、右手をひざ裏付近に当て、アキレス腱を伸ばしながら右脚を天井に伸ばす。同時に左ひざを曲げ、かかとをお尻につける。

足首の痛み・こむら返り

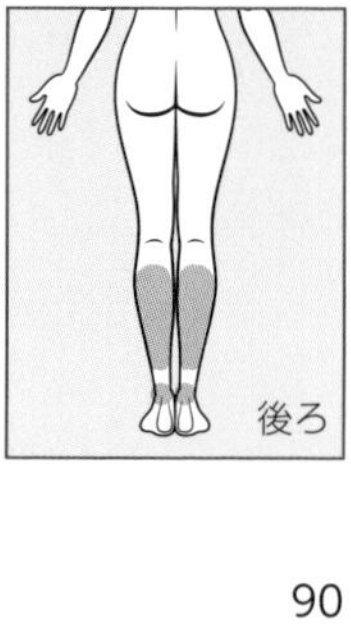

脚のねじれが足首の痛みやこむら返りに

足首の痛みも、ひざの痛み同様、**大元は脚のねじれ**です。

たとえば、骨盤がねじれているならば、大腿骨がねじれ、脛骨もねじれ、足首もねじれます。この状態が続くと、足首周辺の筋肉が慢性的に緊張し、やがて痛みとなるのです。

脚がねじれていると、つま先体重になるケースもあり、その場合、ふくらはぎも慢性的（代償性）に緊張するため、ふくらはぎの痙攣（こむら返り）が起こります。

このような歪んだ状態では、お尻から、太ももの裏、ふくらはぎ、足首周り、足裏の筋肉までが緊張し、坐骨神経痛、ひざの痛み、足首の痛み、アキレス腱痛、足底筋痛と芋づる式に痛みが発生します。

足首の痛みやこむら返りの治し方

足首の痛みも脚の痙攣も原因（原発性の緊張）は脚のねじれですから、そのねじれをとることが痛みの解消にもなりますし、予防にもなります。

次ページで紹介する「割座」の実技は、脚のねじれの解消に効果があります。また、腸腰筋は大腿骨と骨盤、背骨をつないでいる筋肉ですから84ページの「骨盤ゆすりほぐし」の実技も効果があります。

脚の痙攣には、凝っているももの裏やふくらはぎや足の裏の筋肉をほぐす「踏み込み」（次ページ）の実技がお勧めです。

足首の痛み・こむら返り

●足首の痛み　割座

POINT
ひざに痛みを感じる人は無理をしないように

割座になり両足首に手を置いて、左右交互に足首を、外へ外へとねじる。

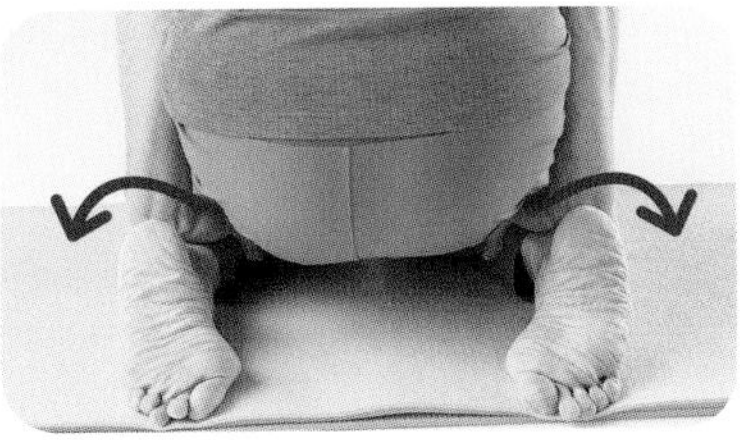

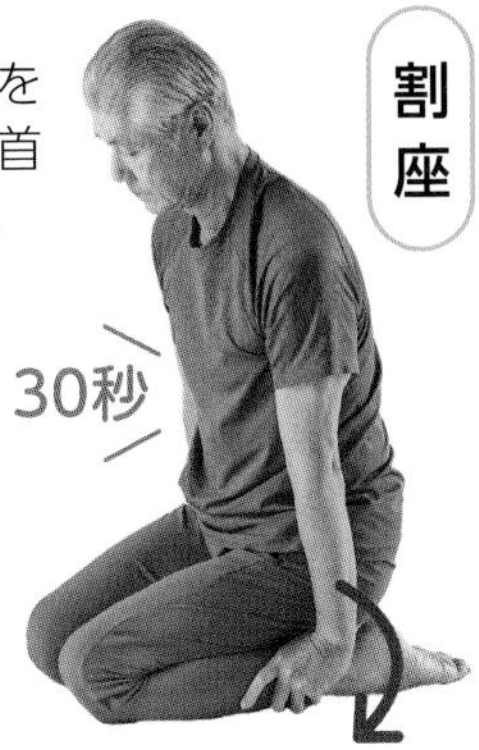

「割座」とは、正座から両方のふくらはぎを手で外側にねじり出し、その間にお尻を落とす座り方。男性は骨格の構造上、苦手な人が多い。

●こむら返り　踏み込み

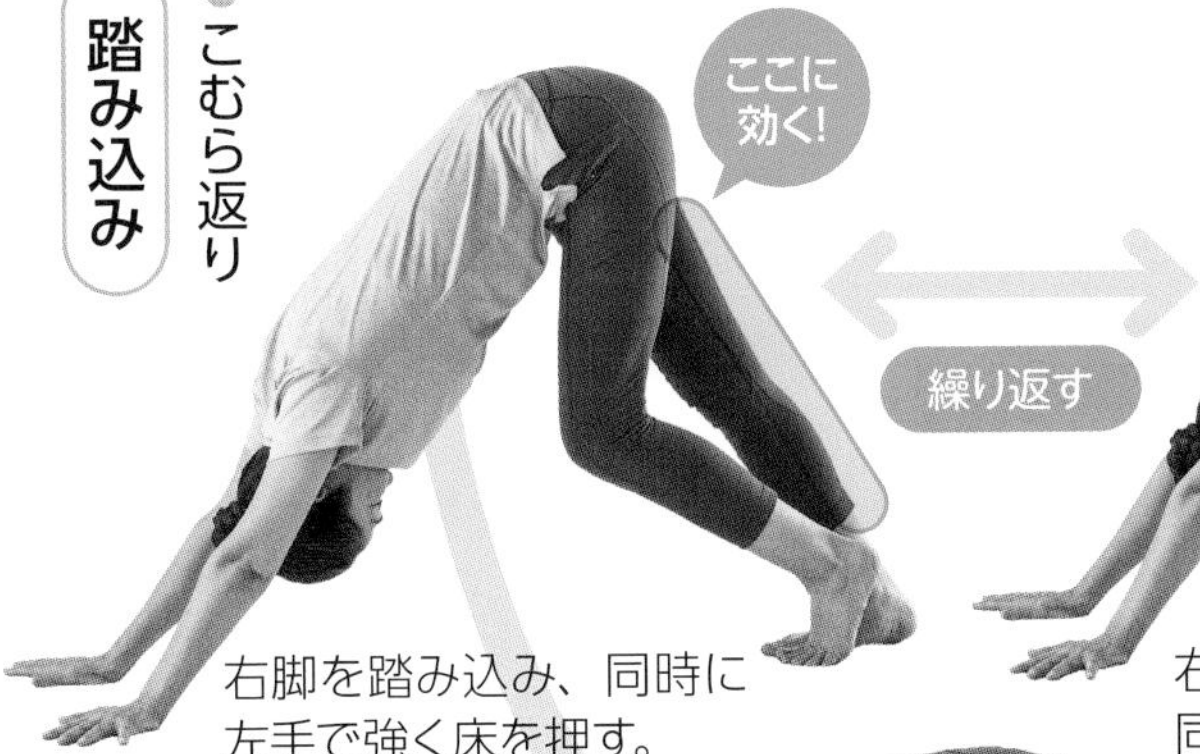

右脚を踏み込み、同時に左手で強く床を押す。

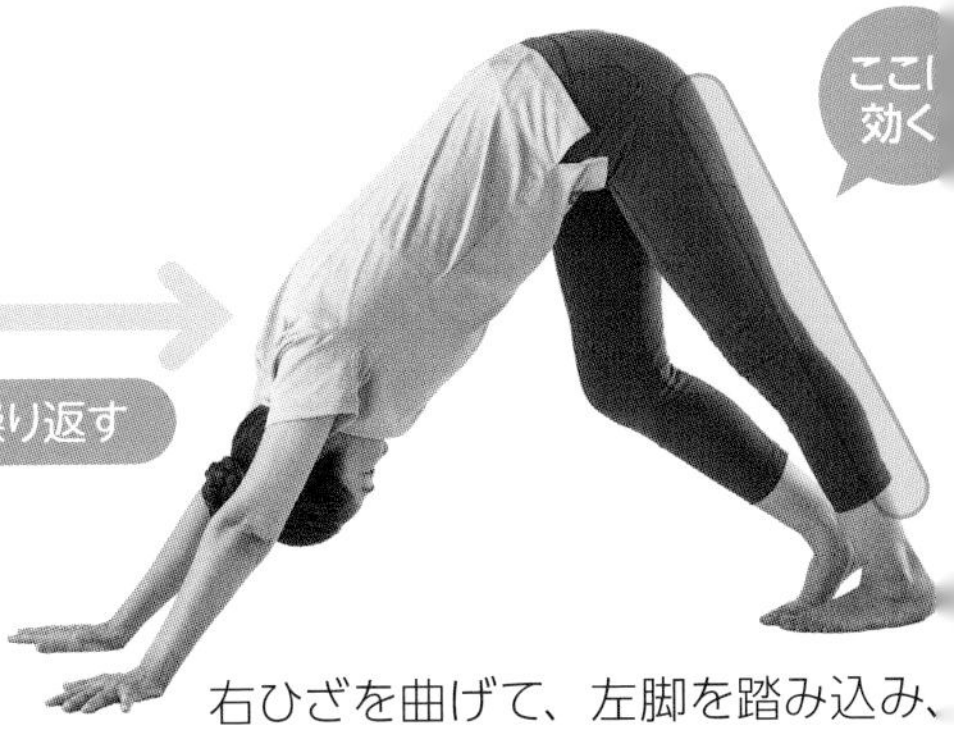

右ひざを曲げて、左脚を踏み込み、同時に右手で強く床を押す。

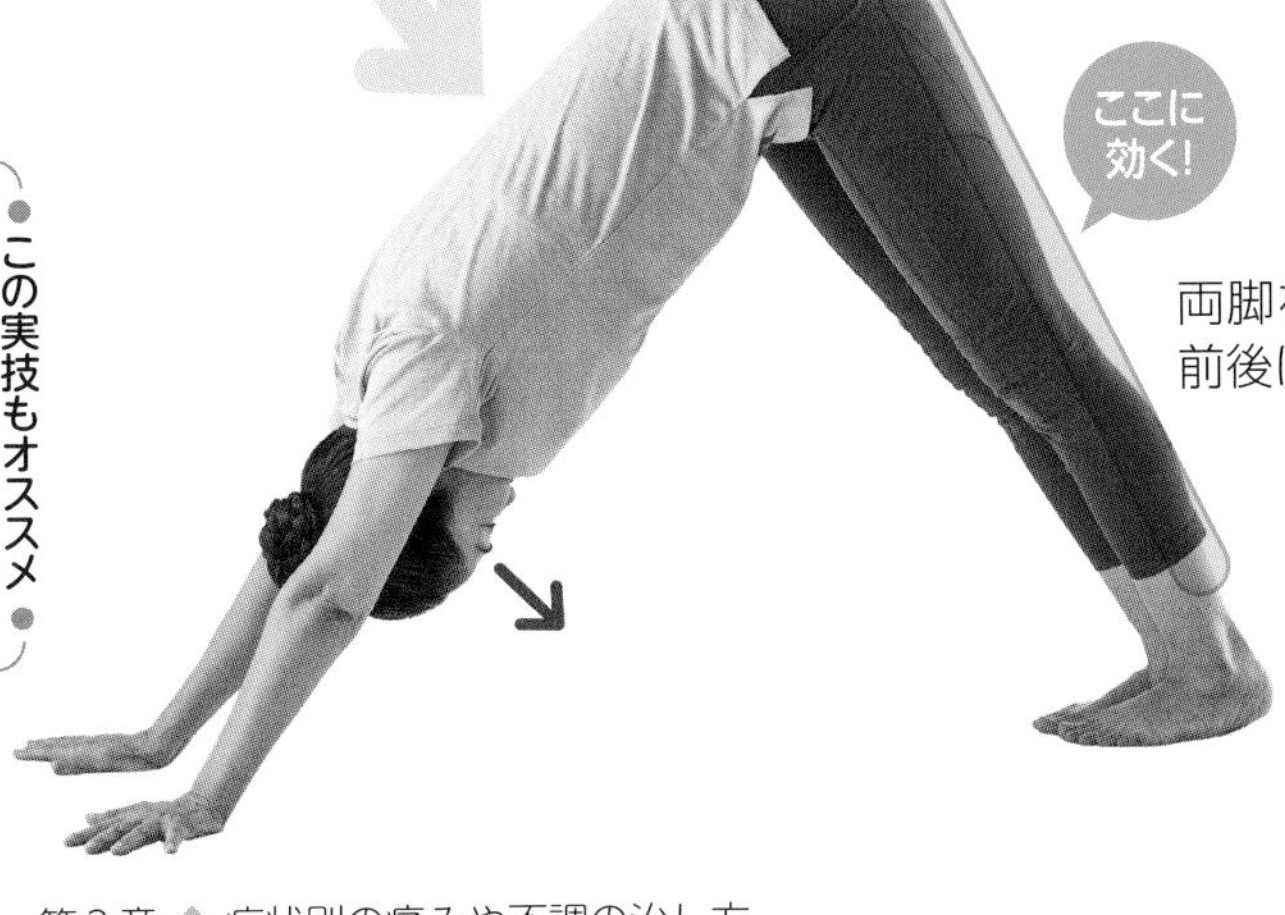

両脚を踏み込み、身体を前後にゆらす。

●この実技もオススメ●
股関節ほぐし
P.83

肩・首の凝りや痛み

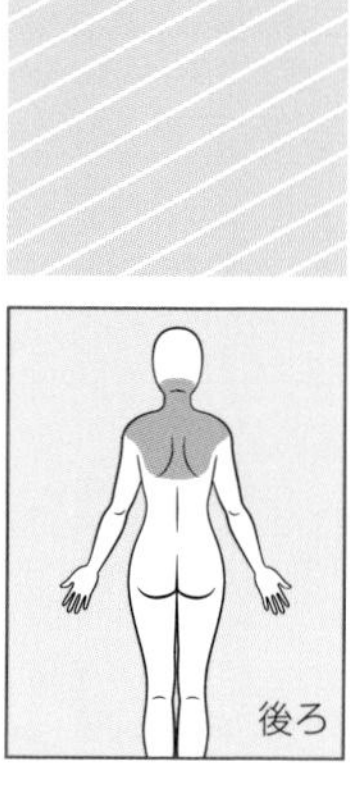

肩こりは頭の位置が原因

正しい姿勢を維持するための筋肉があります。たとえば、日本人に多い猫背の人は、前に倒れそうな上半身を起こそうとして、背中や腰の筋肉が慢性的な緊張状態となります。それが腰痛や脊柱管狭窄症に発展します。

猫背の人は、胸が下がっており、それを持ち上げるために肩の筋肉も緊張して肩が凝るのです。

次に、頭の位置に問題があり、胴体の上に真っすぐに頭が乗っていないケース。この状態を「ストレートネック」といいます。これも首や肩甲骨の筋肉が頭を起こそうとして、慢性的な緊張になっているわけです。

その結果が、首・肩・肩甲骨の凝りとなり、さらに許容範囲を超えると痛みになるのです。

頭部が胴体の前にきてしまう要因のひとつは**目の使い過ぎ**です。人は何かを見るときには「どれどれ」と頭を突き出します。それも無意識ですから、首の後ろの筋肉は必死で前に落ちそうな頭を立て直そうとして緊張するのです。

スマホや本もストレートネックを助長します。スマホを見たり、本を読んだりしているほとんどの時間は、下を向いているからです。戻そうと首の後ろに力が入って首が凝るのです。

次は、猫背についてです。**猫背になる理由のひとつは座り過ぎ**です。背もたれに寄りかかるのが普通になると、猫背になり胸郭が下がります。パソコンで仕事をしている人は、頭を前に突き出す癖もあり、それも良くありません。

滞留便も猫背を作ります。S状結腸に滞留便が溜まると、その周囲にある腸腰筋が凝り、その凝りが胸郭を下げて猫背を加勢するからです。

ちなみに、つねにこめかみが凝って頭が重い、または痛くなる方は、**歯ぎしりや噛みし締める癖**があります。だから、肩・首・頭が同時に凝りやすいのです。

肩こりは縮んでいる側もほぐす

肩・首・頭の凝り・痛みを、根本的に治すには、ストレートネックや猫背、胸郭下垂を本来の正しい位置に戻すことです。

「肩こり：胸郭を引き下げているお腹の凝りをほぐす」「首の凝り：顔を下に向けている胸骨とのどの凝りをほぐす」「頭の凝り：あごの凝りをほぐす」のように、**凝りを感じている部分の反対側の緊張をほぐしてあげる**ことです。

反対側の筋肉が凝って縮んでいる（原発性の緊張）から、引っ張られてつねに緊張（代償性の緊張）してしまい、首・肩・肩甲骨の凝りや痛みなどが発生するのです。

縮んでいる筋肉をほぐして、凝りや痛みの大元である「悪い姿勢」を引き起こしている腸腰筋や胸の筋肉をゆるめることが大事なのです。

もちろん、肩・首・頭付近の凝りをほぐすと楽になりますし、疲れている目をほぐすことも大切です。

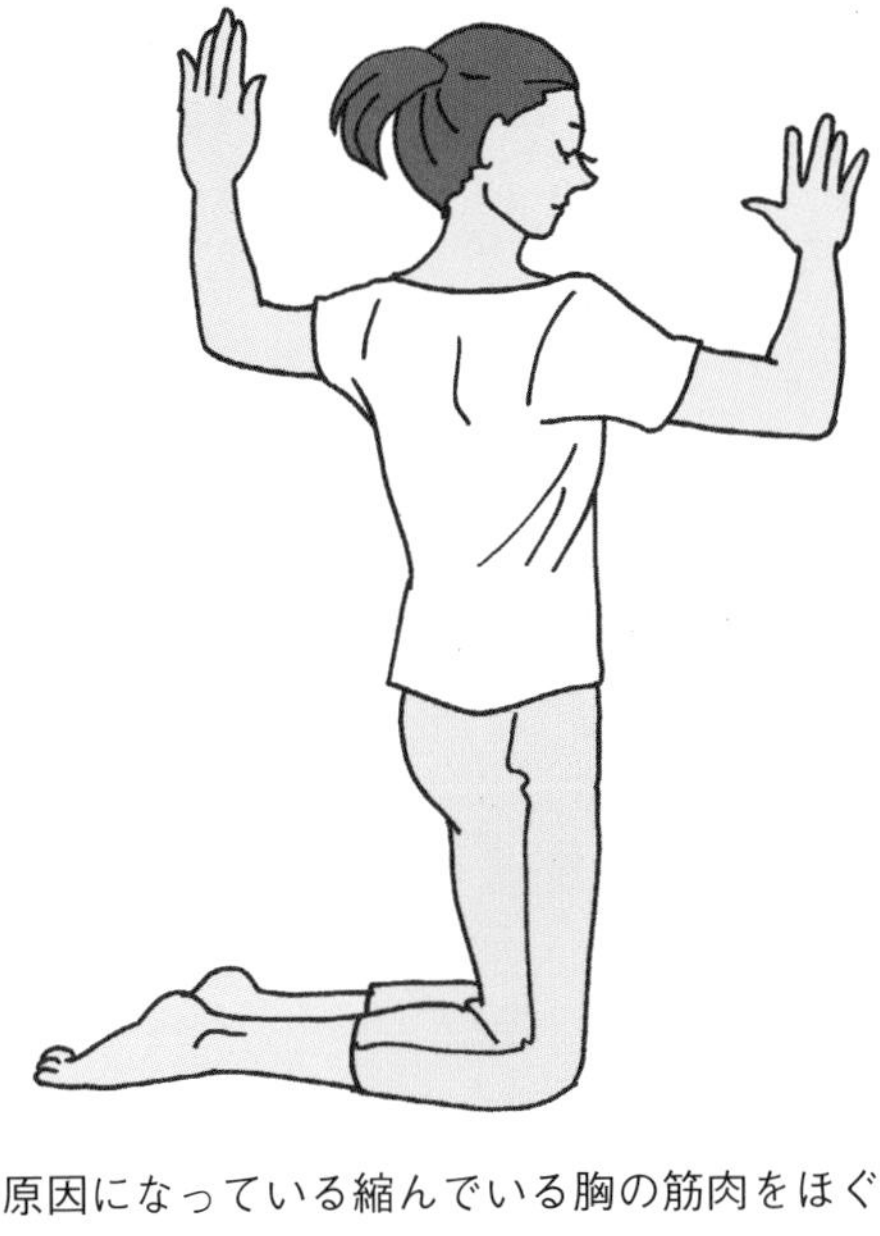

原因になっている縮んでいる胸の筋肉をほぐす

ねじれも首・肩の痛みを作る

身体のねじれも、首の痛みや頭痛に関係があります。**多くの人は、下半身は左にねじれ、上半身は右にねじれています**ので、これをベースに解説しましょう。

上半身の右ねじれが強くなりますと、左肩が前に出て「巻き肩」になり、右肩は後ろにきます。

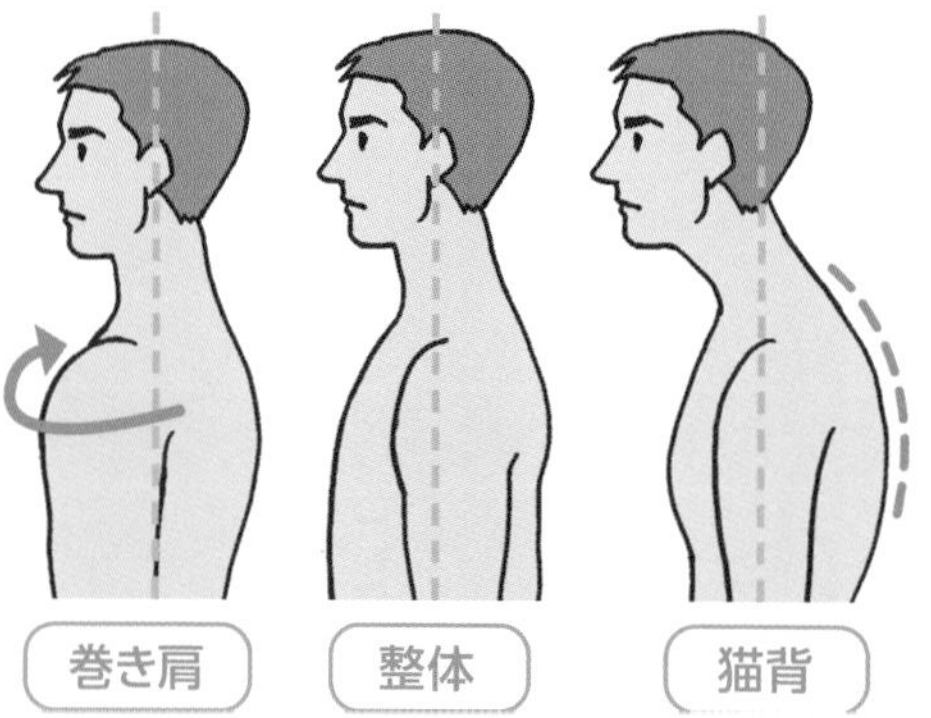

左肩が巻き肩になると、左胸の筋肉が縮み、左の肩甲骨付近の筋肉は引っ張られて緊張し凝りが生じます。右肩は肩甲骨が縮み、右胸の筋肉が引っ張られて凝ります。

筋肉が縮んだり、慢性緊張が生じるため、腕を真上に持ち上げる動作や、後ろに回してブラジャーのホックを止める動作などに制限がかかり、さらに悪くなると「五十肩」と呼ばれる激しい痛みが生じます。

また、上半身が右ねじれの人は、首がねじれて、顔が右に向いています。それを真っすぐに戻そうと、つねに力が入っています。それが左首の後ろの突っ張りになり凝り・痛みになるわけです。

さらに、左首の後ろの突っ張りは、頭皮の下を通っている筋肉も突っ張らせます。その筋肉の凝りを左の後頭部の頭痛と感じるのです。

それだけでなく、顔も左の前面が凝るので左のおでこが痛みます。

さらに左の目の動きが悪い、左の歯が浮いた感じになる、左の歯で歯ぎしりをする、あごが左にズレるので自分の歯で口内の皮膚を噛んで口内炎になるなど顔の左半分に不具合が起きてしまうのです。

肩・首の凝りや痛み

四つんばい背中ひろげ

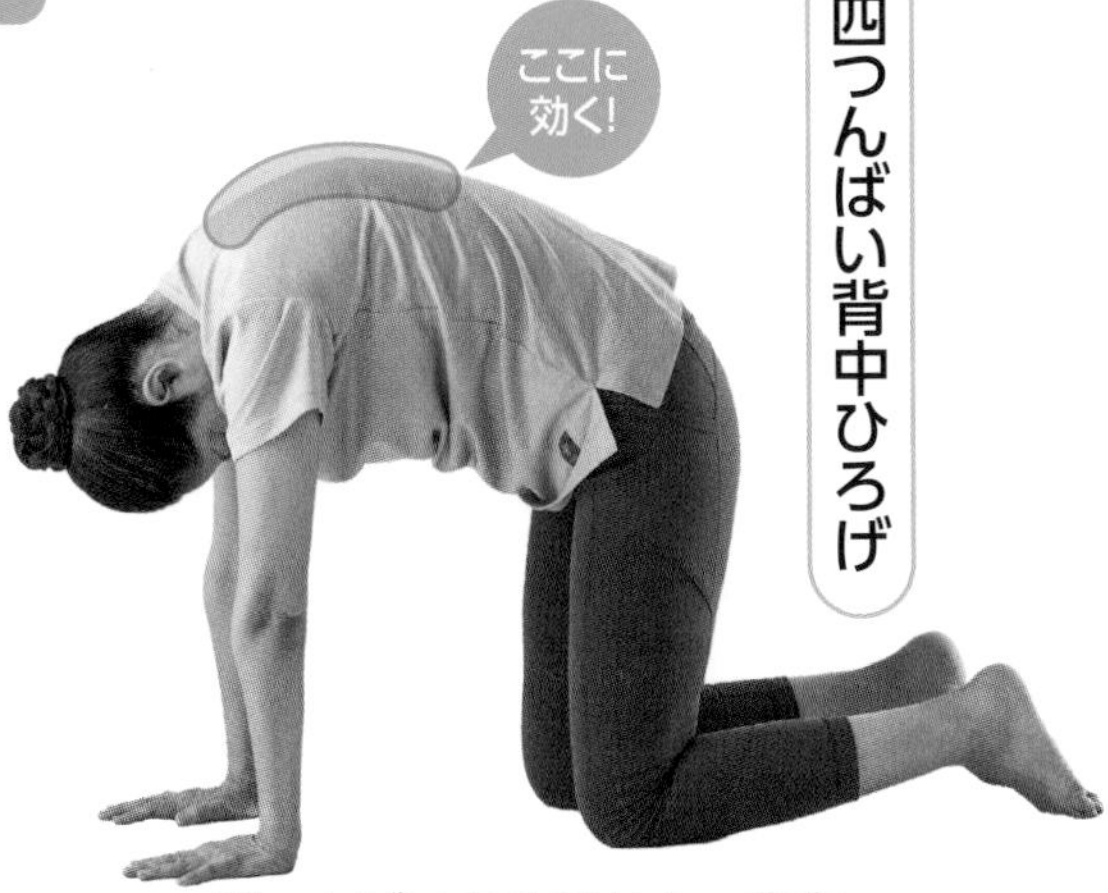

四つんばいの体勢から、背中を丸くして持ち上げる。

正座前屈

正座からお腹を伸ばしながら、両手を頭上に伸ばし、おでこを床につける。

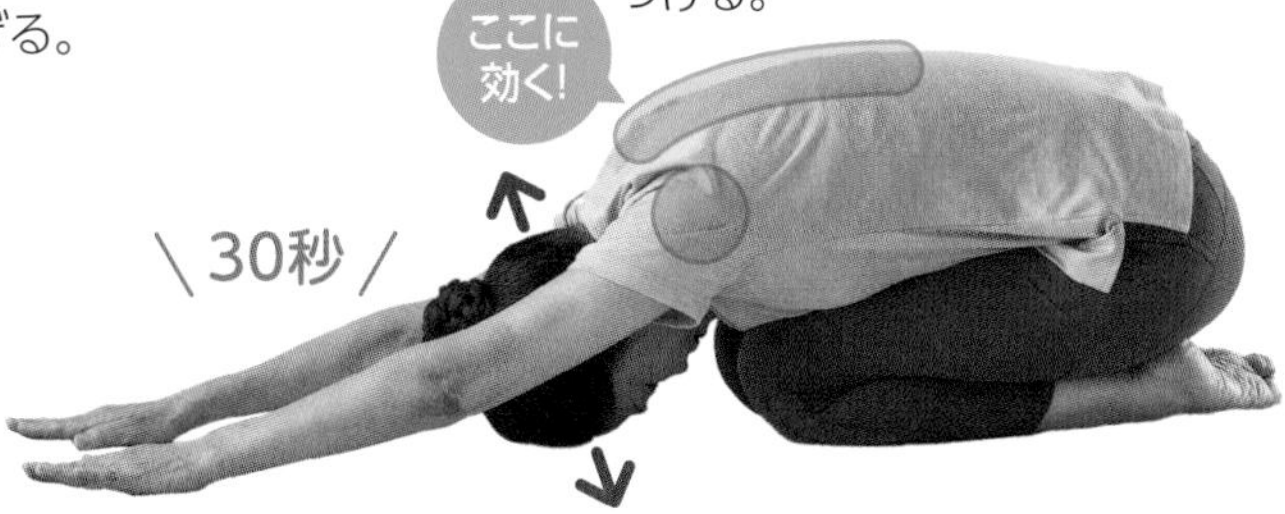

＼30秒／

POINT
背中が硬い人は、少し上下にバウンドする

肩と胸伸ばし

左手を直角に曲げ、右手を立てて床につけ、ひざを曲げ、

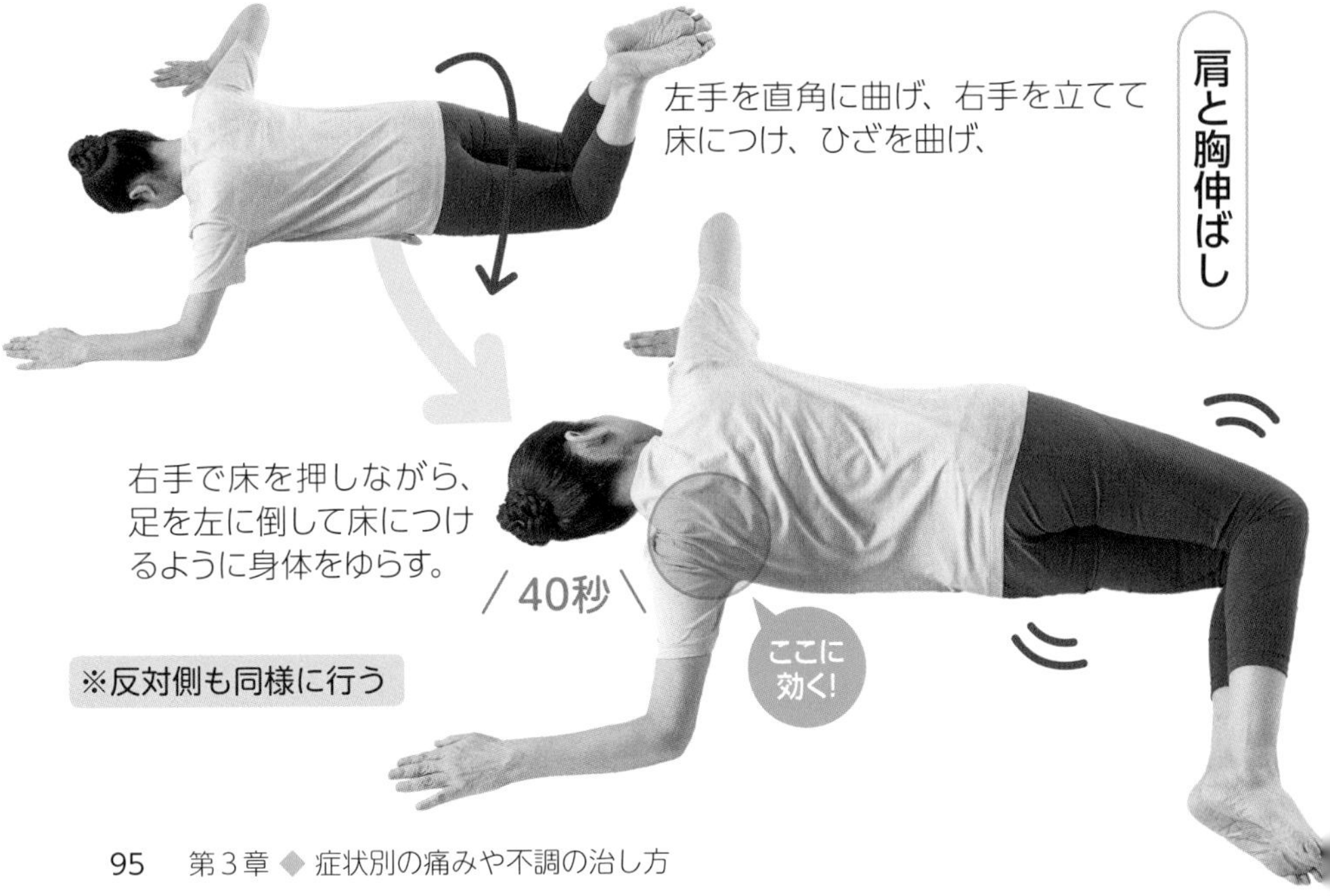

右手で床を押しながら、足を左に倒して床につけるように身体をゆらす。

／40秒＼

※反対側も同様に行う

首ほぐし（頭痛を伴う場合）

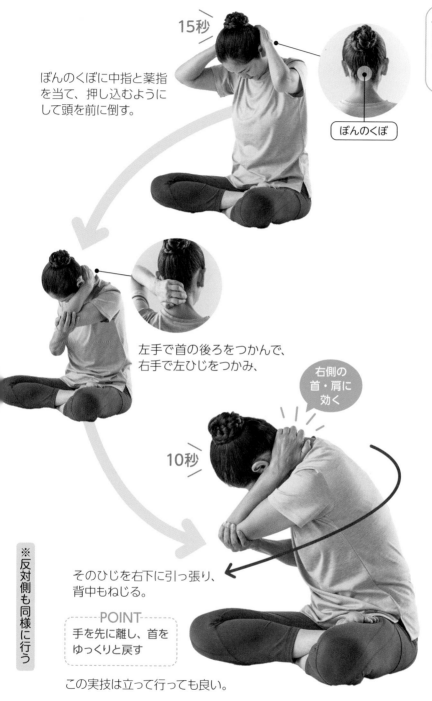

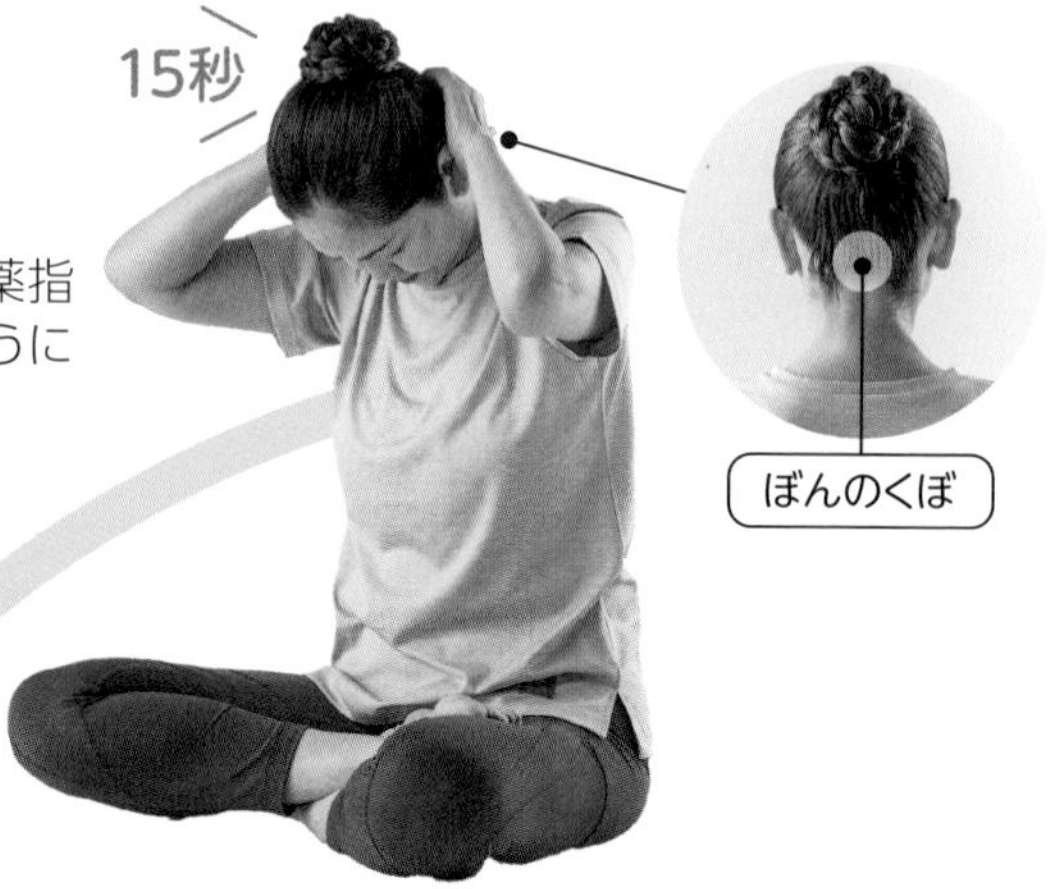

ぼんのくぼに中指と薬指を当て、押し込むようにして頭を前に倒す。

左手で首の後ろをつかんで、右手で左ひじをつかみ、

そのひじを右下に引っ張り、背中もねじる。

POINT
手を先に離し、首をゆっくりと戻す

この実技は立って行っても良い。

※反対側も同様に行う

親指・小指のつけ根伸ばし

左手を前に伸ばして、
右手を人差し指に乗せ、
小指側に手首を曲げ、

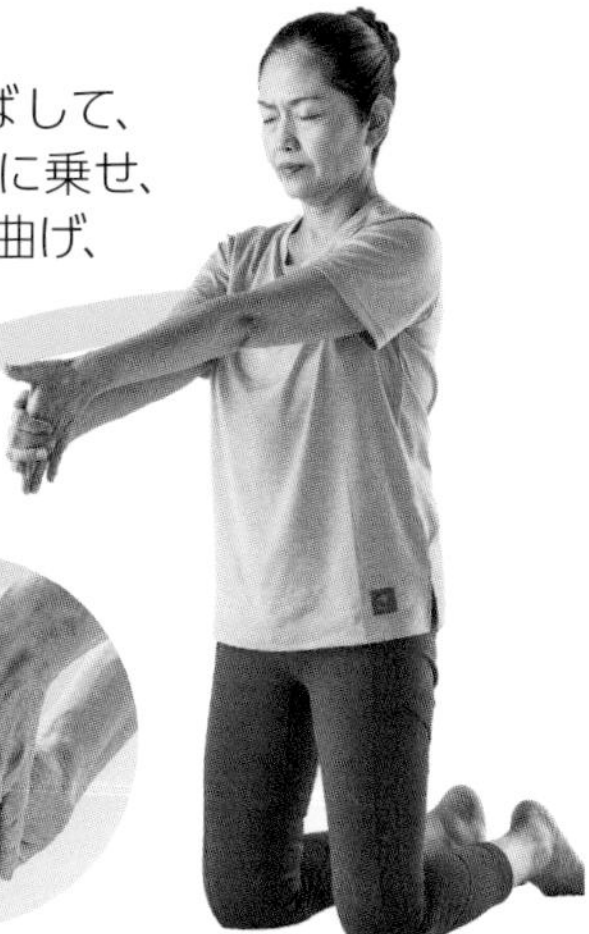

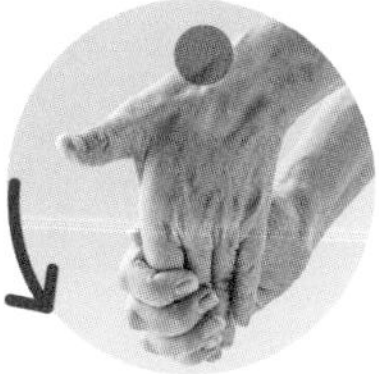

●印の部分を
伸ばすように

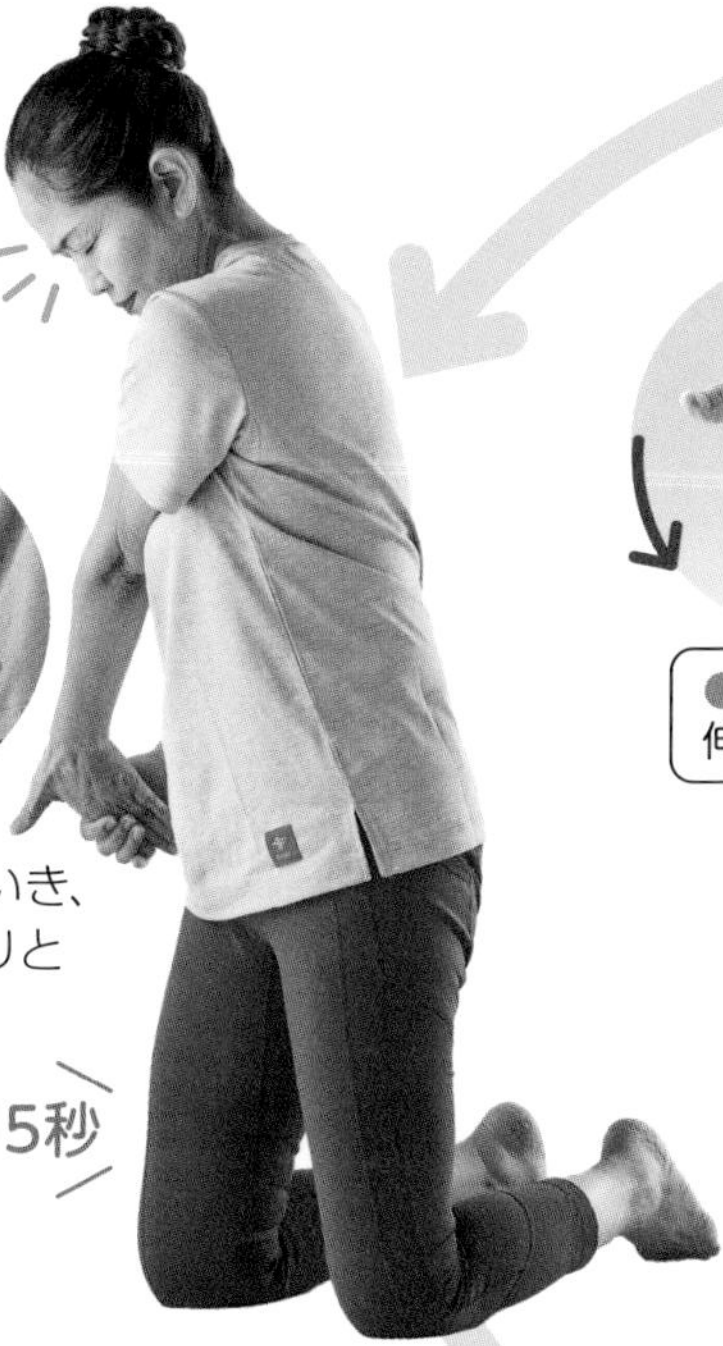

目をギュ

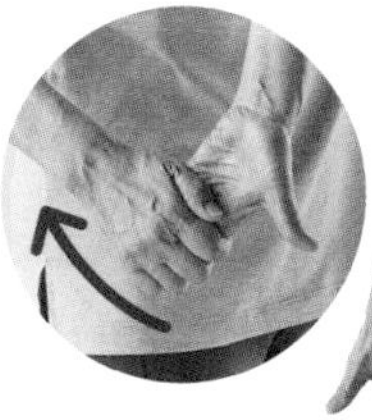

右腰に持っていき、
右手をゆっくりと
引き上げる。

15秒

左手を前に伸ばして、右手を
小指の下に添え、顔のほうに
引き寄せる。

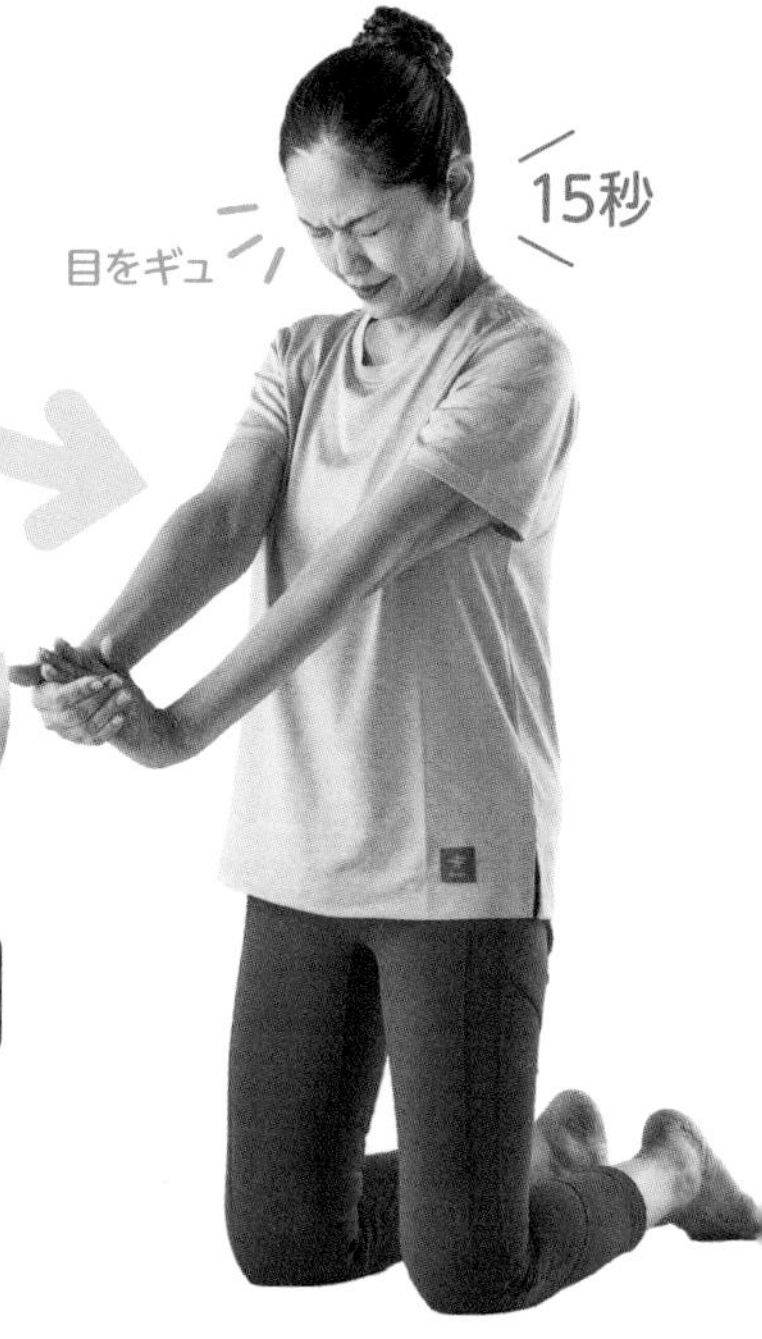

目をギュ

15秒

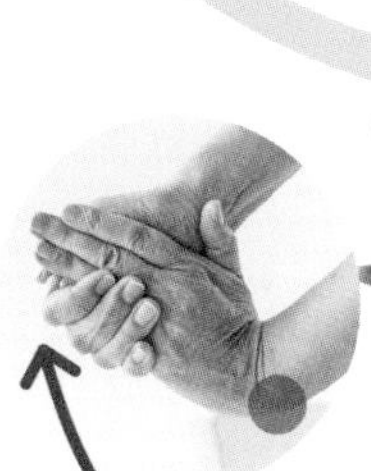

●印の部分に
刺激を与える

※反対側も同様に行う

ひじ・手・指のしびれや痛み

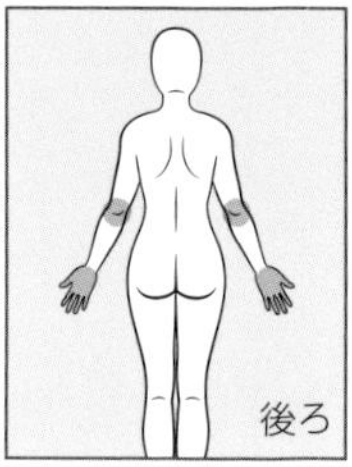

使い過ぎによる痛み

「テニスひじ」と呼ばれる症状がありますが、それはバックハンドで打ち返すときに起きやすい、ひじの外側の骨の近くの筋肉の炎症です。

ひじの曲げ伸ばしは、上腕二頭筋と上腕三頭筋の収縮によって行われます。身体の外・後ろ側にある上腕三頭筋はひじを伸ばすときに使う筋肉（伸筋）です。バックハンドは、**ひじを伸ばす働きの上腕三頭筋と、指を伸ばす働きをする手の甲側の腕にある伸筋群**を使います。それが過労になり、上腕三頭筋と指の伸筋群の、ひじの骨にくっ付いている部分が炎症を起こして痛むのです。

ひじの痛みはテニスだけではなく、ひじを伸ばして洗濯物を干そうとしても上腕三頭筋が緊張していると痛みますし、手首を反らせようとしたときにひじの近いところにある伸筋群が痛みます。

これと逆の痛みが「野球ひじ」です。

ボールを投げるときは、手の指や手首、ひじを曲げるときに使う筋肉（屈筋）が働きます。具体的には、**ひじを曲げるときに使う、身体の内側にある上腕二頭筋と、腕の内側にある指の屈筋群**が働きます。

たくさんボールを投げることにより、手首を曲げる動作を酷使し、その結果、上腕二頭筋と総指屈筋のひじの骨に付着している部分に炎症を起こすのです。そして、許容範囲を超えるとひじや手首に痛みを感じます。

これも投げる動作だけでなく、日常生活でも、

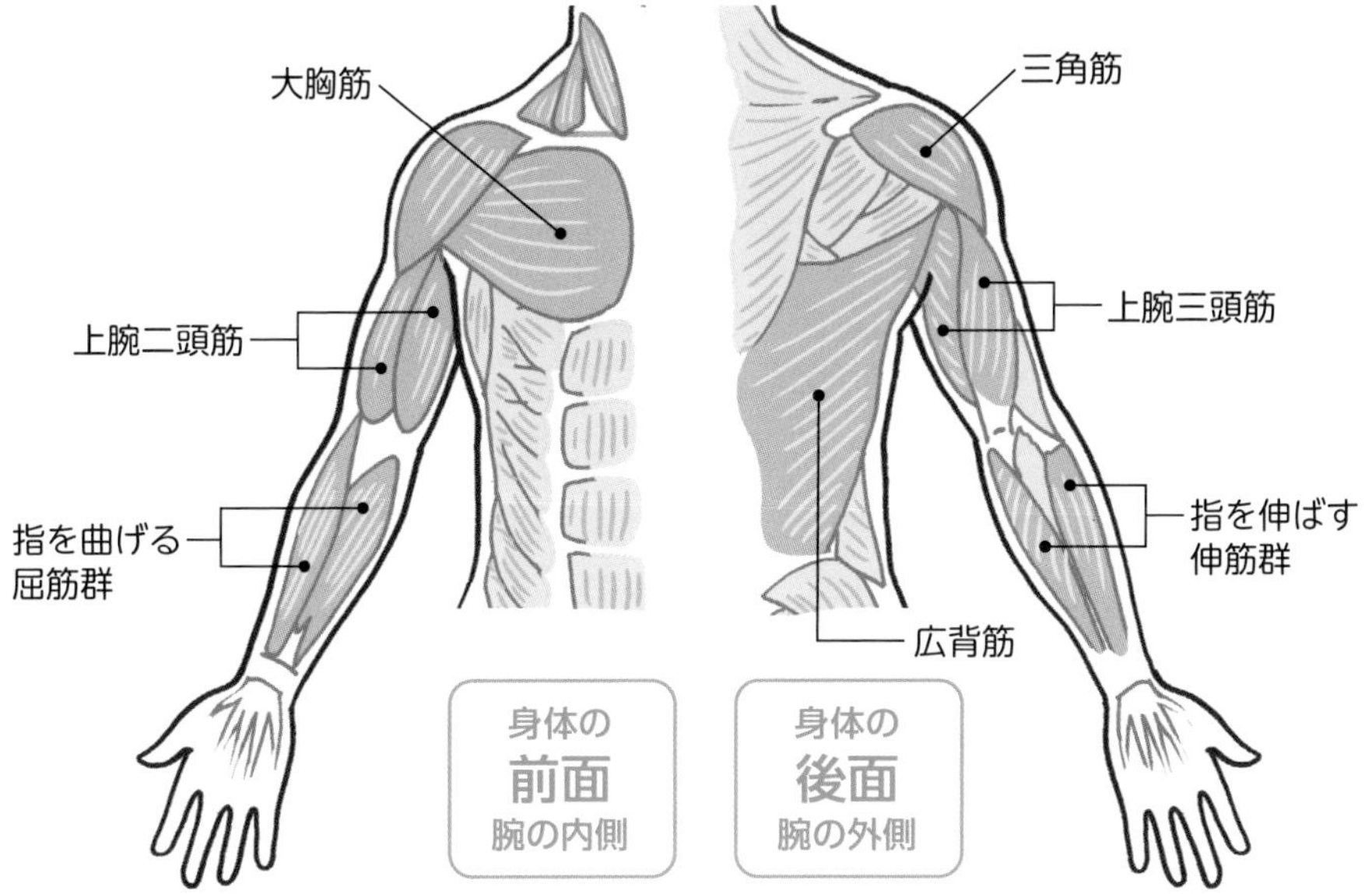
大胸筋
上腕二頭筋
指を曲げる屈筋群
身体の前面 腕の内側
三角筋
上腕三頭筋
指を伸ばす伸筋群
広背筋
身体の後面 腕の外側

ハサミを使う、何かをつかもうとする、手首を曲げるなどの際にひじや手首、指に痛みが出ます。

伸ばすときも曲げるときも、**使い過ぎによる痛みは、ひじだけでなく、手首や指にも現れます。**

腱鞘炎や手根管症候群、または親指に多いばね指についても同じです。自力整体は、これらの原因を指を握る動作が多い仕事、たとえば野球のバットを握る、ハサミを使う、レジを打つ、草をむしるなど、つかむ動作の過労病と考えています。

使い過ぎの痛みの取り除き方

このようにひじや手首、手の痛みには、曲げるときに痛む人と伸ばすときに痛む人がいます。**曲げるときに痛みを感じる方は、つかむ筋肉の疲労と考え、まず指を曲げるときに使う指の屈筋をほぐします。**

102ページから紹介する自力整体では、手の親指と小指を反らして腕の屈筋をほぐすと同時に経絡も刺激しています。親指から腕の内側を通る肺経と、小指から腕の小指側を通る心経に刺激を与えて、ひじの内側の〈気〉を通しています。

手首や指を伸ばす自力整体もよく効きます。とくに、手首や指の痛みを取り除くことができます。

伸ばすときに痛みを感じる場合は、腕をねじりながら親指を握ってほぐす自力整体が効きます。腕の伸筋群がほぐれ、同時に、腕の親指側を通っている大腸経も刺激されるからです。

ちなみに、朝起きたときに肩や首、ひじ、手、指の痛みがある人は、**寝ているときに、「歯を食いしばっている、こぶしを握り締めている、ひじを曲げ続けているか伸ばし続けている」**という癖がありますので、寝る前にこれらの筋肉をゆるめて脱力してから眠る習慣が必要です。

使い過ぎではない、自然な痛みやしびれ

次に、使い過ぎではなく、自然に手がしびれたり、ひじや手首、指（ヘバーデン結節含む）が痛くなった場合を考えてみましょう。

94ページで、左肩が「巻き肩」になっていると、左胸の筋肉や左の肩甲骨付近の筋肉が凝ると述べました。この状態は、左肩を骨盤の方向へ下げていることになります。

すると今度は、下がったほうを元の位置へ戻そうとする力が働きます。それが肩のてっぺんの凝りになり、それが続くと、腕に行く神経や血管を圧迫して手先がしびれたり、血行障害を起こすことがあります。こうやって腕や手のしびれが出てくる場合があるのです。

これを治すには、原因となっている左の大胸筋と左の広背筋の緊張（原発性の緊張）による凝りをほぐすこと。また、代償性の緊張である手や指、腕の筋肉ほぐしも効果があります。104ページから、これらに効果が高い自力整体を紹介しています。その中にある「身体の側面ほぐし」は巻き肩治しに効果が高い実技です。

コラム

手根管症候群の治し方

生徒さんから以下のような質問がありました。

私は手根管症候郡で、昨年末から、病院に通院していますが、投薬では良くなりません。できたら自力整体で治したいと思っています。手首を曲げたり、手首に負担をかけていますが、それはしても良いのでしょうか?

以下は、そのときの私からの回答です。

結論からいいますと、手首の刺激はそろそろとゆっくり刺激したほうが良いです。とくに[指ほぐし(104ページ)]は手根管症候群の治療になくてはならないものです。

手根管症候群は手の指を曲げる(グーをする動き)、たとえばタイピング、マウス操作、ハサミ使いを仕事とする人の、手の屈筋群の慢性疲労↓炎症↓手の指の腱が通っているトンネルのような鞘である腱鞘が狭くなることから起きる痛みです。

手の屈筋群の緊張を解き、腱鞘内の老廃物を排泄し、その中を広げることによって、痛みがなくなります。

その方法として一番良いのが、[手首・指ほぐし(104ページ)]の一連の実技です。要するに、握り締めていたこぶしを開いて、硬くなった指をまんべんなく反らして疲労をとるのです。

屈筋群は、手の指だけでなく、前腕内側の筋肉群の凝り、上腕二頭筋の凝り、胸の筋肉群の凝り、さらにのどの凝り、後頭部の凝りへとつながり、そこから背中の凝りへと下がり、腰痛や坐骨神経痛を引き起こし、最終的にひざから下の冷えへとつながっているのです。ただの指先を使い過ぎたための手首の痛みと考えずに、指の疲労から全身へとつながっていると考えてください。

だから、自力整体も手の部分だけではなく、全身疲労を改善しながら手首の疲労をとっていくのです。なお、痛みの強いときは前腕部の筋肉群を[腕踏み(103ページ)]で指圧してください

https://www.shin-sei.co.jp/jiriki/#11

ひじ・手・指のしびれや痛み

●ひじ（曲げるときに痛い）

指反らしひじ伸ばし

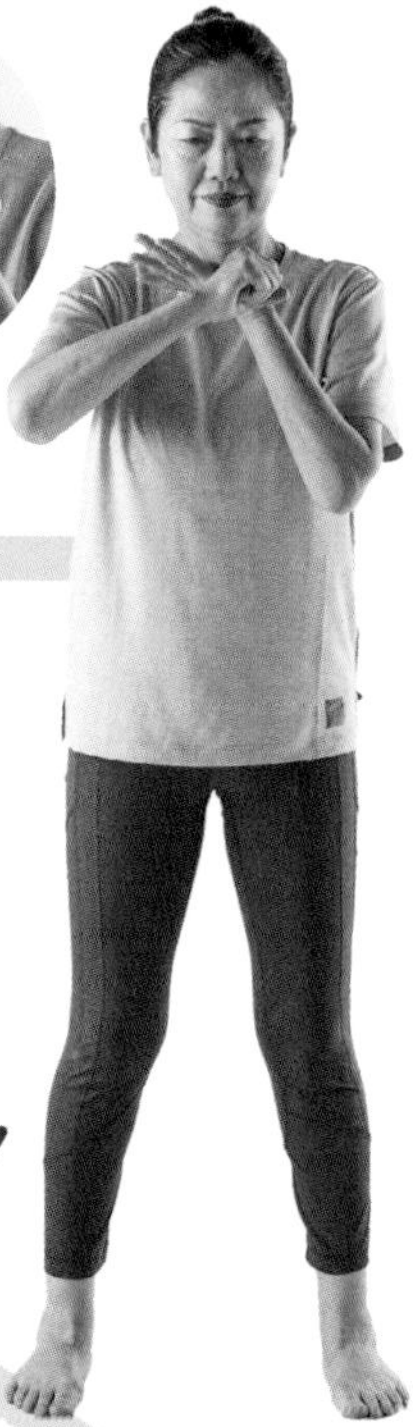

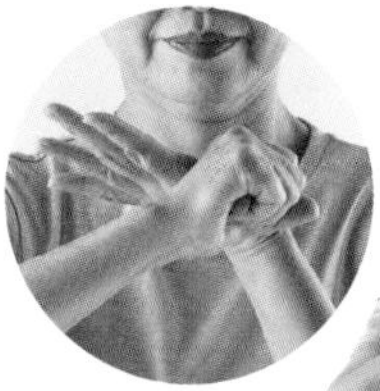

左手の親指を右手
でしっかりと握り、

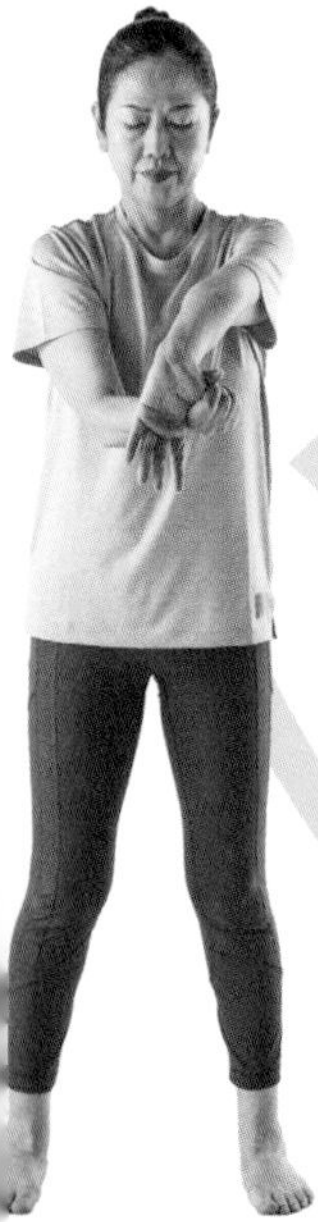

手の平を上に
け、親指を反ら
ながら前に伸ば
、

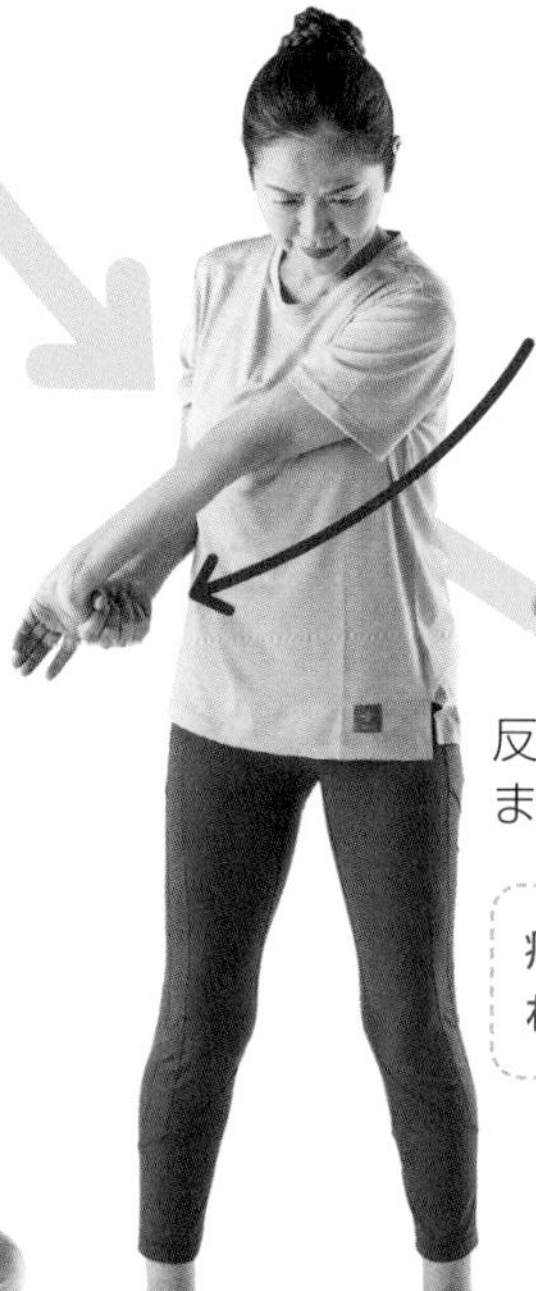

反らしながら右腰
まで引っ張る。

POINT
痛くない範囲で
ねじり伸ばす

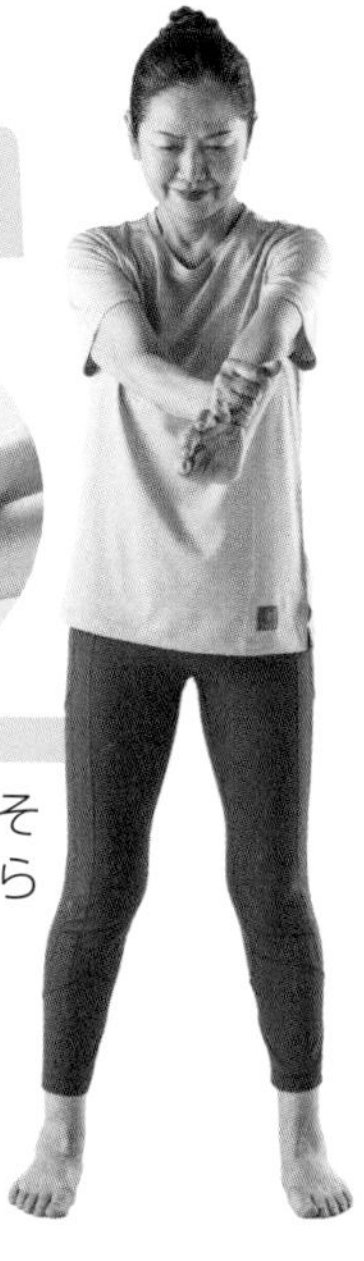

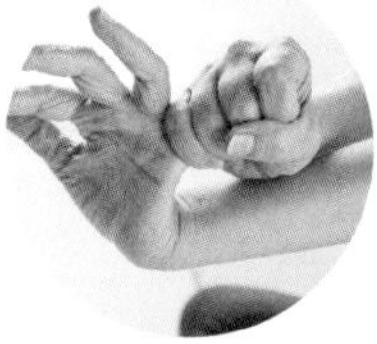

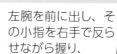

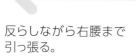

左腕を前に出し、そ
の小指を右手で反ら
せながら握り、

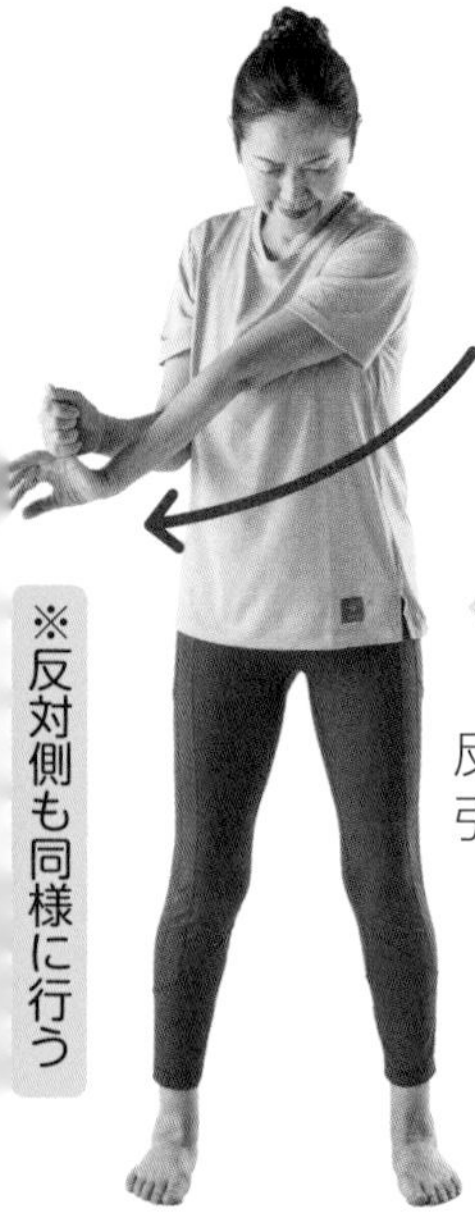

反らしながら右腰まで
引っ張る。

POINT
痛くない範囲で
指を反らす

※反対側も同様に行う

腕ねじりひじ伸ばし

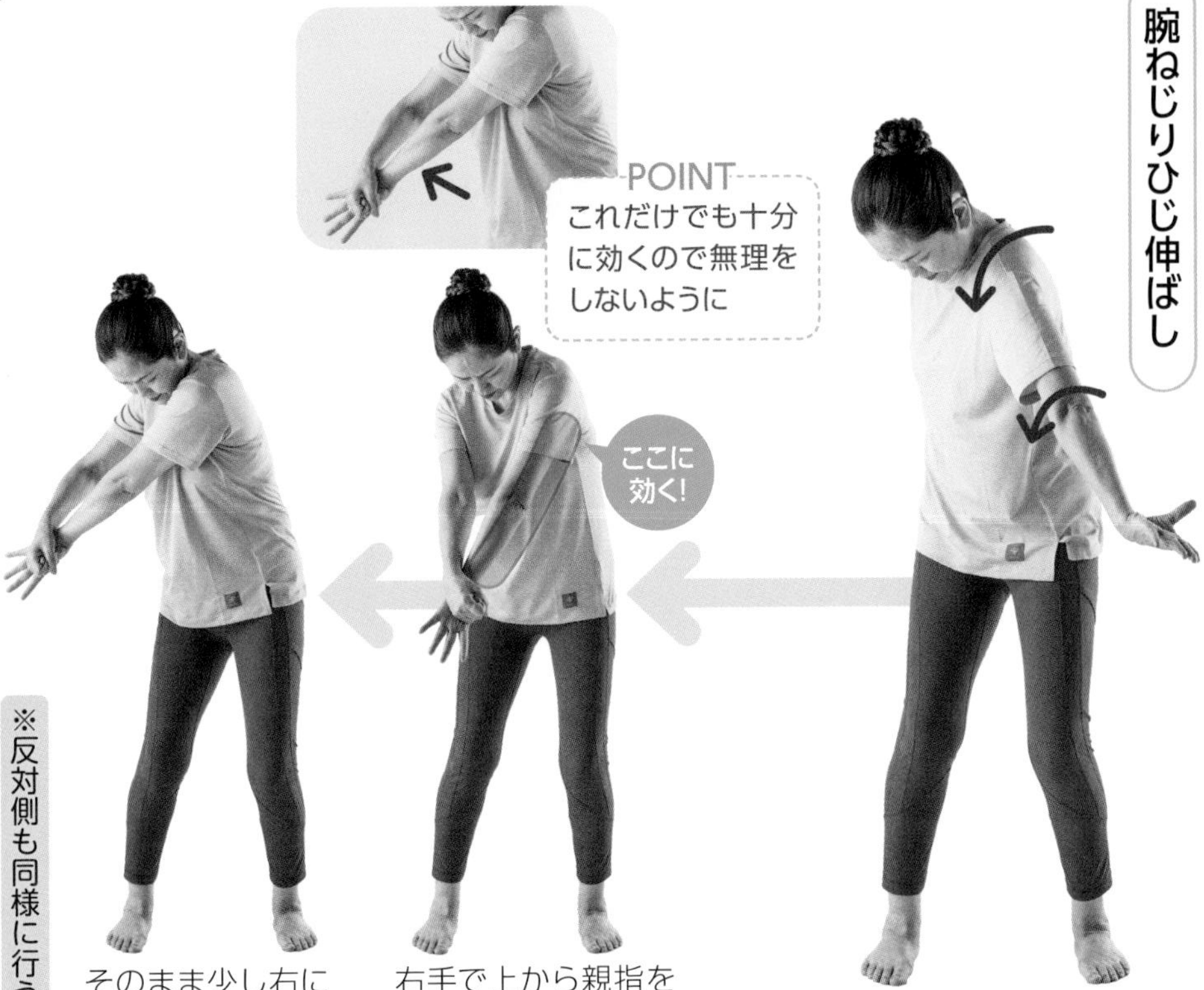

POINT
これだけでも十分
に効くので無理を
しないように

左腕を肩から内側にねじり、

右手で上から親指を
握り、ひじを伸ばし、

そのまま少し右に
引っ張る。

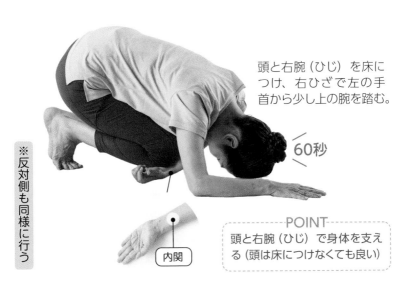

※反対側も同様に行う

腕踏み

頭と右腕（ひじ）を床に
つけ、右ひざで左の手
首から少し上の腕を踏む。

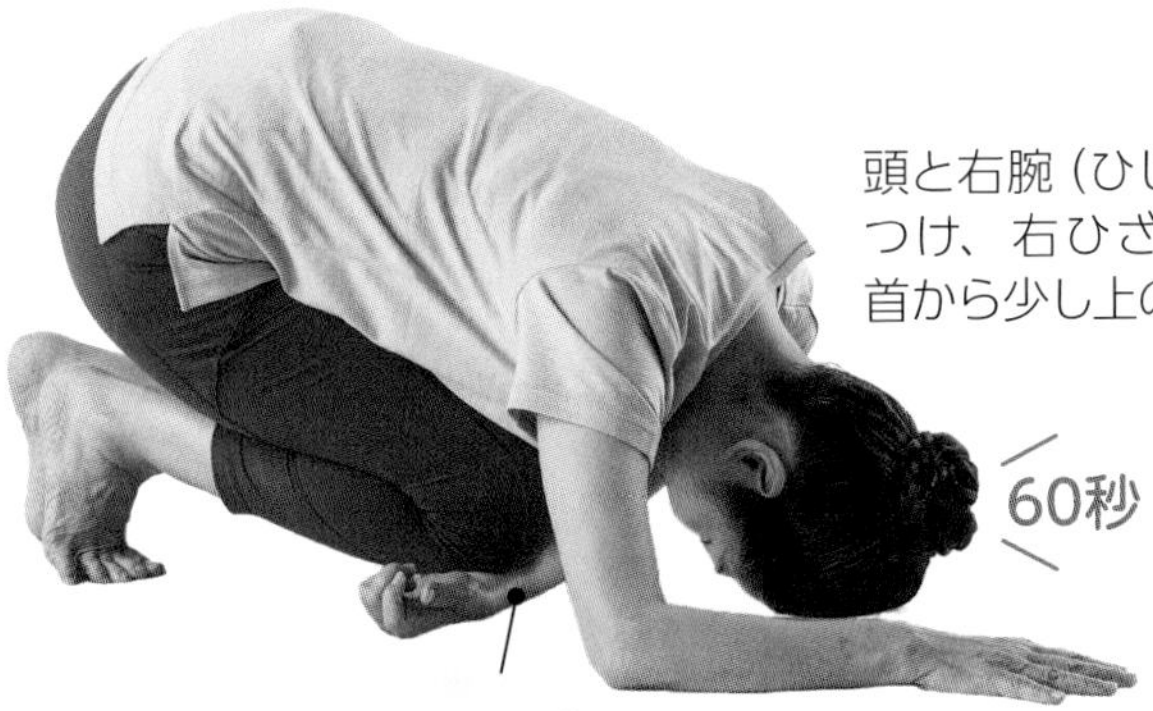

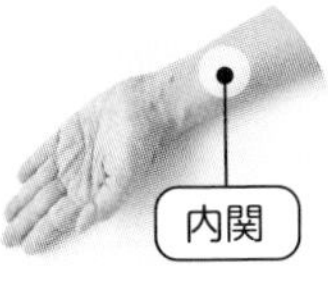

POINT
頭と右腕（ひじ）で身体を支え
る（頭は床につけなくても良い）

※反対側も同様に行う

●手・指のしびれや痛み

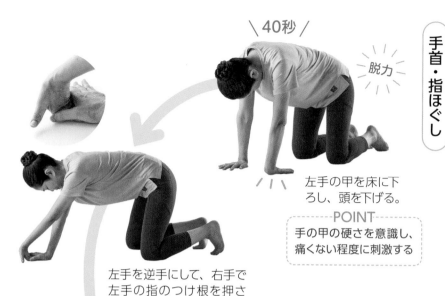

手首・指ほぐし

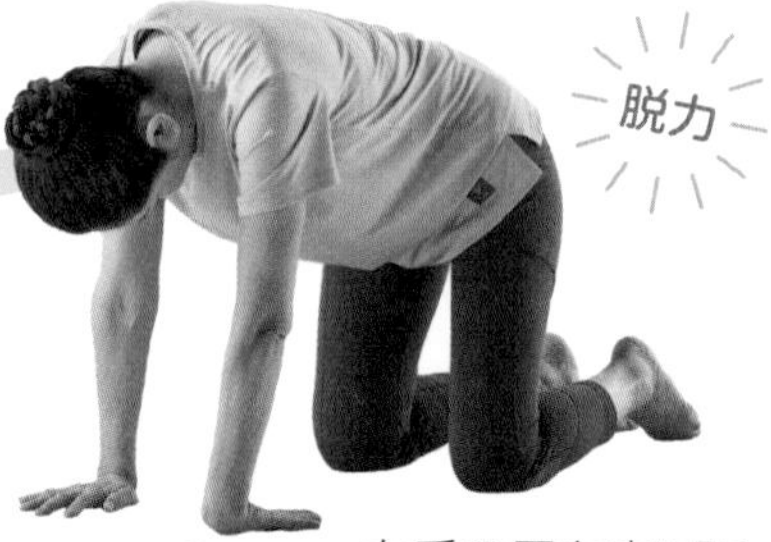

左手の甲を床に下ろし、頭を下げる。

POINT
手の甲の硬さを意識し、痛くない程度に刺激する

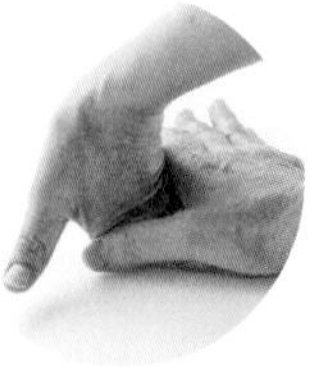

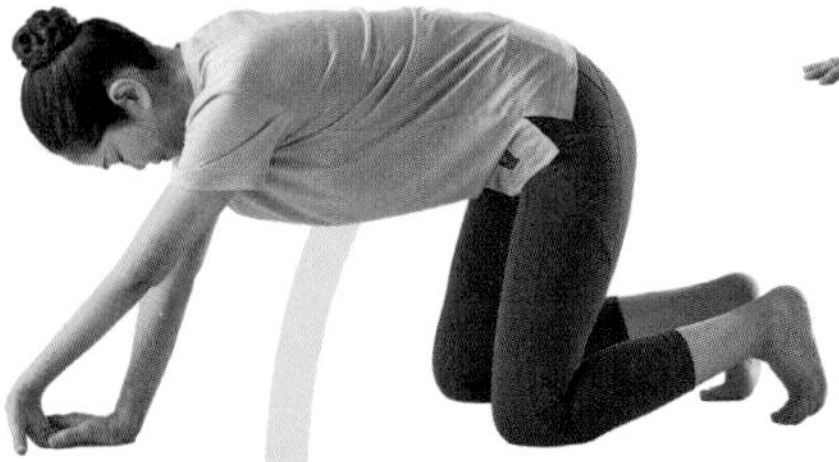

左手を逆手にして、右手で左手の指のつけ根を押さえ、足の指を立て、

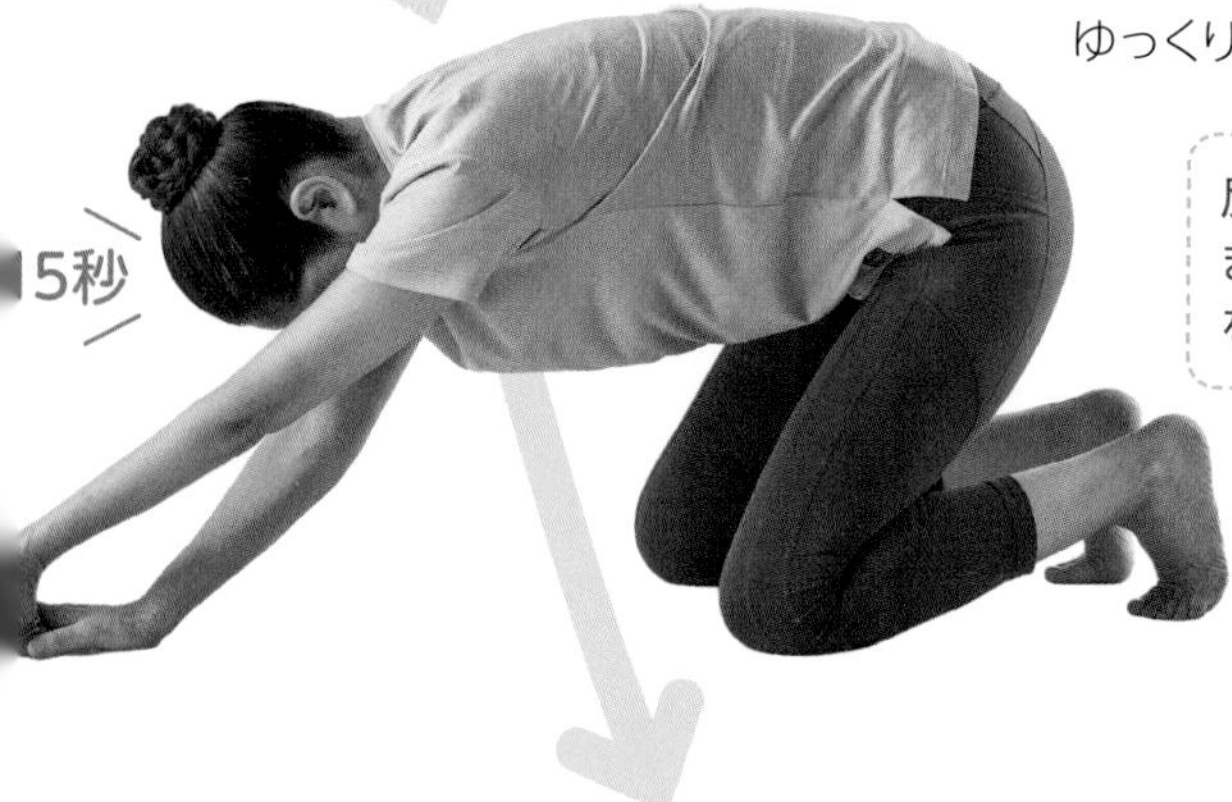

ゆっくりとお尻を後ろに引く。

POINT
反らせられるところまでにして、無理をしないように

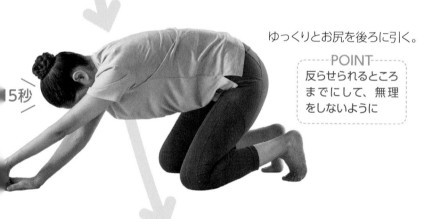

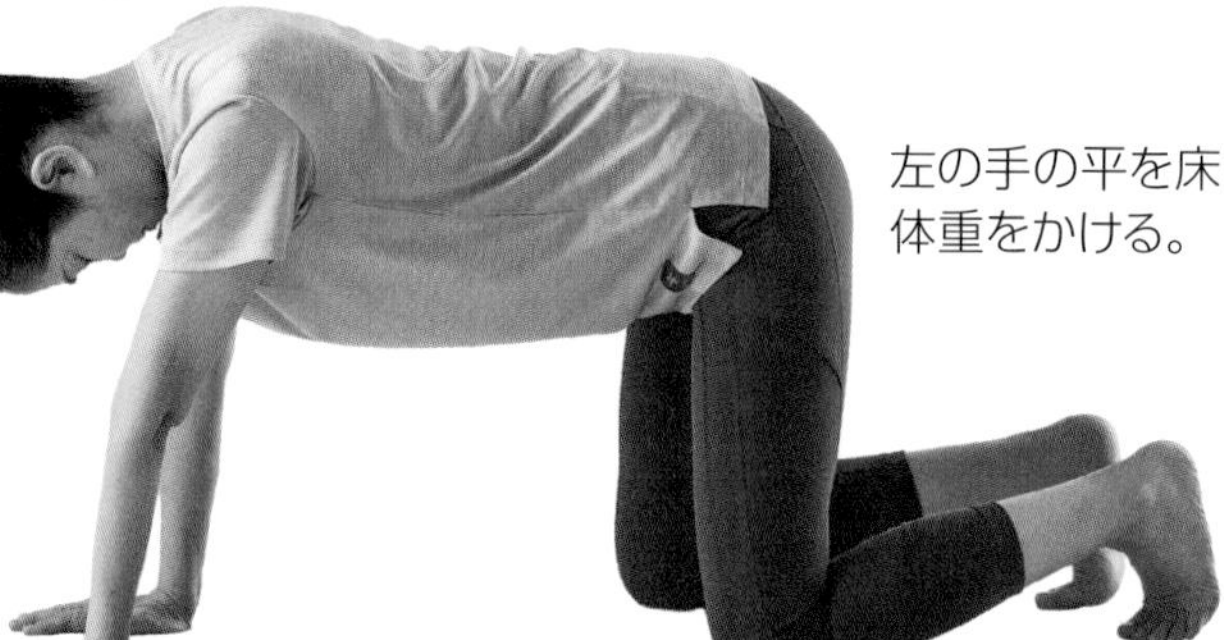

左の手の平を床につけ、体重をかける。

※反対側も同様に行う

身体の側面ほぐし

＼50秒／

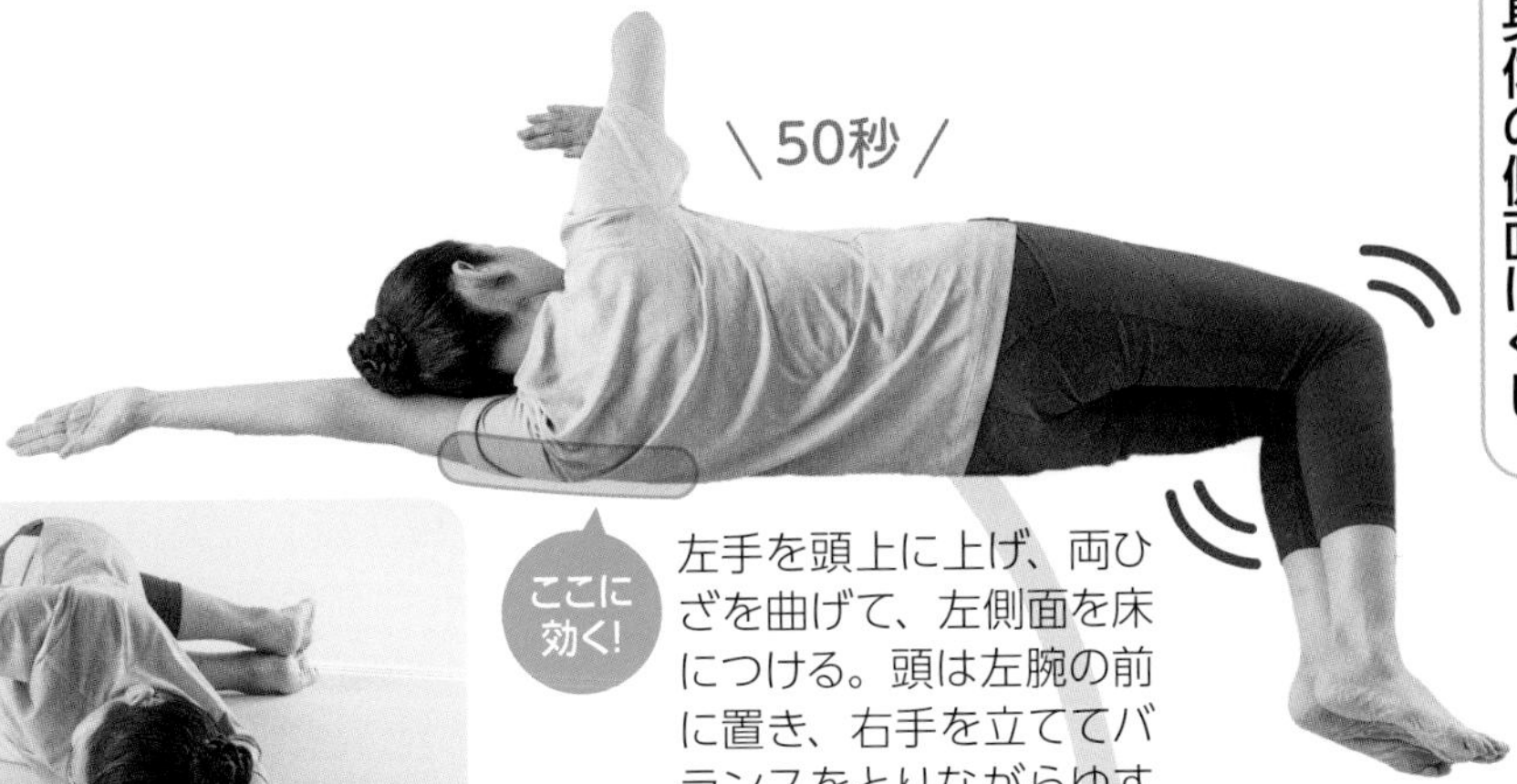

ここに効く!

左手を頭上に上げ、両ひざを曲げて、左側面を床につける。頭は左腕の前に置き、右手を立ててバランスをとりながらゆする。

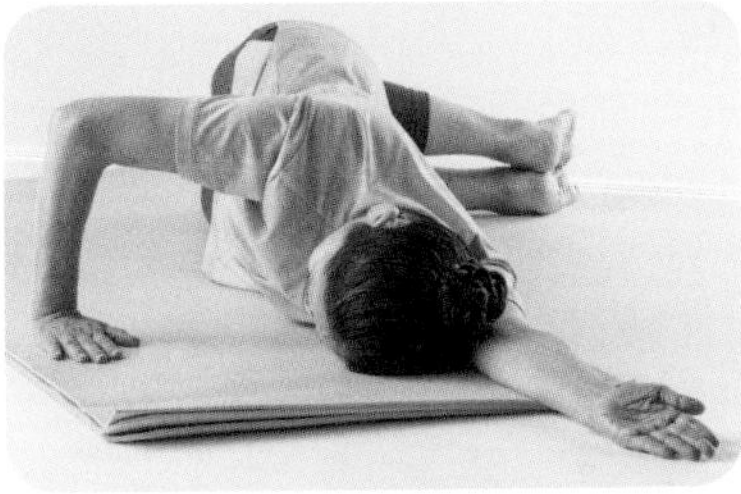

ひざから下をゆすって、左脇をほぐす。

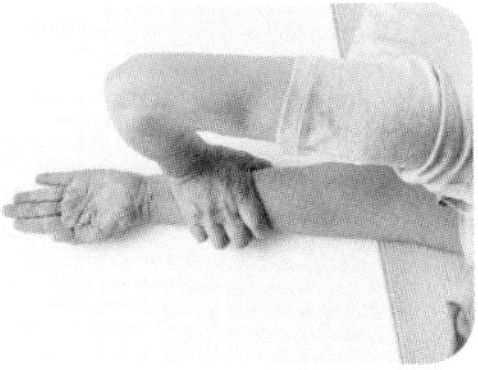

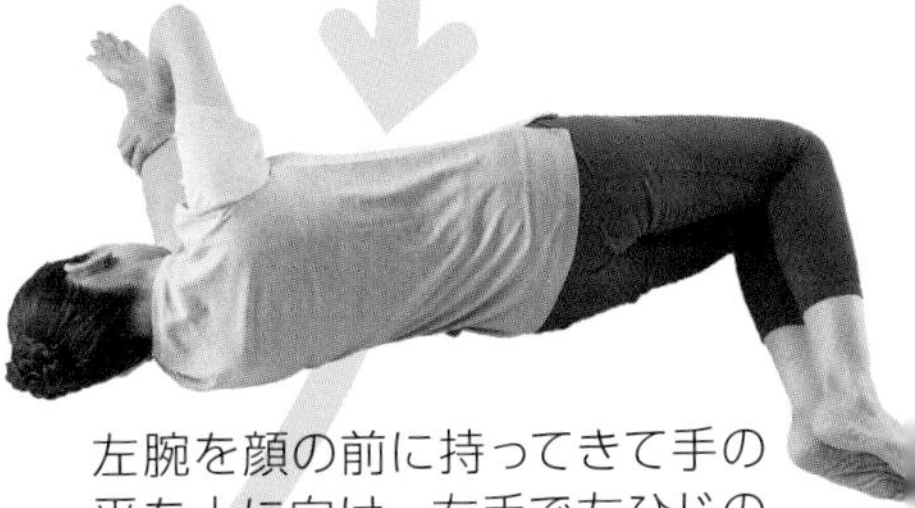

左腕を顔の前に持ってきて手の平を上に向け、右手で左ひじの近くをつかみ、

※反対側も同様に行う

＼40秒／

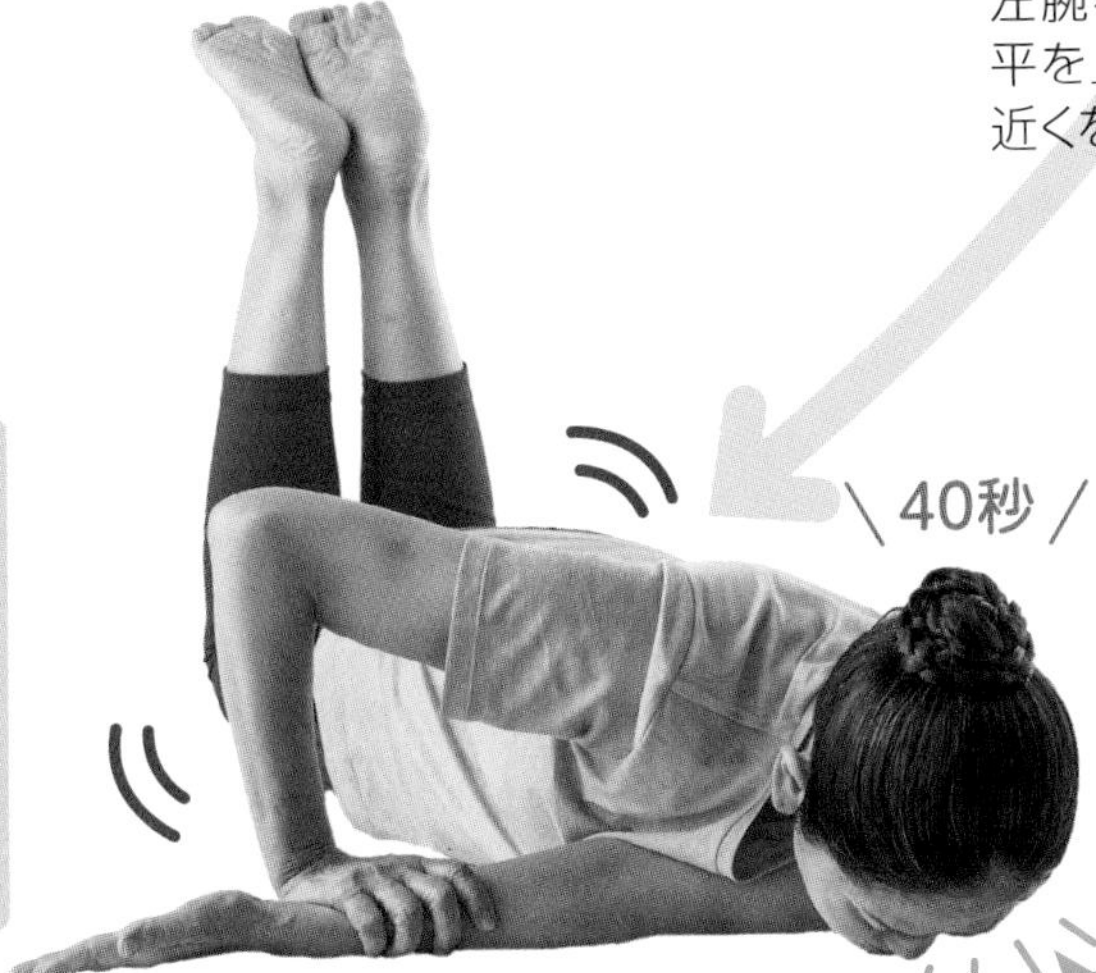

うつぶせになり、左肩に体重を乗せながら身体をゆらす。

左肩に効く

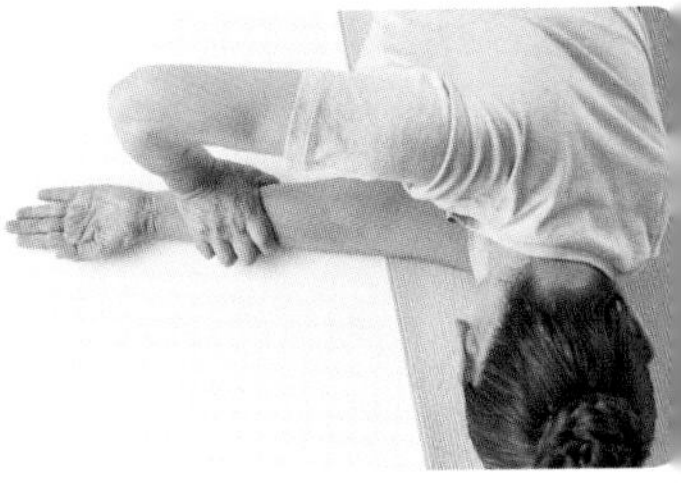

頻尿・尿漏れ

仙腸関節の左右の開閉力がカギ

頻尿や尿漏れは、骨盤の左右にある仙腸関節にアンバランスがあるために起こります。

顕著な例が、出産後の女性です。出産後に尿漏れに悩まされる方が少なくありません。出産時に仙腸関節が大きく開き、出産後、仙腸関節を閉じるときに、左右の開閉にアンバランスが生じてしまうからです。とくに右側が閉じ切れない方が多くなっています。

もちろん、出産後の女性でなくても、仙腸関節に左右差がある方は、尿漏れや頻尿になりやすくなっています。

その理由は、仙腸関節の開閉力のアンバランスにより、**骨盤の底に位置する「骨盤底筋群」という筋肉群の収縮力が弱くなる**からです。骨盤底筋群は尿を止めるときに働く筋肉です。

この収縮力が強ければ、しっかりと締めることができ、尿漏れは起こりません。尿漏れに悩んでいる人は、せき、くしゃみ、ジャンプなどで腹圧がかかるときに、骨盤底筋群がゆるんで尿が漏れてしまうのです。

巷には、骨盤底筋群を強化するために、肛門を締めたり、おしっこを我慢したりすることを勧める本や情報がありますが、これで効

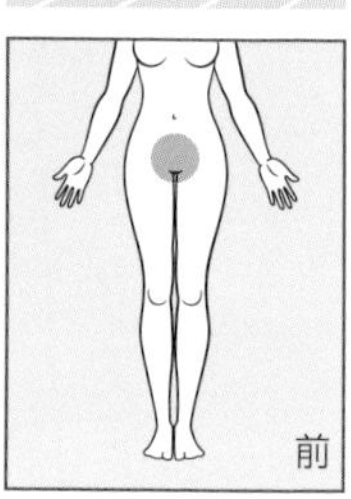

尿道

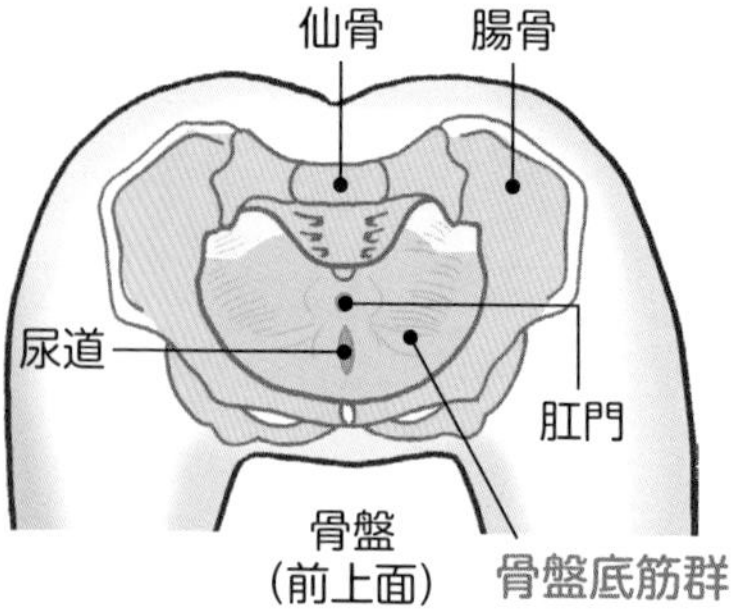

果があるのは左右差がない方だけです。
仙腸関節の開閉のアンバランスがある方は、左右にズレが生じてしまうため、尿漏れはなくなりません。左側と同じ力で右側の骨盤底筋群を締めなければ、尿が漏れてしまうのです。

左右両方をしっかりと締められないと、頻尿も起こってしまいます。尿道がゆるんでいると尿を膀胱に溜めておくことができないからです。

また、膀胱の収縮力が落ちることも頻尿の原因のひとつですが、膀胱の位置を正しい場所に収め、収縮しやすくするのも骨盤底筋群の働きです。

仙腸関節の左右差をなくす

頻尿や尿漏れの原因は**左右の仙腸関節の開閉力のアンバランスですから、左右差をなくす**ことが解決のポイントです。

次ページで紹介する自力整体では、左右のアンバランスを診て、その後とくに硬くなっている側の実技を何度か行うことで、アンバランスをなくしていきます。左右の骨盤底筋群もほぐれ、それにより左右同じ力で締められるようになります。そうすれば、頻尿や尿漏れを防ぐことができます。

なお、夜中に何度もトイレに行くのは、頻尿というより、熟睡することができないことが原因です。人は夜、とくに睡眠中に「抗利尿ホルモン」というホルモンが多く分泌されます。眠っているときに多少膀胱におしっこが溜まっても目を覚まさず熟睡できるのは、そのホルモンの働きによるからです。

眠りが浅い方は、そのホルモンがあまり出ていません。その結果、少し膀胱に尿が溜まったときに、脳が尿意を感じて目覚めてしまいます。

要するに、**夜間頻尿は、熟睡不全により抗利尿ホルモンの分泌が停止している状態**なのです。夜間頻尿を治すには、熟睡できるような工夫が必要なのです（次節参照）。

頻尿・尿漏れ

https://www.shin-sei.co.jp/jiriki/#12

坐骨の高さチェック

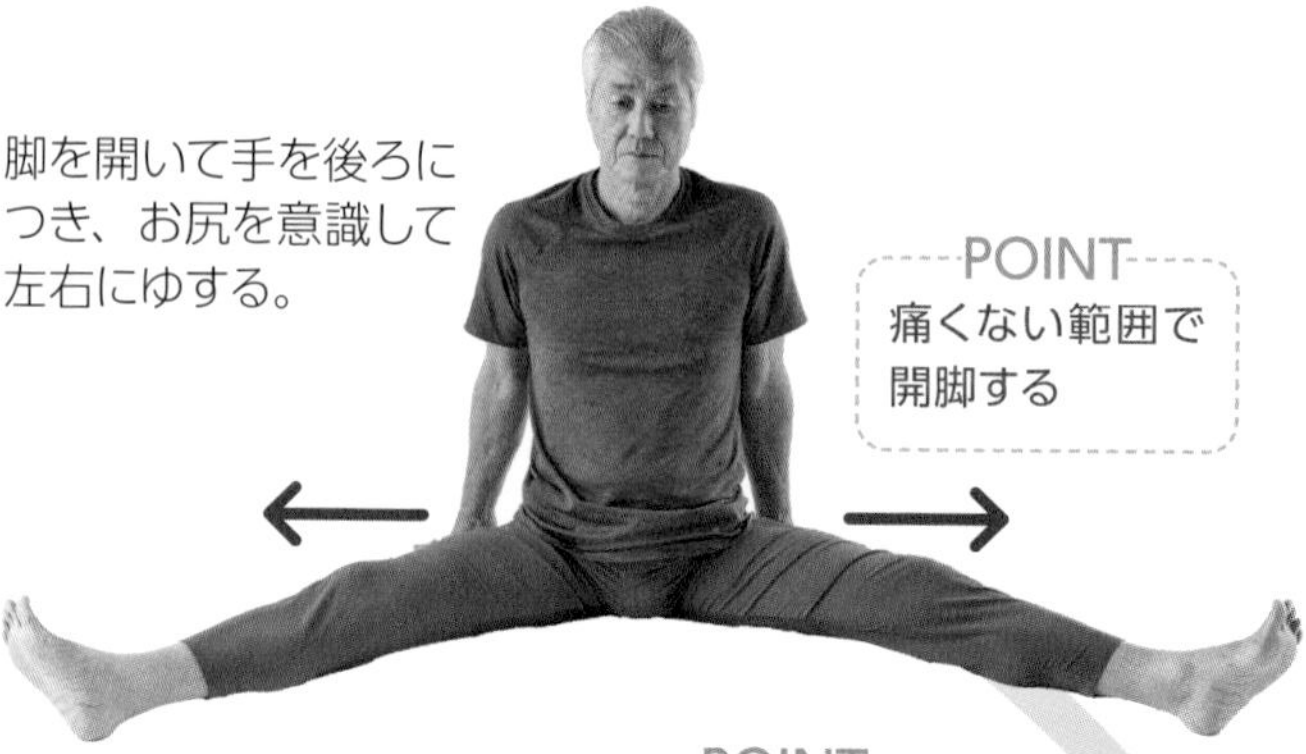

脚を開いて手を後ろにつき、お尻を意識して左右にゆする。

POINT
痛くない範囲で開脚する

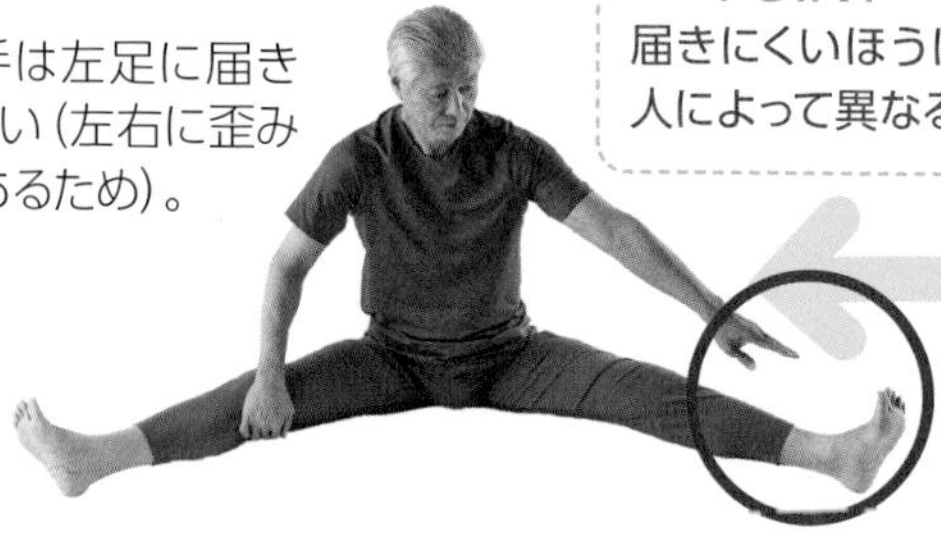

左手は左足に届きにくい（左右に歪みがあるため）。

POINT
届きにくいほうは、人によって異なる

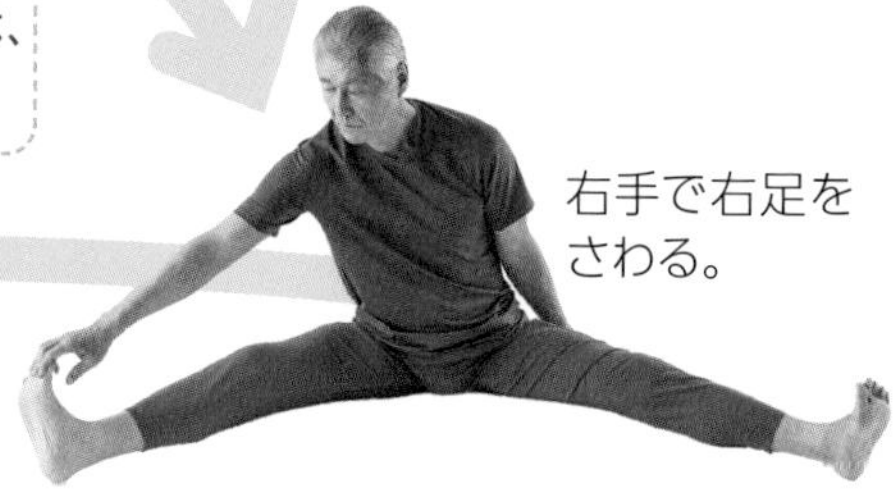

右手で右足をさわる。

坐骨の高さ矯正

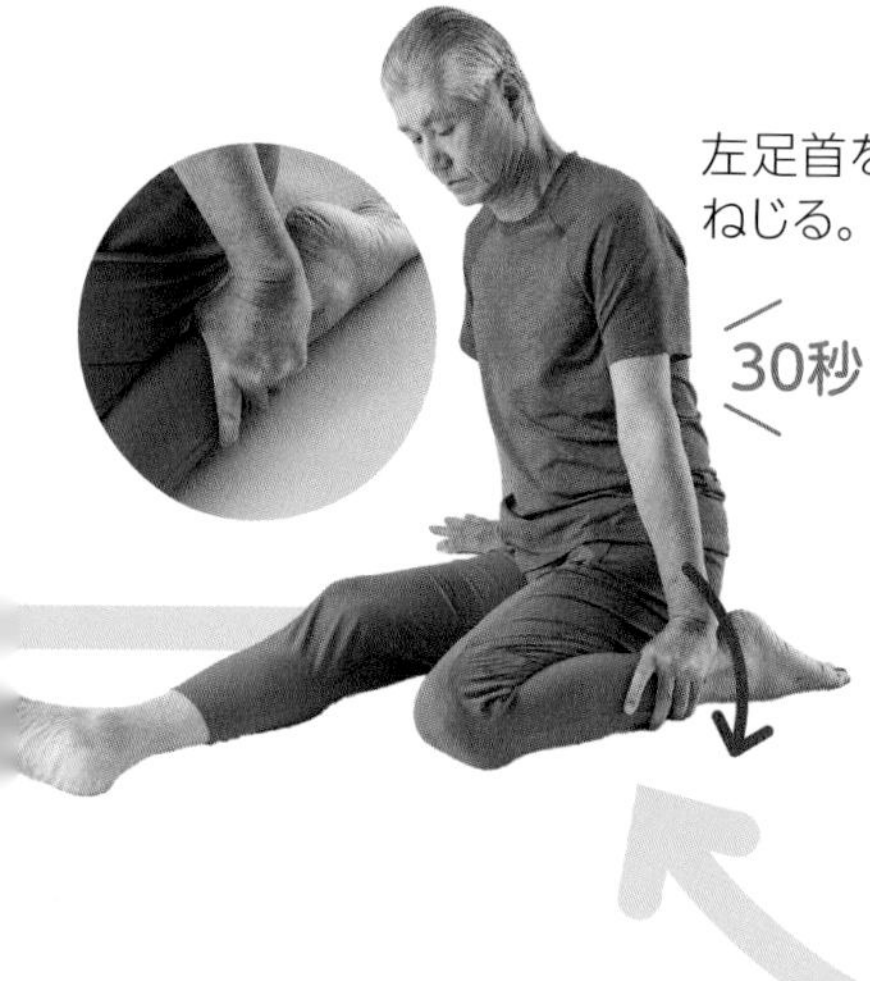

左足首を外へ外へとねじる。

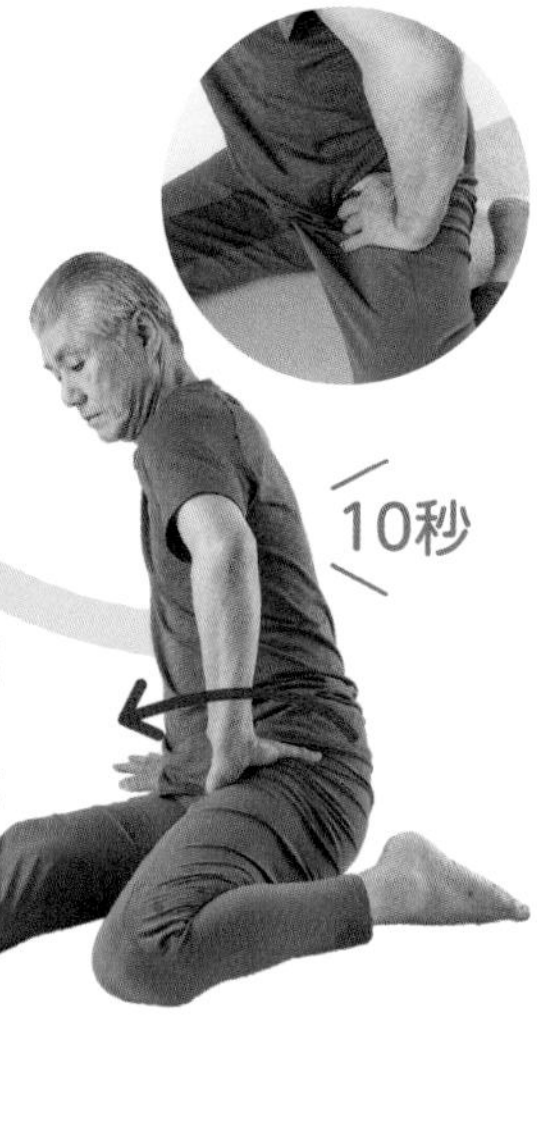

届きにくかったほうの左脚を内側に曲げ、脚のつけ根に手を当てて、内側へ内側へとねじる。右ひざは軽く曲げる。

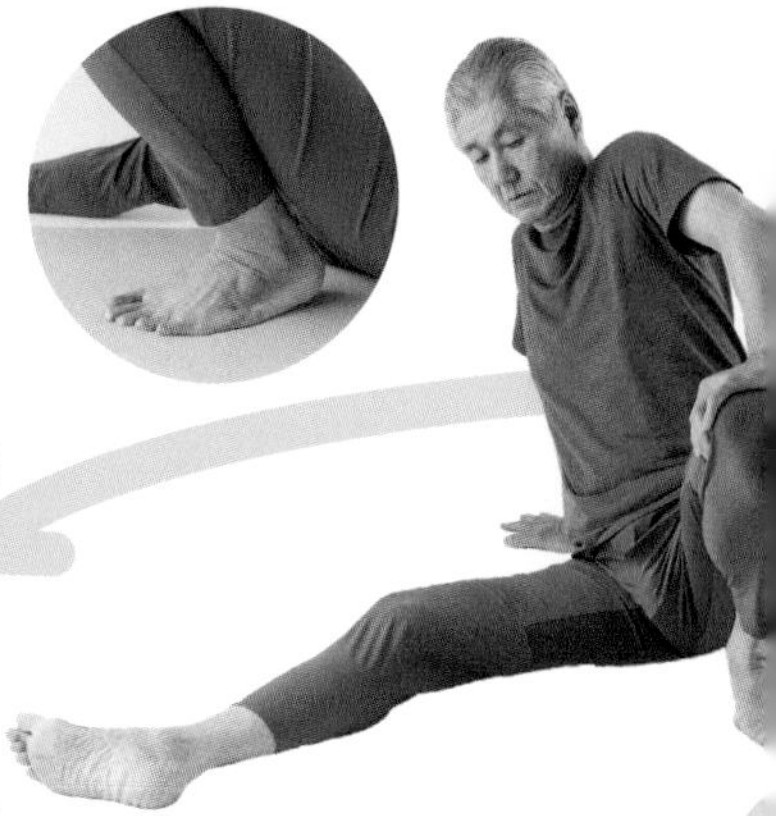

右手を後ろにつき、
左のひざを立てて、

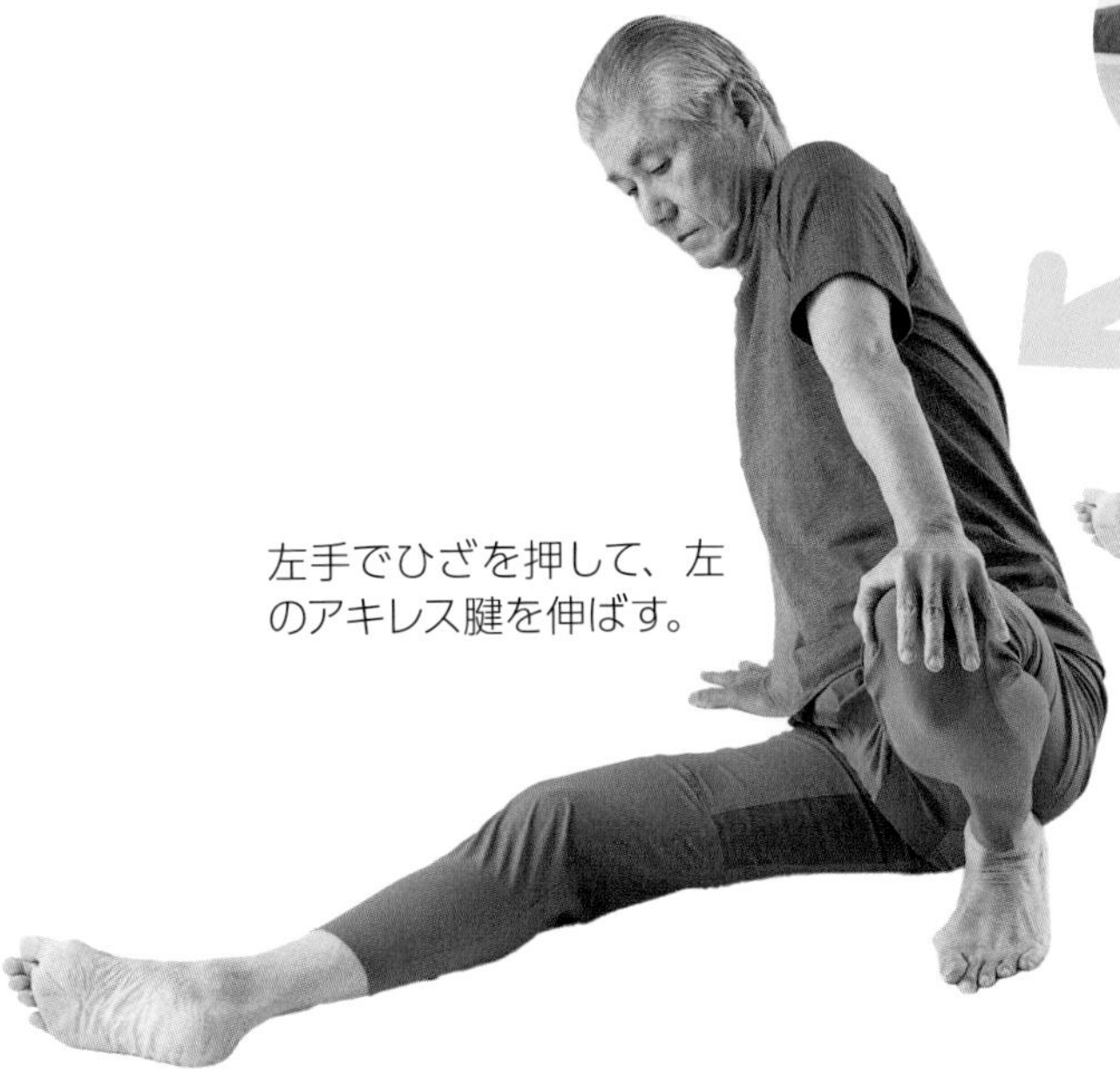

左手でひざを押して、左
のアキレス腱を伸ばす。

坐骨の高さの確認

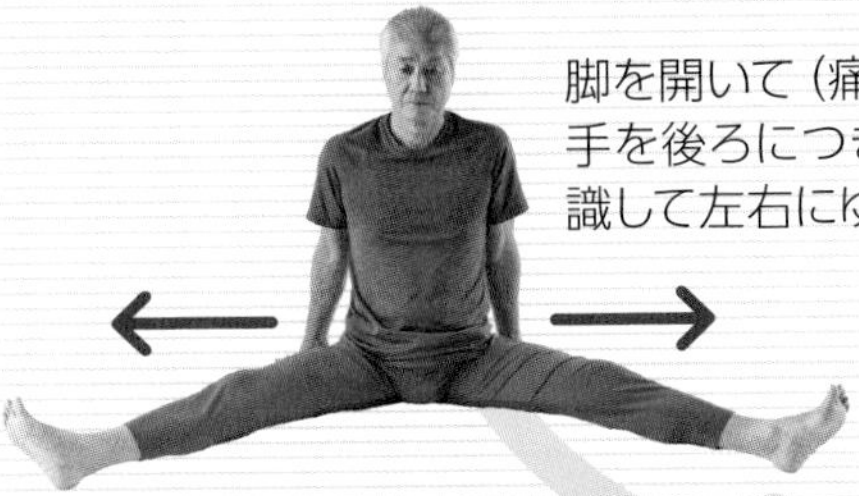

脚を開いて（痛くない程度）
手を後ろにつき、お尻を意
識して左右にゆする。

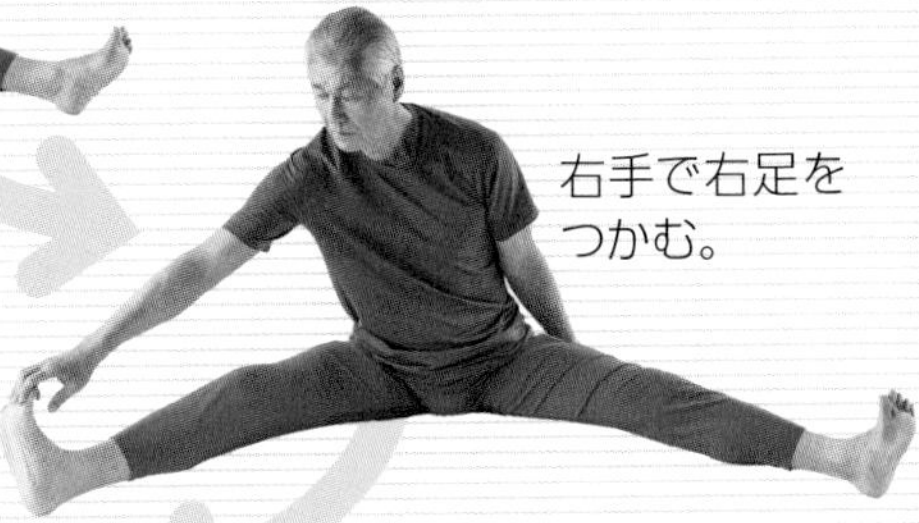

右手で右足を
つかむ。

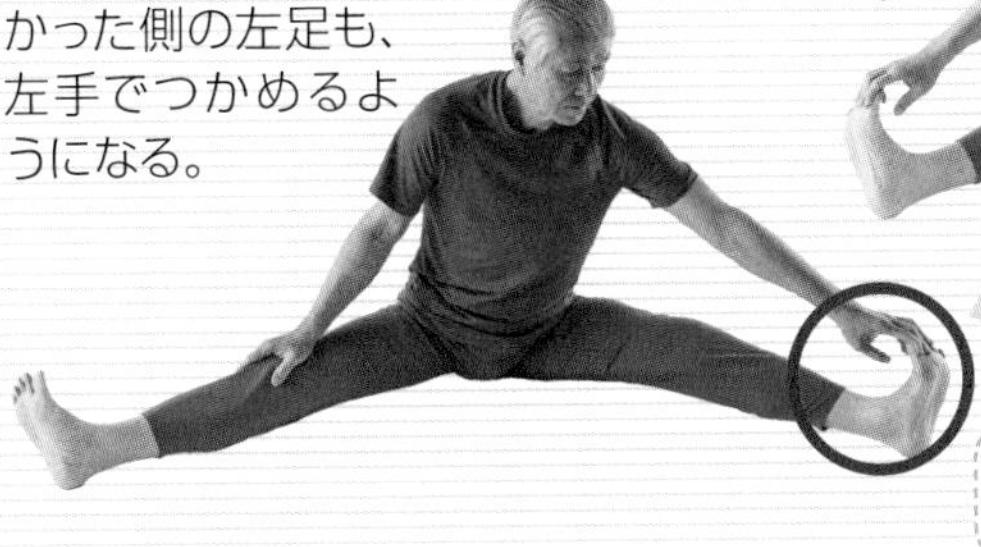

先ほど触れられな
かった側の左足も、
左手でつかめるよ
うになる。

POINT
坐骨の高さが揃うとつかめる

不眠

セロトニンが分泌する生活を

熟睡するためには、眠気を誘う「メラトニン」というホルモンが多く分泌されることが大切です。このメラトニンは、じつは昼間に分泌された「セロトニン」というホルモンが、夜になるとメラトニンに変わるのです。このセロトニンはスッキリ感や幸福感を与えるホルモンでもあり、痛みを感じにくくもします。

ですから、**セロトニンが多く分泌される生活**を送ることが、熟睡を誘うのです。具体的には、日光浴やストレスの少ない生活、人との触れ合い、和食を中心とした食事などです。

セロトニンの多くは腸で生成されていますので、**発酵食品や海藻、水溶性食物繊維などを中心とした整腸活動は、とくに重要**です。

また、よくいわれている「熟睡は働き者のご褒美である」を体現するのも大切です。日中に活動の神経である交感神経を活発にさせ、夜に休息の神経である副交感神経を活発にさせることが、熟睡につながるのです。

ですから、日中に積極的に活動することも忘れてはなりません。動かない、汗をかかない、家にいることが多い生活では熟睡というご褒美は得られないのです。

太陽の光を浴びて良く動くこと、できれば何歳になっても仕事を続けること。これ以上の睡眠導入剤はないと思います。

次ページで紹介する自力整体の呼吸法は、副交感神経を高めるため、眠りに誘ってくれます。

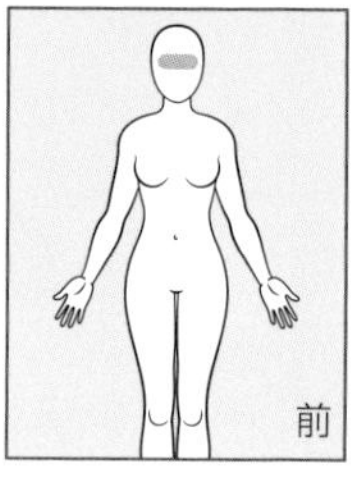

不眠

寝て（布団で）行う脱力呼吸法

https://www.shin-sei.co.jp/jiriki/#13

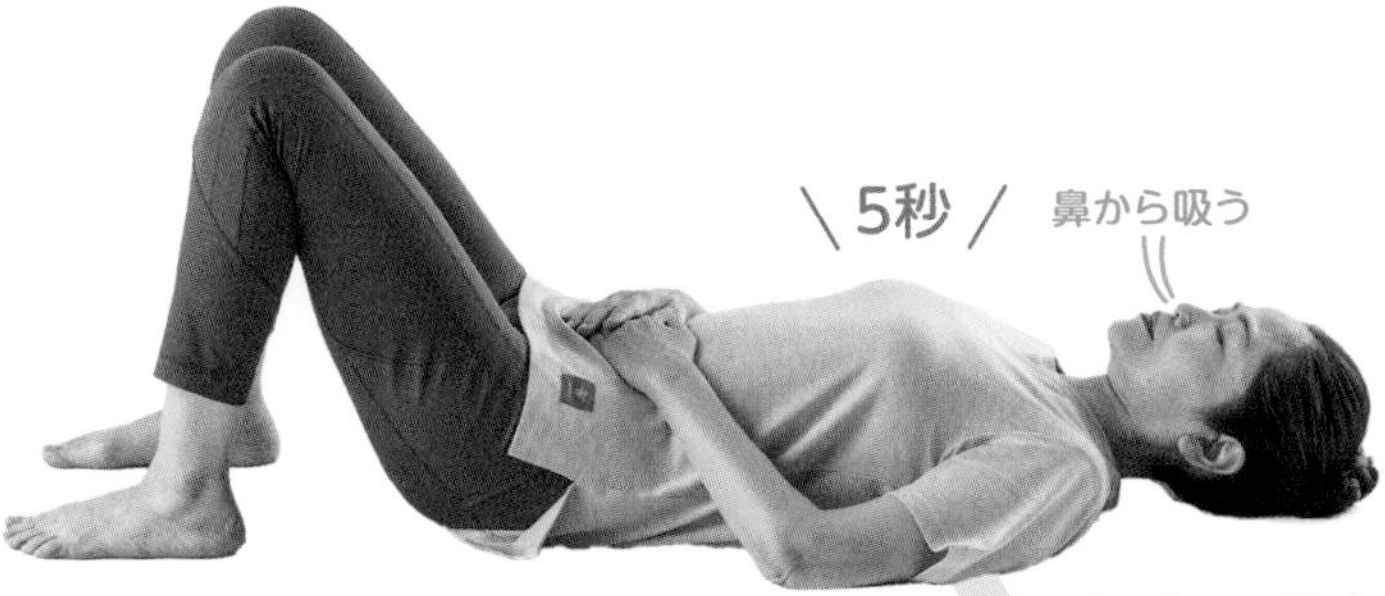

ひざを曲げて、両手をお腹に当て、

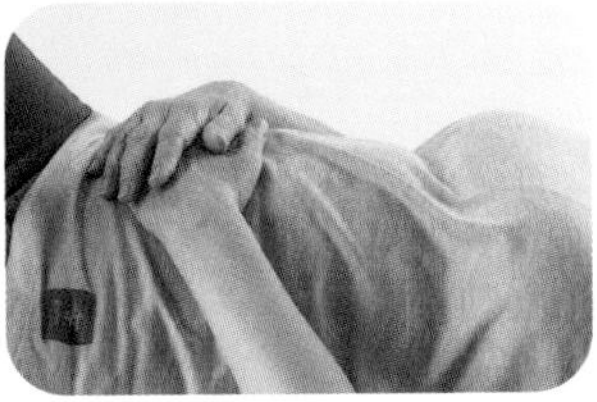

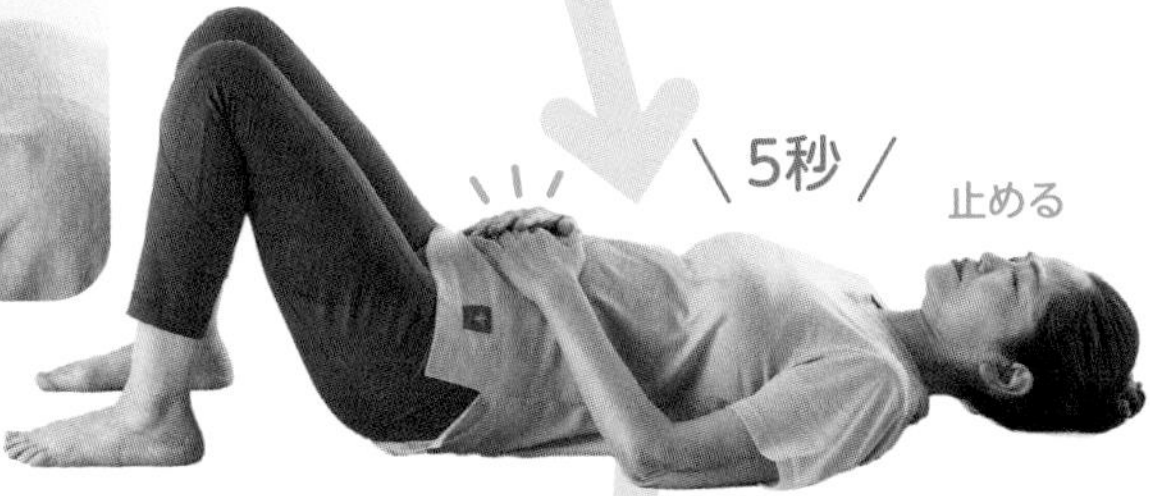

鼻から息を吸ってお腹を膨らませて、少し息を止め、

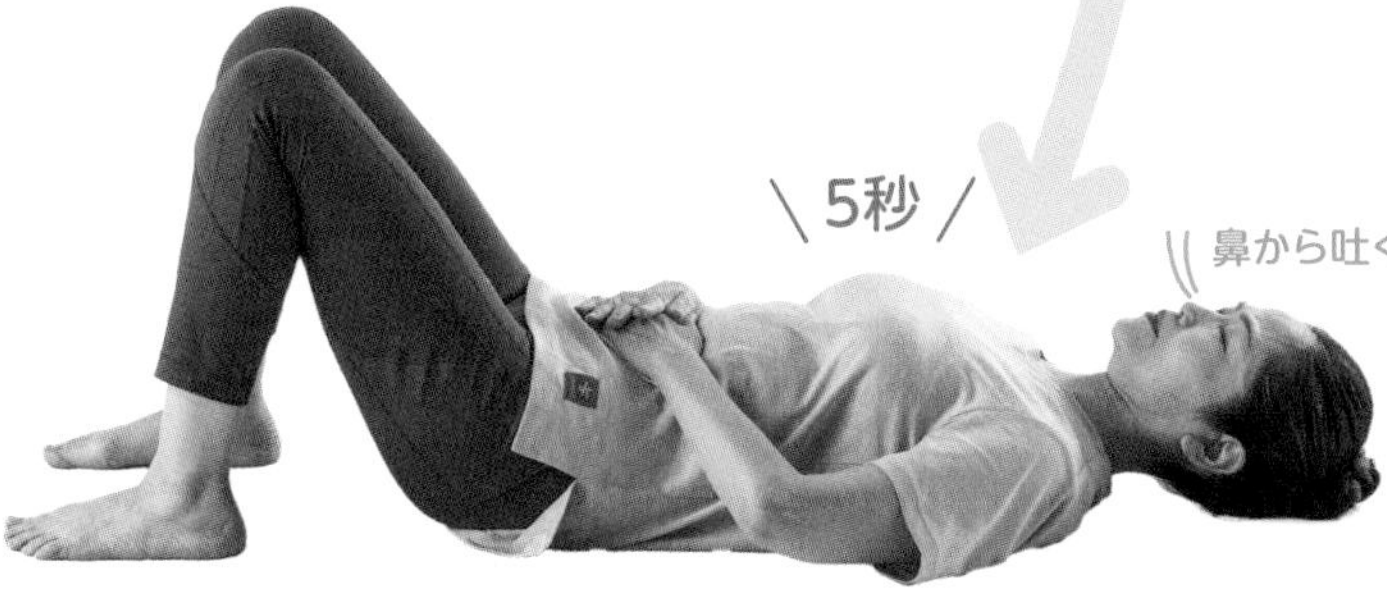

鼻から細く息を吐いて脱力する。

1回普通の呼吸をする。

POINT

写真の呼吸と普通の呼吸を繰り返しているうちに眠たくなる

コラム

輪っかタオルを使った睡眠を誘う方法

前ページでは、[寝て（布団で）行う脱力呼吸法]をご紹介しました。

ここでは、「輪っかタオル（163ページ）」を使った睡眠を誘う方法を紹介します。

年齢を重ねるほど、いや現代は若くても睡眠障害の4つの症状を持っている人は多くいます。

4つの症状とは、

①眠る時間になっても眠たくない。いつまで経っても布団の中で目が冴えている（入眠障害）

②夜中に途中で目が覚めてトイレに行きたくなる（トイレでなくても目が覚める中途覚醒も含む）

③早朝早く目が覚めて、その後は眠れない（早期覚醒）

④朝いつまでも頭がはっきりせず、二度寝してしまい、日中眠たくてしょうがない

です。

これらは、頭や目だけが疲れていて、頭の血が**身体に下りていないことが原因です。**

そんなときは、布団に横たわる前に布団の上にあぐらで座り、輪っかタオルを腰椎一番（胃の真後ろのあたりの腰）とひざにかけて、背骨をゆすりながら深い呼吸をしましょう（背中側に回したタオルで背骨を後ろに押しながらゆする）。

この背骨をゆする刺激と深い呼吸によって、頭に上って下りてこない血液が身体のほうに下がってきます。

時間はどれくらいやれば良いのか――これは人によって頭の血が下がってくる時間が異なるので、5分から20分くらいの幅があります。行っているときは「私の頭に上っていた血が今身体に下りてきている」と念じながら呼吸しましょう。

そのうちに**「頭が空っぽになって何も考えられない状態」になったら、終了**して枕に頭を乗せて横たわってください。いつの間にか眠れているはずです。

111ページの脱力呼吸法は眠れないときに、この自力整体は毎日の儀式として行うと良いでしょう。

毎日のように行えば、この儀式が始まると、身体が無意識に「眠りモード」に条件反射で入ってくるはずです。

呼吸法が習慣化すれば、夜中に途中で起きなくなります。膀胱も柔らかく大きく広がるようになり、おしっこを溜める容量が増えるので夜間頻尿もなく、朝までおしっこに起きることがなくなるでしょう。

また目覚めもさわやかで、二度寝をする気も起こらないはずです。

ぜひ、毎日のルーティンにしてみてください。

呼吸が深くなると、脳は安心モードになり、眠りに入りやすくなります。そして呼吸が深くなるにつれて頭の血が身体に下がります。最高の睡眠薬とは深い呼吸なのです。

そのためにも呼吸を阻害する、肩こり、胸や脇のこわばりはほぐしておきましょう。

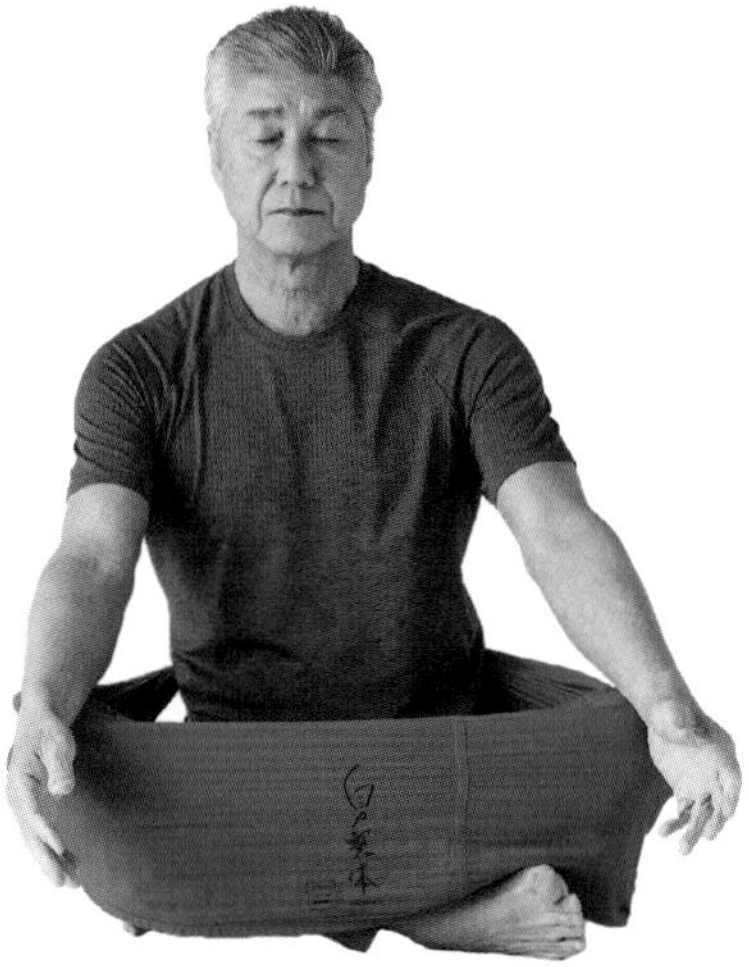

輪っかタオルを腰とひざにかけ、ひざ側はタオルを開いてあぐらをかく。ゆっくり深呼吸をしながら、背中を後ろ側に押してゆする。

目・視力

眼精疲労やドライアイを治し予防する

まず、眼精疲労やドライアイの予防についてです。これらに大切なのは、**暴飲暴食で眼球をむくませないこと**と、目の乾燥を防ぐために**洗面器に水を入れて毎朝眼球を洗う**ことです。

じつは、瞼の裏には眼球を覆う脂を出すマイボーム腺という穴があります。ドライアイで困っている方はこのマイボーム腺が皮脂などで詰まっています。この穴の通りを良くするために目を洗浄するのです。

視野を広げる「眼球運動」

もうひとつ、目のケアとして大切なのが、「眼球運動」です。これは117ページで紹介する、**眼球を上下左右斜めに限界まで動かす**実技です。眼球運動を取り入れた当初は、眼球を動かす眼筋をほぐすと、全身の筋肉もほぐれるために実施していました。

ところが、プラスαの効果があったのです。私自身が年齢を重ねるにしたがい眼球の動きも悪くなり、視野が狭くなるのを実感したことで、その効果に気づきました。それは**視野が広がる**ことです。

高齢者が交通事故などに遭いやすいのは、判断力が衰えるだけでなく、視野が狭くなるためでもあるということ。事故に遭わないためにも、高齢者には、眼球運動が必須です。

また、眼球周りの血流を良くすることで、めま

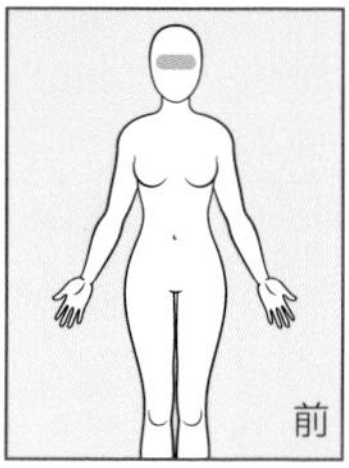

いや白内障や緑内障を予防することもできます。

眼球運動を行ったときの刺激は、全身につながっていきます。眼筋には、経絡の膀胱経が通っており、**眼筋をほぐすと、膀胱経の通り道である、後頭部、頸部、背中から腰、坐骨神経、ふくらはぎ、足裏までの筋肉群が、そこを動かさなくても柔らかくなる**からです。

実際、眼球運動を行うだけで、身体の後ろ側がほぐれ、前屈がしやすくなります。

最後にドライアイの方に目薬を指すより効果のある方法を紹介しましょう。

目をギュっとつむることです。5秒、10秒とギューっと目をつむることで、目の中が涙で潤されます。自然の目薬ですので、病院でもらう目薬より、安心でもあります

自力整体の教室では、「親指・小指のつけ根伸ばし（136ページ）」や「腕ねじり（137ページ）」などのときに同時に行っています。

コラム

私の視力回復の経験

私は若い頃、お酒の飲み過ぎで、身体全体がむくみ、眼球もむくんで膨れてしまい、近視になっていた時期がありました。そのときの視力は0・1くらいまで低下していましたが、27歳の頃に行ったヨガ時代の断食により、老廃物が取り去られ10キロ以上やせた結果、眼球が元の大きさに戻り、視力も2・0まで回復しました。

その後、一時、視力が落ちた時期はあります。それは食べ過ぎたり飲み過ぎたりしたときです。しかし、そのときも視力は回復し、70歳を超えた現在も良く見えています。

このような経験から、暴飲暴食をしないことが重要と考えました。また、私はパソコンで原稿を書くことが多いので眼精疲労やドライアイ予防のため、洗面器を使って眼球を洗うことを取り入れました。そしてこれらを、教室の生徒さんらに勧め、良好な結果が出たため紹介しています。

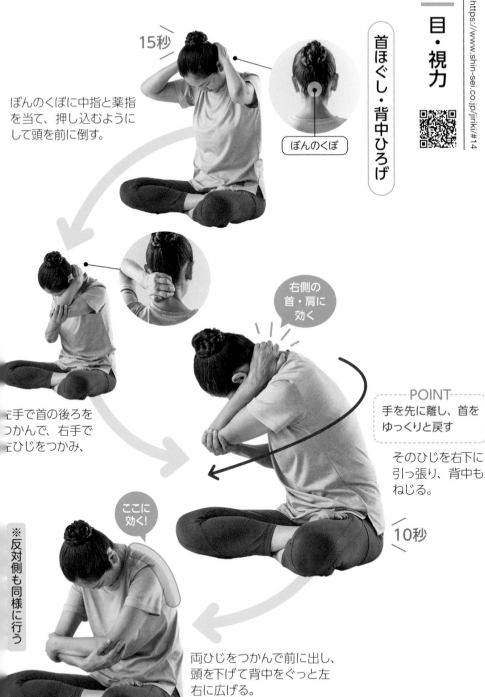

目・視力

首ほぐし・背中ひろげ

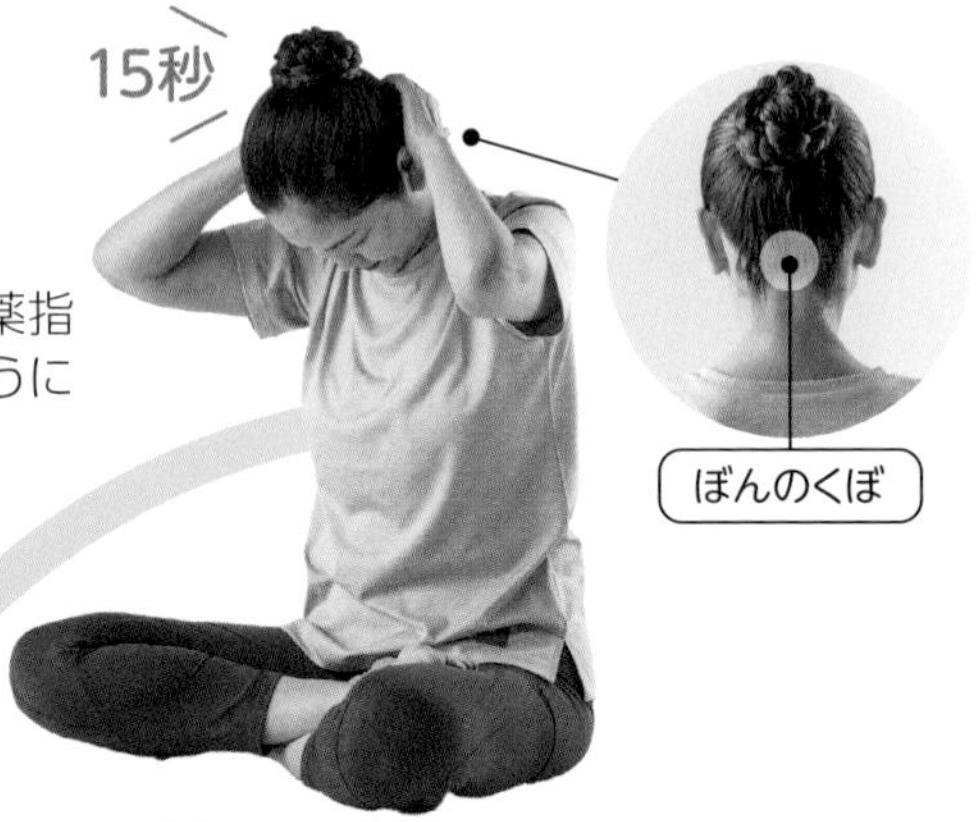

ぼんのくぼに中指と薬指を当て、押し込むようにして頭を前に倒す。

左手で首の後ろをつかんで、右手で左ひじをつかみ、

POINT
手を先に離し、首をゆっくりと戻す

そのひじを右下に引っ張り、背中もねじる。

※反対側も同様に行う

両ひじをつかんで前に出し、頭を下げて背中をぐっと左右に広げる。

眼球運動 ギュっと閉じて目を開け「上→左上→右上→左→右→左下→右下→真下→上」などを見て、眼球を限界まで動かす。

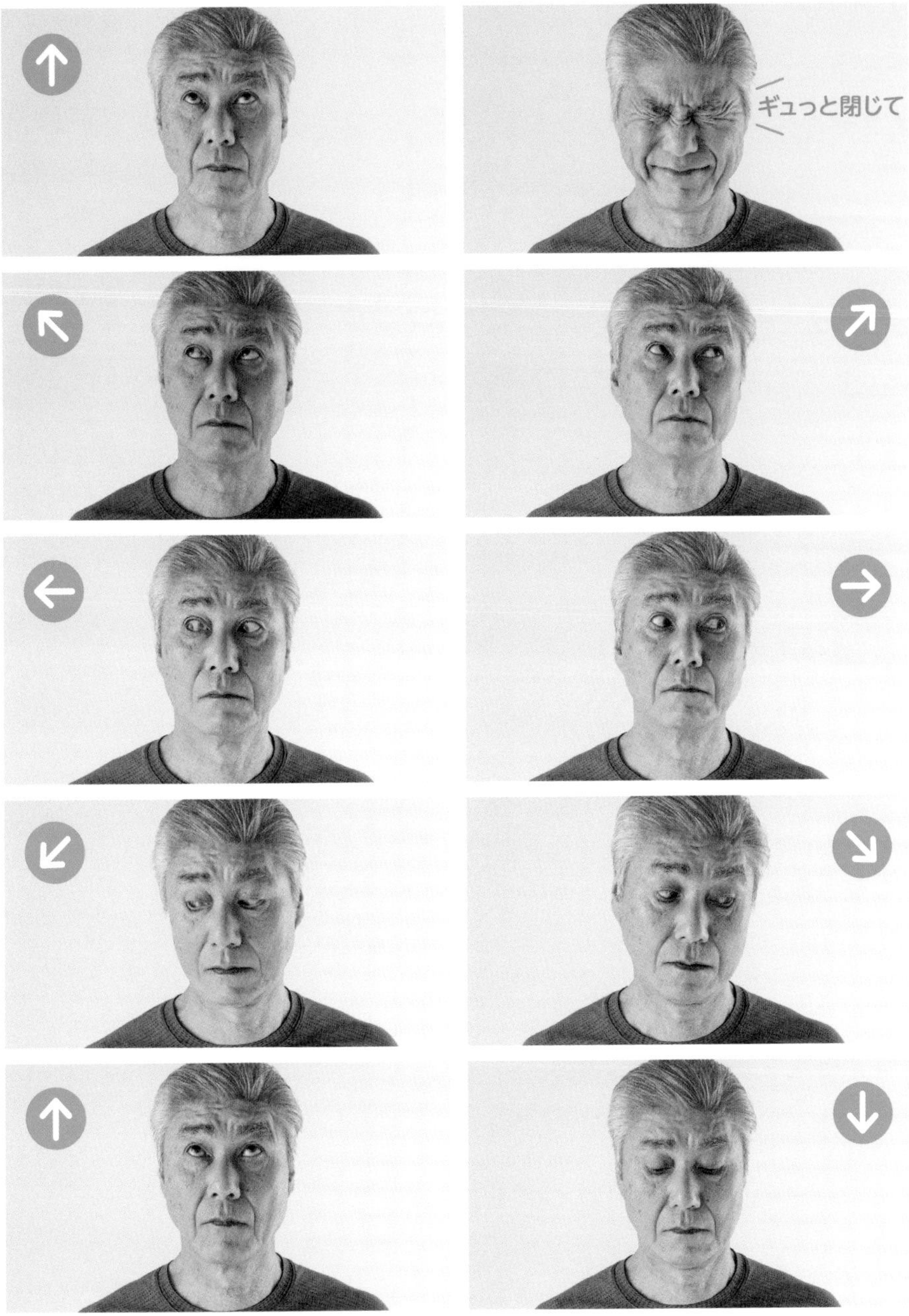

※眼球運動もう一度繰り返す

転倒・骨折予防

小さな段差でも転びそうになる

歳を重ねていくと、じゅうたんの端に自分のつま先を引っかけるようなことが増えていきます。さらに高齢になると、そのときに反応できずに転んでしまうケースもあります。

また、道を歩いているときに、誰かにぶつかられて転んだという事故を聞いたことはありませんでしょうか。

高齢者が転倒すると、骨折してしまうことがあります。よく耳にする残念な事故は、**股関節を骨折して寝たきり**になってしまったケースです。

階段から転倒してしまうと死亡事故につながることまであります。

転倒を予防する暮らし方

転倒を予防するには、まずは**スリッパを履かずに裸足で暮らして、足裏の感覚を敏感にしましょう**。段差に気がつくようになりますし、何より裸足だと滑りません。

また、現在の自分を受け入れることも大切です。

歳を重ねていくと、昔はできていたことができなくなります。この事実を認め、意識的にゆっくりと注意深く行うことです。

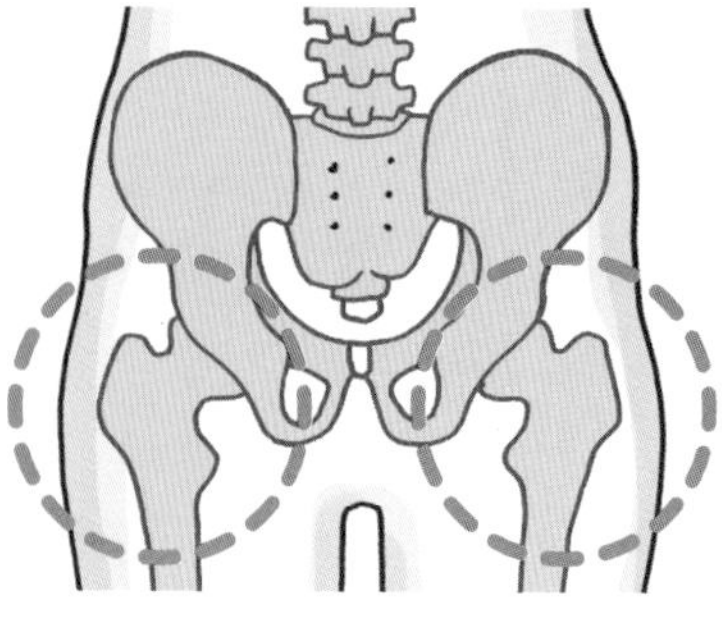

骨折しやすい股関節

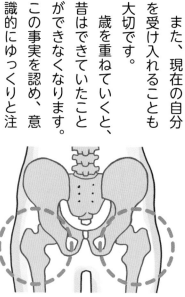

たとえば、「バランス維持能力が低下した」ことを認めれば、イスに乗って天井の電球を交換するときなどに、細心の注意を払えます。転倒や事故を起こす人は「昔できていたから、今もできる」という思い込みが強いのです。

ポイントは「マインドフル」に行うこと。マインドフルとは、「今、ここ、目の前のことに集中する」ことです。転倒や事故を起こすときには「マインドレス」、つまり「心ここにあらず」で、別のことを考えていることが少なくありません。

じつは、自力整体を習慣にすると、元はマインドレスだった性格がマインドフルの性格に変わるという隠れた効果もあります。何事にも注意散漫だった方が、今この瞬間していることに意識を向けることができるようになるのです。

自力整体は、自分の身体に集中する時間ですから、**自力整体が習慣化されると、マインドフルの性格に変わっていく**のです。

転倒・骨折防止に備える自力整体

転倒しない身体、骨折しない身体になるには、**「股関節を柔軟にする」「骨密度を高める」「足首を柔軟にする」「体幹を強化する」**ことが重要です。

これらを持ち合わせていれば、バランスを崩したときでも対応することができますし、転んでしまったときでも、骨折しにくくなります。

また、骨は負荷がかかると密度が濃くなっていきますので、負荷が多目の自力整体も有効です。

122ページから紹介する、左記の自力整体は、転倒・骨折の予防に効果の高い実技です。

脚の前後伸ばし、股関節強化

股関節を柔らかくすることで、転びにくくし、同時に骨折しにくくします。体幹も鍛えられるため、身体全体のバランス維持能力や骨密度も上がります。

踏み込み

脚の裏側の筋肉を刺激し、腰の血流を良くして体幹を鍛えると同時に、腰の圧迫骨折も予防します。さらに、足首も柔らかくなり、つまづいたときでもバランスが維持できるため、転びにくくなります。

転倒骨折を予防するための考え方と行動

転倒・骨折を予防するための考え方と、実施してほしい行動をまとめました。

考え方

①できていた自分を捨てる（これからはできなくなっていく自分がどう工夫していくか考える）

②若い頃のスピードでできなくなることを受け入れる（老いたからできなくなるのではない）

③ひとつの行動を完全に終わらせてから次の作業に移る（昔できていた「2つのことを同時にこなす」はできなくなっているので）

家の中での行動

④「転ぶはずがない自分」ではなく、「転ぶかもしれない自分」を想定して動く

⑤家の中では靴下か裸足で歩き、足裏感覚を鈍らせない（スリッパは滑る恐れあり）

⑥歩くときはつま先を上げて、かかとで着地する（つま先引っかけ転倒の予防）

⑦踏み台に乗って高いものをとるときには、踏み台から落ちることがあることを想定しておく（できれば人にやってもらう）

⑧ズボンやパンツ、靴下を履くとき、壁にもたれながら動作する。イスに座るのも良し

外での行動

⑨深くて長い呼吸を保つ（呼吸が浅く、乱れているときは転倒の前兆）

⑩考え事をしながら歩いたりしない（マインドフルに動作ひとつひとつに意識を払う）

⑪自分のペースで歩く（無理に大股にすると転ぶ）。**道**

行く人に抜かれても焦らない
⑫点滅信号で走らない。電車は乗り遅れそうになったら次を待つ
⑬歩きながら話をするとき、相手の顔を見ないで前を見て会話する
⑭道路では自分の前ばかりに集中するのではなく、後ろの気配にも気を配る
⑮下り階段では手すりをつかむか、エレベーターで（下りのほうが危ない）
⑯重たい荷物を運ぶときはキャリーバッグを使う
⑰外呑みより、家呑みを（酔っぱらっての転倒防止）

転倒・骨折防止以外に注意してほしいこと

転倒・骨折とは直接関係ありませんが、70歳を超えた私が意識していることも触れておきますので、参考にしてみてください。

- 水分は一度口に10秒ほど溜めてから飲み込む（水が気管支に入ってむせることを防止）
- 食事はよく噛んでドロドロにして飲み込む（誤嚥の防止）
- 体脂肪率などがわかる体重計に毎日乗り、体重や体内水分量などをこまめにチェックする
- 刃物を使うとき、「自分は若い頃より相当不器用になっている」と自覚して注意深く使う
- 読書、会話、映画、俳句など、できるだけ言語に触れる時間を作る（人間の脳は言語で育つ。言語を見ない、話さない、考えないことで退化する）
- 外出するときは近くでもこぎれいな服を着る
- 行きつけの外食先を数件見つけ、夕食は外に出かけ会話する
- 若いときは目標達成のために行動していたが、今後は行動自体を楽しむことを目的とする

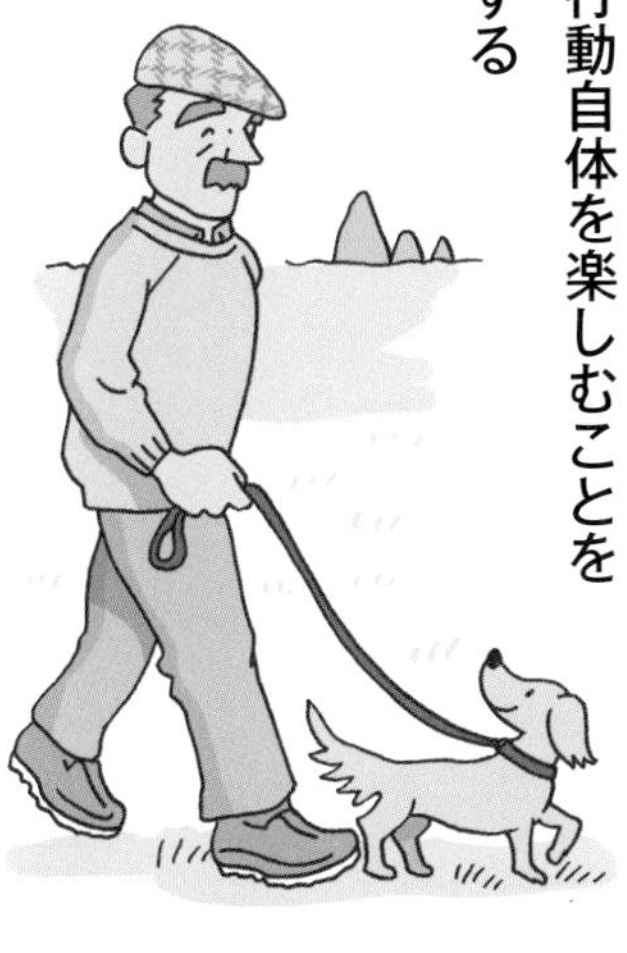

https://www.shin-sei.co.jp/jiriki/#15

脚の前後伸ばし

身体は起こしたまま、
右脚を前に出し、

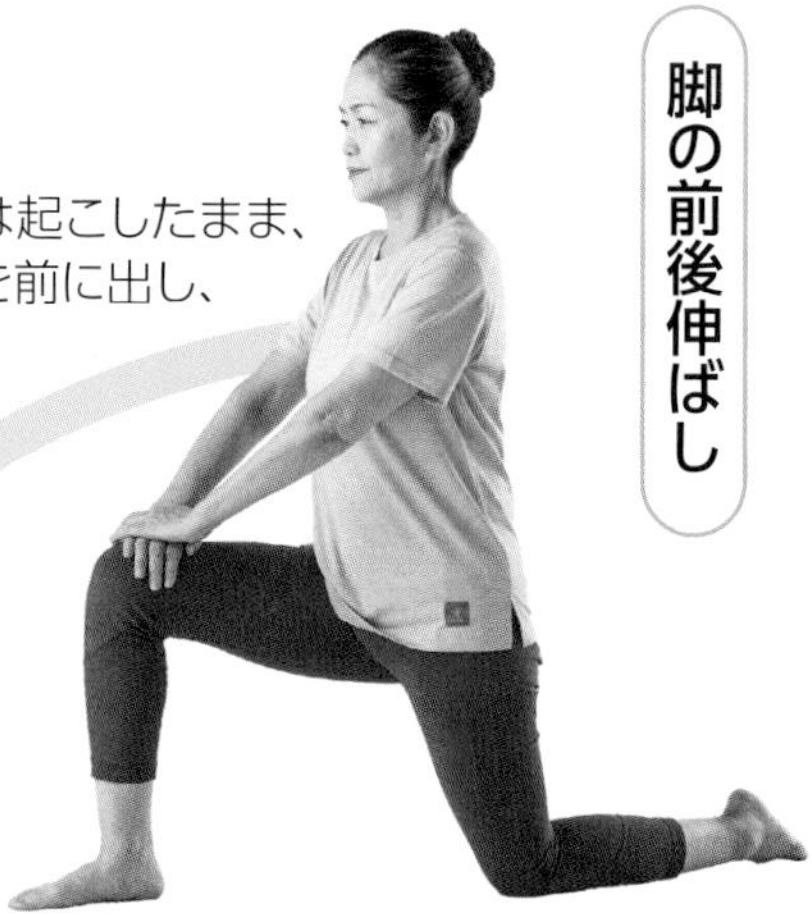

右脚に体重をかけ、
お尻を落としていく。

10秒

POINT
無理に伸ばし過ぎないように

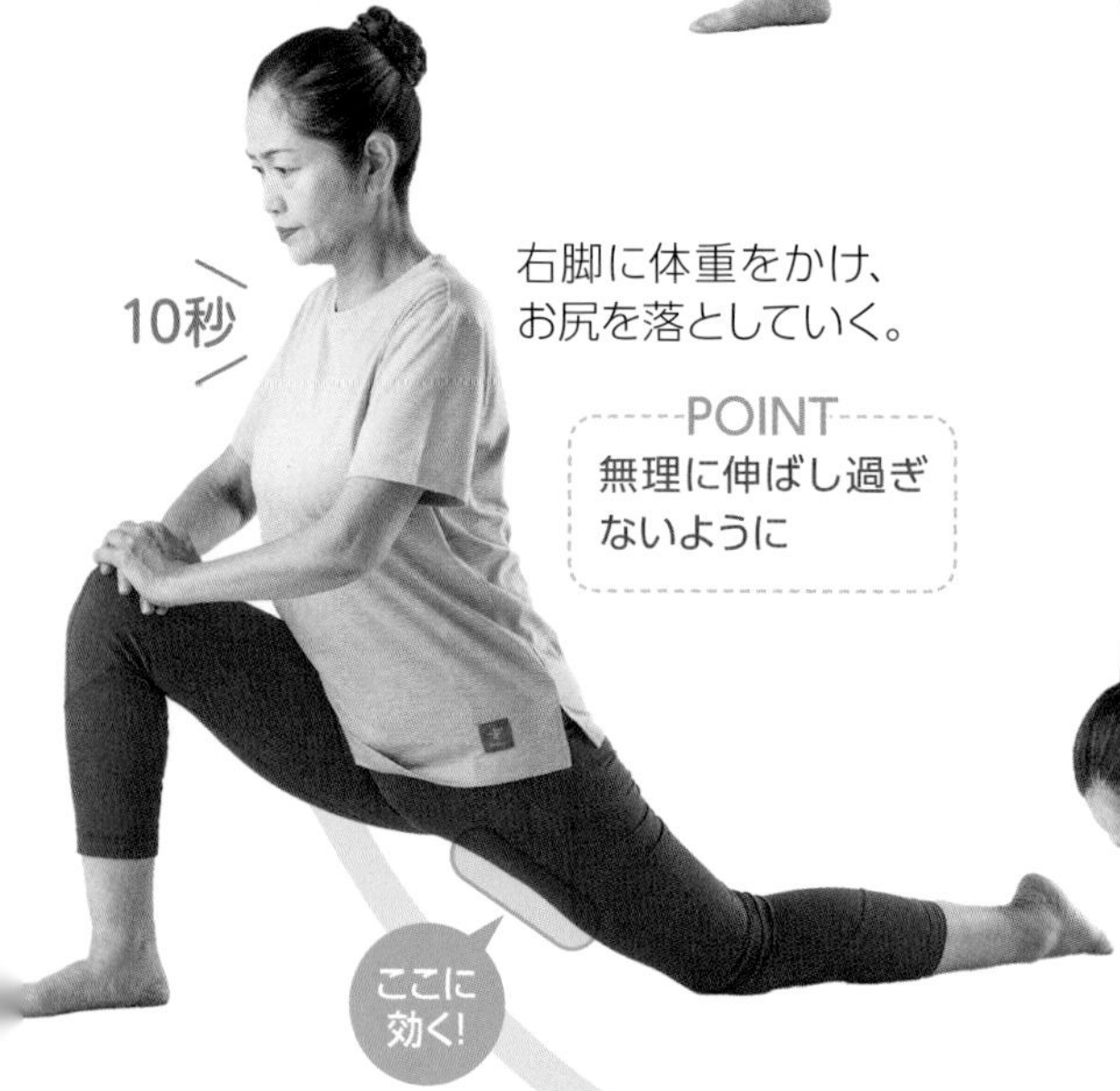

右脚を伸ばして、ひざの皿を下げるようにしてひざの裏側を伸ばし、アキレス腱も伸ばす。

15秒

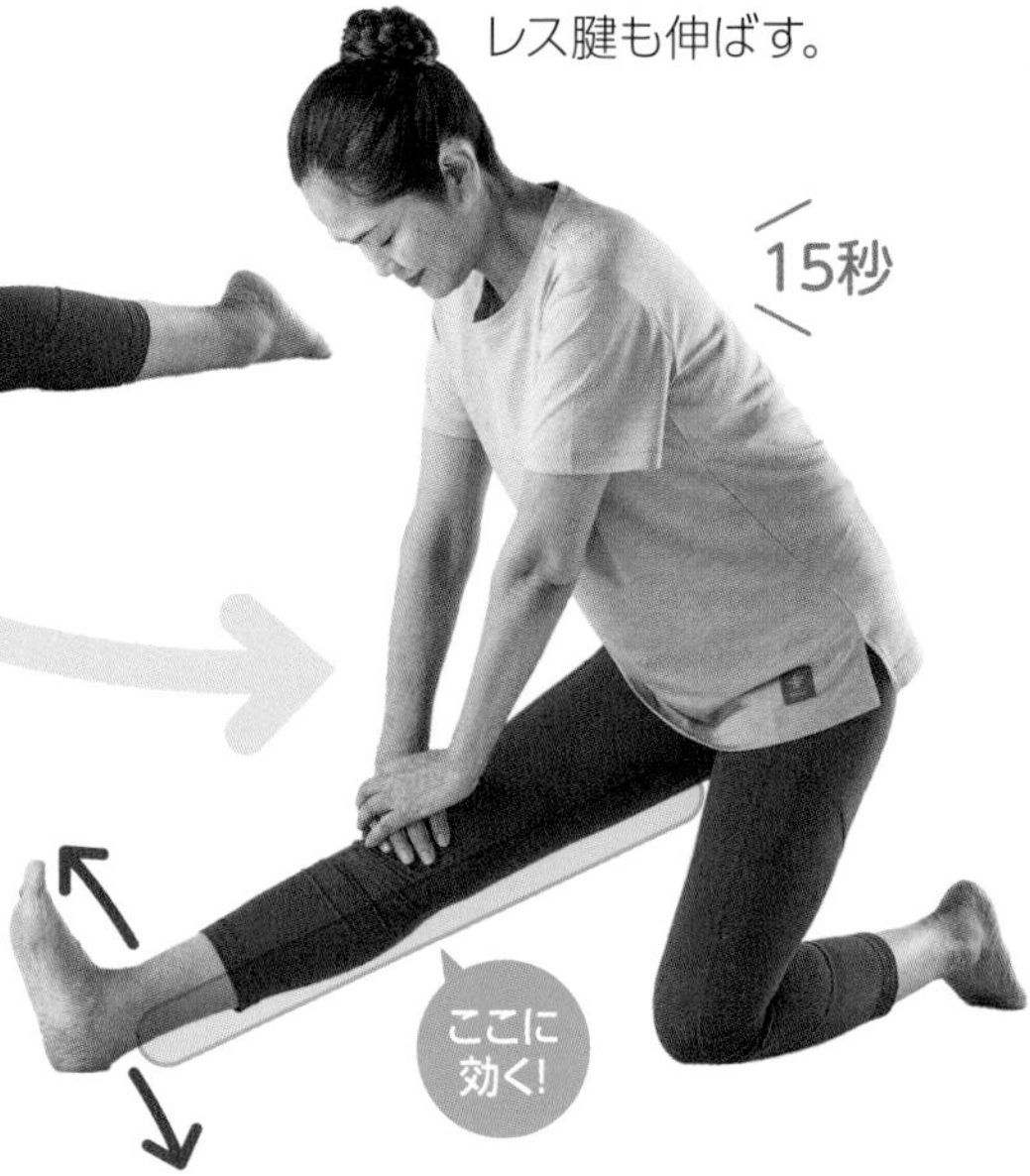

POINT
かかとを支点にして足首を左右にゆする

※反対側も同様に行う

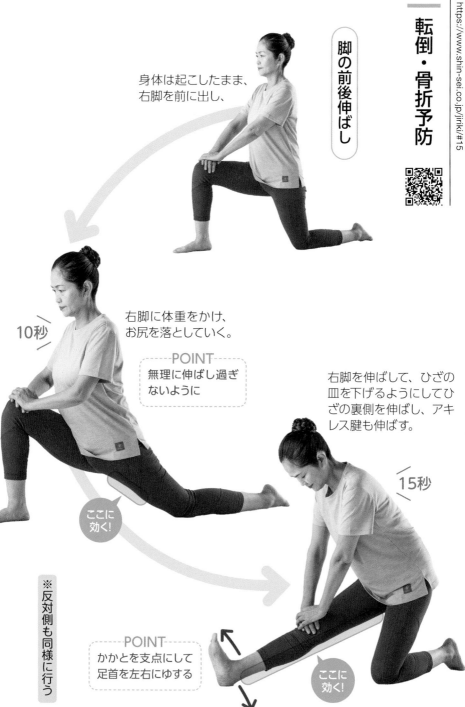

踏み込み

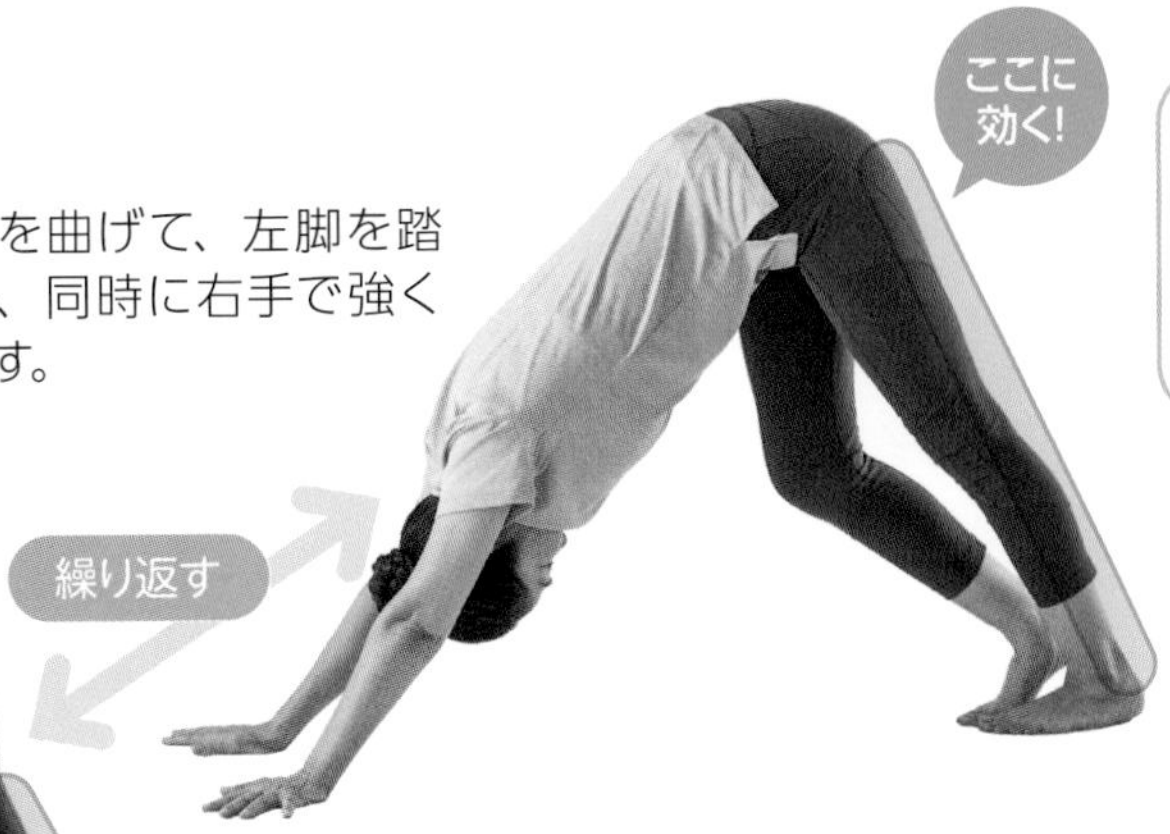
ここに効く!
繰り返す

右ひざを曲げて、左脚を踏み込み、同時に右手で強く床を押す。

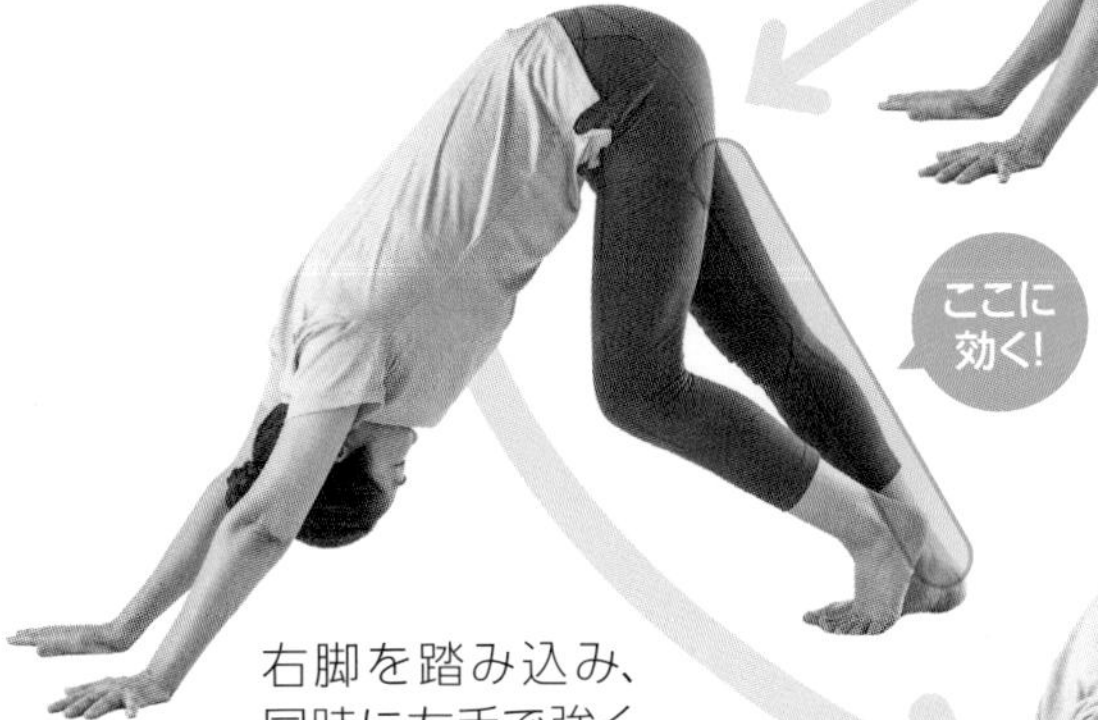
ここに効く!

右脚を踏み込み、同時に左手で強く床を押す。

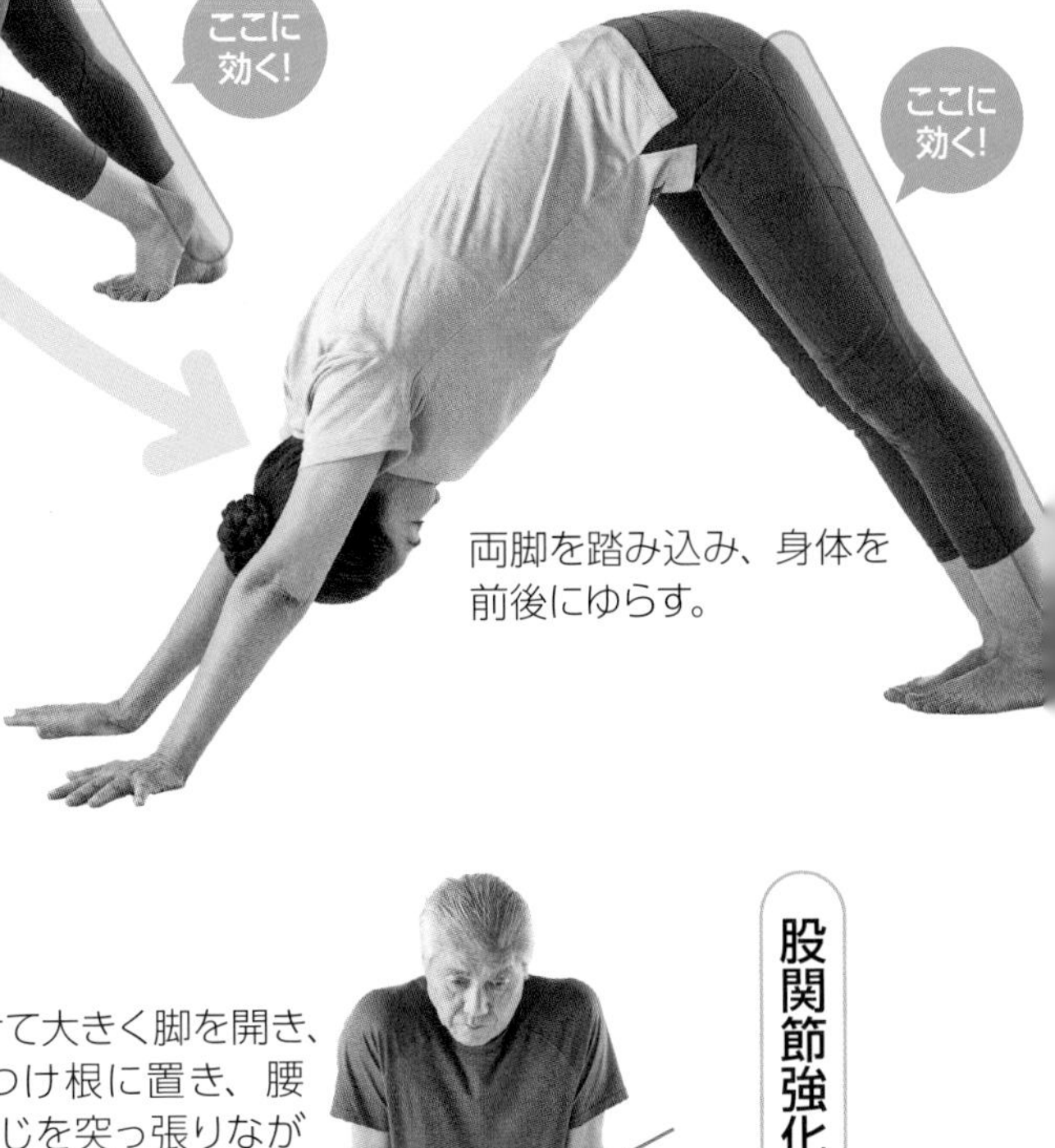
ここに効く!

両脚を踏み込み、身体を前後にゆらす。

股関節強化

ひざを外へ向けて大きく脚を開き、両手をもものつけ根に置き、腰を落として、ひじを突っ張りながら上下にゆする。

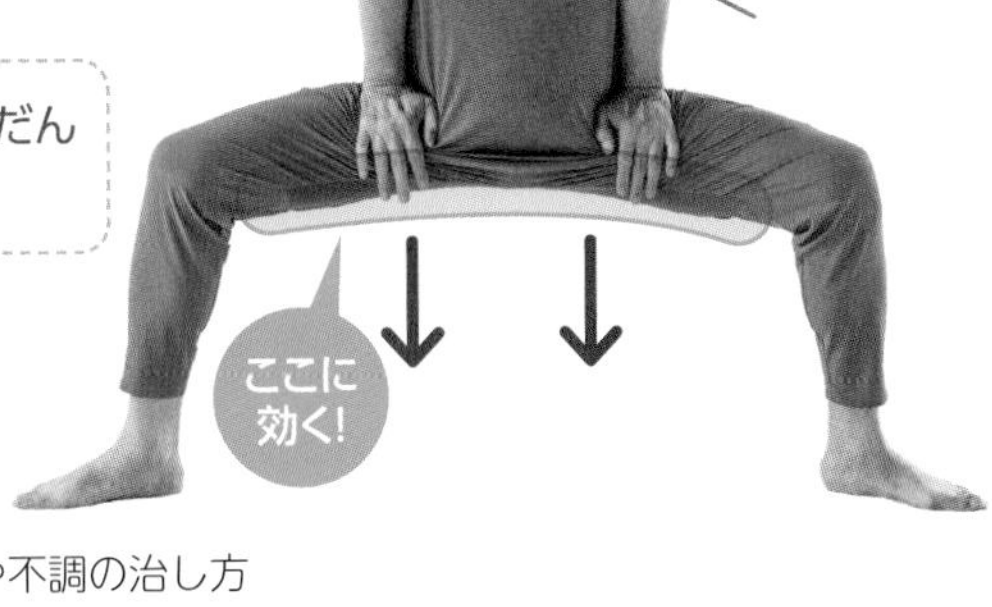
20回
ここに効く!

POINT
自分のペースで、だんだんと腰を落としていく

足腰の強化

筋トレより、整体

健康になるために筋トレをする必要があるでしょうか?

答えは「ありません」です。

筋肉が弱ったように感じるのは、筋肉が100%の力を発揮できていないためです。完全に脱力できている筋肉であれば、100%の力を発揮できます。

ほとんどの人は筋肉に何らかの力が入っています。それは身体に歪みやねじれがあるからです。歪みやねじれがあるのに、真っすぐに見えるのは筋肉が緊張して真っすぐに起こしているため。つまり、何の労働もしていないように見えても、筋肉の半分はエネルギーを使っているわけです。すると、いざというときに半分のパフォーマンスも発揮できません。

筋肉に力を発揮させるには、骨格を真っすぐに戻して、力がスムースに伝わるようにし、同時に筋肉を不要な労働から解放してあげることが大切なのです。

とにかく骨格を真っすぐに整え、筋肉の蓄積疲労を抜いてあげる。柔らかい筋肉には、栄養(気)が回りやすくなるため、筋肉量(質)もアップします。

多くの方は重たいバーベルを持ち上げたり、走ったりすることが筋トレだと勘違いしています。それは蓄積疲労を与えているだけであって、**本当**

の筋トレとは骨格を立て直して筋肉を脱力させることなのです。

そうすれば衰えない、使わないときは柔らかくて、いざというときに力を発揮できる筋肉になるのです。

ですから、脱力がカギであり、脱力できれば、日常生活に必要な筋力は十分あるということです。

私の場合、自宅がマンションの9階にあるので、ときどき階段を使って足腰の力を試してみるのですが、まったく息も切れず、ドキドキも少なく、平気で上れます。

そんな私は、筋トレをしていませんし、移動には自転車を利用し、必ずエスカレーターを使い、歩くのも1日3000歩くらいです。

自力整体を指導するときは筋肉を脱力させる実技が中心ですから、脱力できるように努めているのです。

筋力が大幅に落ちている方

ただし、実際の筋力が大きく落ちている方もいらっしゃいます。

たとえば、**日中、家にじっとしていて動かず、汗もかかないような生活をしている方**です。とくにこういった生活をしている高齢者は、ある程度、鍛える必要があるでしょう。

次ページから紹介している足腰強化の自力整体は、そのような方に最適の実技です。

しかし、鍛える前に、身体の歪み・ねじれを取り除いている必要があります。歪んでいる身体を鍛えても、歪みを助長するだけです。筋力アップはかないませんし、痛みを手助けしてしまう可能性さえあります。

ですから、まず身体をほぐして整え、その後、鍛えるという流れが大切であり、効果を発揮するのです。

足腰の強化

https://www.shin-sei.co.jp/jiriki/#16

お腹とお尻の筋力チェック

脚を腰幅に開いて手を頭上に上げて、

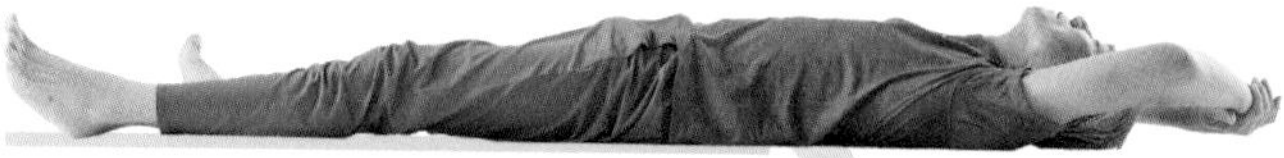

POINT
お尻の筋力が弱っていると持ち上がらない

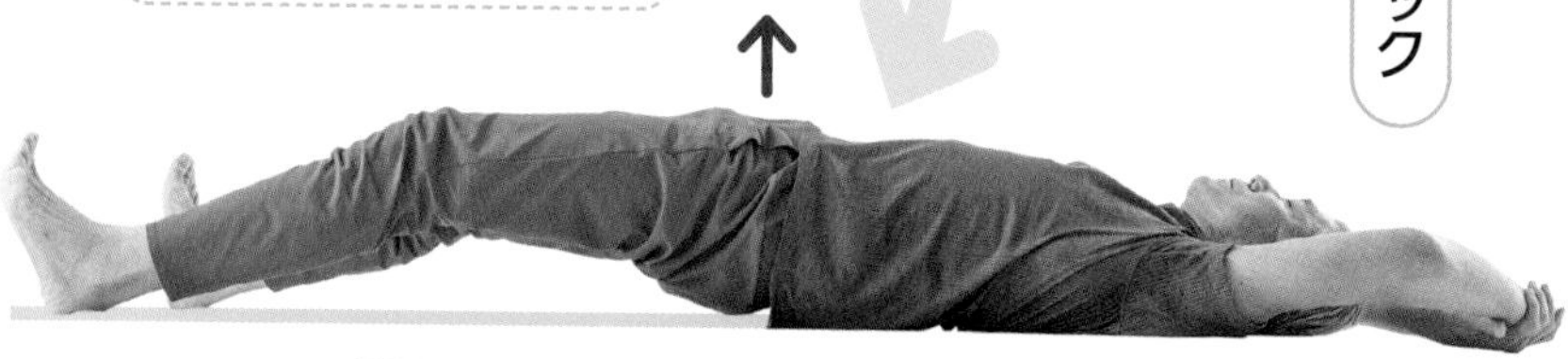

頭とかかとをつけたまま、お尻を上げる。
お尻をトントンと上下させる。

お尻・腹筋強化

中指をぼんのくぼに当て、
両ひざを曲げ、

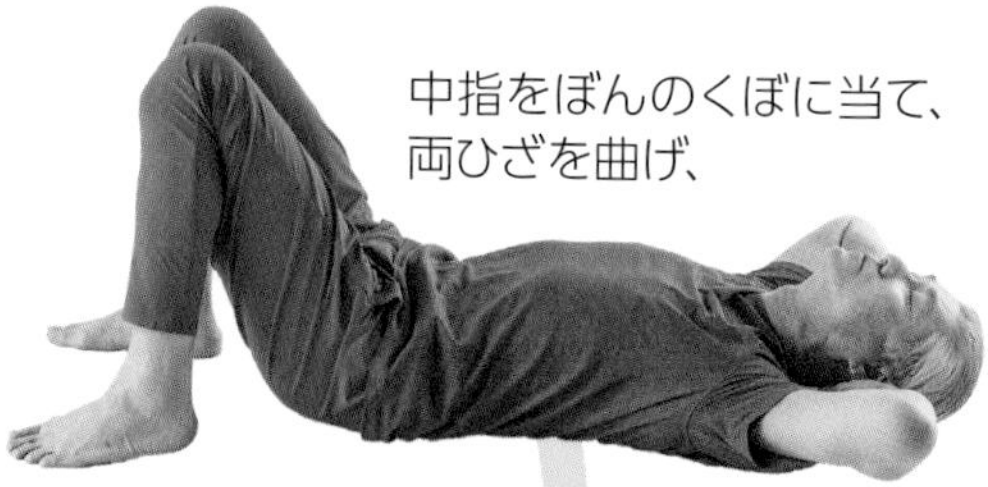

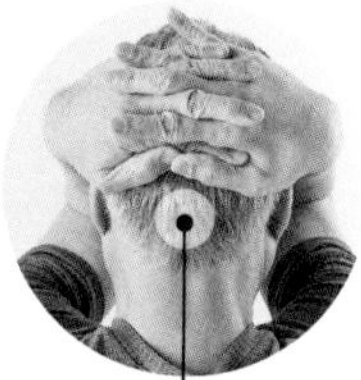

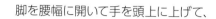

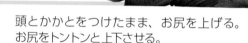

お尻を上げて、身体を軽くゆすりながらぼんのくぼを指圧する。

＼20秒／

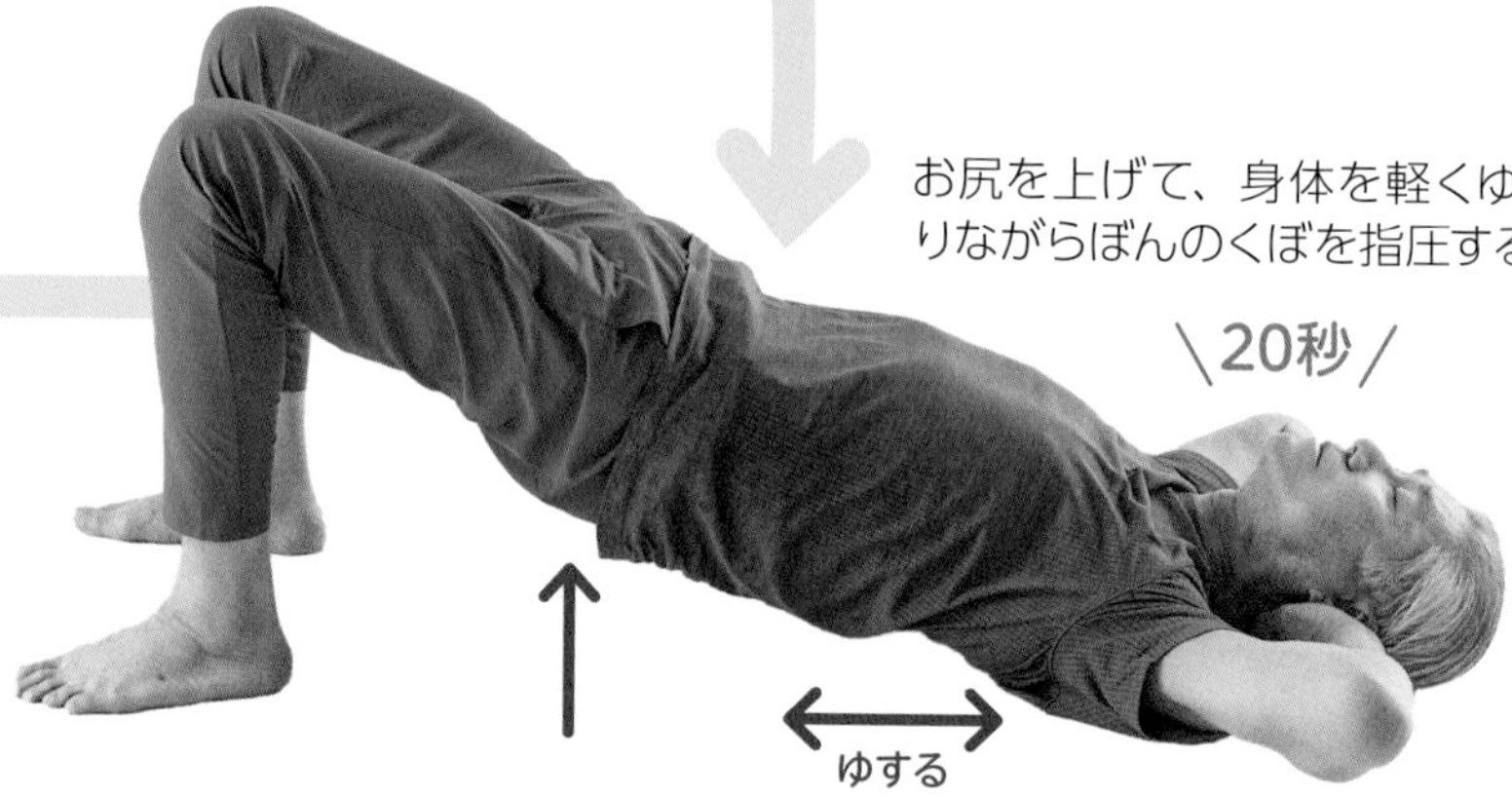

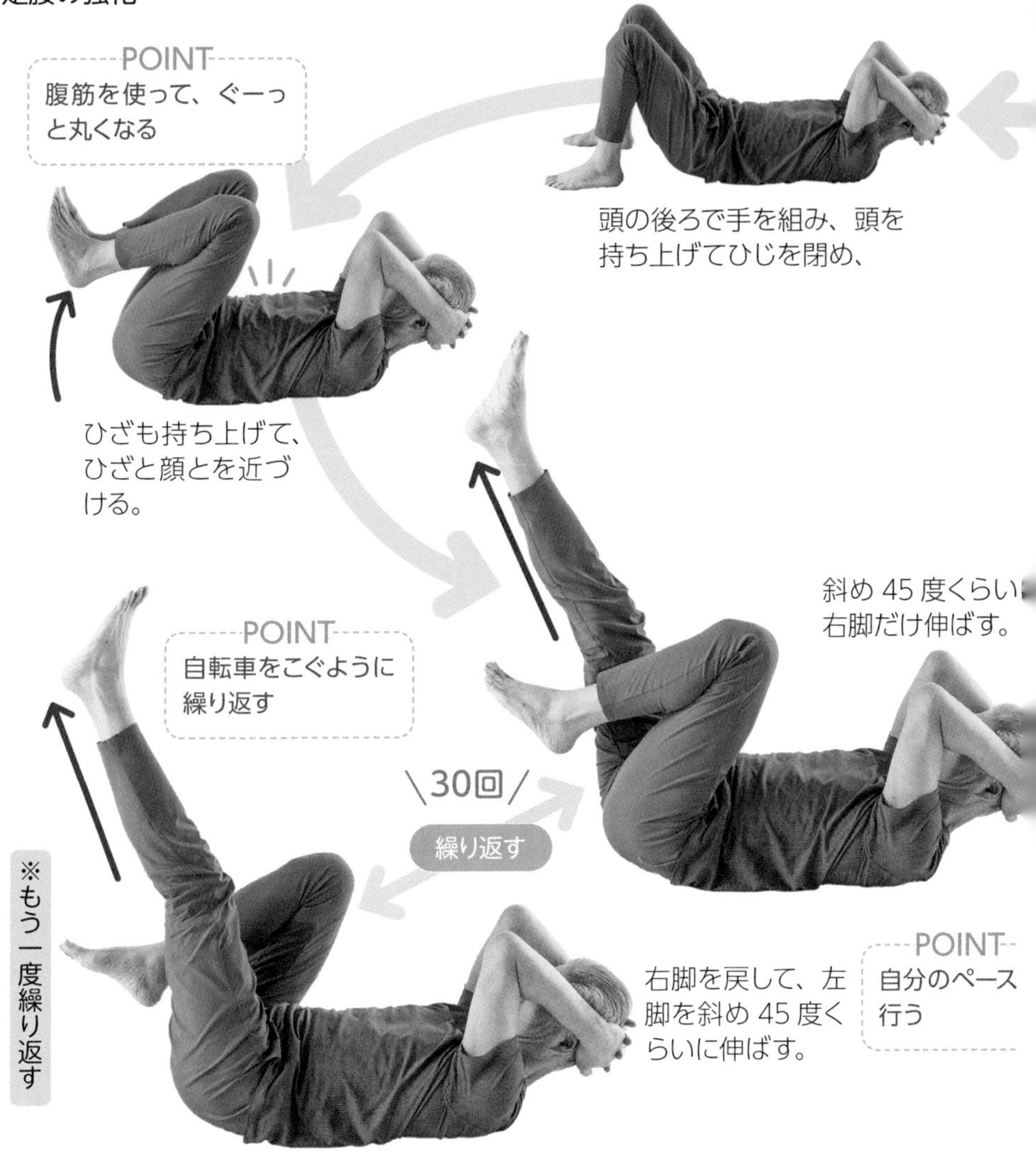
頭の後ろで手を組み、頭を持ち上げてひじを閉め、
POINT
腹筋を使って、ぐーっと丸くなる
ひざも持ち上げて、ひざと顔とを近づける。
斜め 45 度くらいに右脚だけ伸ばす。
POINT
自転車をこぐように繰り返す
\30回/
繰り返す
右脚を戻して、左脚を斜め 45 度くらいに伸ばす。
POINT
自分のペースで行う
※もう一度繰り返す

お腹とお尻の筋力の確認

①お尻を上げられることをチェックする。
②その後、上下にゆする

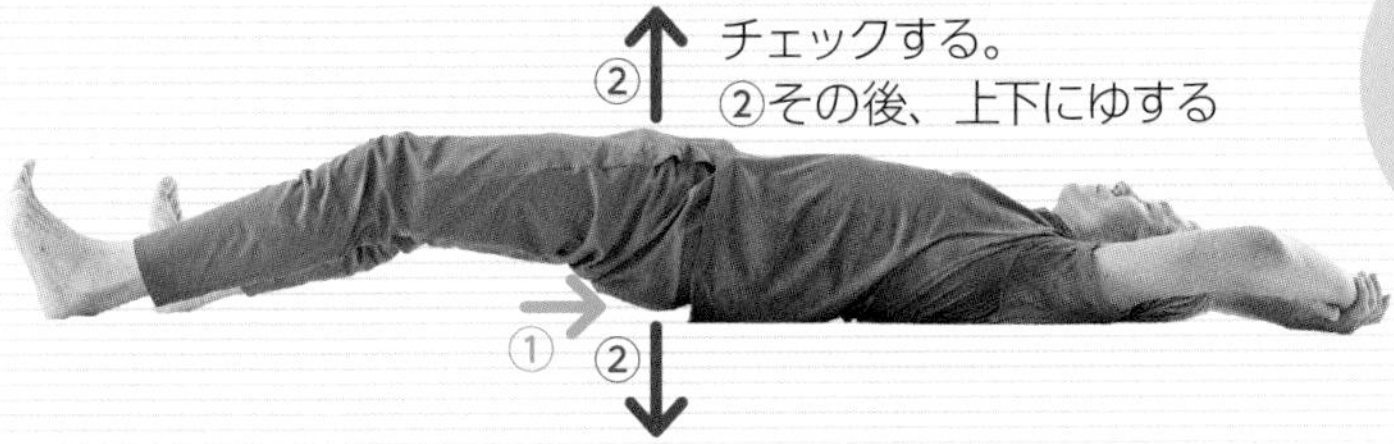
②
①
②

足首強化

左脚

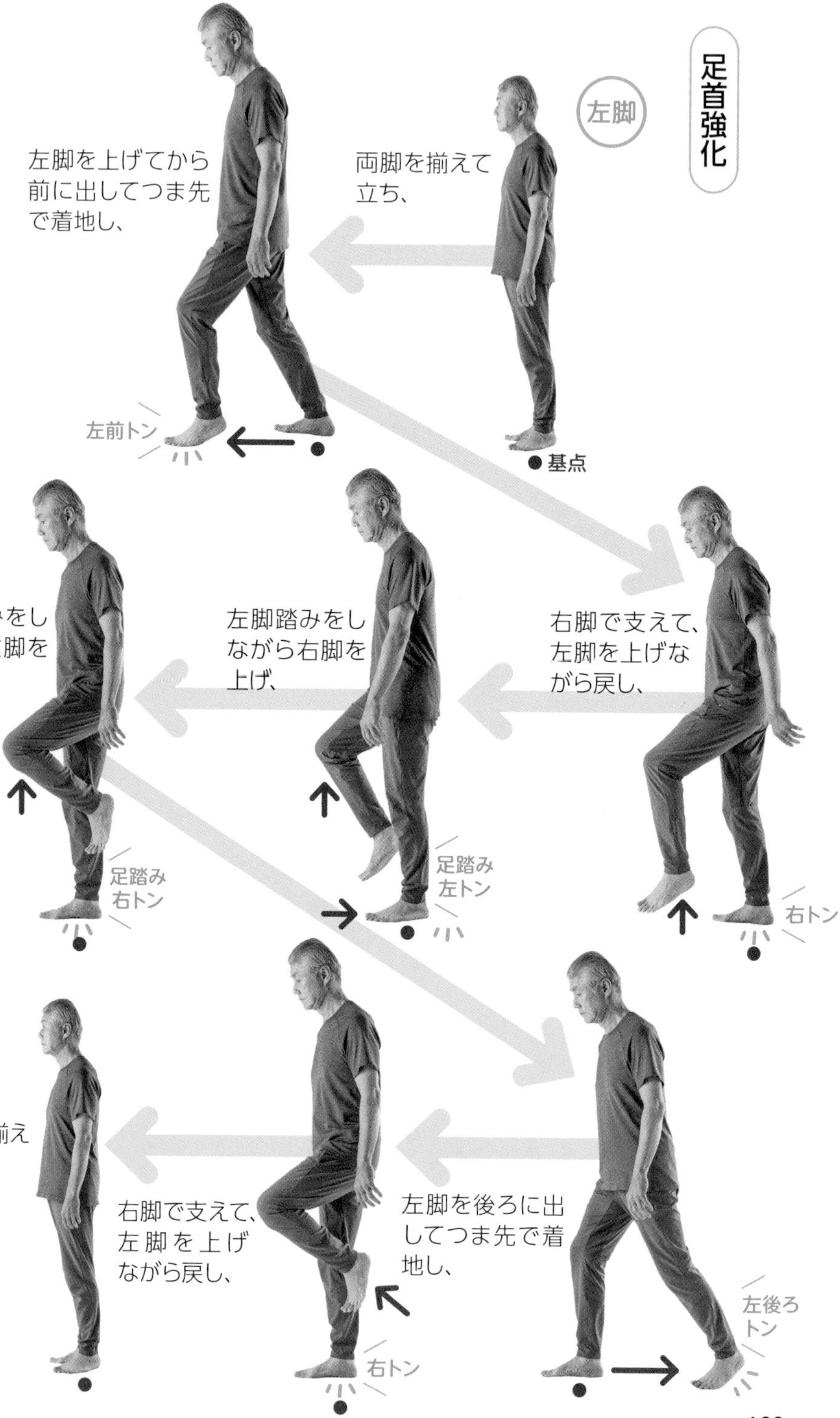

両脚を揃えて
立ち、

左脚を上げてから
前に出してつま先
で着地し、

右脚で支えて、
左脚を上げな
がら戻し、

左脚踏みをし
ながら右脚を
上げ、

右脚踏みをし
ながら左脚を
上げ、

左脚を後ろに出
してつま先で着
地し、

右脚で支えて、
左 脚 を 上 げ
ながら戻し、

両脚を揃え
て立つ。

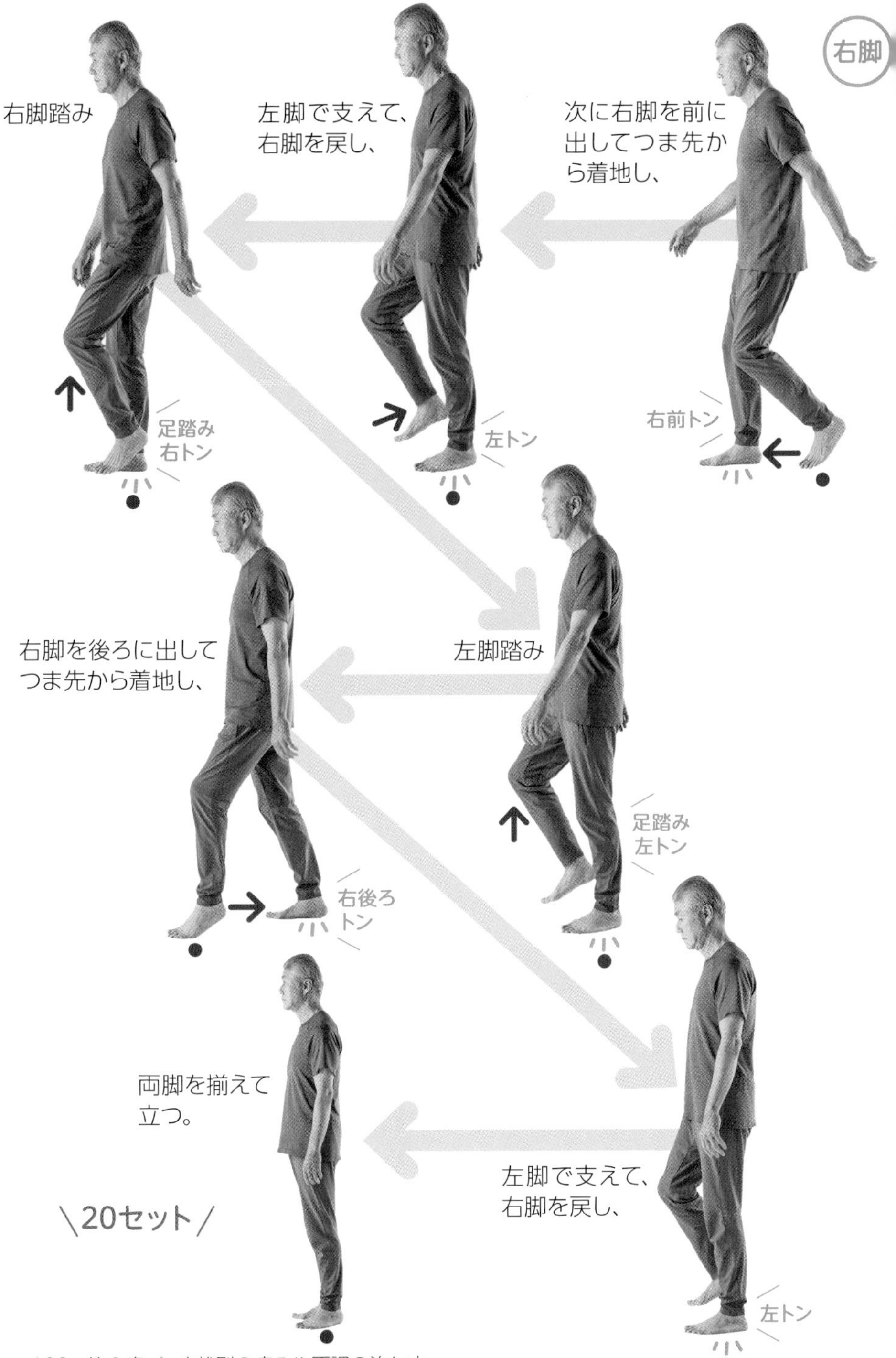
右脚
右脚踏み
足踏み
右トン
左脚で支えて、
右脚を戻し、
左トン
次に右脚を前に
出してつま先か
ら着地し、
右前トン
右脚を後ろに出して
つま先から着地し、
右後ろ
トン
左脚踏み
足踏み
左トン
両脚を揃えて
立つ。
\20セット/
左脚で支えて、
右脚を戻し、
左トン

体験談

ひざの痛みを治した体験

私は左のひざ下から足首までの外側が、突っ張って痛みを感じていました。

ところが、矢上先生のオンライン授業を受けたときに行った「骨盤の歪み整え」の実技（151ページ）のときに、右仙腸関節にコキっという音が感じられました。そして、「大腿直筋（ももの前側・真ん中にある太い筋肉）→股関節」までピーンと真っすぐに力が入りました。

終了後、授業の最初にあった「左のひざ下から足首までの外側の突っ張り感」がまったく消え、ひざが軽く真っすぐに伸び、自然に歩けました。

これが矢上先生がおっしゃっていた「多くのひざの痛みは、仙腸関節と股関節、足首に原因がある」ということであり、「変形性膝関節症と腸脛靭帯痛（大殿筋の下部からひざまでももの外側を通る靭帯）のしくみ」で、すごい重要な内容であると理解しました。

それから、私は毎晩、毎朝、布団の上で「骨盤の歪み整え」を続けています。

1日の始まりに、痛みや不調は消えて快調に動け、自然体になってきました。

この内容や症状を生徒さんやその家族、知人に当てはめ、治療の解説などを学習し、私の自力整体教室の生徒さんに伝えています。

人は痛みや不調、苦しみを抱えると、心まで萎えてしまいます。そして、それが改善すると、心に自信がわき、明るくやさしくなり、前向きの力が出てきます。

教える側の私も生徒さんも明るくなり、元気になった姿を見て安心感に包まれます。

第4章

自力整体を実践してみよう

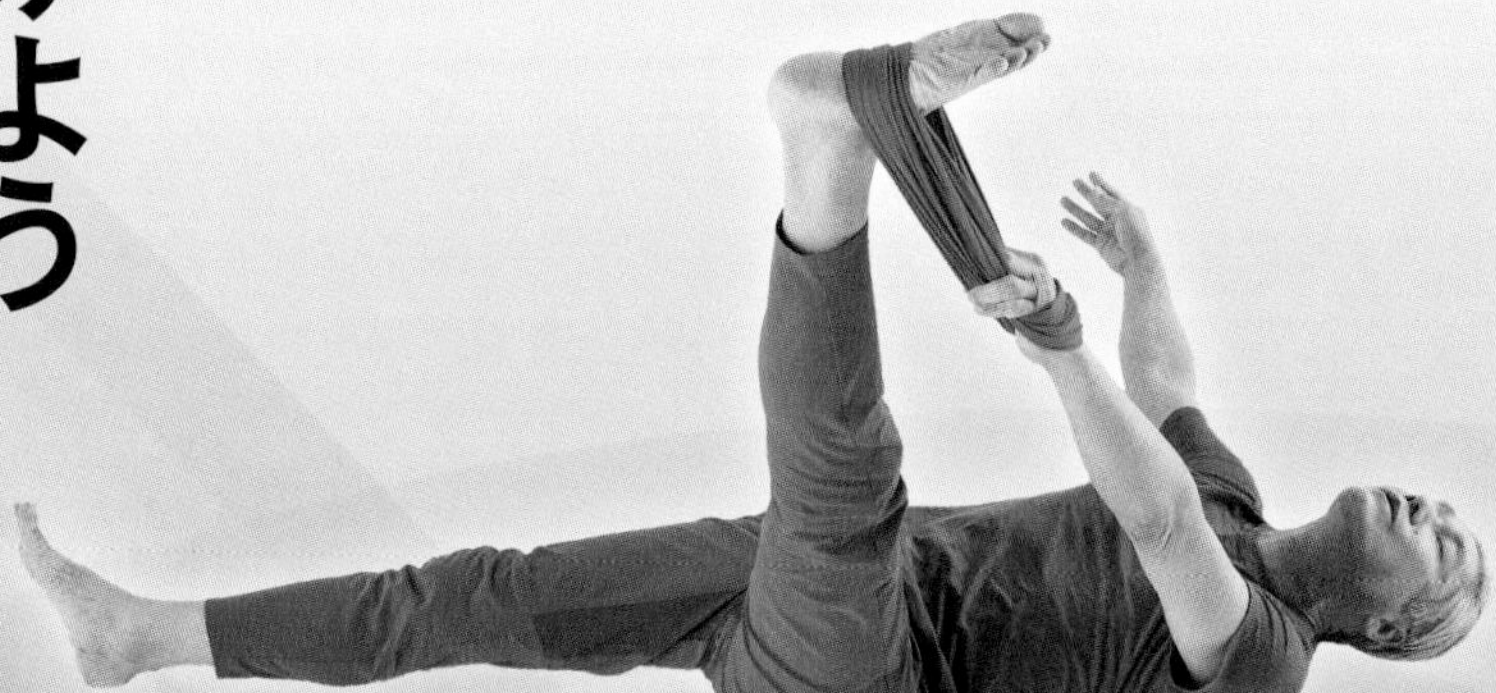

自力整体を行う前に

自力整体（実技）の流れ

整体治療は、最終的に「左右どちらかに偏った身体」を左右対称にする治療ですが、いきなり力任せに左右対称にしようとしてもうまくはいきません。

〝偏り体〟になる理由は、日頃の左右どちらかに偏った使い方をしているために、身体のあちこちが緊張しているからです。まずは、その緊張をほぐして脱力体にする作業が必要になります。

自力整体の実技では、〝脱力体〟にするために、ゆさぶりや自己の重みで指圧するのですが、これに40分近くをかけます。

そして脱力体になってから、「骨格のズレを正しい位置にはめ込み直す」という〝整体〟という作業に移るわけです。でも左右対称体（整体）にして終わりではありません。

二度とズレないように関節周り、とくに身体の中心である「腰椎、仙腸関節、股関節」周りの筋肉、つまり骨盤周りの筋肉を強化し、〝強化体〟にする必要があります。ここまでが通常90分を要している理由です。

まとめると、緊張体を〝**脱力体**〟**にする40分**、脱力体を**左右対称体である**〝**整体**〟**にする20分**、左右対称体（整体）を**維持するための**〝**強化体**〟**にする20分**（残りは休憩など）で構成されています。

今回の実技では「脱力体＝ほぐす」「整体＝整える」「強化体＝鍛える」としています。

ポーズではなく、心地良く

誤解されやすいのが、身体が本来柔らかくて自力整体のポーズ（自力整体は刺激療法であって、ヨガのようなポーズとは呼ばないのですが、イメージしやすいため、あえて「ポーズ」と呼びます）が楽にできる人であっても、それは健康体・左右対称体（整体）とはいえないということです。

ポーズができても、肩こりがあったり、ひざや腰が痛かったりする人は数多くいます。

逆に、身体が硬くてポーズができなくても、肩こりもなければ他の痛みがない人がいます。

その理由は、前者は柔軟体であっても緊張体になっており、後者は硬くても左右対称体（整体）で脱力体になっているからです。

つまり、硬くても左右対称体（整体）で脱力体になっていれば、症状は出ないのです。

自力整体の目指すのは「**柔軟体ではなく、症状のない左右対称体（整体）の脱力体**」であるということです。「硬くても左右対称であれば問題ない」ということです。

まれにヨガの先生が、自力整体の教室などに入会されることがありますが、ほとんどの自力整体のポーズを無理なくこなされます。「そうであれば症状はない」と思われがちですが、肩こり、便秘、腰痛、坐骨神経痛、冷えなどの持病を持つ方が多く、良く診ると左右対称体（整体）ではなく、偏り体で緊張体になっているのです。

反対に硬くて自力整体のポーズができない人でも、「左右対称に硬い」ので持病はないのです。

要するに「身体が硬いということは、整体とは何の関係もない」ということを覚えておいてください。

自力整体で重要なのはポーズができることではなく、心地よい刺激を与えることですので、「できるかできないか」ではなく、「この刺激は心地良いかどうか」を判断基準にしてください。

では、始めてまいりましょう。

https://www.shin-sei.co.jp/jiriki/#01

01 首ほぐし・背中ひろげ(右)

「ぼんのくぼ」をほぐすと、脳への血流が良くなり首、肩が楽になります。

15秒

ぼんのくぼに中指と薬指を当て、押し込むようにして頭を前に倒す。

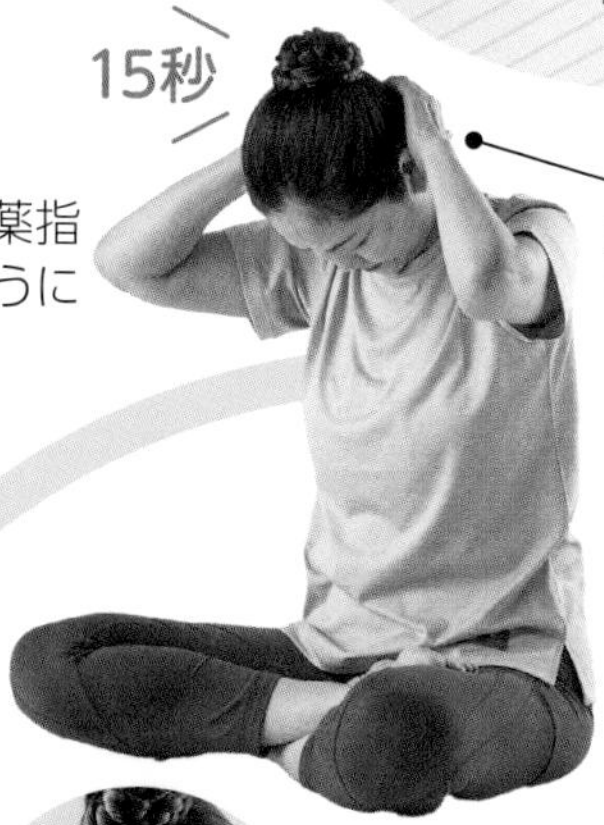

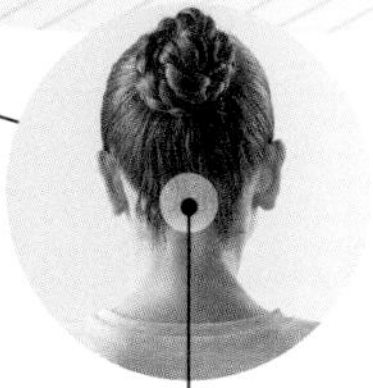
ぼんのくぼ

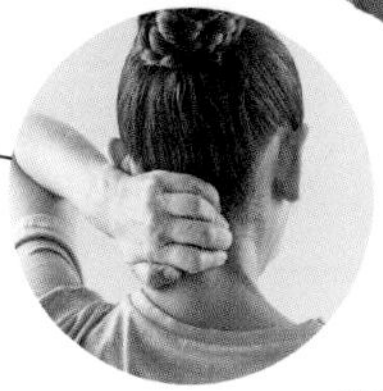

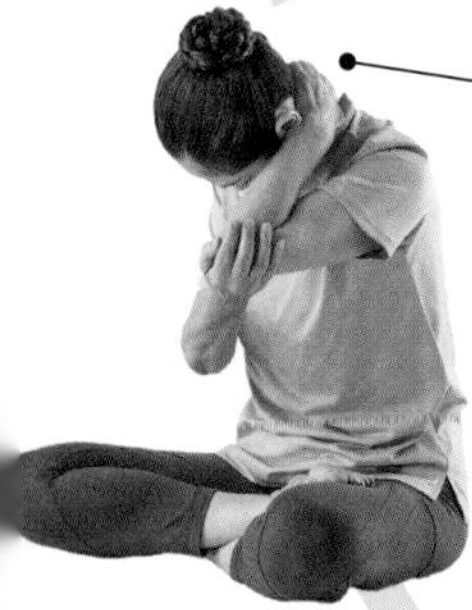

左手で首の後ろをつかんで、右手で左ひじをつかみ、

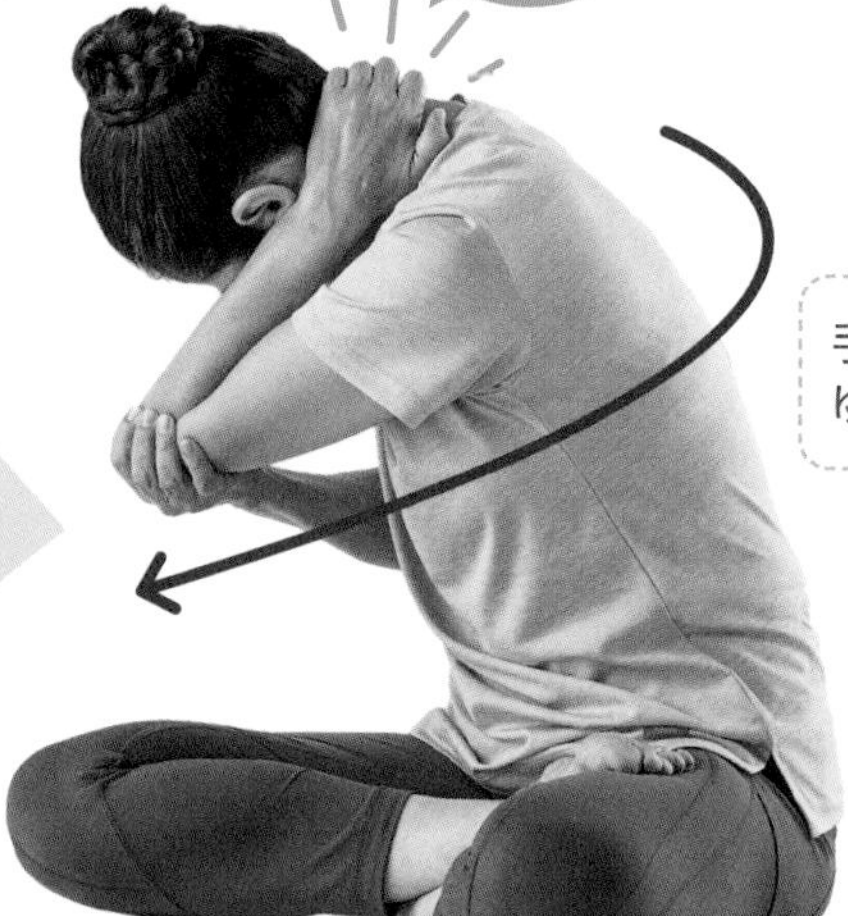
右側の首・肩に効く

POINT
手を先に離し、首をゆっくりと戻す

そのひじを右下に引っ張り、背中もねじる。

10秒

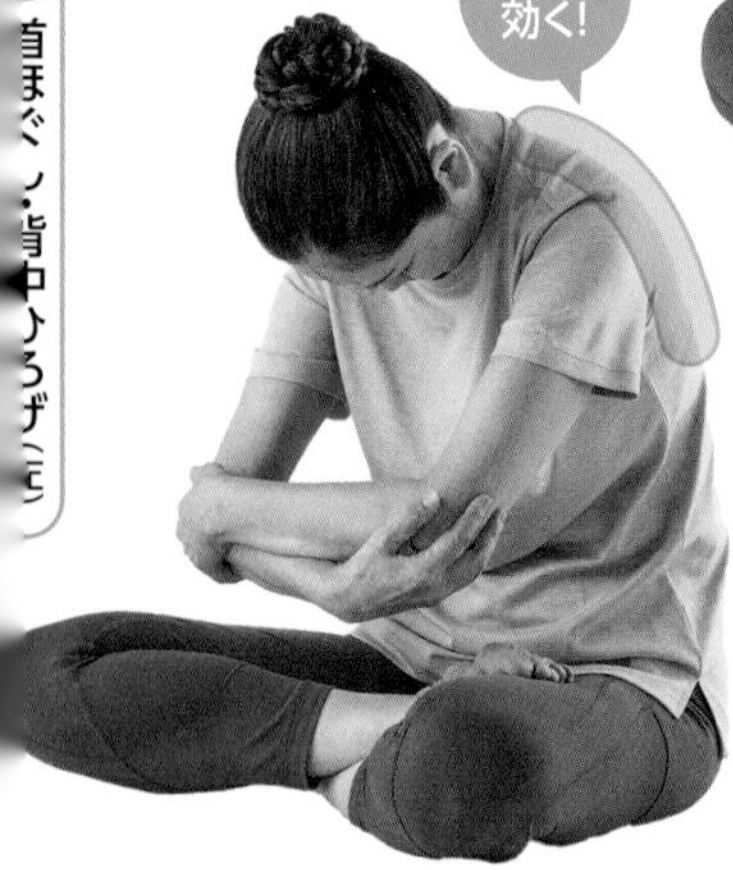
ここに効く!

両ひじをつかんで前に出し、頭を下げて背中をぐっと左右に広げる。

03 複式呼吸法

呼吸法を行うことで、今まで外に向いていた意識を自分の内側に向けます。

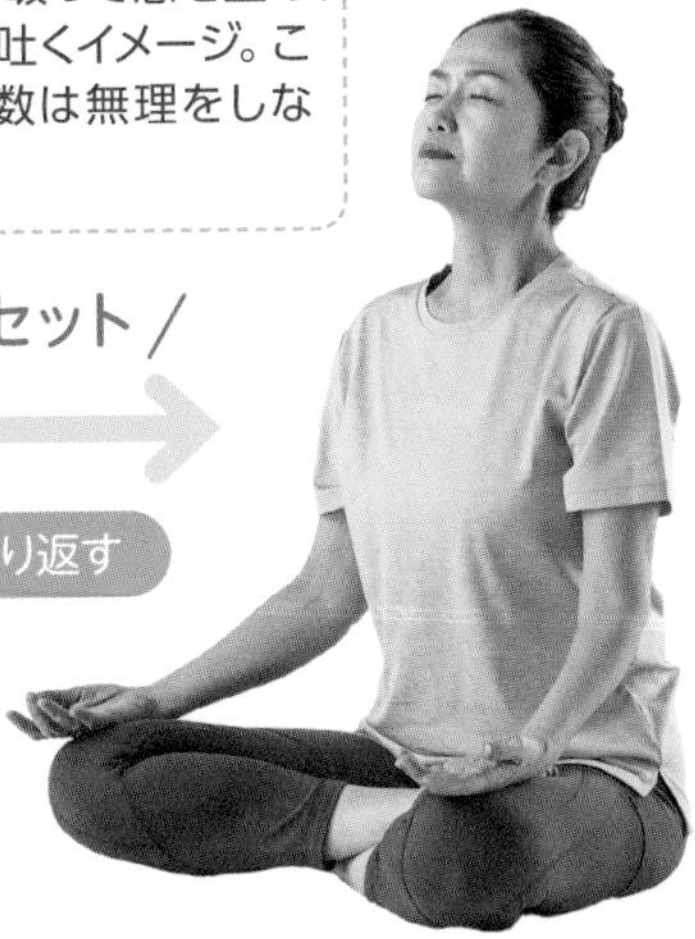

背中を膨らませながら鼻から息を吸ってお腹を膨らませて息を止め、

\7セット/

繰り返す

POINT
20秒かけて吸って息を止め、10秒かけて吐くイメージ。このときの秒数は無理をしない範囲で

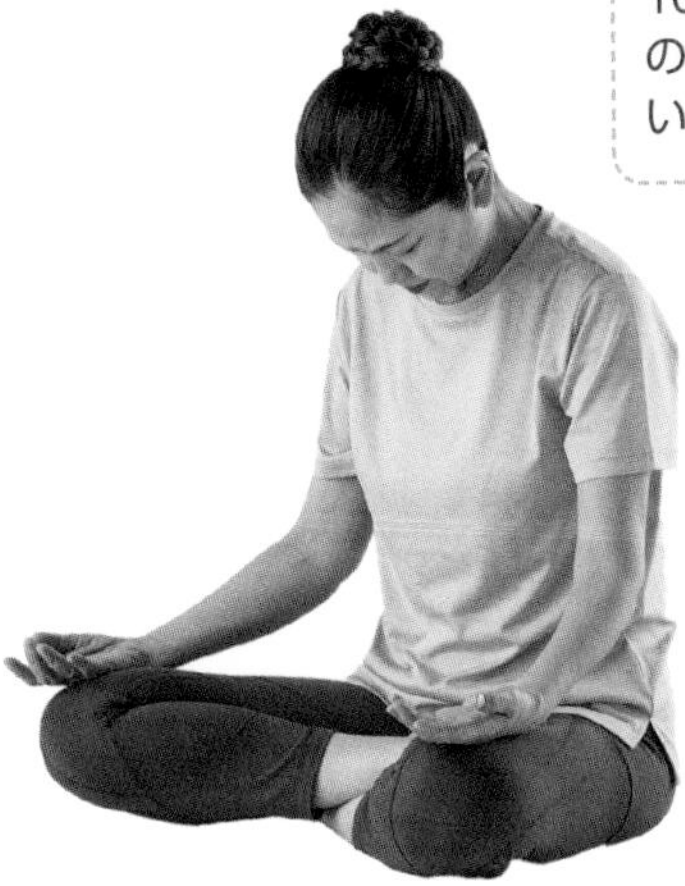

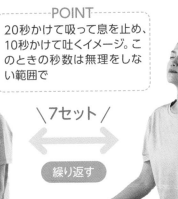

背中を広げて息を吐く。

04 骨盤ほぐし

骨盤と肋骨との間を開き、その周辺の筋肉をほぐします。

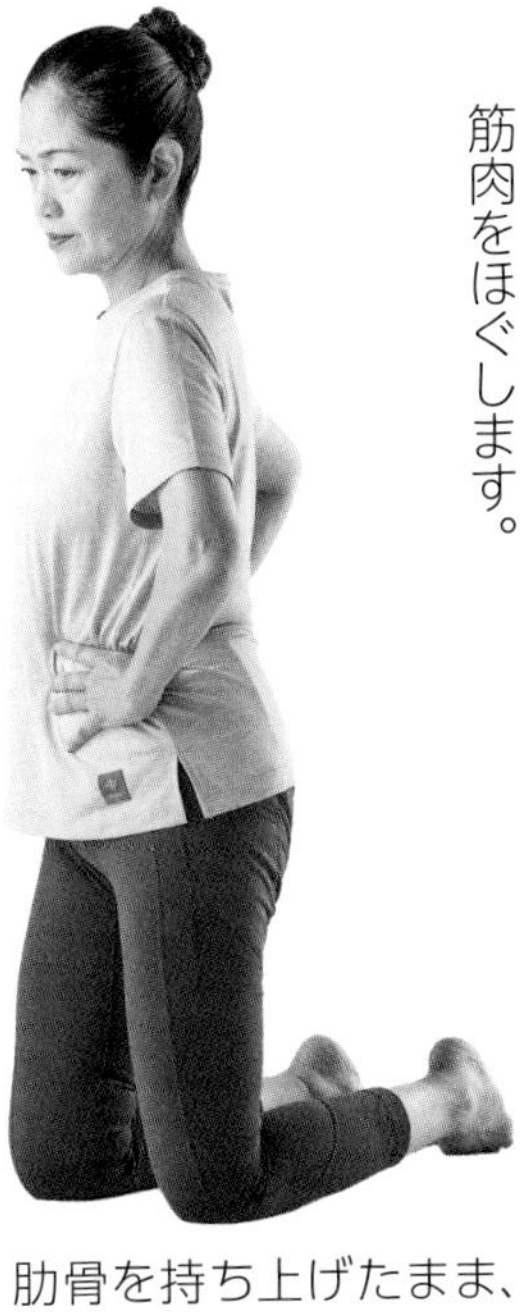

肋骨を持ち上げたまま、左腰を押し下げ、

繰り返す

POINT
肋骨と骨盤の間をほぐすイメージで

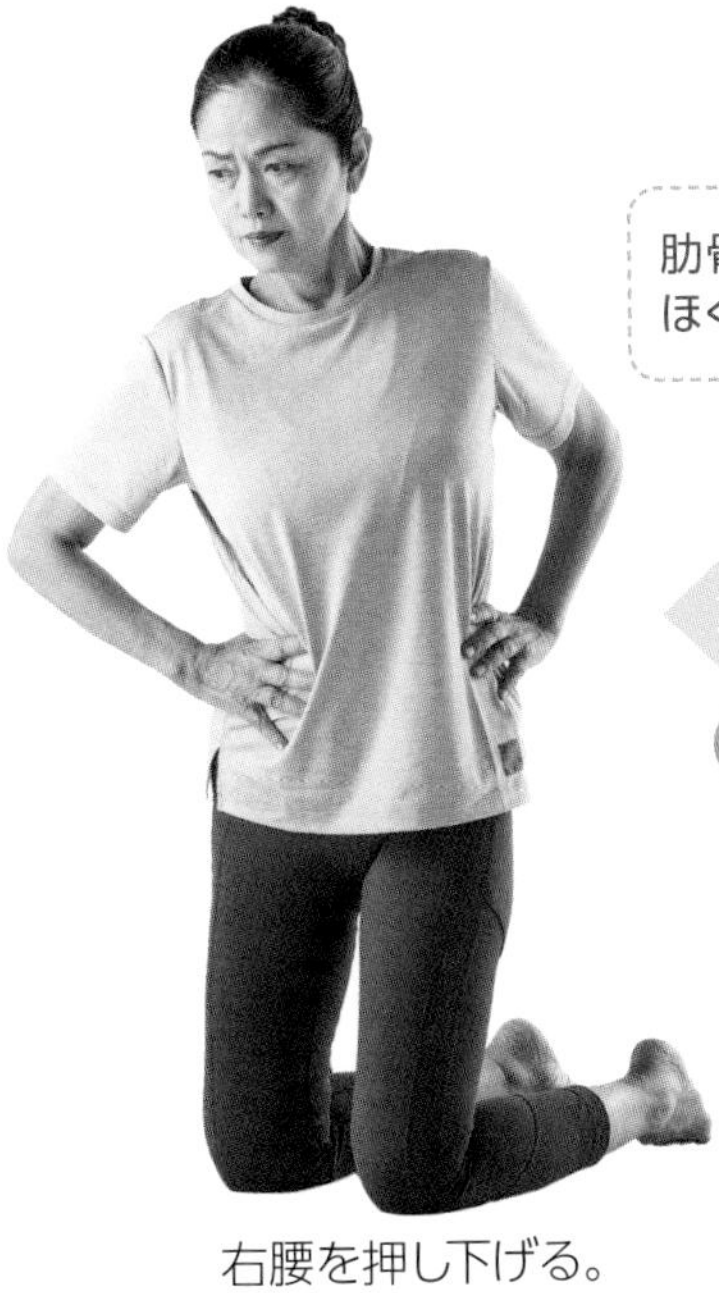

右腰を押し下げる。

05 手の甲ほぐし（左）

手首は同じ側の骨盤（仙腸関節）と関係しています。首・肩の凝り、腰痛、目の疲れに効果があります。

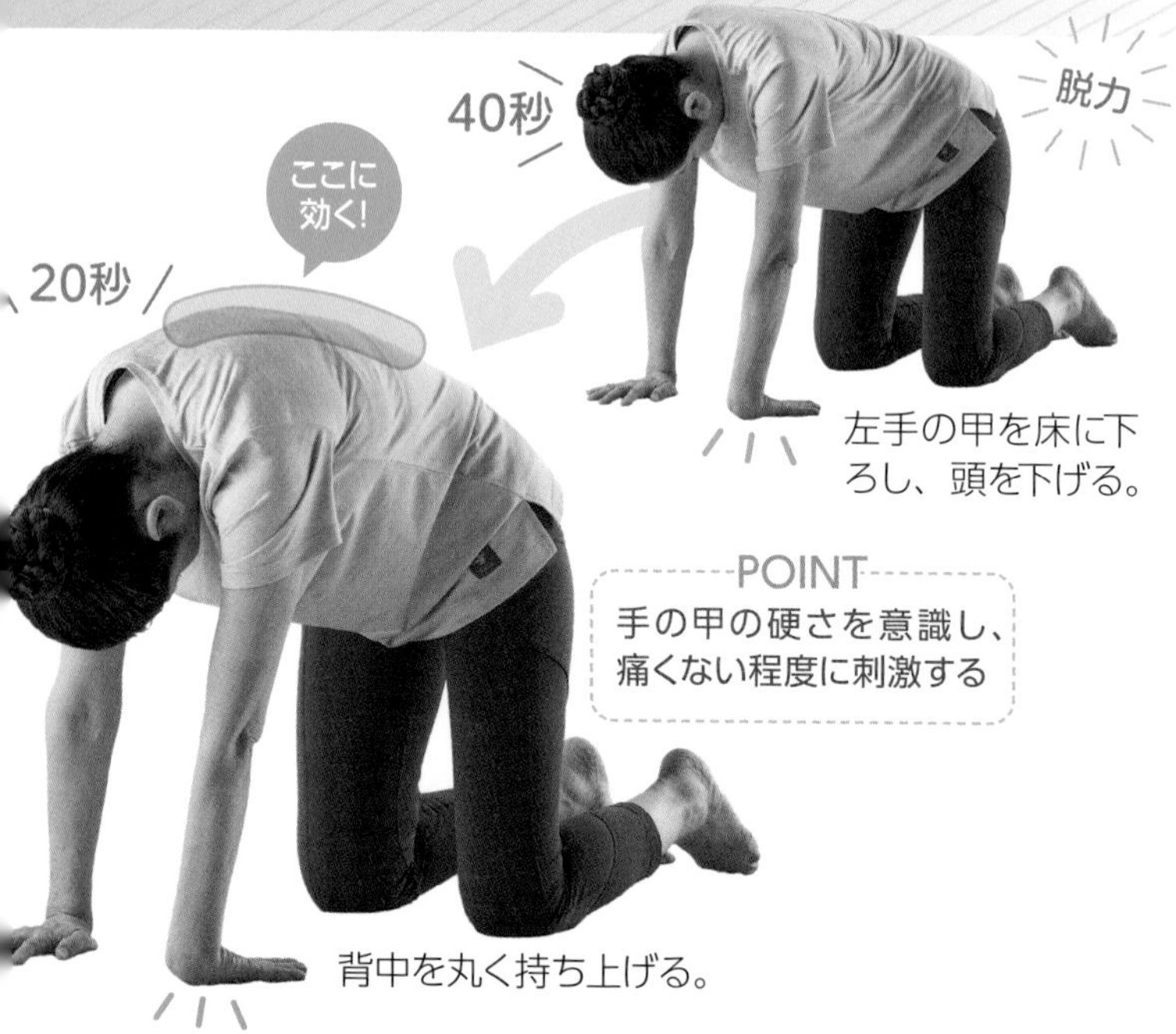
40秒
脱力
ここに効く!
20秒

左手の甲を床に下ろし、頭を下げる。

背中を丸く持ち上げる。

POINT
手の甲の硬さを意識し、痛くない程度に刺激する

06 親指・小指のつけ根伸ばし（左）

親指のつけ根は大腸経という経絡が通り、腕・ひじ・肩の痛みに効果があります。小指のつけ根は小腸経という経絡が通り、後頭部の頭痛や首・腰の痛みに効果があります。また、目をギュッとつむることで眼球の緊張をほぐします。

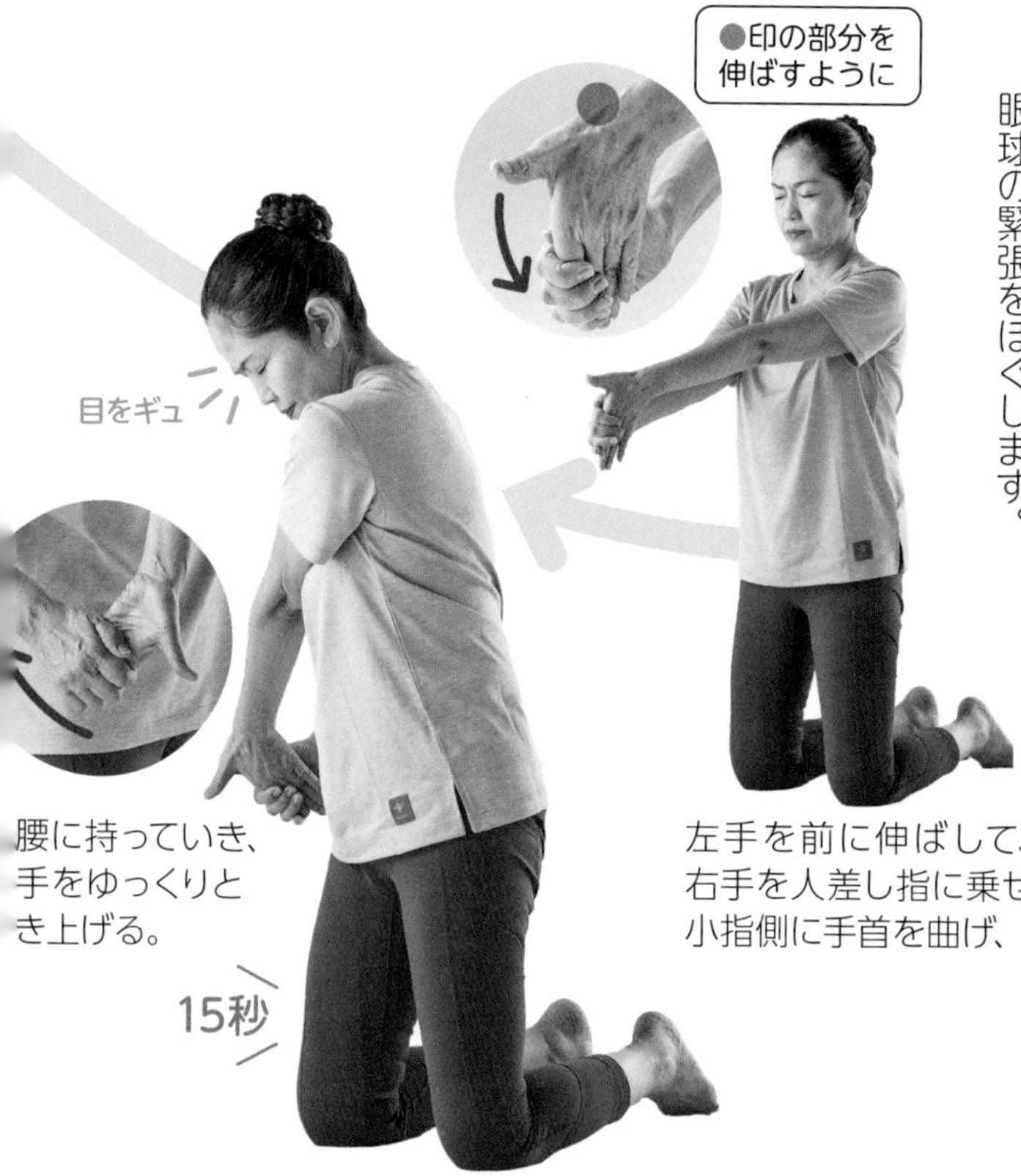
●印の部分を伸ばすように
目をギュ
15秒

左手を前に伸ばして、右手を人差し指に乗せ、小指側に手首を曲げ、

腰に持っていき、手をゆっくりとき上げる。

07 腕ねじり（左）

手首や腕が硬い人は手を伸ばせませんが、刺激を与えているので十分に効果があります。無理をせずに行いましょう。

右手を下にして、

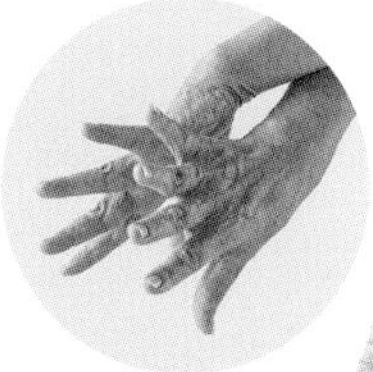

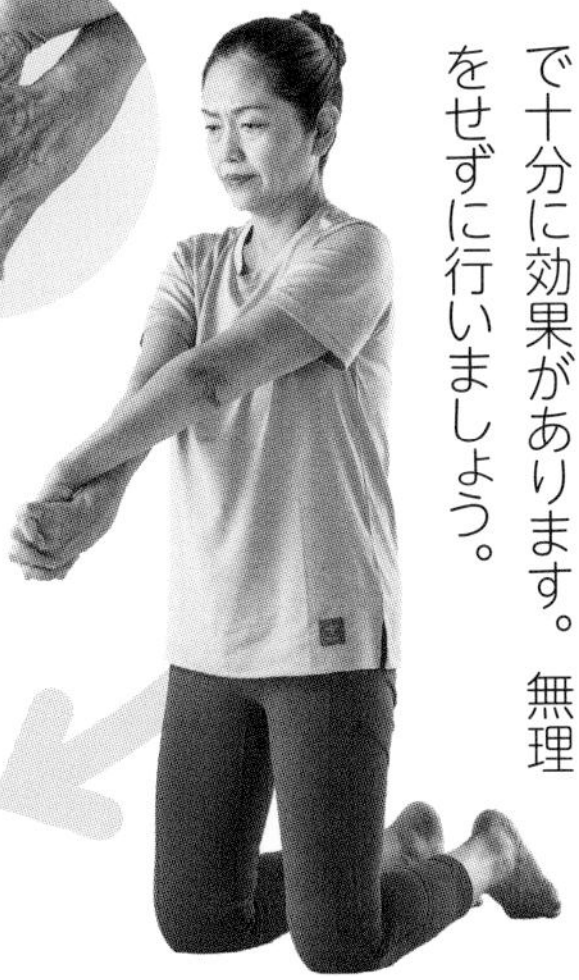

指を絡ませて握り、

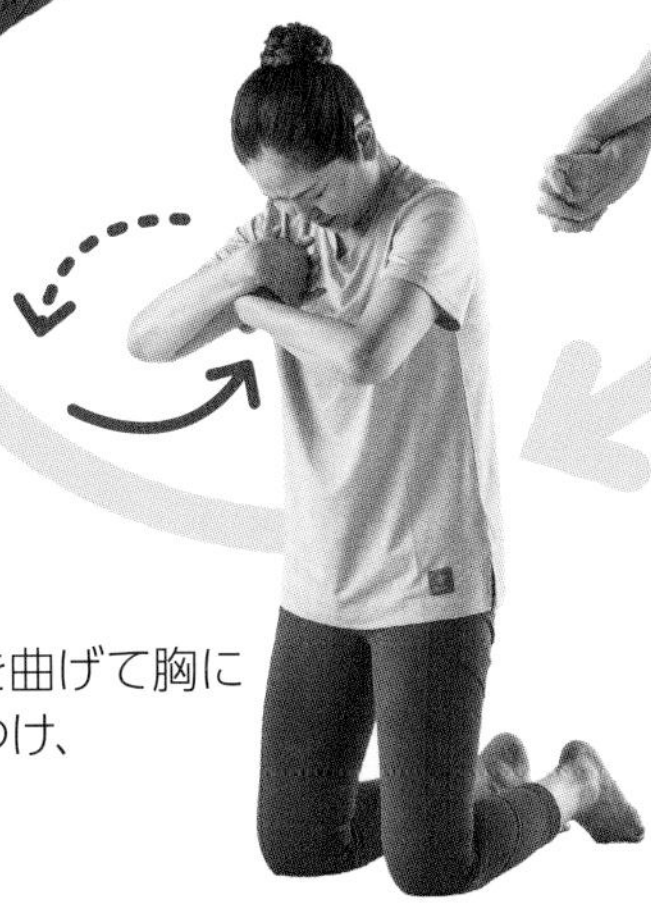

ひじを曲げて胸に引きつけ、

前に伸ばしていく。背中も丸めて広げる。

POINT
無理に伸ばさないように

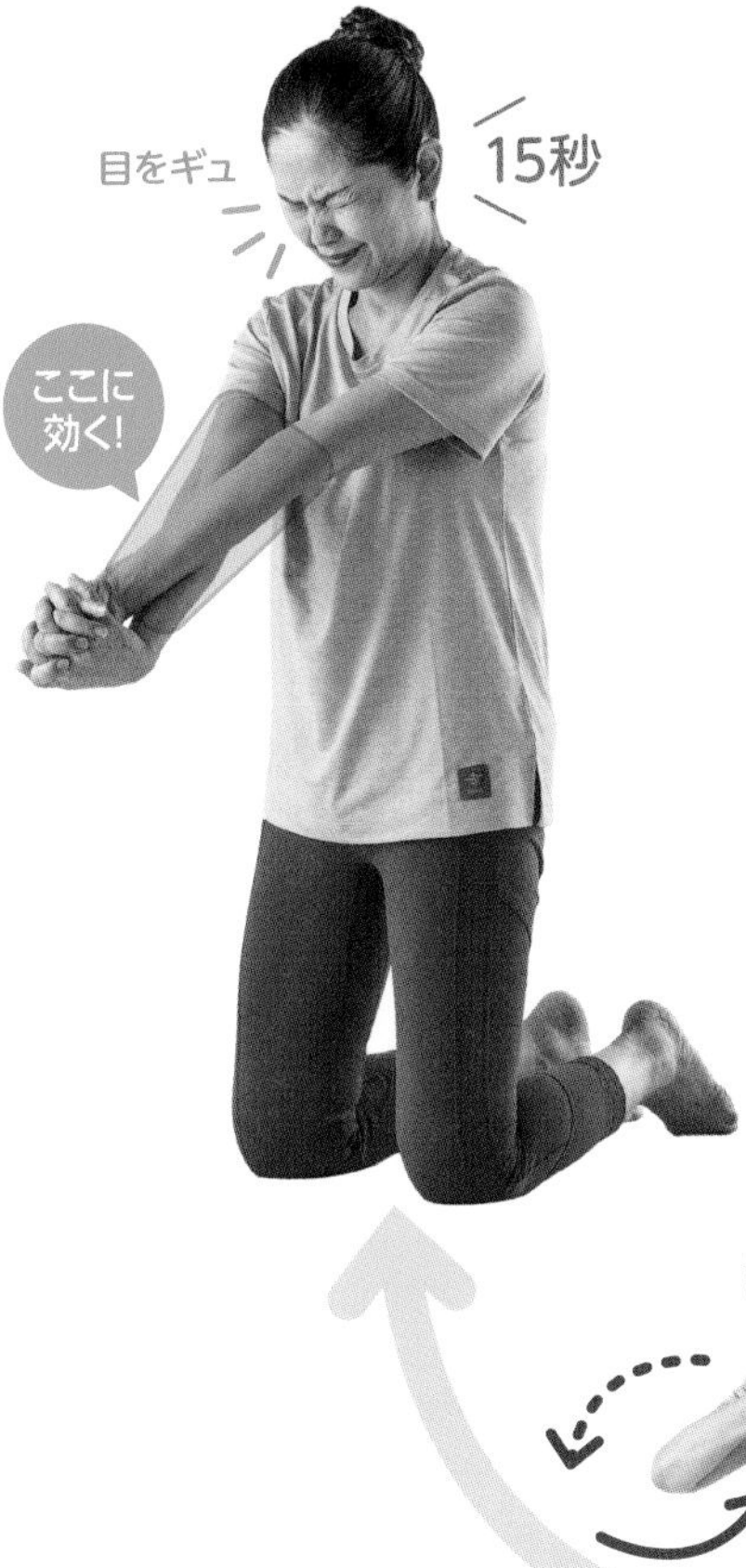

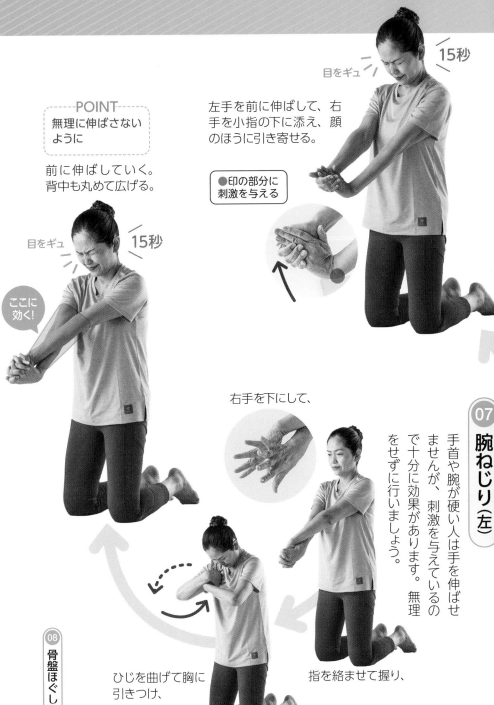

左手を前に伸ばして、右手を小指の下に添え、顔のほうに引き寄せる。

●印の部分に刺激を与える

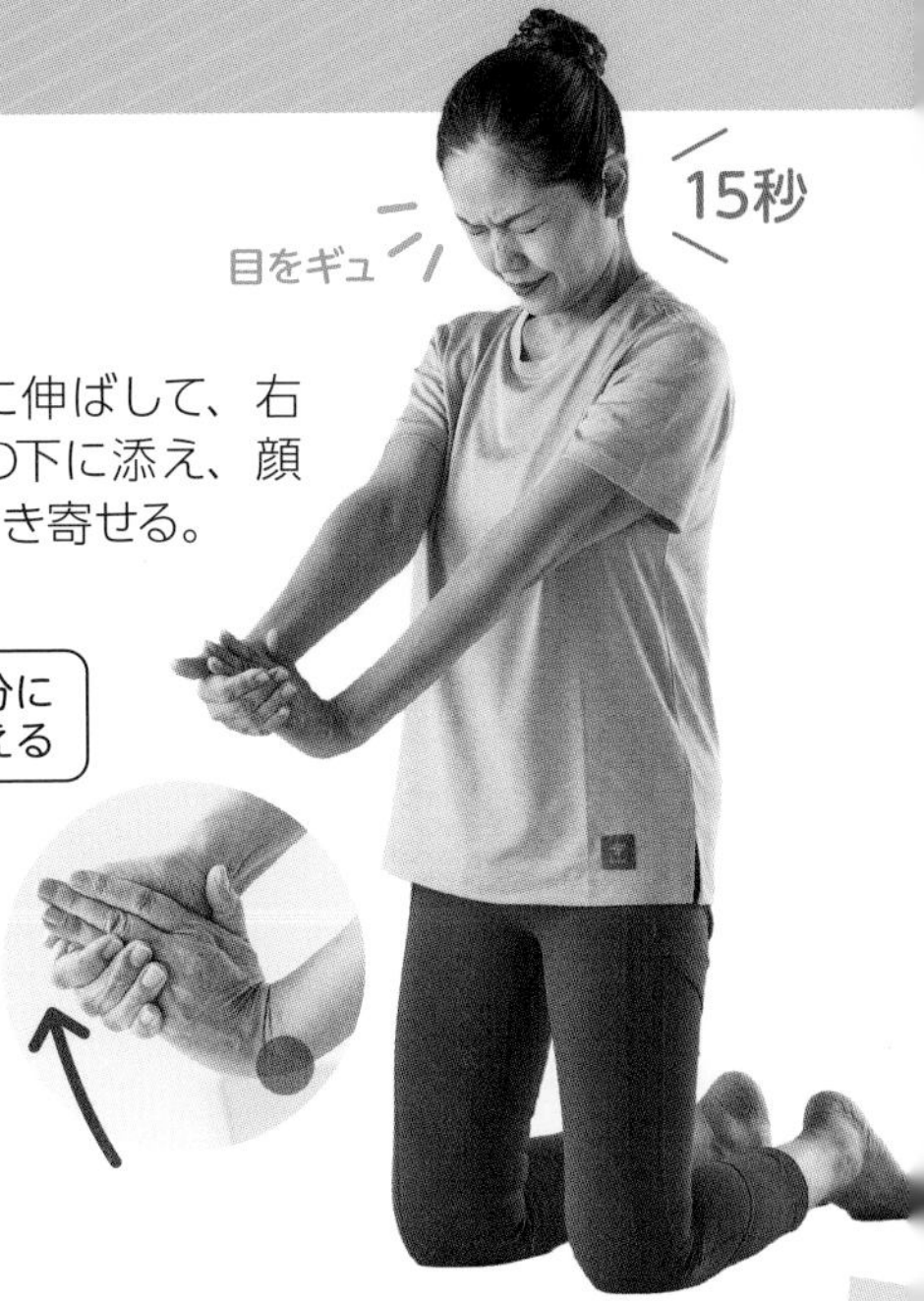

09 腕・肩伸ばし(左)

背中が凝ると、肩が下へ引っ張られて首や肩が緊張します。背中や腕、肩をほぐしていきましょう。

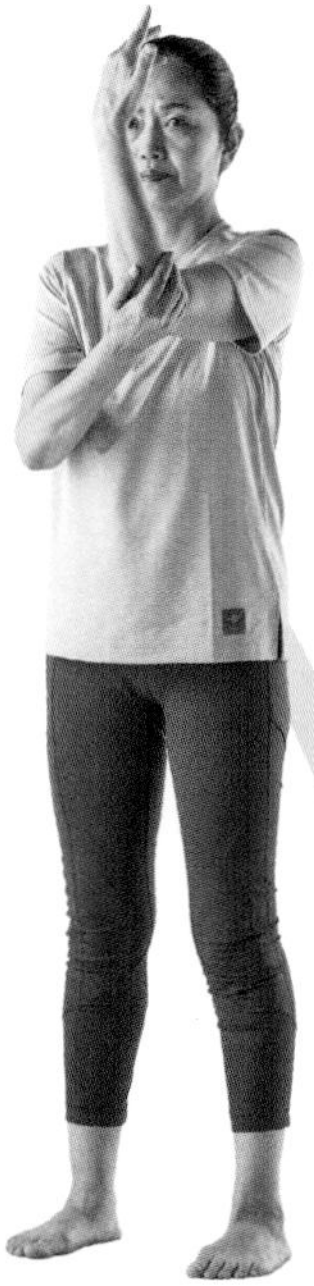

左ひじを右手でつかみ、

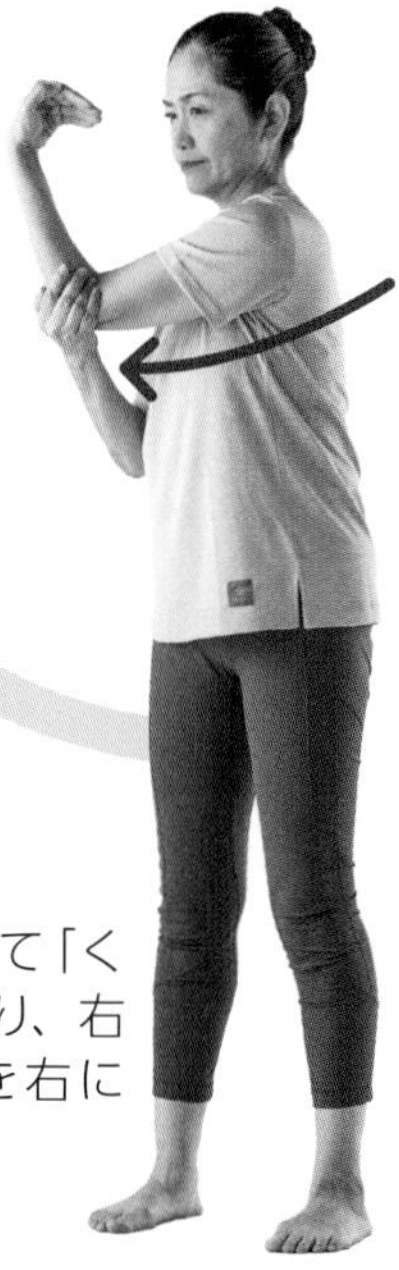

左手首を曲げて「くちばし」を作り、右手で左ひじを右に引っ張り、

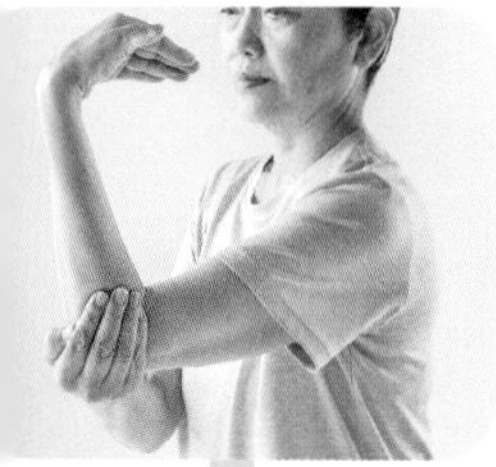

「くちばし」の先を顔に向け、

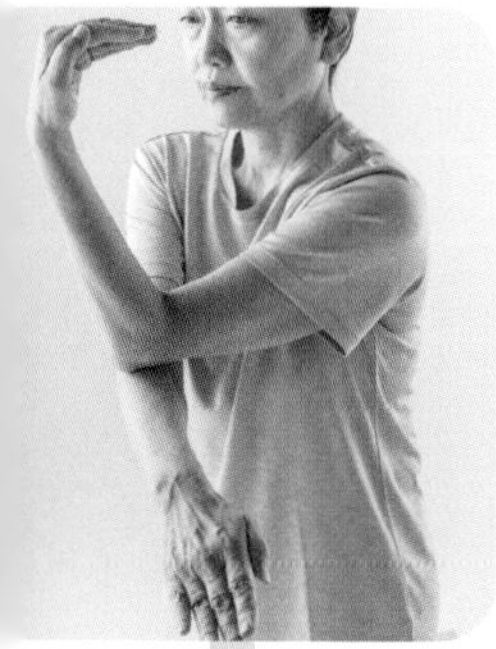

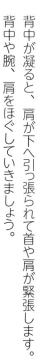

右腕を手の甲を上にしながら、左ひじの下から深く添えて、

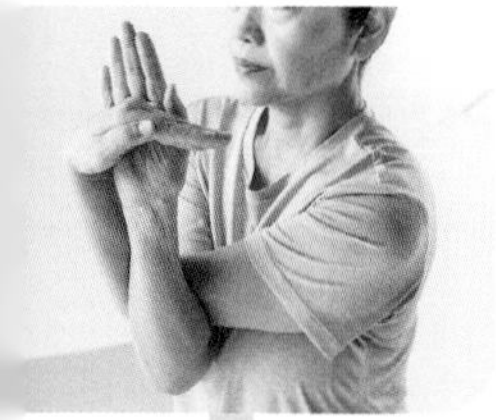

ひじ同士を絡ませて、右の手の平を、左手の「くちばし」の小指側に当て、

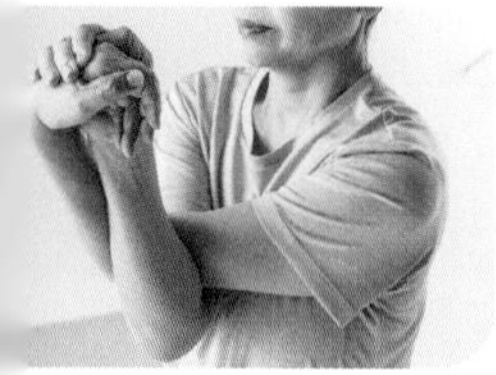

左手の甲(くちばし)をしっかりと握る。

ひじを前に出しながら
背中を丸め、

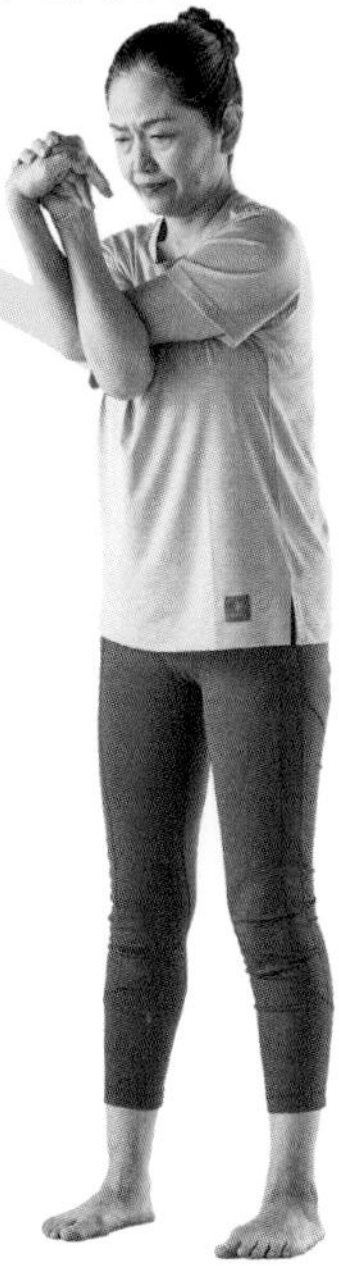

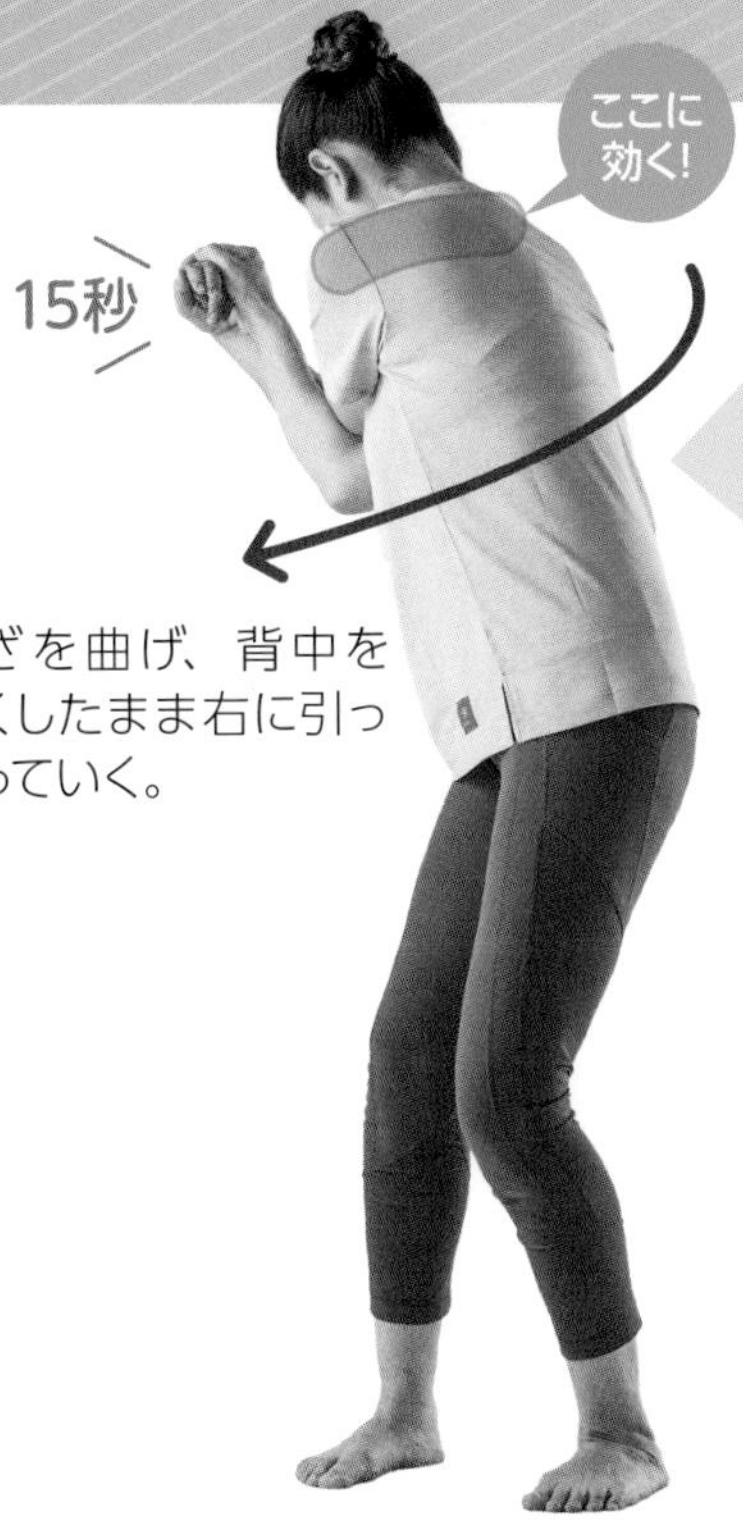

ひざを曲げ、背中を
丸くしたまま右に引っ
張っていく。

硬い人は左のように行いましょう

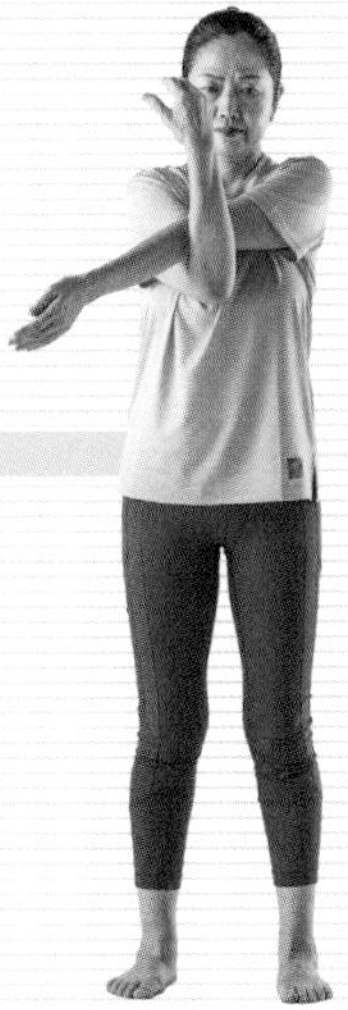

左腕を右ひじで引っ掛
けて、身体に引き寄せ、

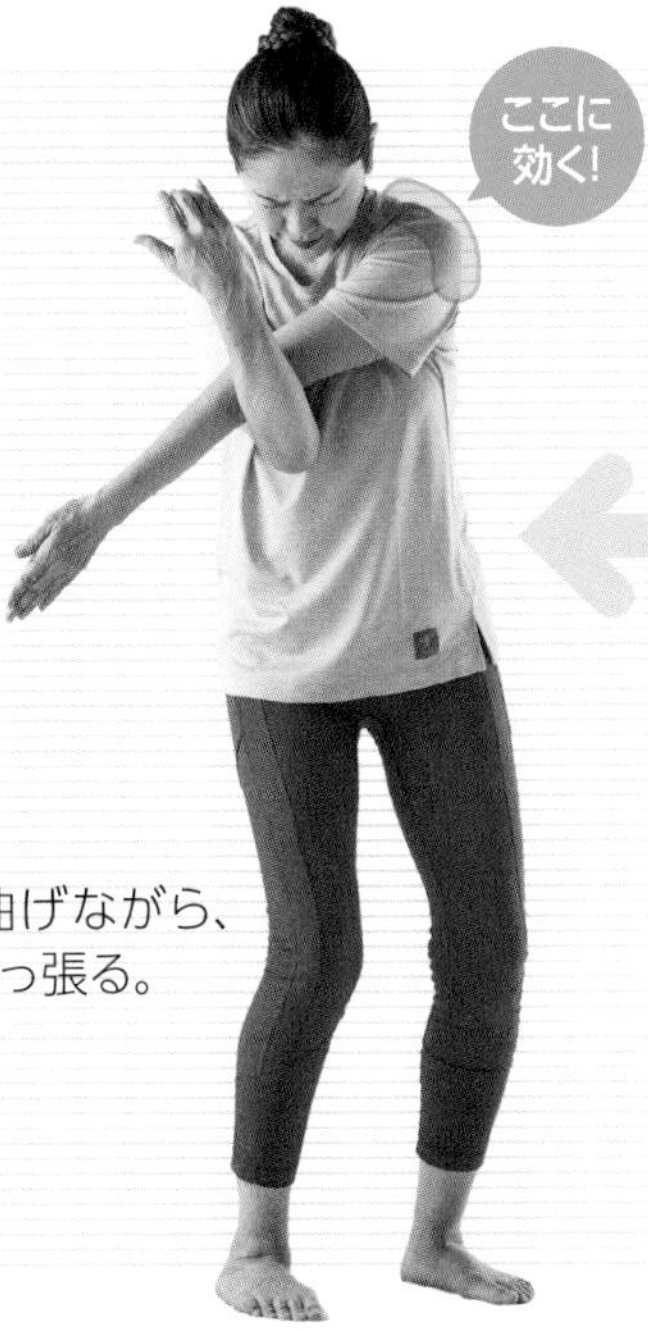

ひざを曲げながら、
右下に引っ張る。

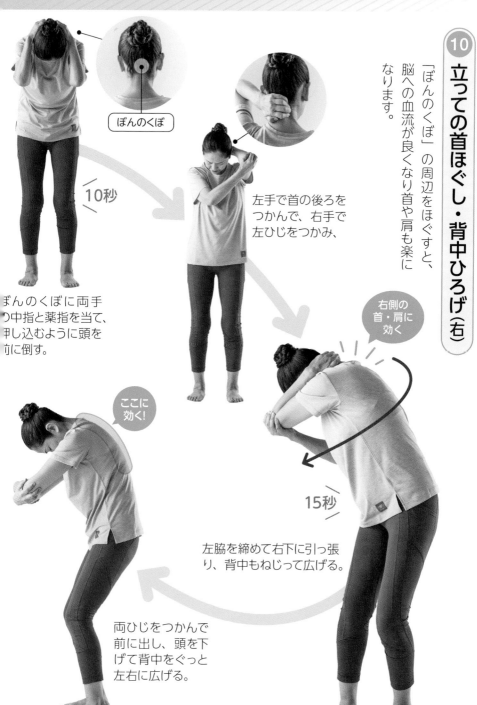

10 立っての首ほぐし・背中ひろげ（右）

「ぼんのくぼ」の周辺をほぐすと、脳への血流が良くなり首や肩も楽になります。

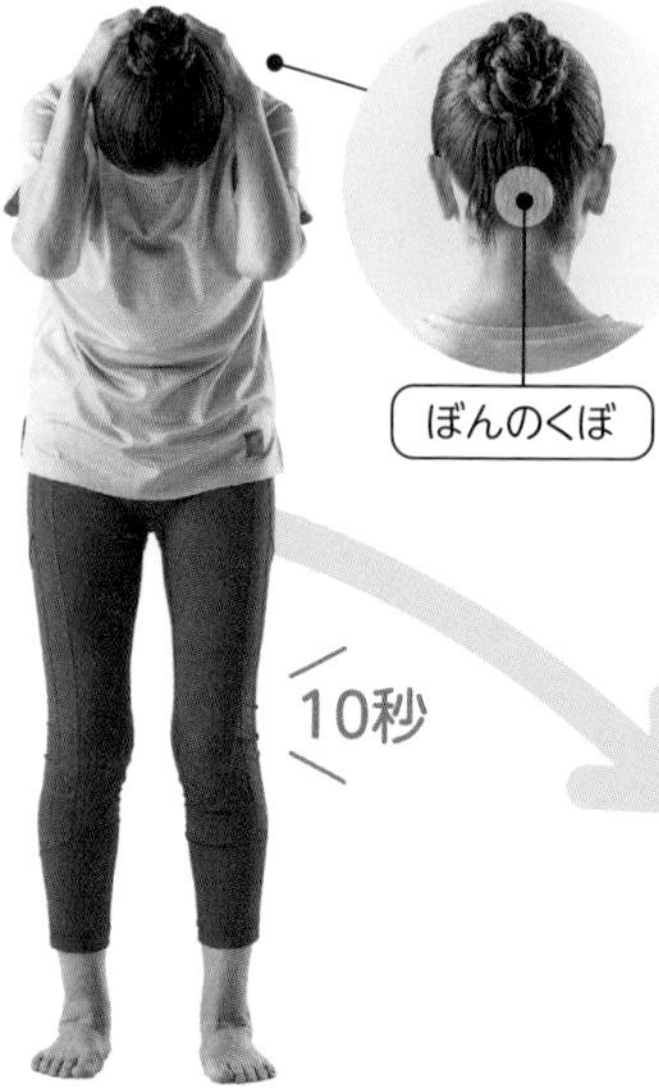

ぼんのくぼに両手の中指と薬指を当て、押し込むように頭を前に倒す。

10秒

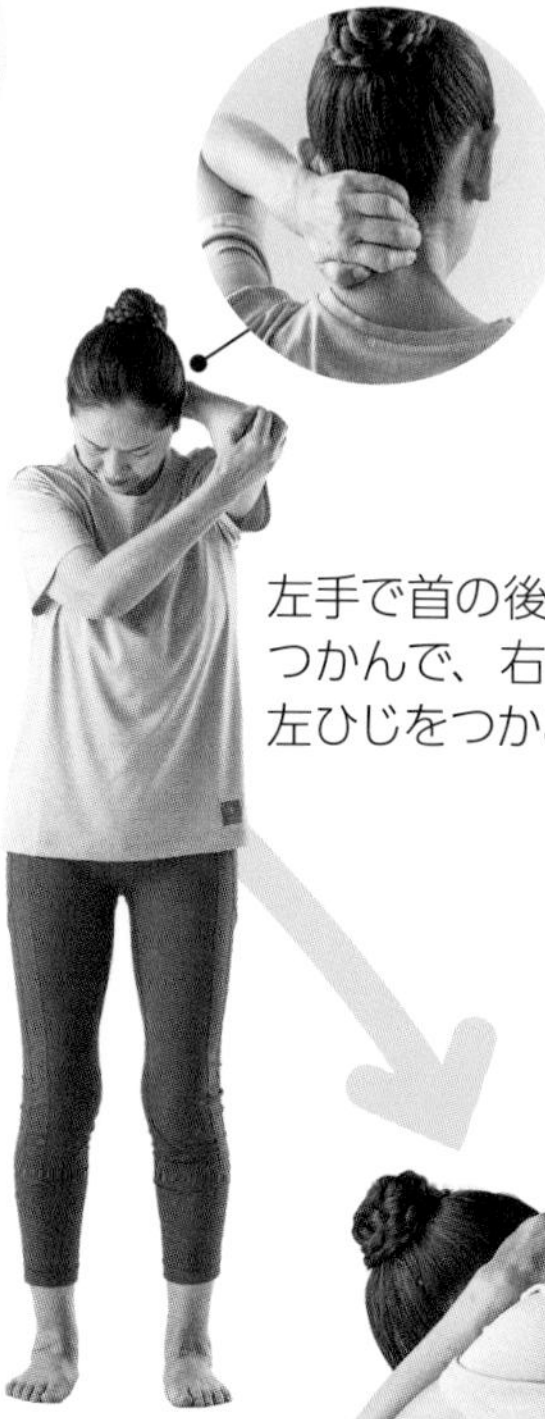

左手で首の後ろをつかんで、右手で左ひじをつかみ、

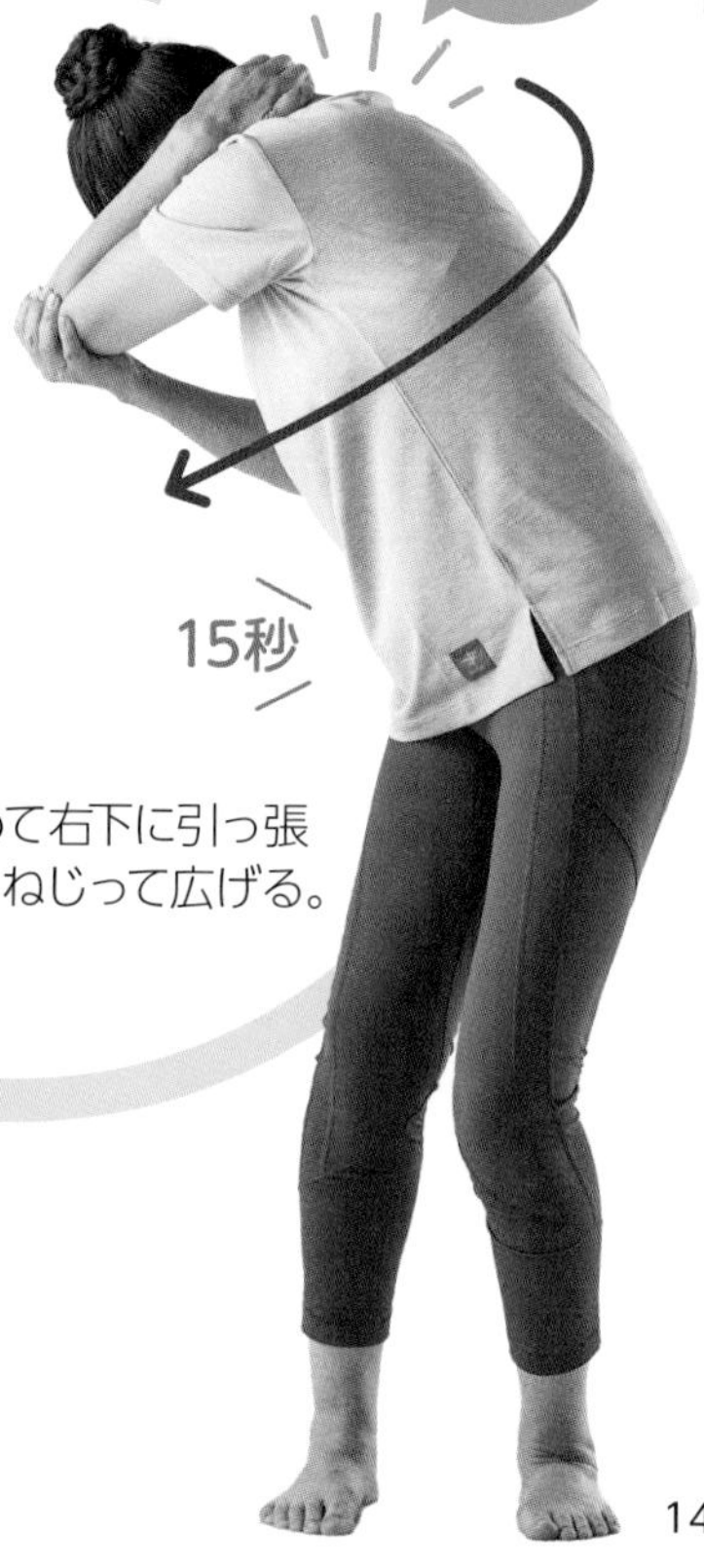

15秒

左脇を締めて右下に引っ張り、背中もねじって広げる。

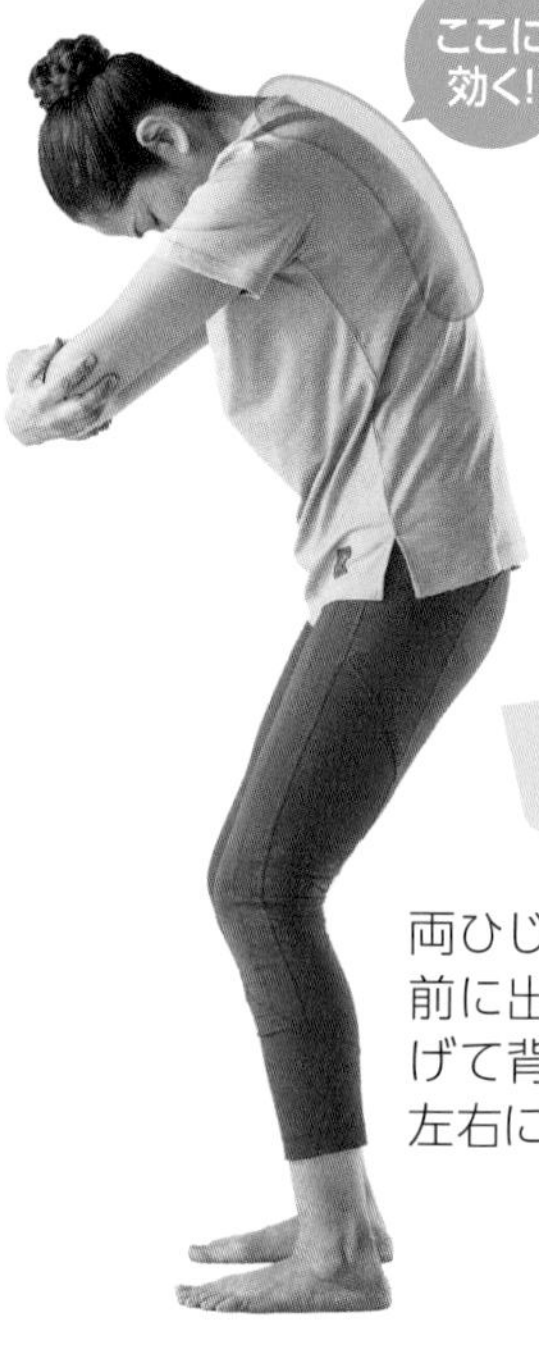

両ひじをつかんで前に出し、頭を下げて背中をぐっと左右に広げる。

⑰ 脚の前後伸ばし(左)

股関節や腸腰筋、ひざの裏からふくらはぎ、アキレス腱までほぐします。胃経の刺激にもなります。

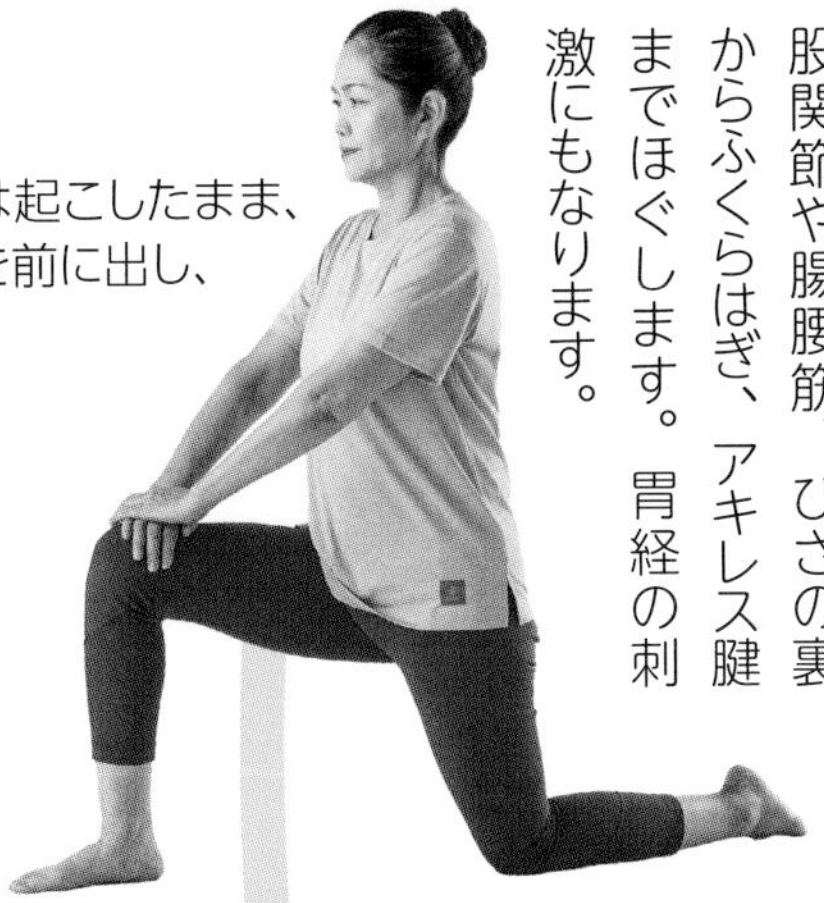

身体は起こしたまま、
右脚を前に出し、

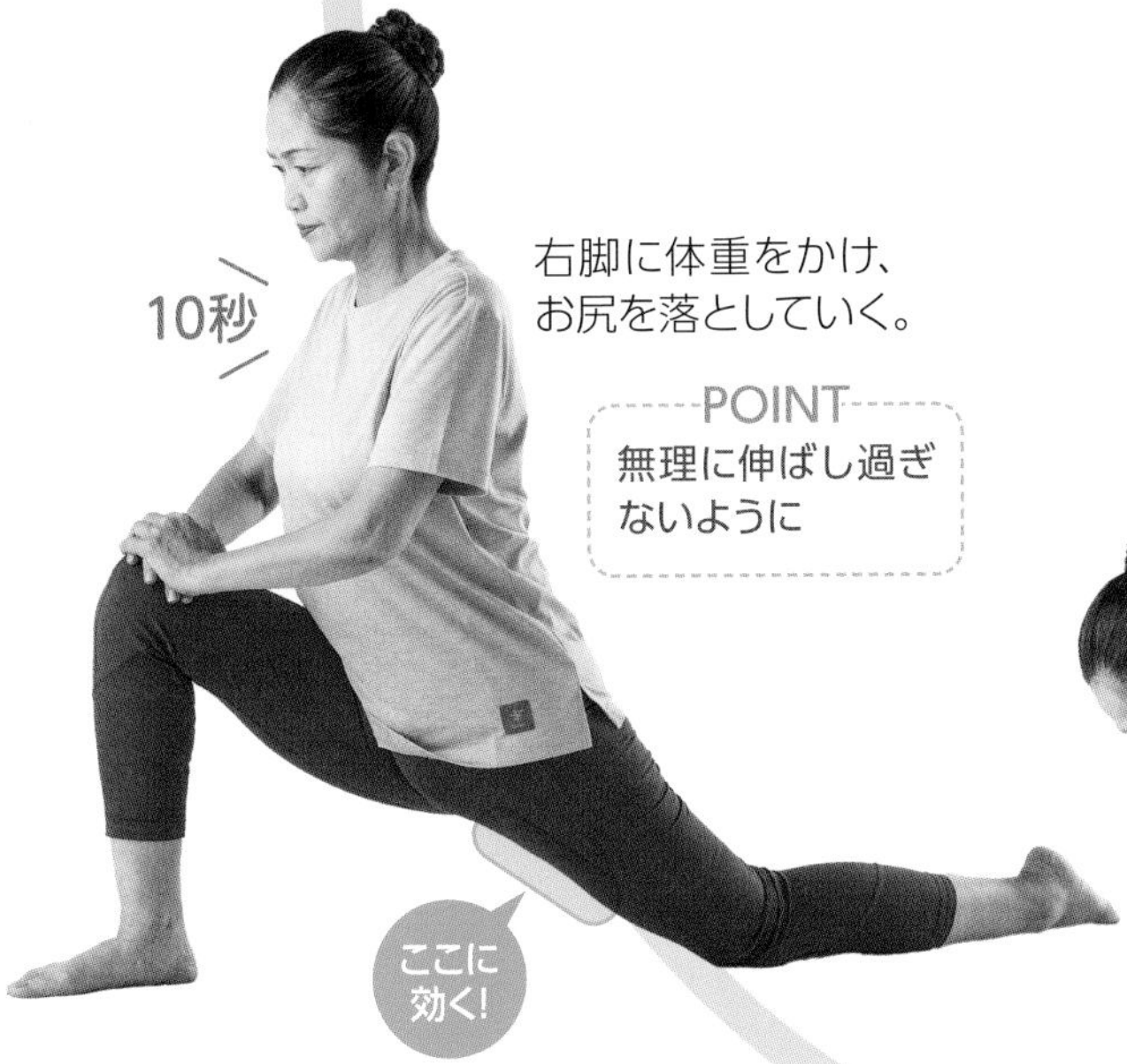

右脚に体重をかけ、
お尻を落としていく。

POINT
無理に伸ばし過ぎないように

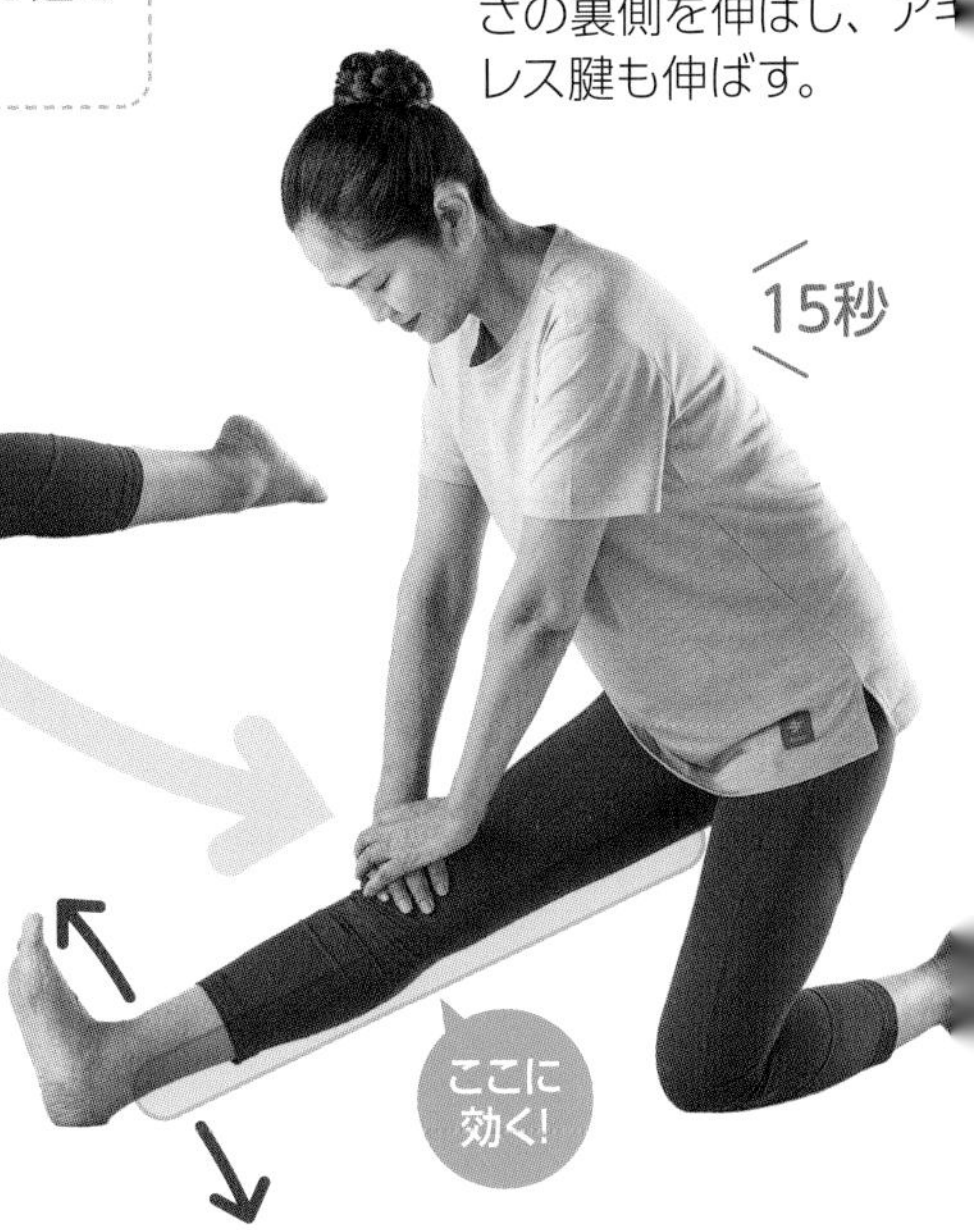

右脚を伸ばして、ひざの皿を下げるようにしてひざの裏側を伸ばし、アキレス腱も伸ばす。

POINT
かかとを支点にして
足首を左右にゆする

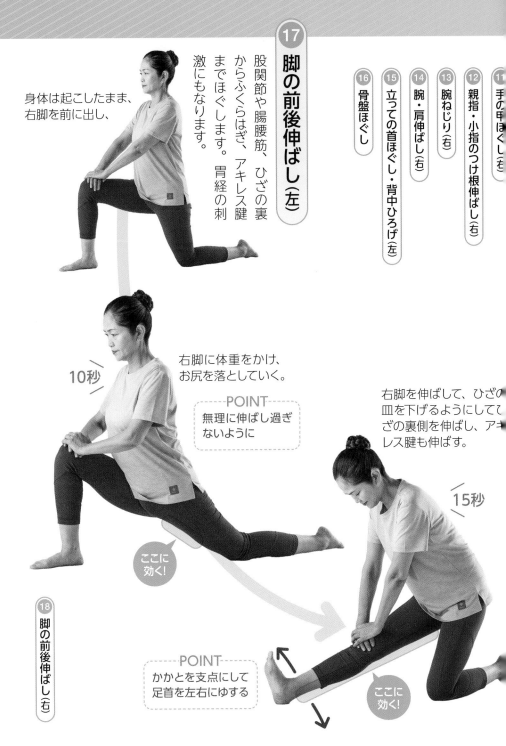

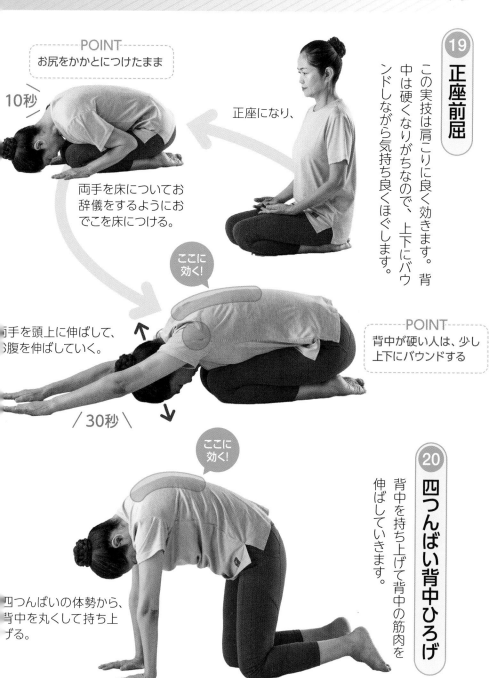

19 正座前屈

この実技は肩こりに良く効きます。背中は硬くなりがちなので、上下にバウンドしながら気持ち良くほぐします。

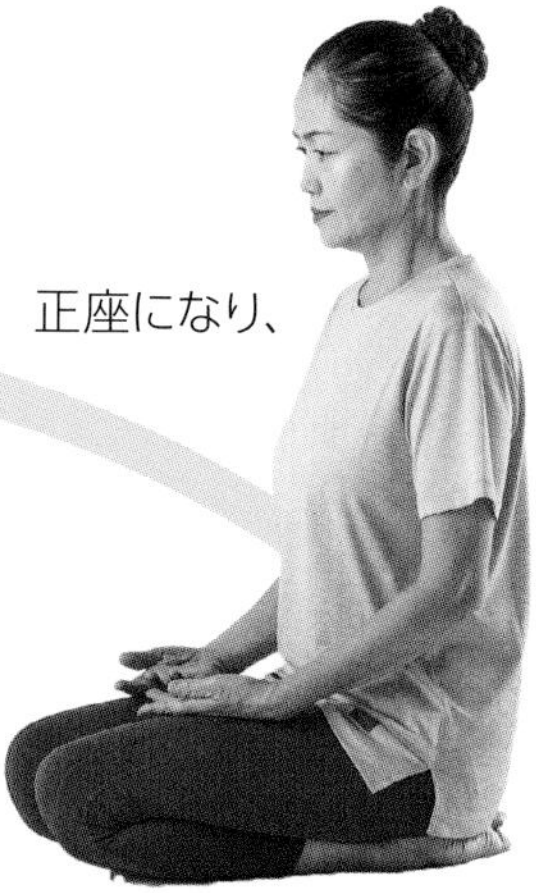

正座になり、

POINT
お尻をかかとにつけたまま

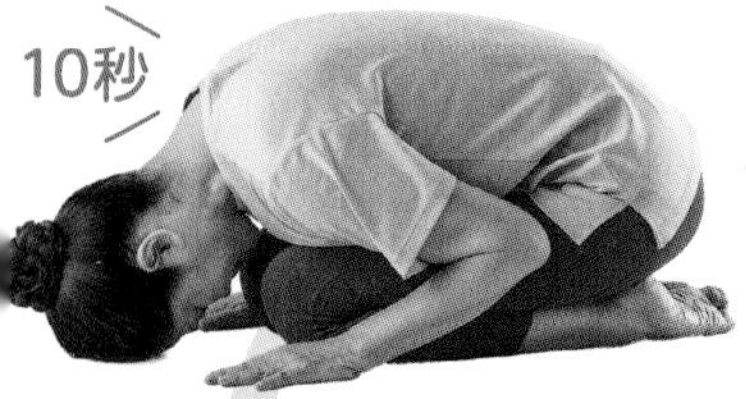

両手を床についてお辞儀をするようにおでこを床につける。

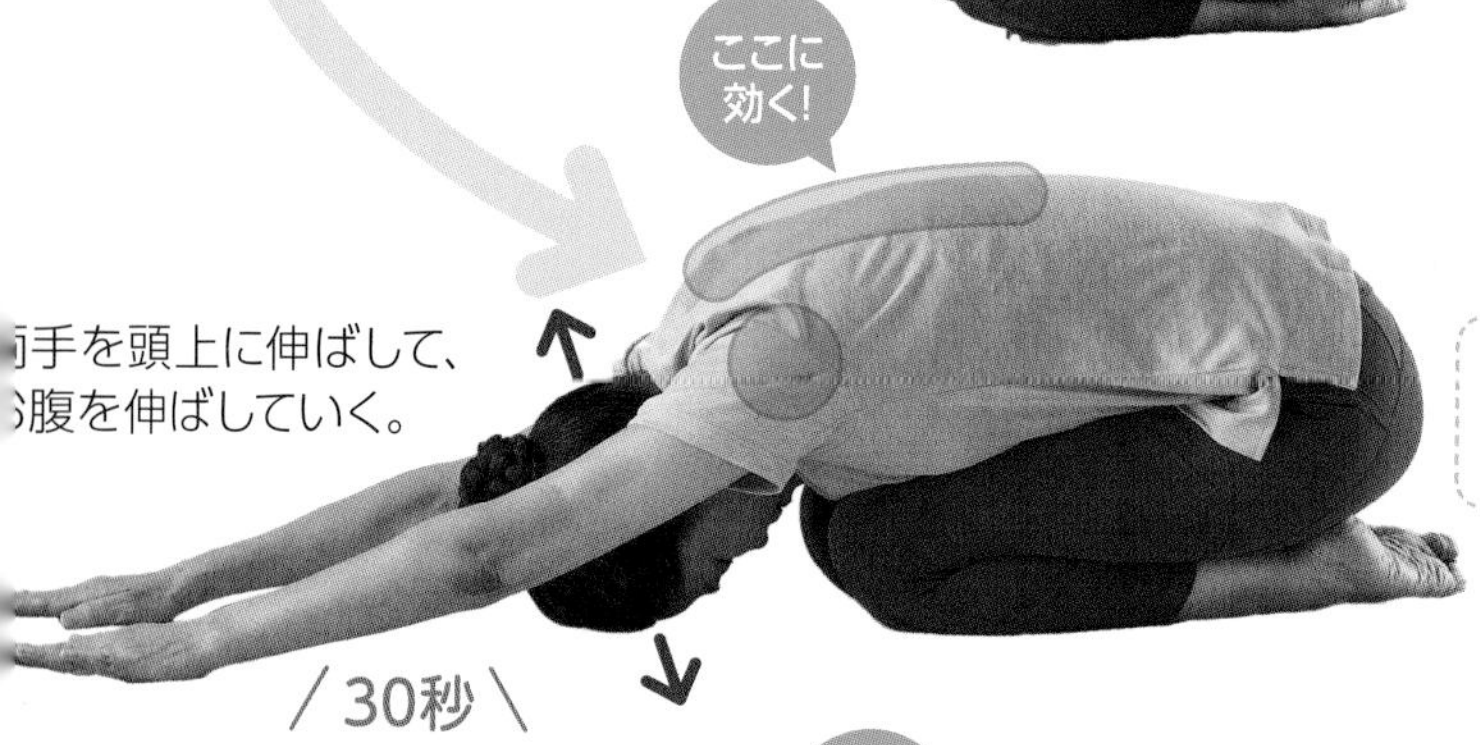

手を頭上に伸ばして、
腹を伸ばしていく。

POINT
背中が硬い人は、少し上下にバウンドする

20 四つんばい背中ひろげ

背中を持ち上げて背中の筋肉を伸ばしていきます。

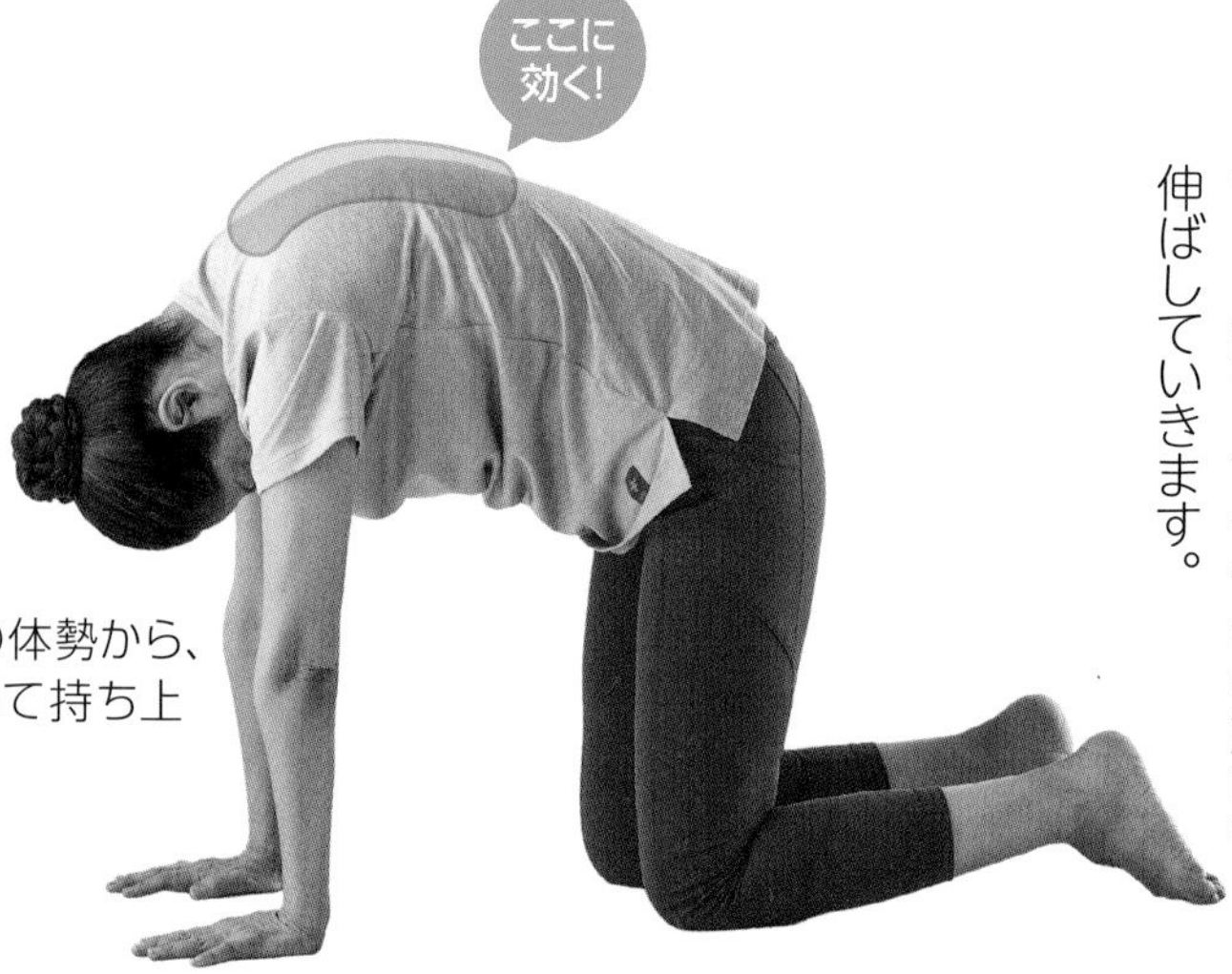

四つんばいの体勢から、
背中を丸くして持ち上
げる。

21 踏み込み

踏み込みを繰り返すと、脚の裏側の縮みがほぐれていきます。猫背の矯正や腕の強化にも効果があります。

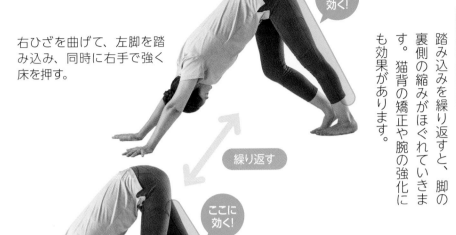

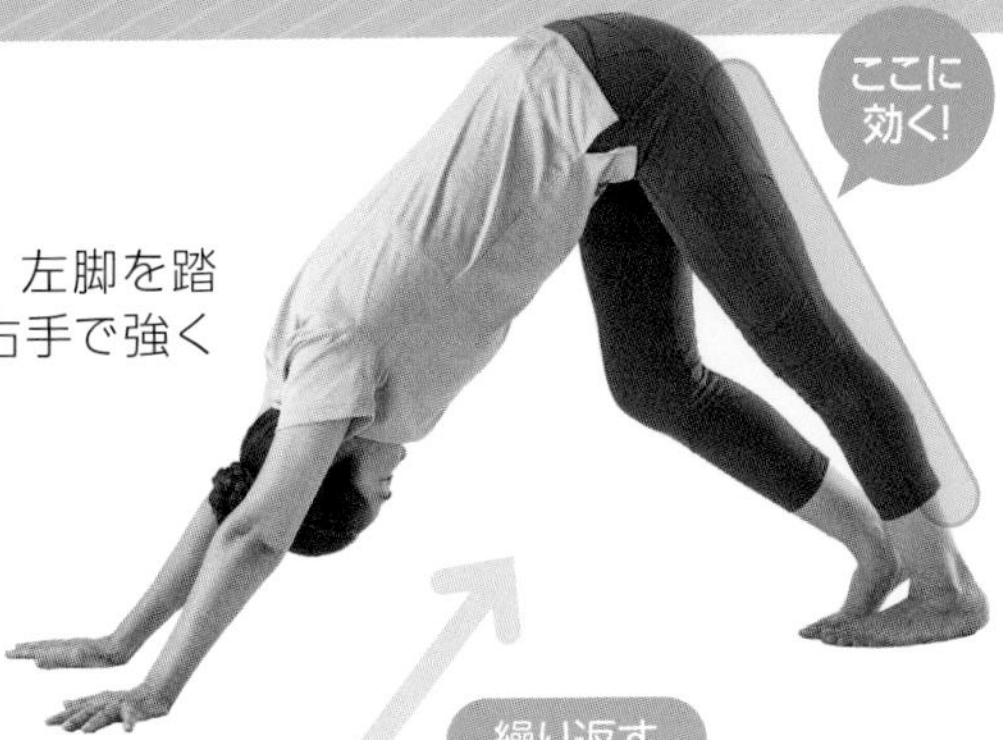
ここに
効く!

右ひざを曲げて、左脚を踏み込み、同時に右手で強く床を押す。

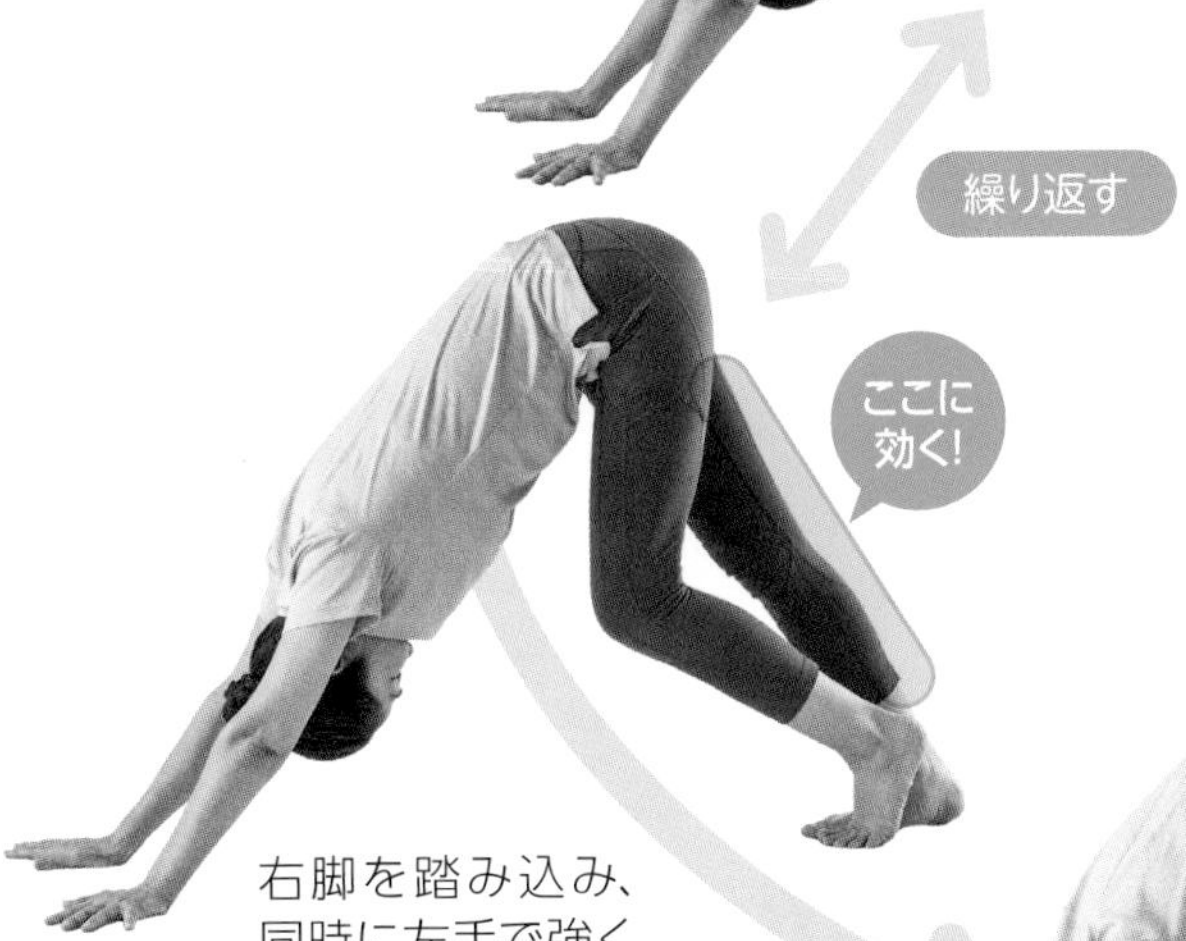
繰り返す
ここに
効く!

右脚を踏み込み、同時に左手で強く床を押す。

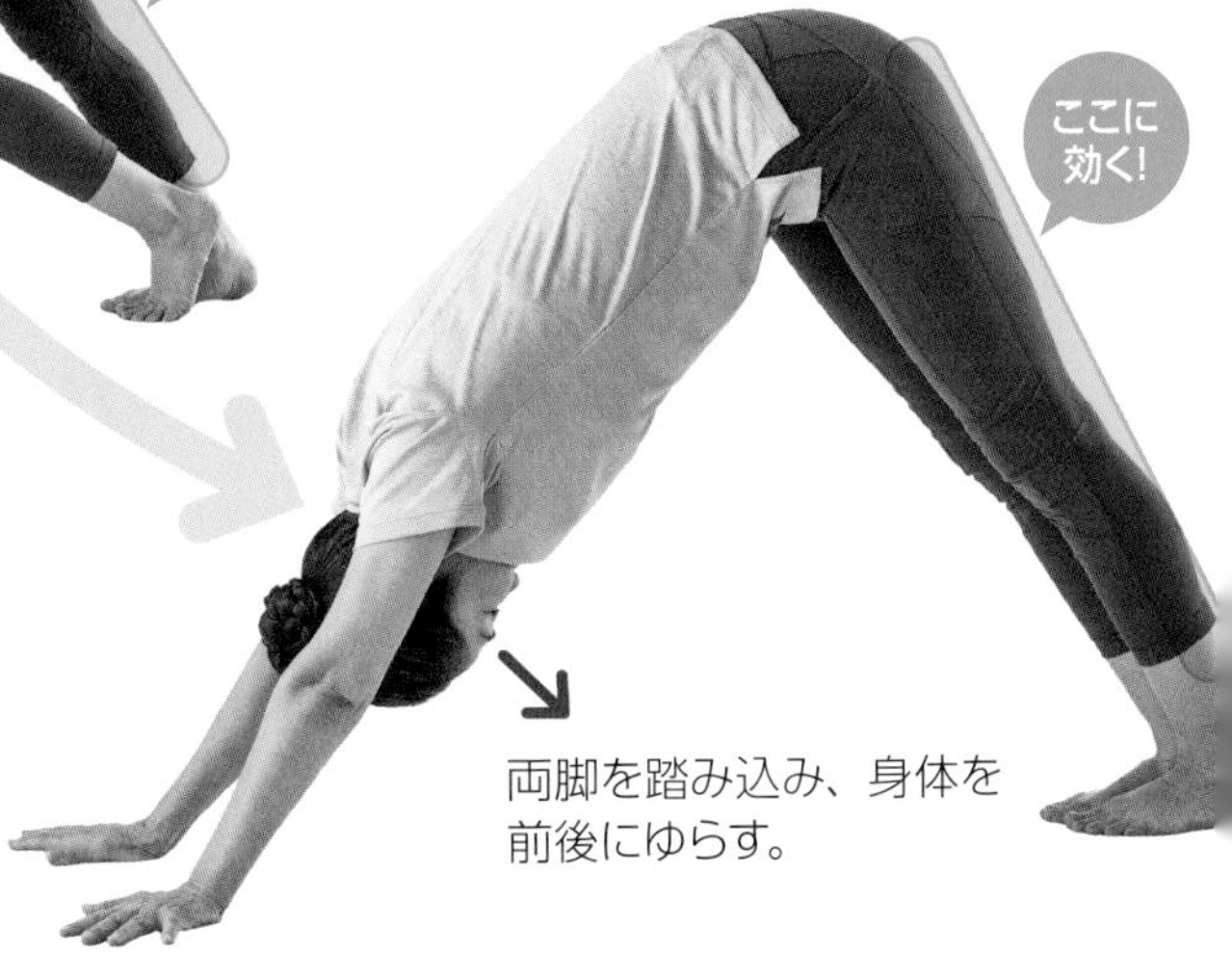
ここに
効く!

両脚を踏み込み、身体を前後にゆらす。

22 正座

一度、正座になり身体の内側に意識を向けます。肩の力を抜いてリラックスしましょう。

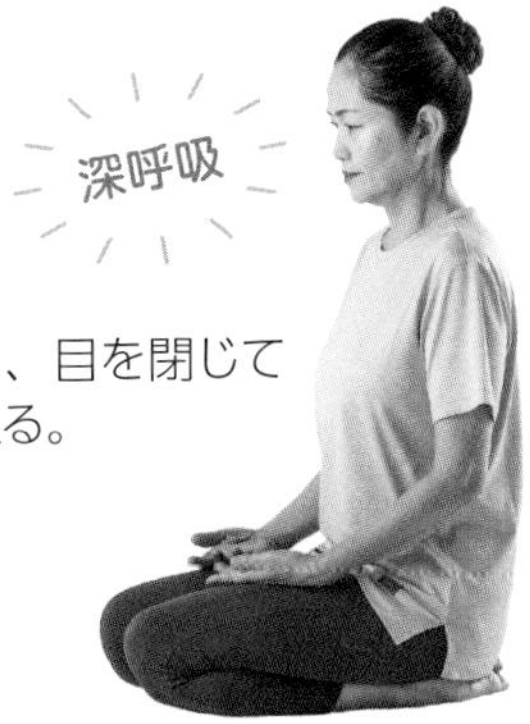
深呼吸

正座になり、目を閉じて呼吸を整える。

24 腕踏み（左）

手首のツボ（内関）を踏むと、手の平から手首が柔らかくなり、指を反らせやすくなります。

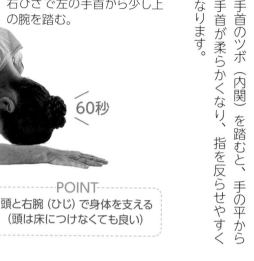

頭と右腕（ひじ）を床につけ、右ひざで左の手首から少し上の腕を踏む。

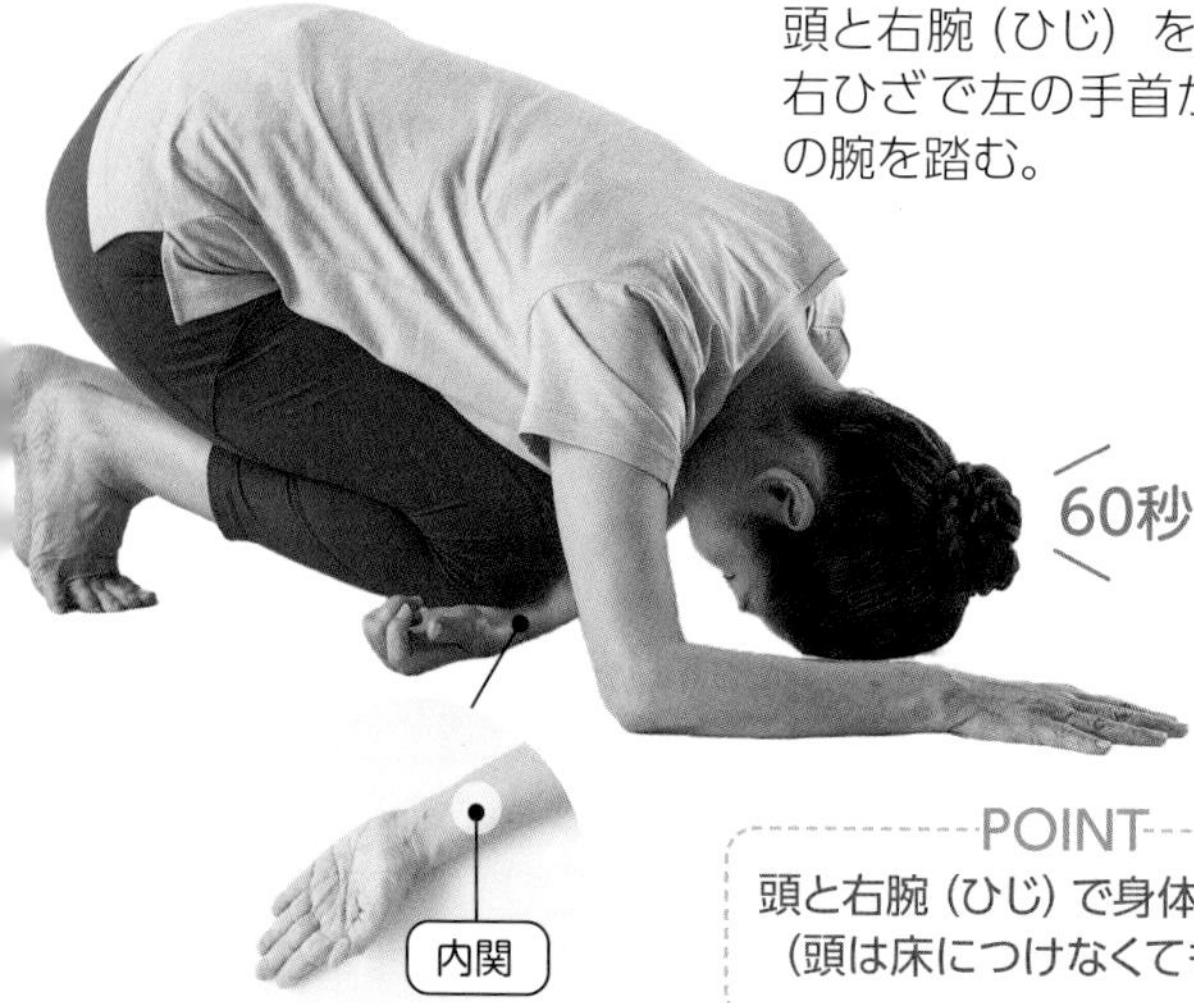

POINT
頭と右腕（ひじ）で身体を支える
（頭は床につけなくても良い）

25 四つんばい背中ほぐし

四つんばいで頭のところで手をあわせて（合掌）背中をほぐしていきます。

お尻を上げて、お腹を伸ばしながら両手を頭上に上げ、

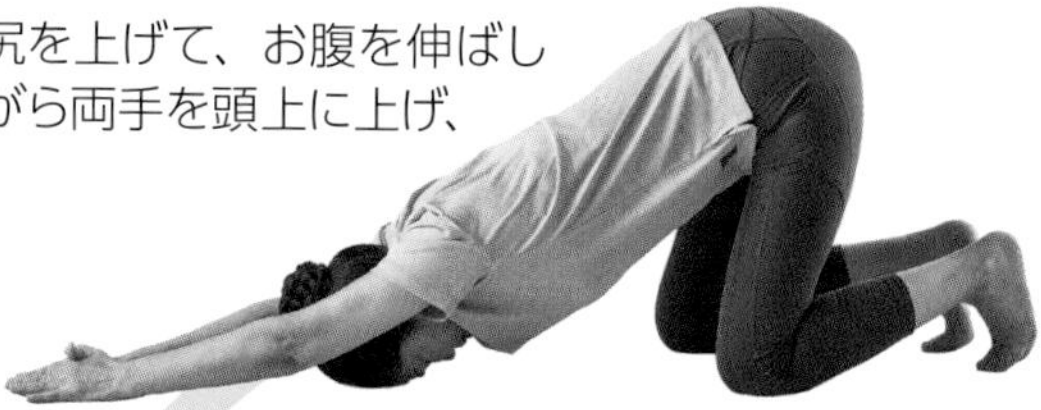

POINT
痛みを感じる人は無理をしないように

＼30秒／

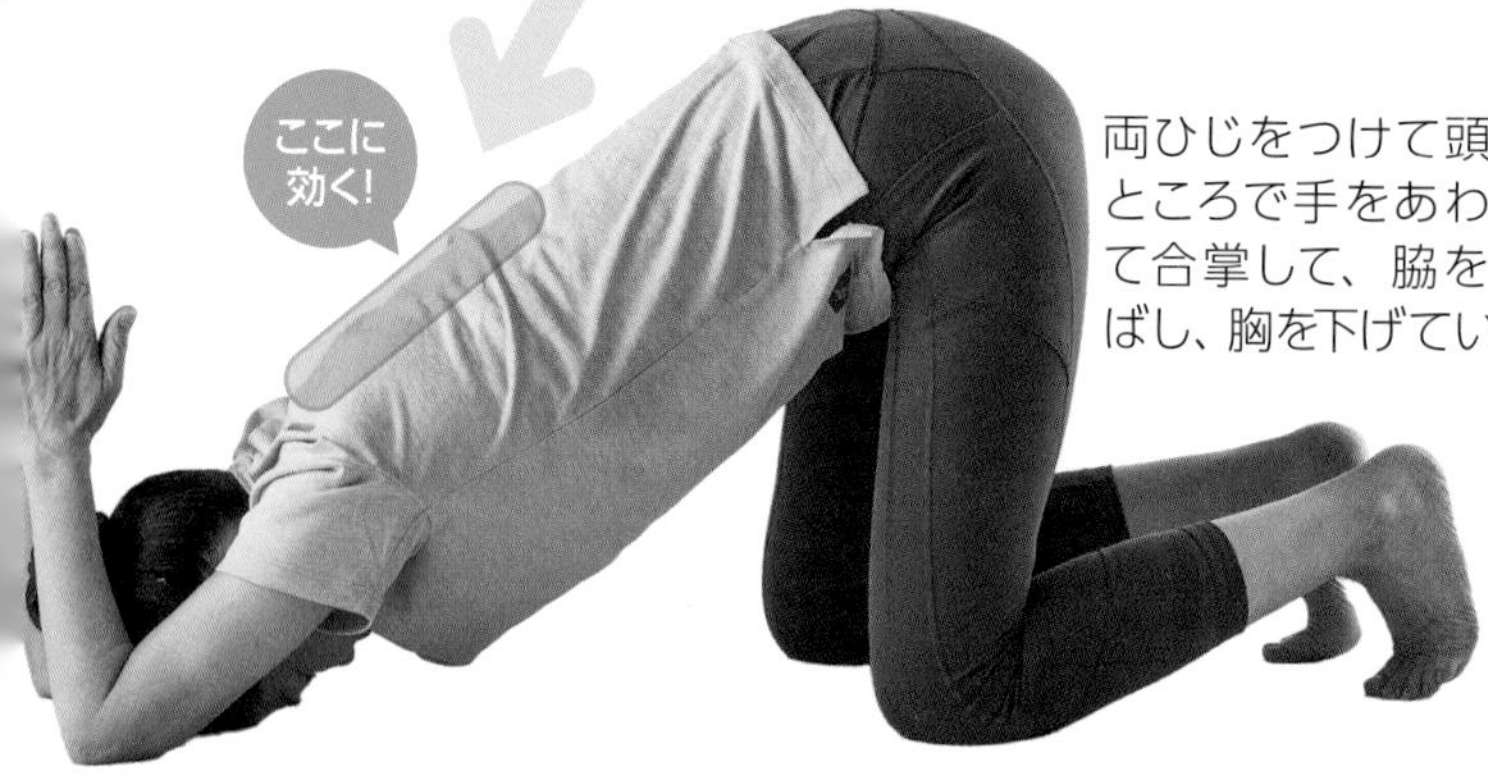

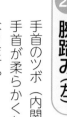

両ひじをつけて頭のところで手をあわせて合掌して、脇を伸ばし、胸を下げていく。

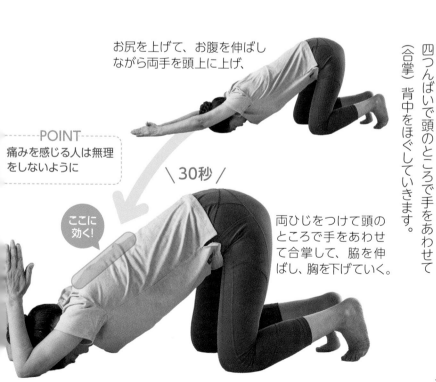

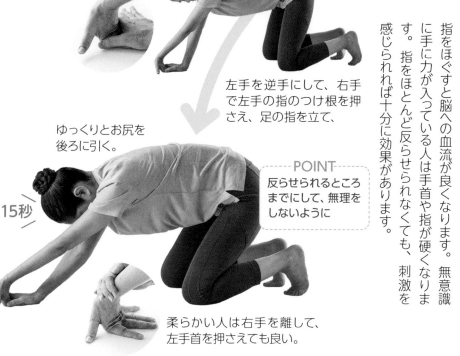

26 指ほぐし（左）

指をほぐすと脳への血流が良くなります。無意識に手に力が入っている人は手首や指が硬くなります。指をほとんど反らせられなくても、刺激を感じられれば十分に効果があります。

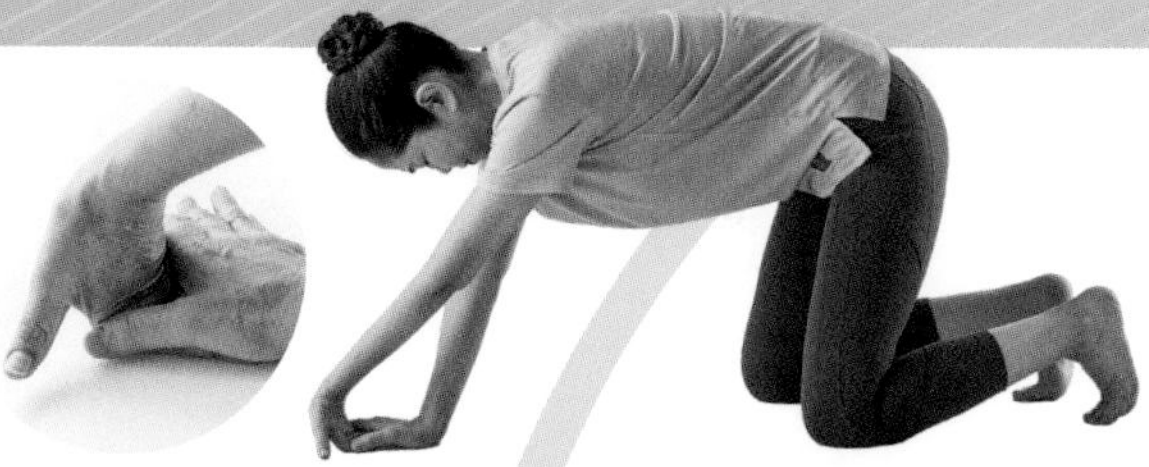

左手を逆手にして、右手で左手の指のつけ根を押さえ、足の指を立て、

ゆっくりとお尻を後ろに引く。

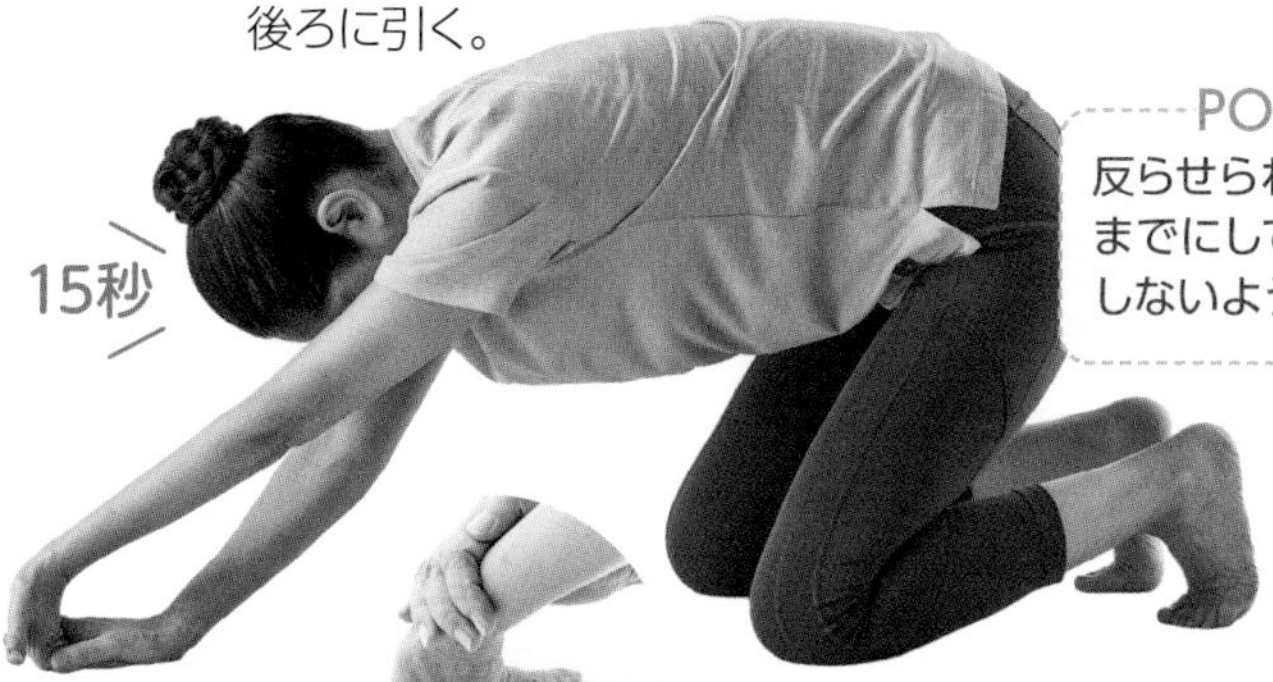

15秒

POINT
反らせられるところまでにして、無理をしないように

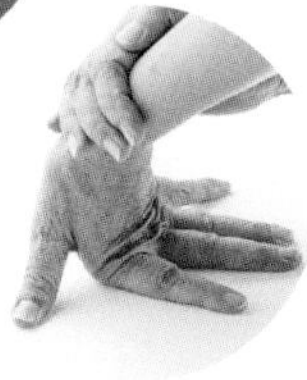

柔らかい人は右手を離して、左手首を押さえても良い。

27 手の平ほぐし（左）

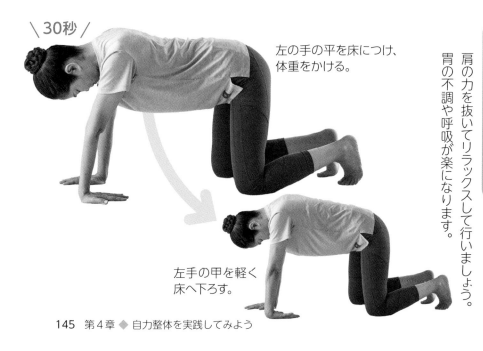

肩の力を抜いてリラックスして行いましょう。胃の不調や呼吸が楽になります。

30秒

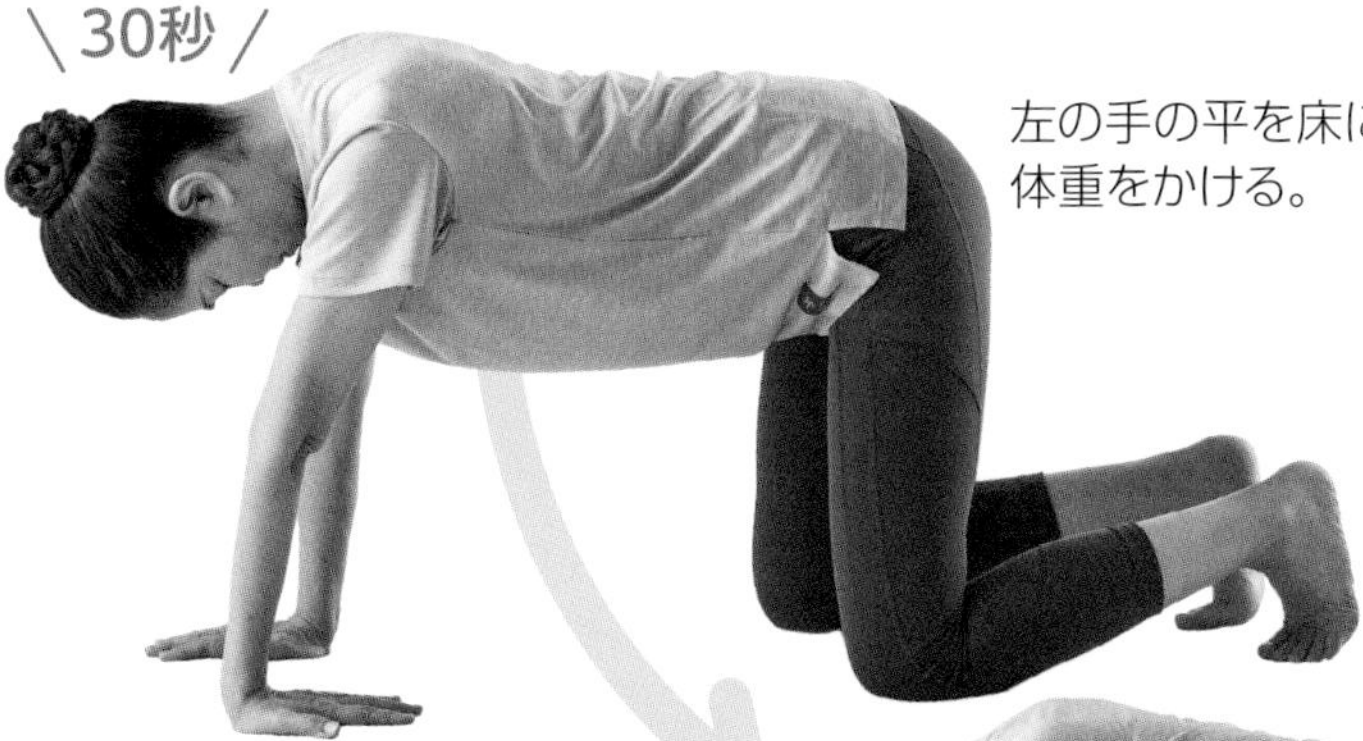

左の手の平を床につけ、体重をかける。

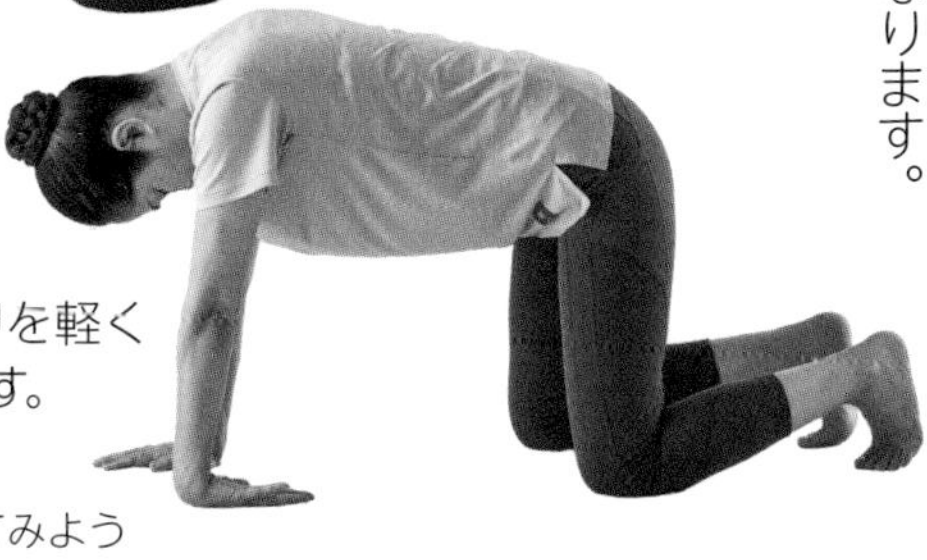

左手の甲を軽く床へ下ろす。

28 身体の前面伸ばし(左)

あごの下から、お腹、骨盤付近、ももまで、身体の前面をほぐします。ストレートネックや骨盤の矯正などに効果があります。

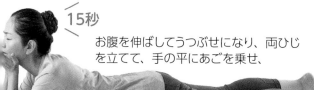

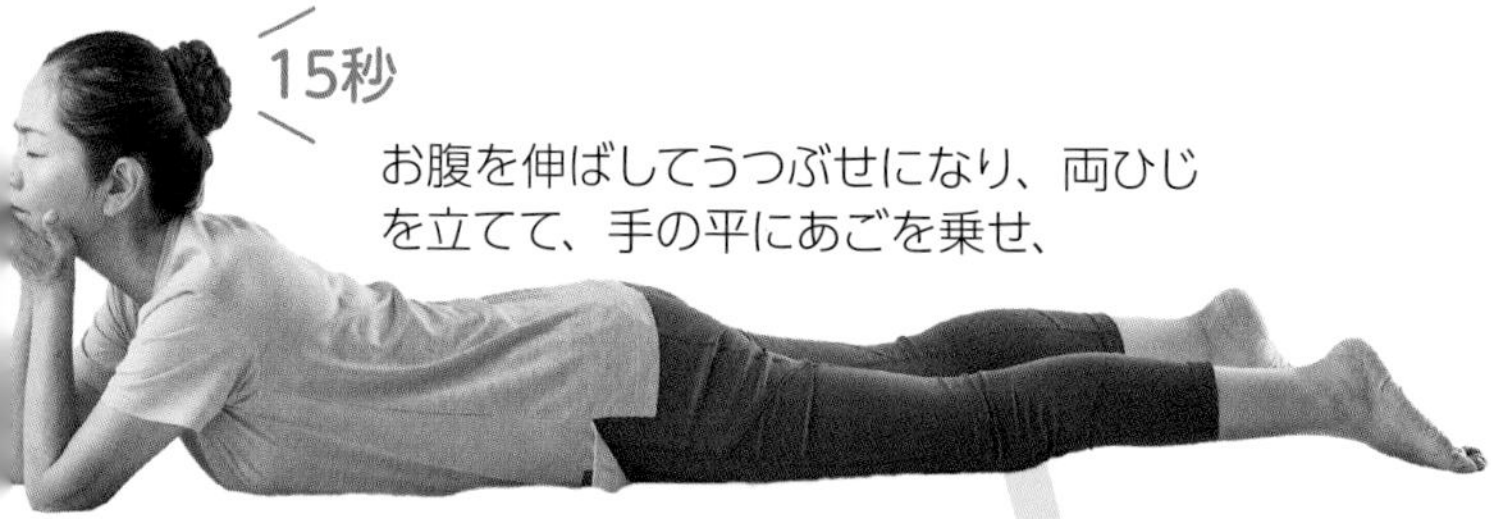

15秒

お腹を伸ばしてうつぶせになり、両ひじを立てて、手の平にあごを乗せ、

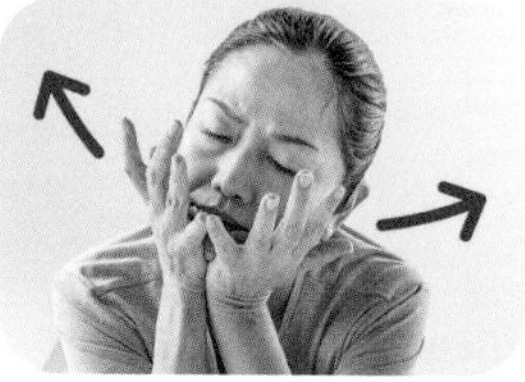

頭を左右にゆらして、ゆっくりとのどを伸ばす。

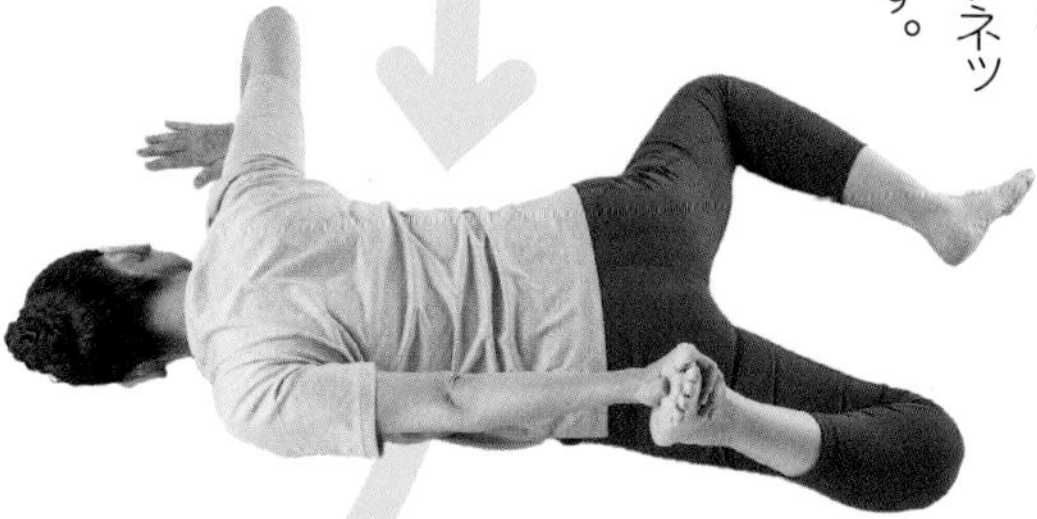

左手で左の足首を内側からつかみ顔を右に向けて上体を左へ倒し、右のひざを曲げて、右腕を立て、

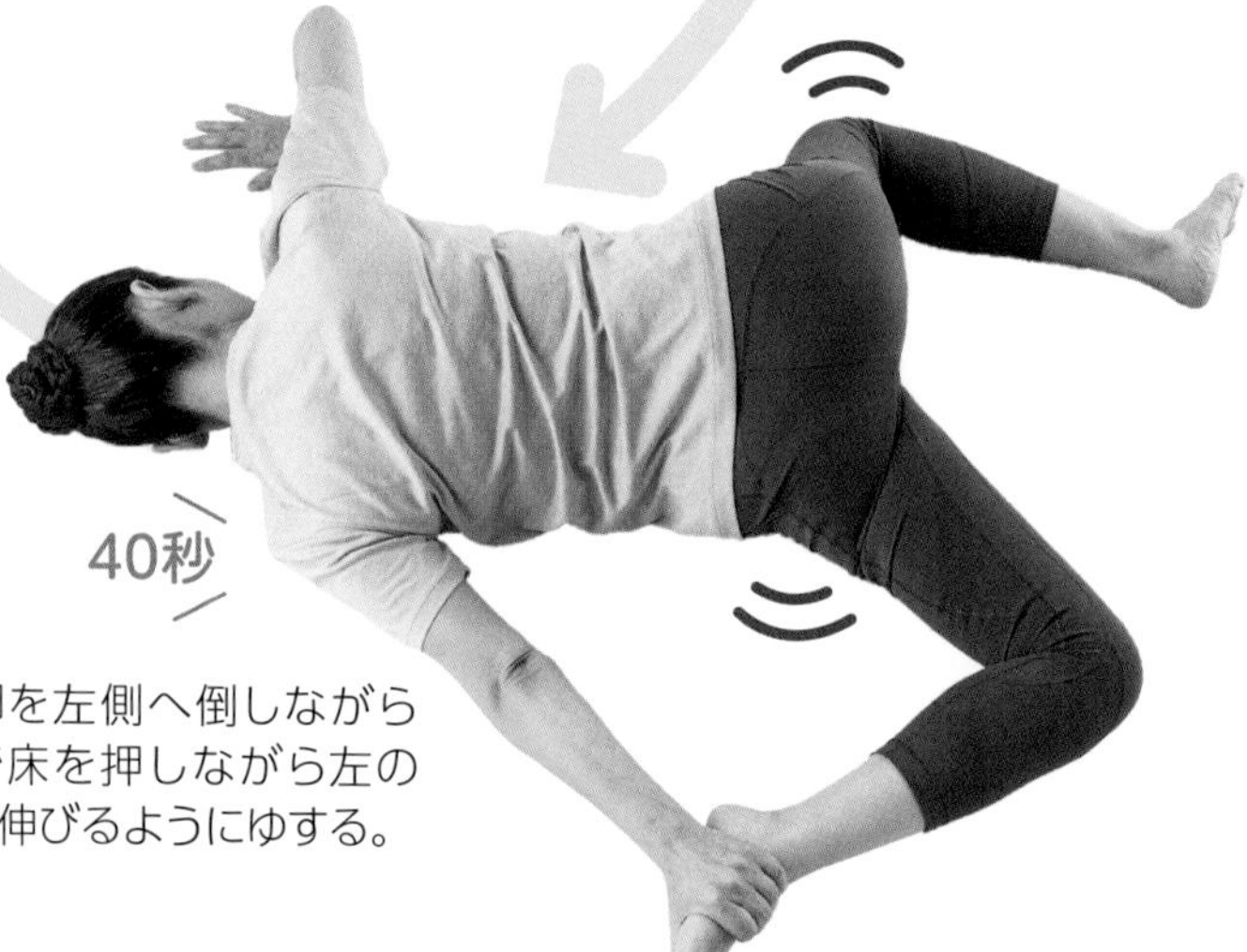

40秒

左の脚を左側へ倒しながら右手で床を押しながら左のももが伸びるようにゆする。

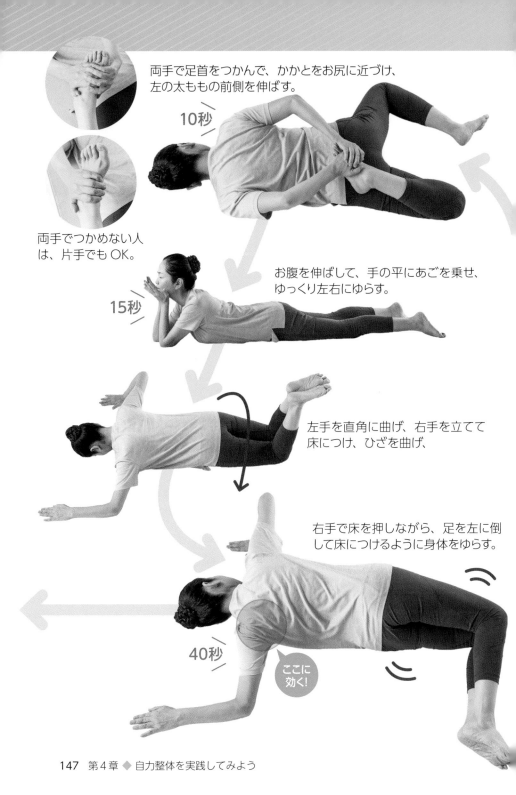

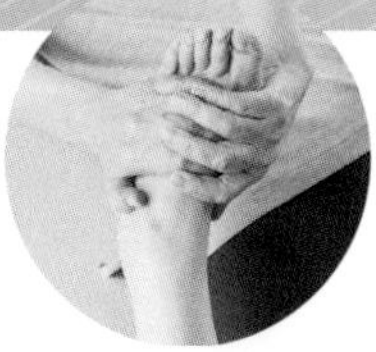

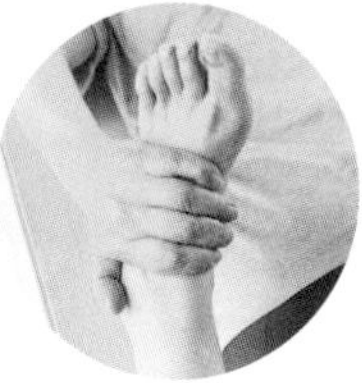

両手でつかめない人
は、片手でも OK。

両手で足首をつかんで、かかとをお尻に近づけ、
左の太ももの前側を伸ばす。

10秒

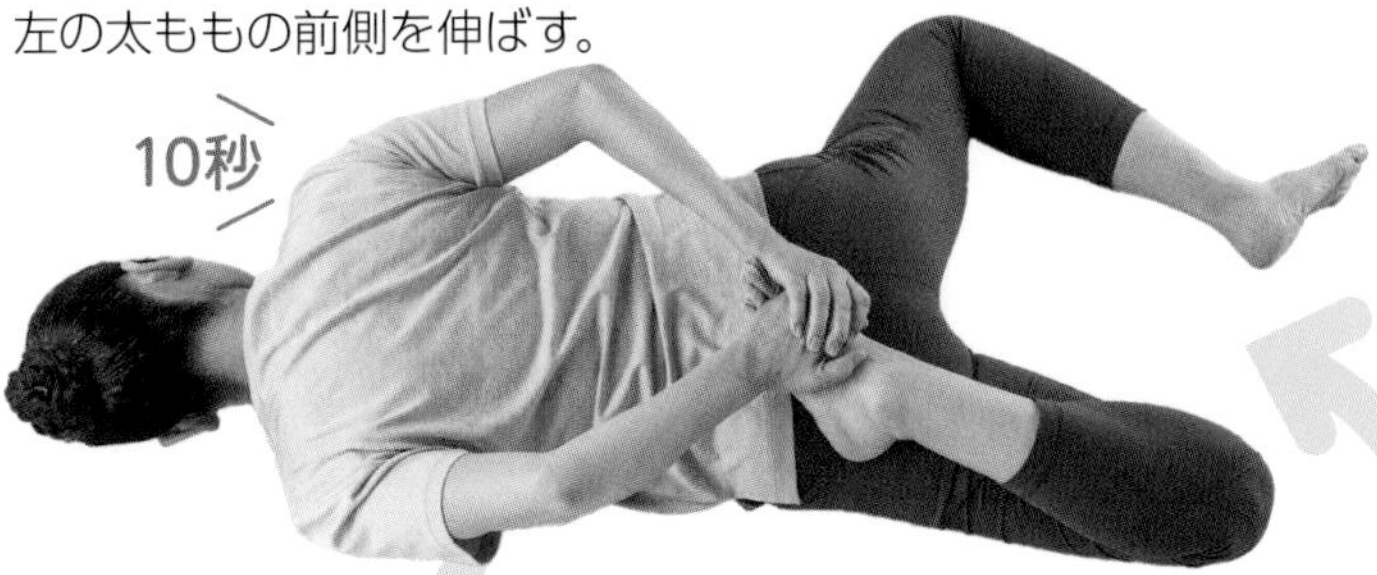

お腹を伸ばして、手の平にあごを乗せ、
ゆっくり左右にゆらす。

15秒

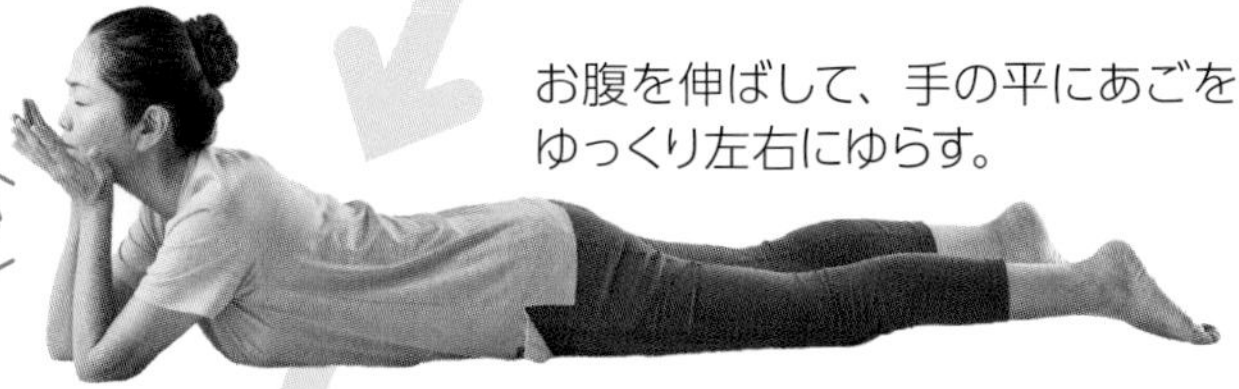

左手を直角に曲げ、右手を立てて
床につけ、ひざを曲げ、

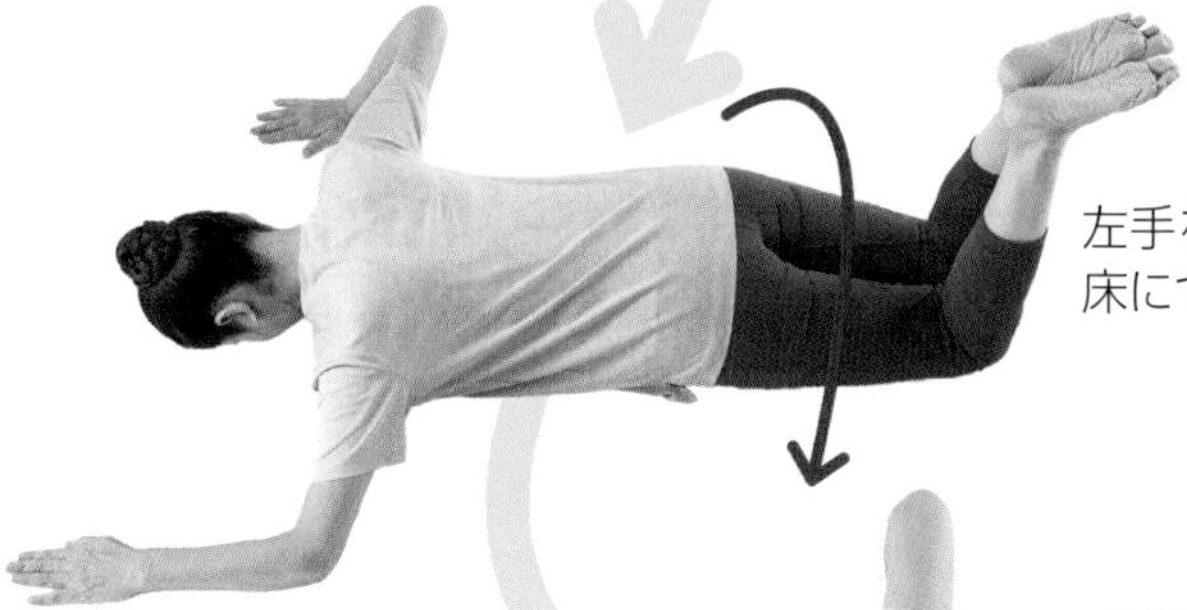

右手で床を押しながら、足を左に倒
して床につけるように身体をゆらす。

40秒

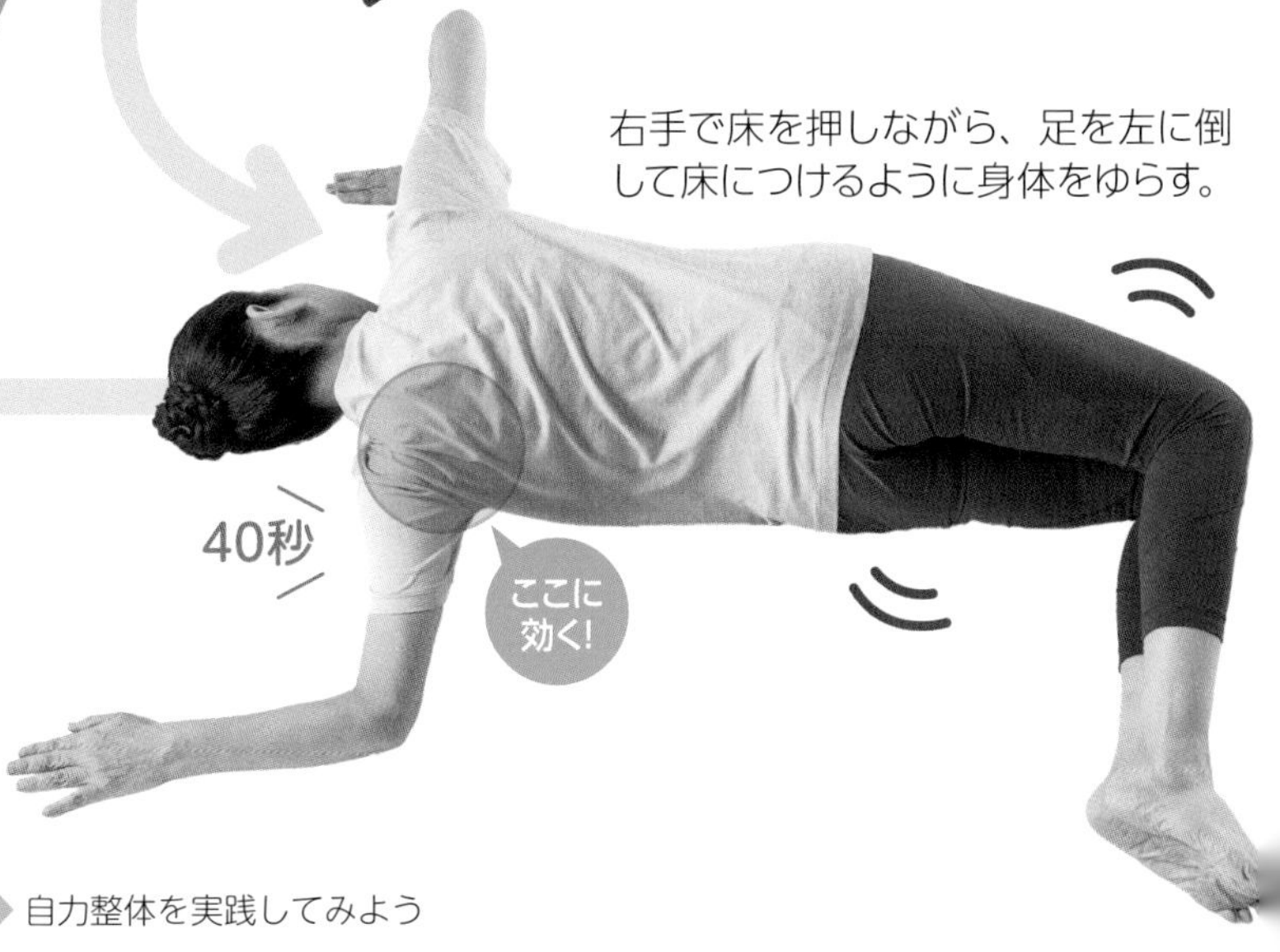

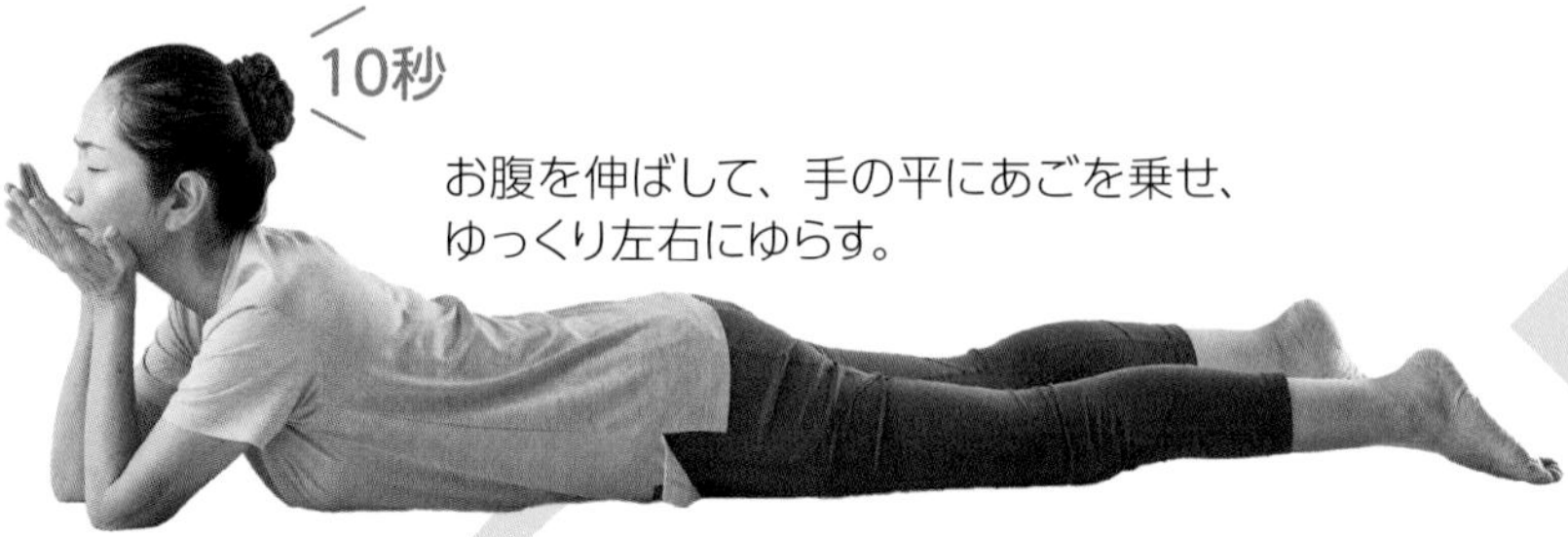

お腹を伸ばして、手の平にあごを乗せ、
ゆっくり左右にゆらす。

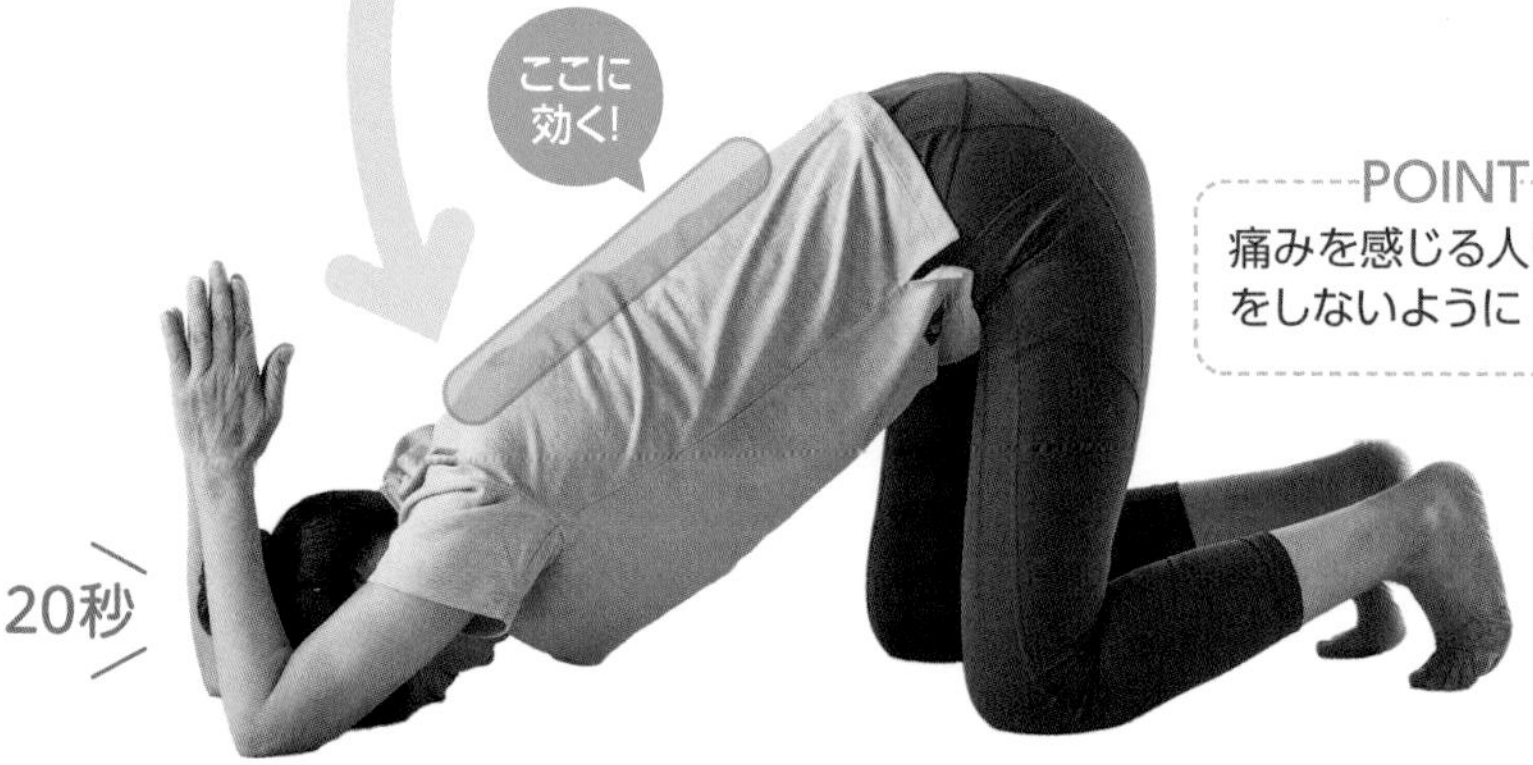

POINT
痛みを感じる人は無理
をしないように

お尻を上げて両ひじを床につけ、頭のところで
合掌して、脇を伸ばし、胸を下げていく。

29 腕踏み(右)
30 四つんばい背中ほぐし
31 指ほぐし(右)
32 手の平ほぐし(右)
33 身体の前面伸ばし(右)
34 踏み込み
35 骨盤ほぐし

36 身体の側面ほぐし(左)

手の力みが続くと脇が縮み、巻き肩にもなりやすくなります。脇と肩をほぐしていきましょう。

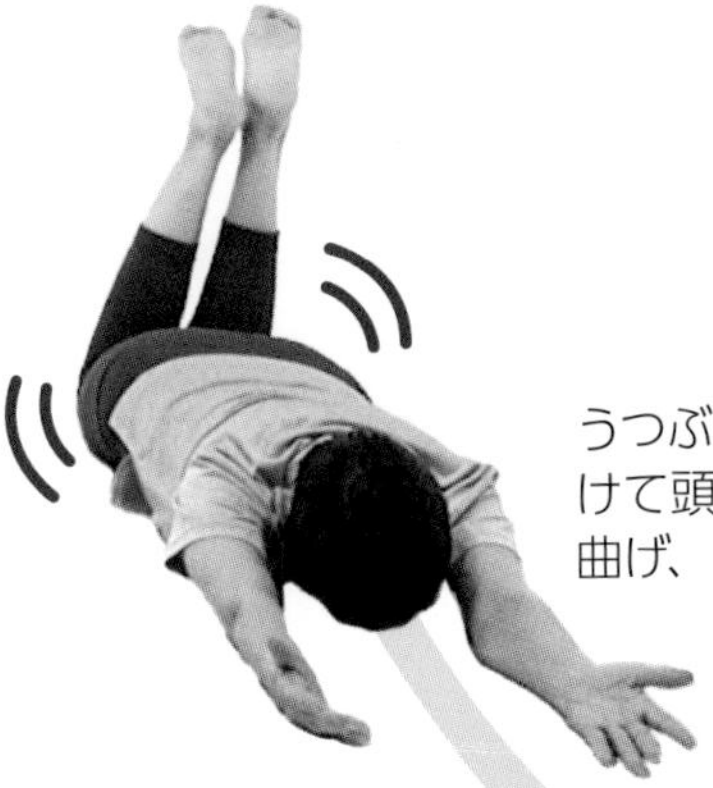

うつぶせで、手の平を上に向けて頭上に伸ばし、両ひざを曲げ、

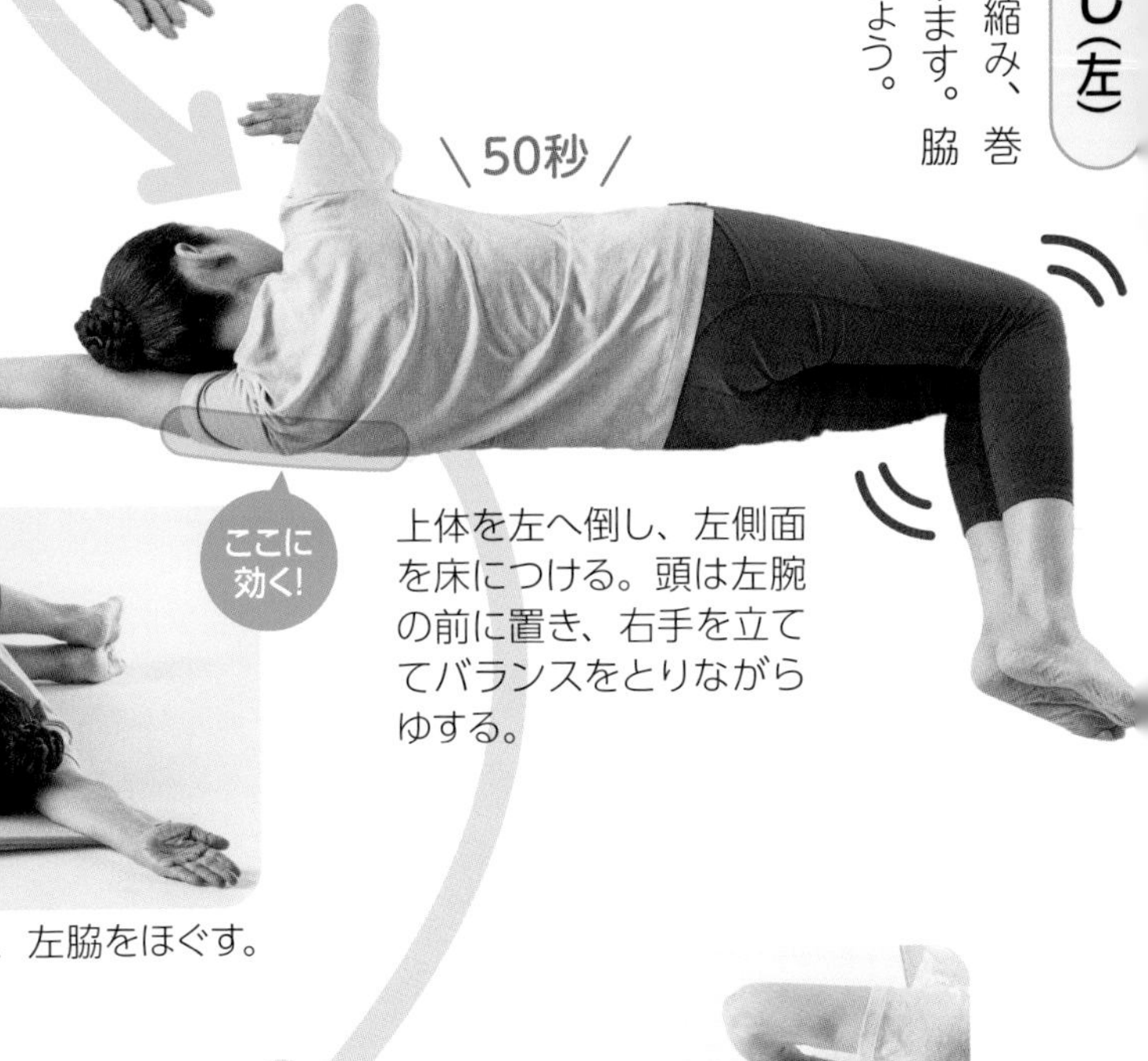

上体を左へ倒し、左側面を床につける。頭は左腕の前に置き、右手を立ててバランスをとりながらゆする。

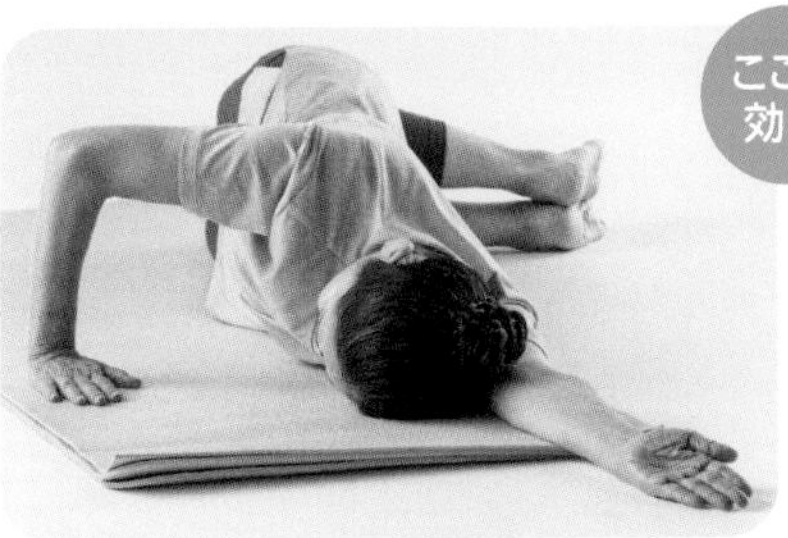

ひざから下をゆすって、左脇をほぐす。

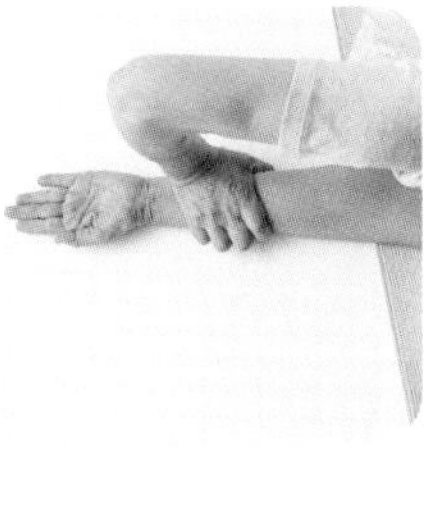

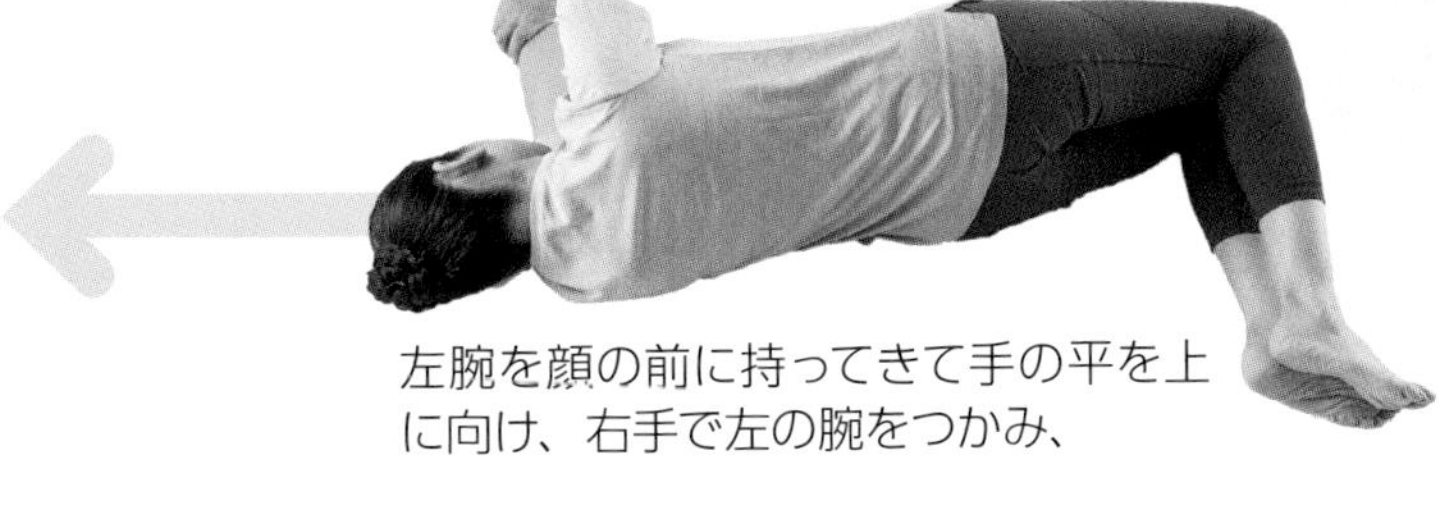

左腕を顔の前に持ってきて手の平を上に向け、右手で左の腕をつかみ、

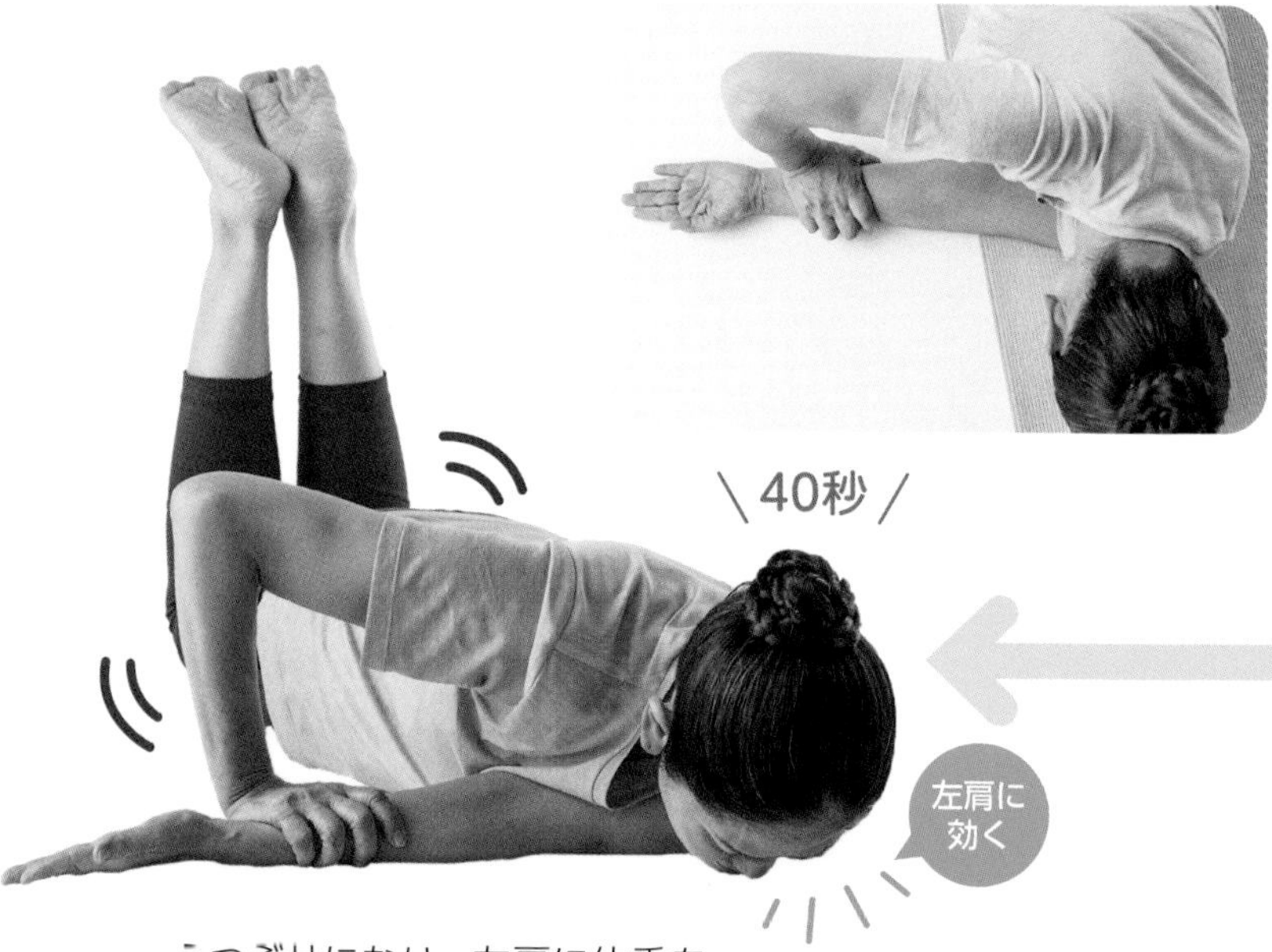

うつぶせになり、左肩に体重を
乗せながら身体をゆらす。

38 休憩

深呼吸をして、身体の力を抜いて休憩します。

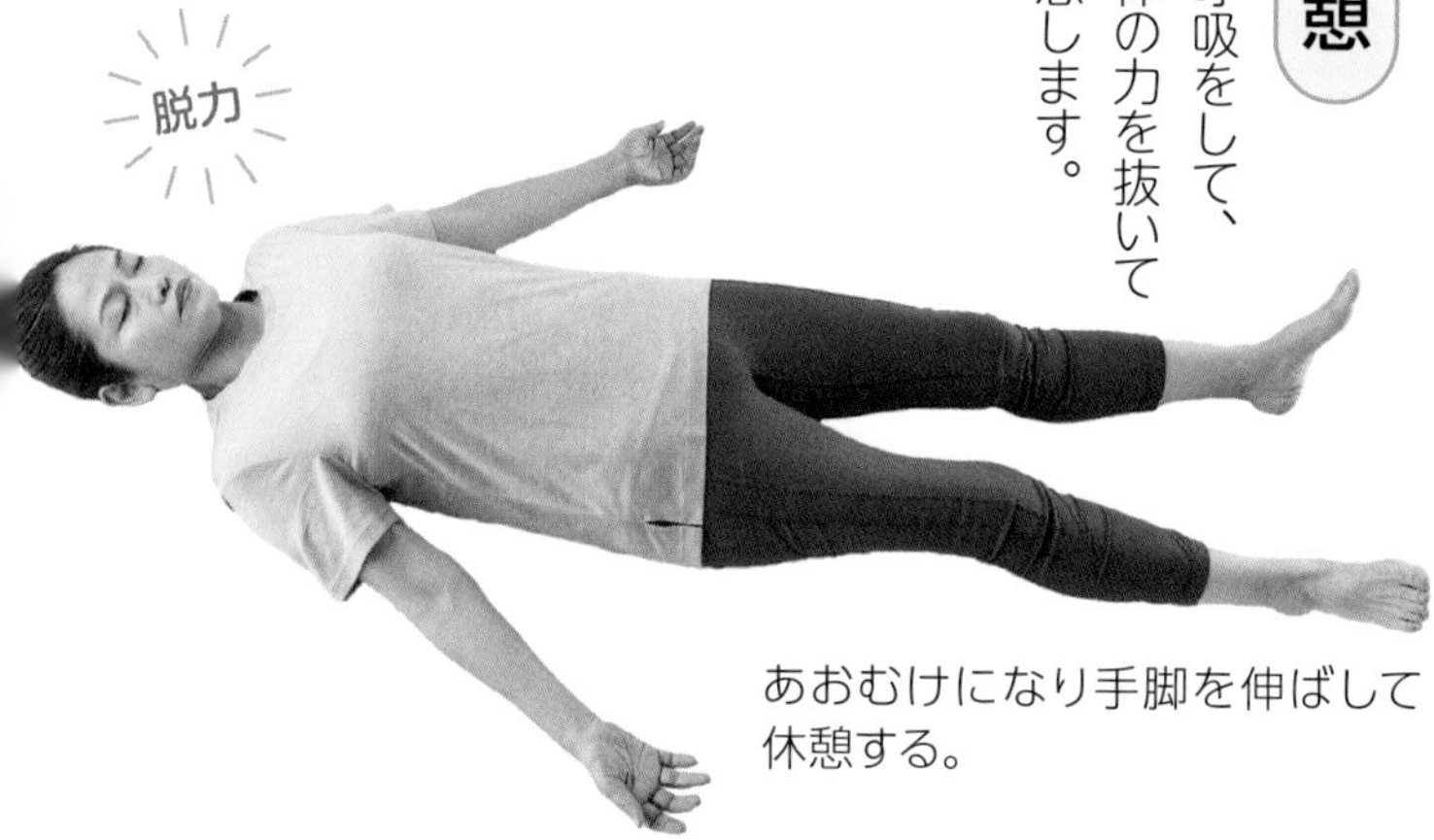

あおむけになり手脚を伸ばして
休憩する。

39 股関節ほぐし(左)

ももを押すことで、股関節がほぐれ、硬くなっていた腰もゆるみます。

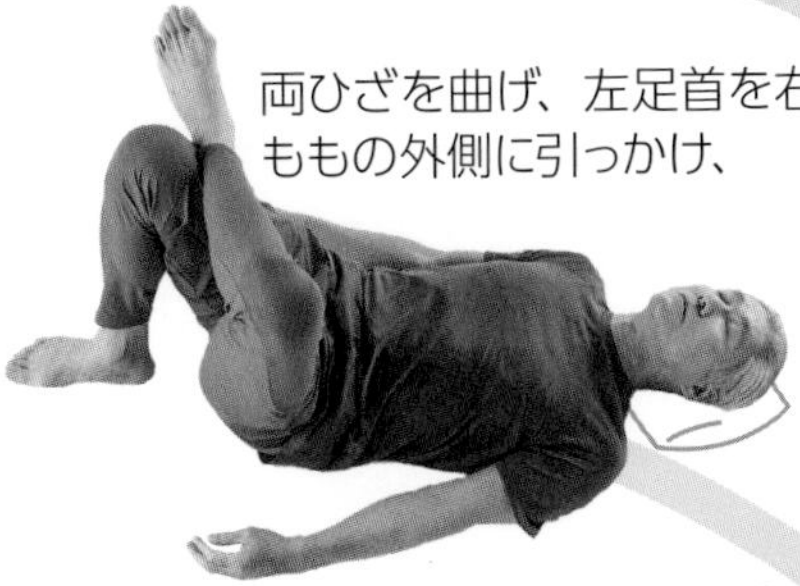

両ひざを曲げ、左足首を右のももの外側に引っかけ、

POINT
バスタオルを折りたたんで敷くと首が楽

POINT
腰は脱力して力を入れない

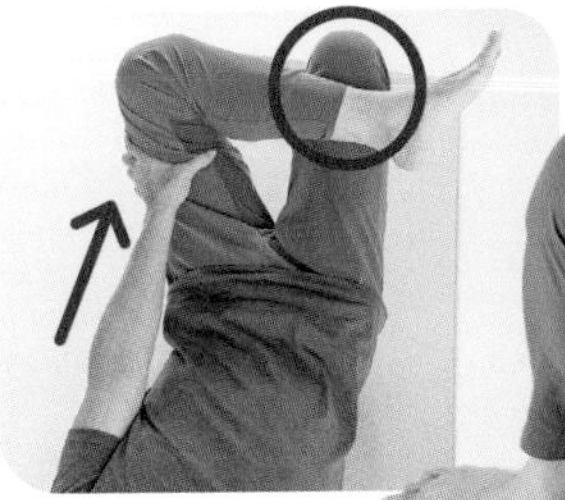

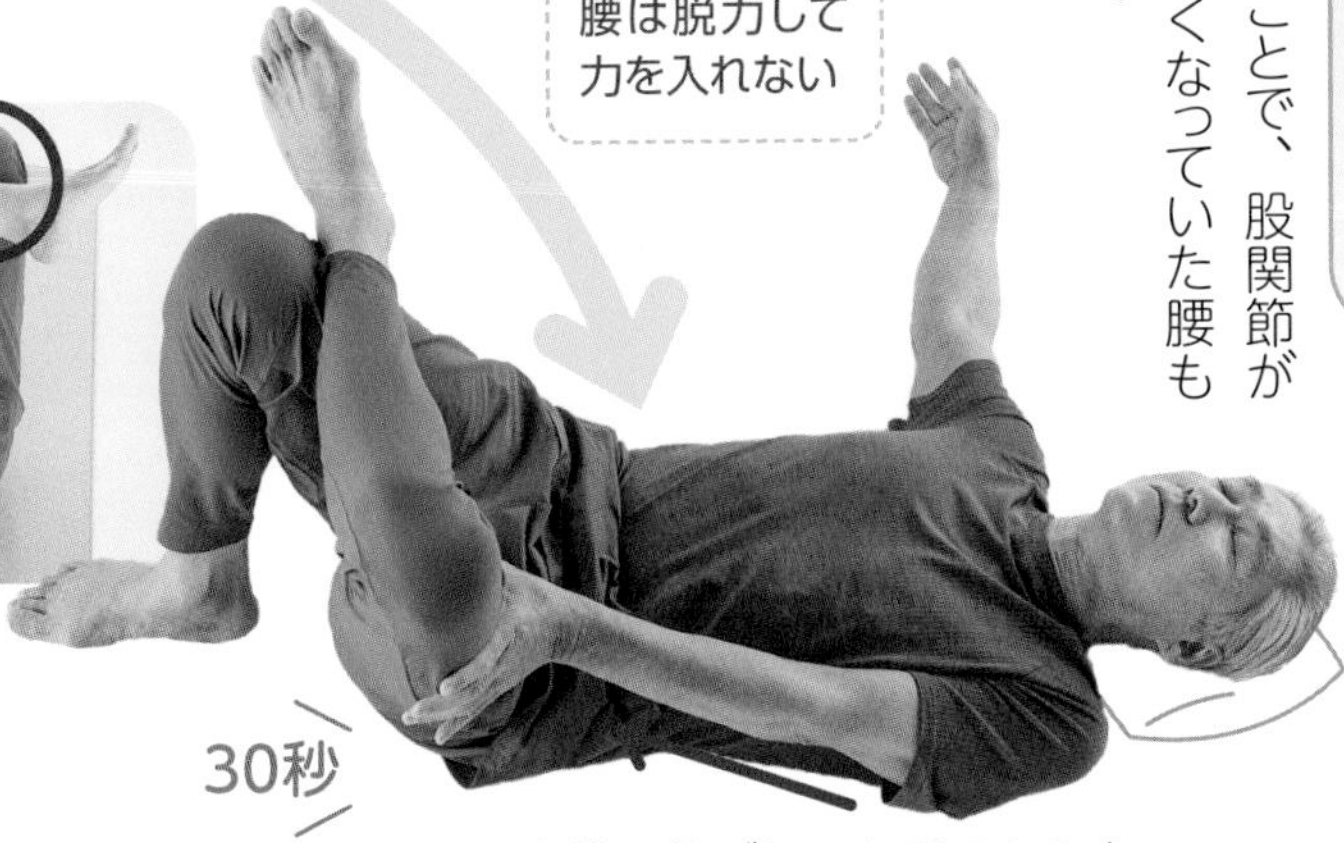

30秒

右手は真横に伸ばし、左手でももを押し続ける。

40 股関節ほぐし(右)

41 骨盤の歪み整え(左)

長めのタオルを使って腰椎のすき間を広げて、骨盤の歪み・ねじれを整えます。骨盤の歪み・ねじれが痛みの根源ですから、そこを整えていきましょう。

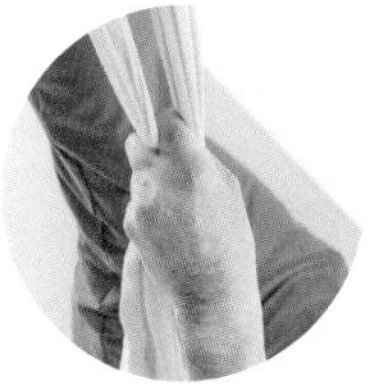

指をタオルに入れてつかむ。

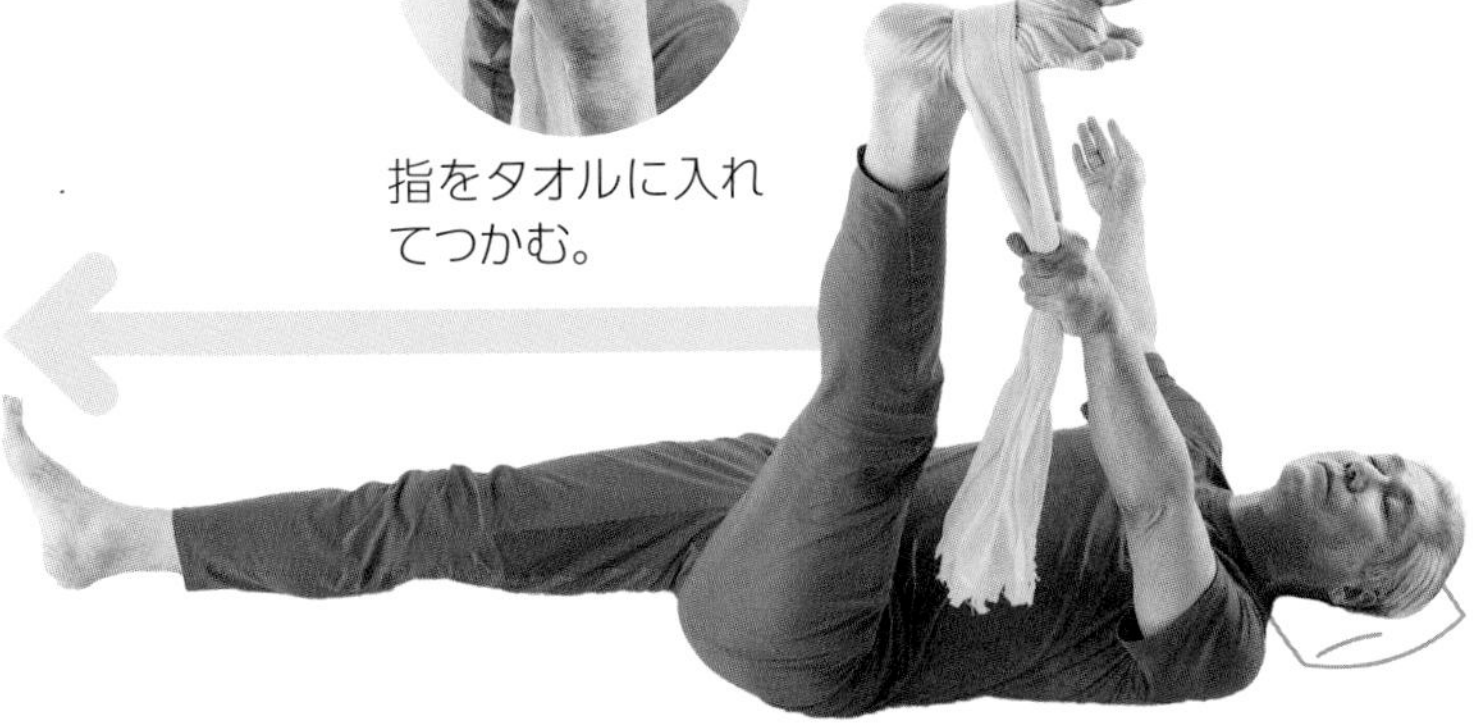

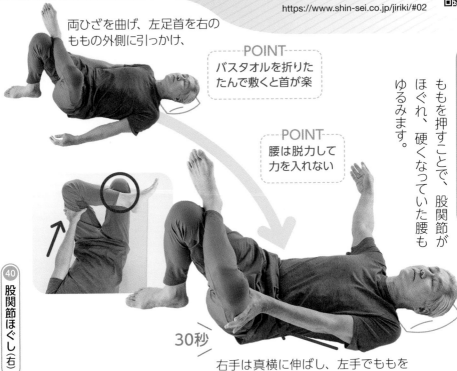

左の足裏にタオルを引っかけて天井に向かって伸ばし、左手でタオルをつかみ、右手は真横に伸ばし、

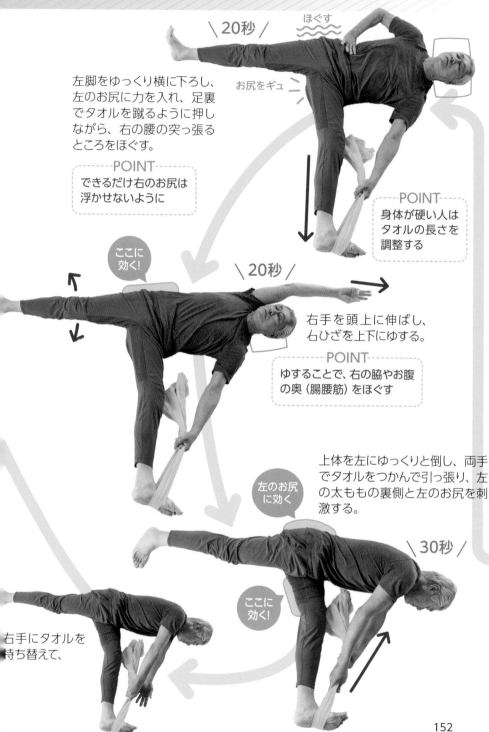

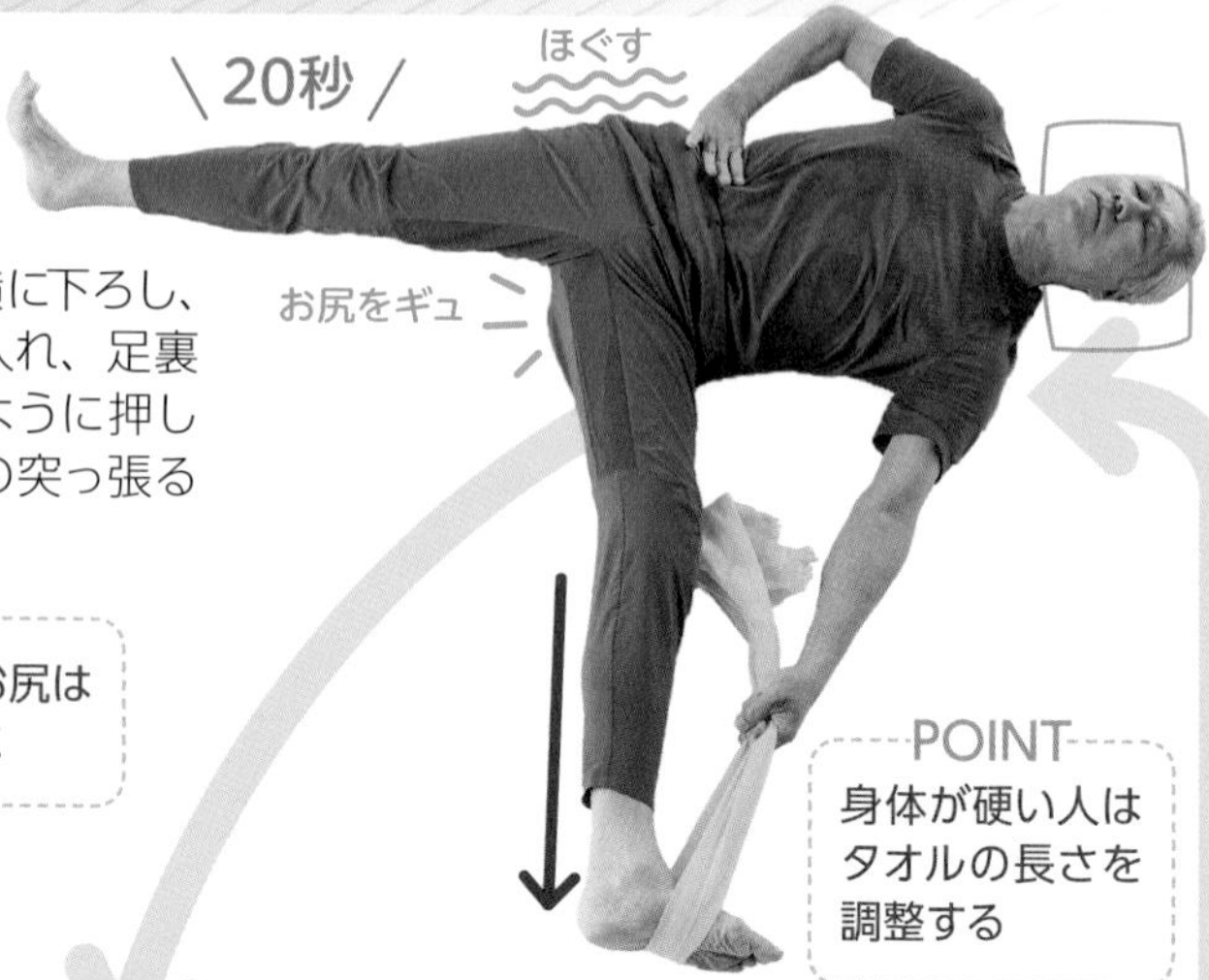
20秒
ほぐす
お尻をギュ

左脚をゆっくり横に下ろし、左のお尻に力を入れ、足裏でタオルを蹴るように押しながら、右の腰の突っ張るところをほぐす。

POINT
できるだけ右のお尻は浮かせないように

POINT
身体が硬い人はタオルの長さを調整する

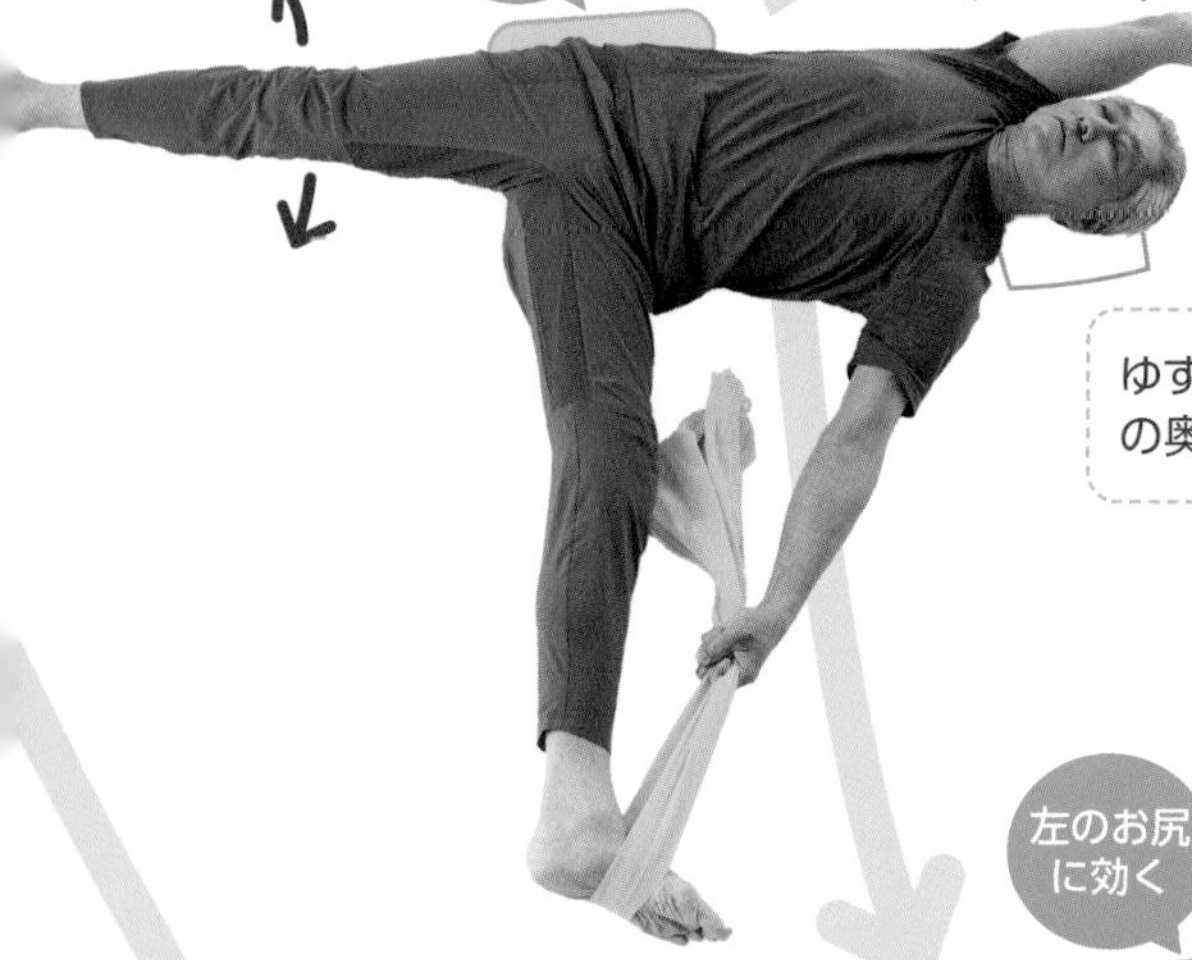
ここに効く!
20秒

右手を頭上に伸ばし、右ひざを上下にゆする。

POINT
ゆすることで、右の脇やお腹の奥（腸腰筋）をほぐす

上体を左にゆっくりと倒し、両手でタオルをつかんで引っ張り、左の太ももの裏側と左のお尻を刺激する。

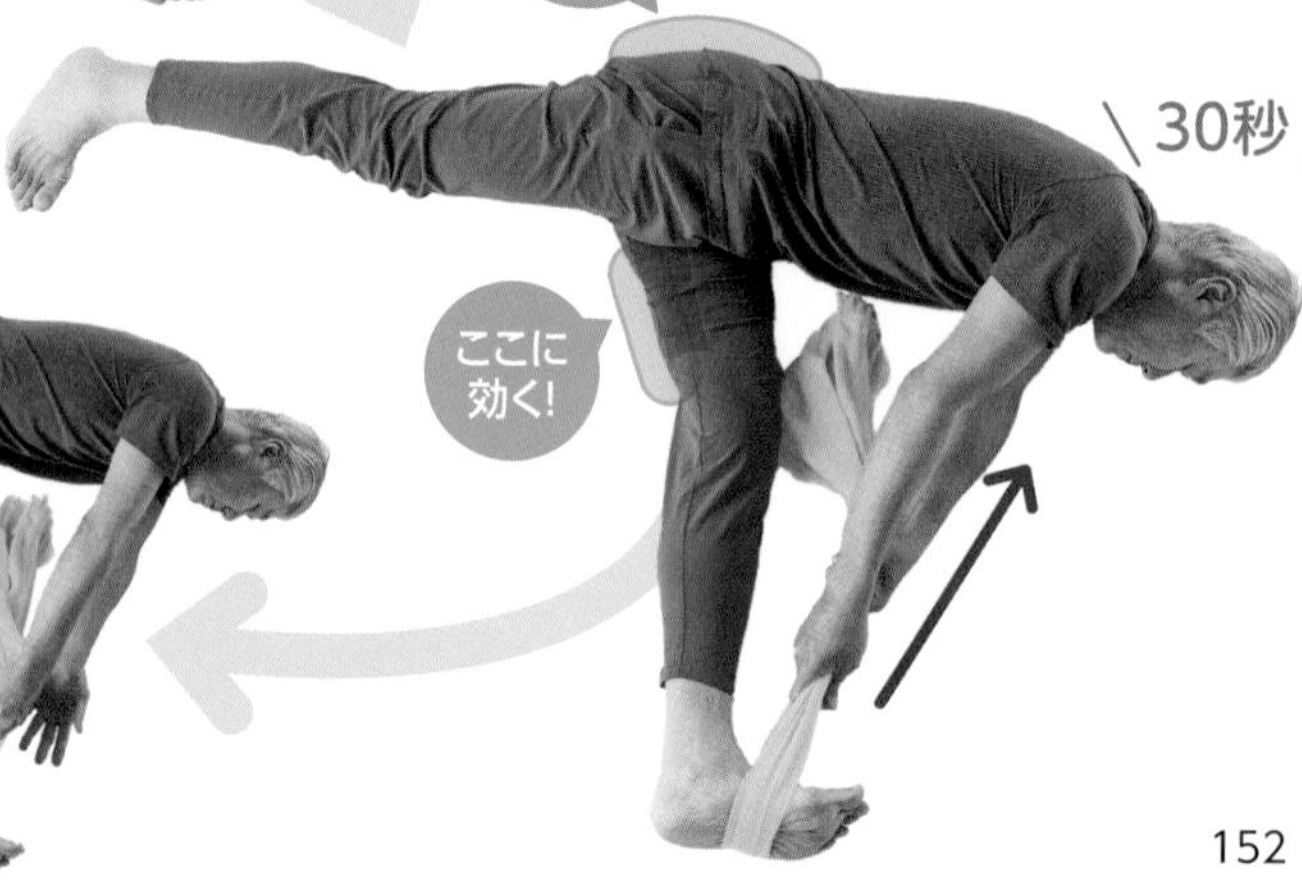
左のお尻に効く
30秒
ここに効く!

右手にタオルを持ち替えて、

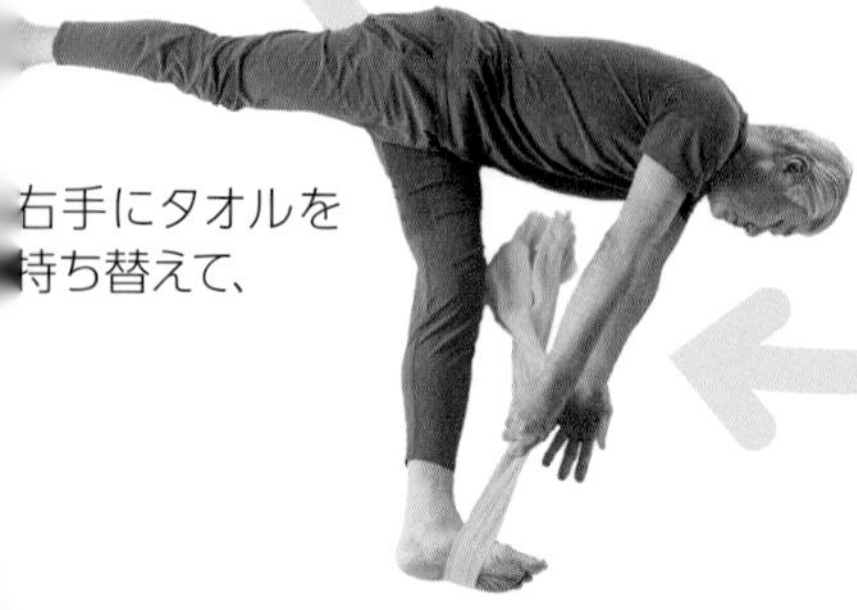

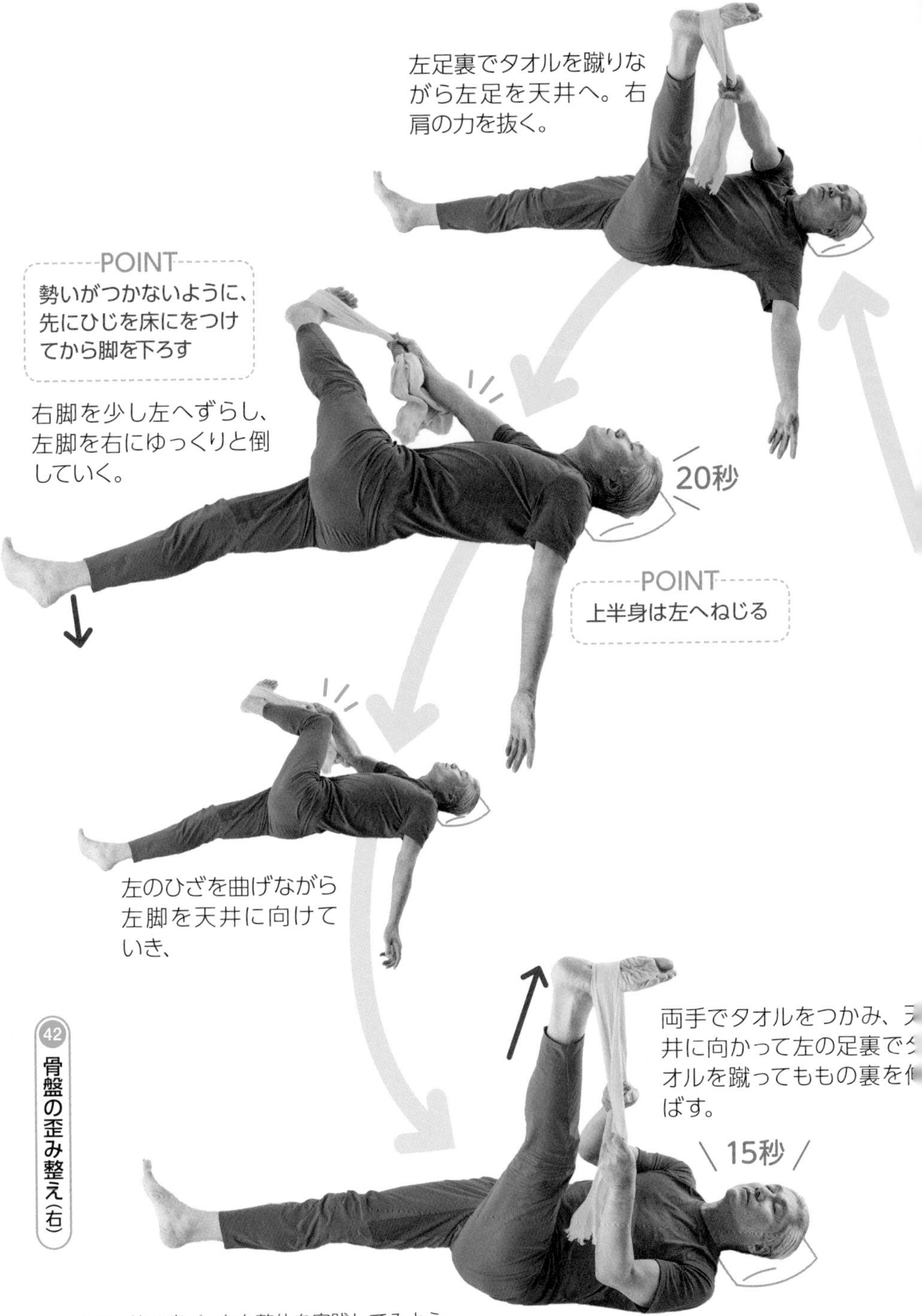

左足裏でタオルを蹴りながら左足を天井へ。右肩の力を抜く。

POINT
勢いがつかないように、先にひじを床にをつけてから脚を下ろす

右脚を少し左へずらし、左脚を右にゆっくりと倒していく。

20秒

POINT
上半身は左へねじる

左のひざを曲げながら左脚を天井に向けていき、

両手でタオルをつかみ、天井に向かって左の足裏でタオルを蹴ってももの裏を伸ばす。

15秒

42 骨盤の歪み整え（右）

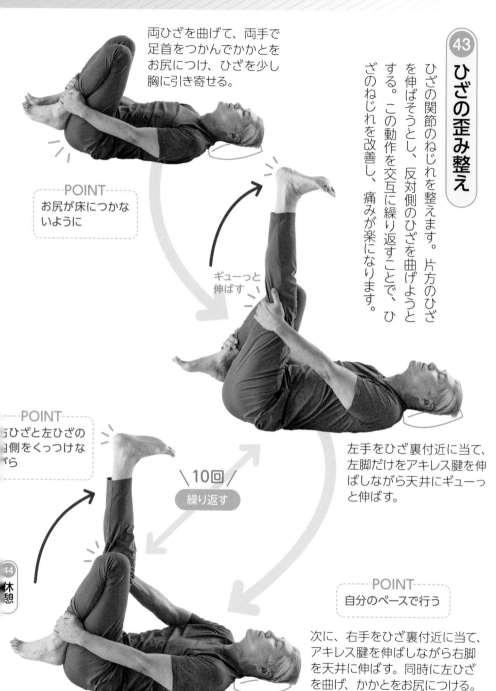

43 ひざの歪み整え

ひざの関節のねじれを整えます。片方のひざを伸ばそうとし、反対側のひざを曲げようとする。この動作を交互に繰り返すことで、ひざのねじれを改善し、痛みが楽になります。

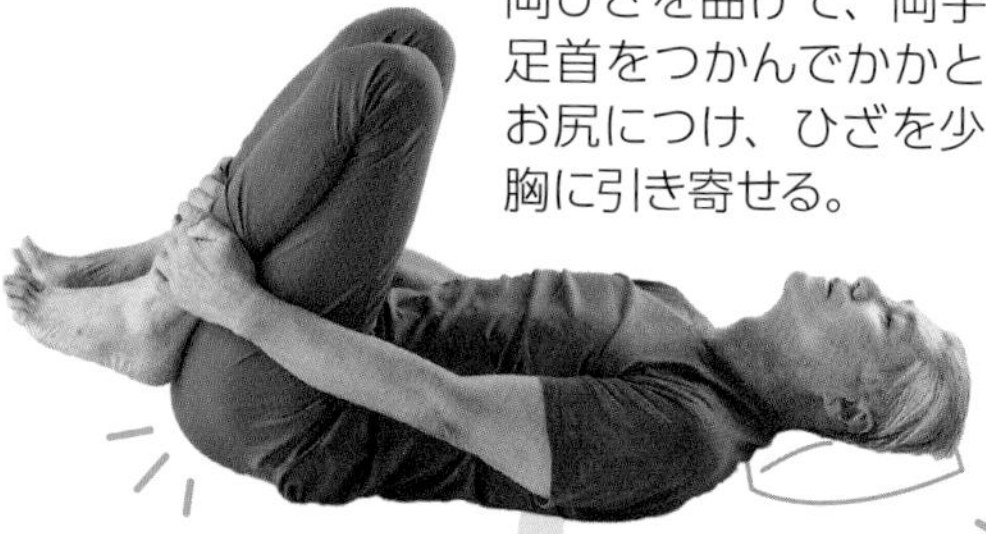

両ひざを曲げて、両手で足首をつかんでかかとをお尻につけ、ひざを少し胸に引き寄せる。

POINT
お尻が床につかないように

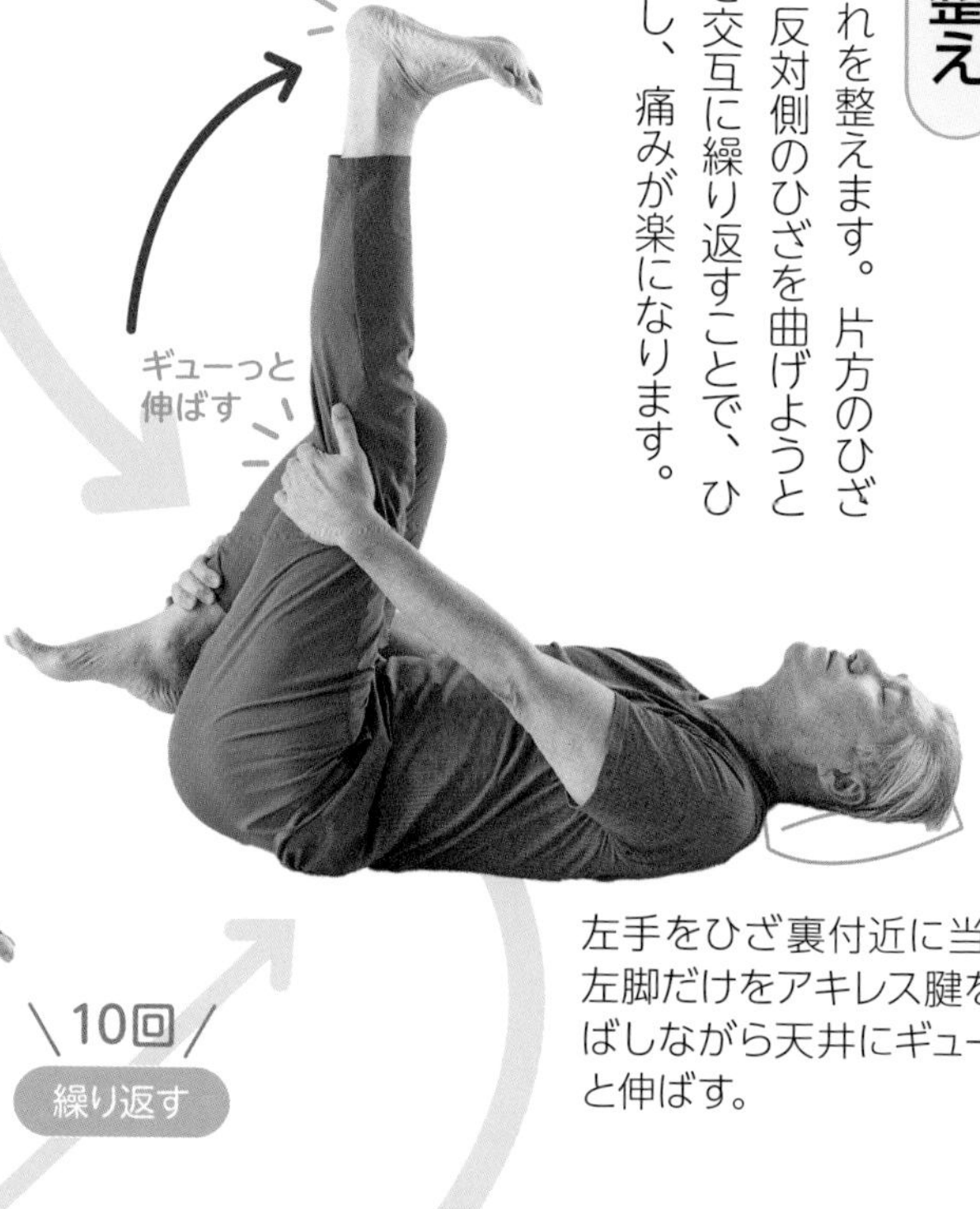

左手をひざ裏付近に当て、左脚だけをアキレス腱を伸ばしながら天井にギューっと伸ばす。

POINT
ひざと左ひざの
側をくっつけな
がら

10回
繰り返す

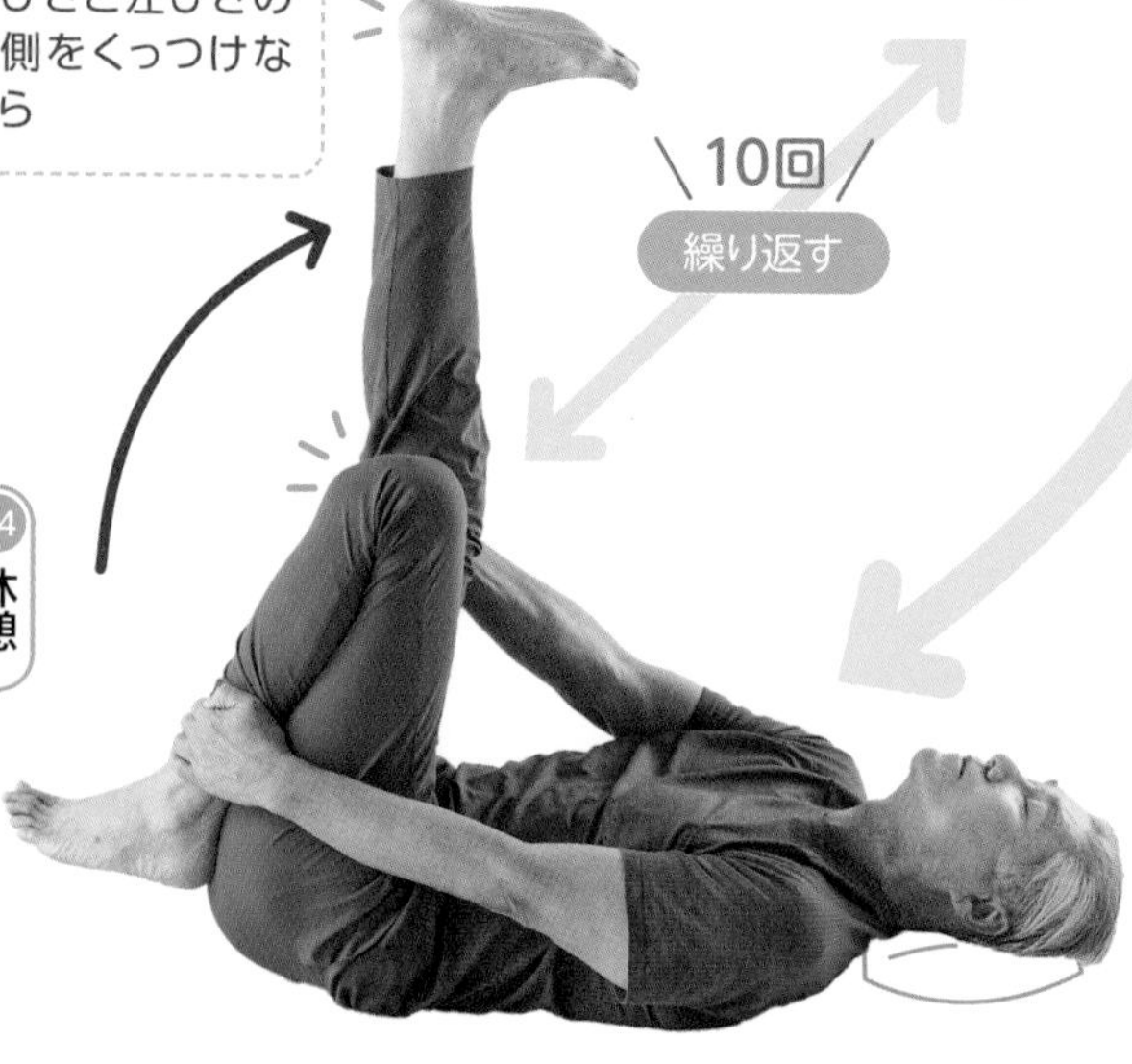

POINT
自分のペースで行う

次に、右手をひざ裏付近に当て、アキレス腱を伸ばしながら右脚を天井に伸ばす。同時に左ひざを曲げ、かかとをお尻につける。

45 お腹とお尻の筋力チェック

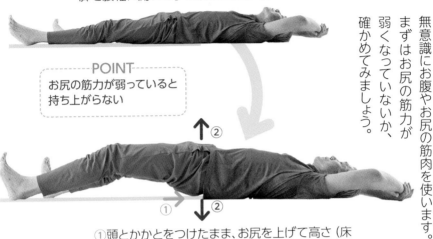

日常生活では、座る、立つ、歩くなど、無意識にお腹やお尻の筋肉を使います。まずはお尻の筋力が弱くなっていないか、確かめてみましょう。

脚を腰幅に開いて手を頭上に上げて、

POINT
お尻の筋力が弱っていると持ち上がらない

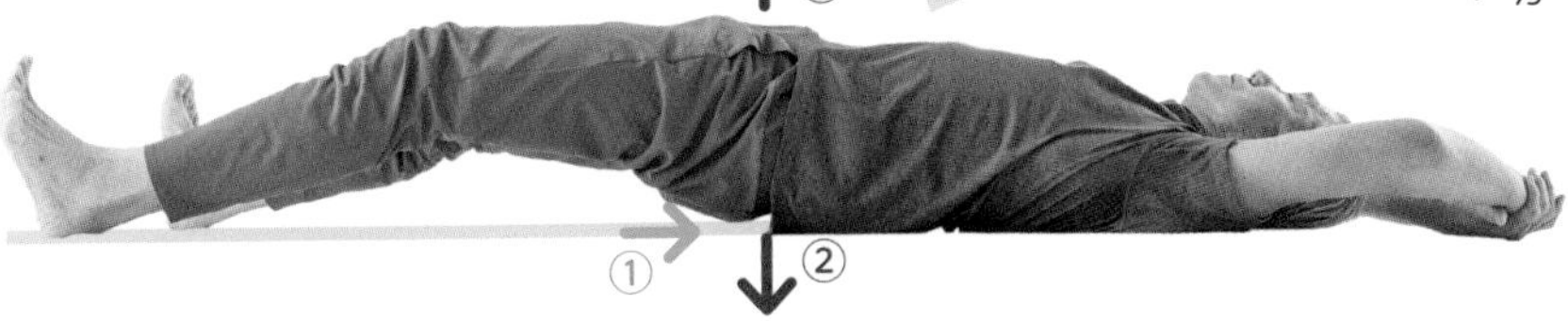

①頭とかかとをつけたまま、お尻を上げて高さ（床とのすき間）をチェックする。②お尻を上下させる。

46 お尻・腹筋強化

お腹とお尻の筋肉を同時に鍛えます。筋力をつけると、とっさのときに転倒を防ぐことにも効果があります。

中指をぼんのくぼに当て、両ひざを曲げ、

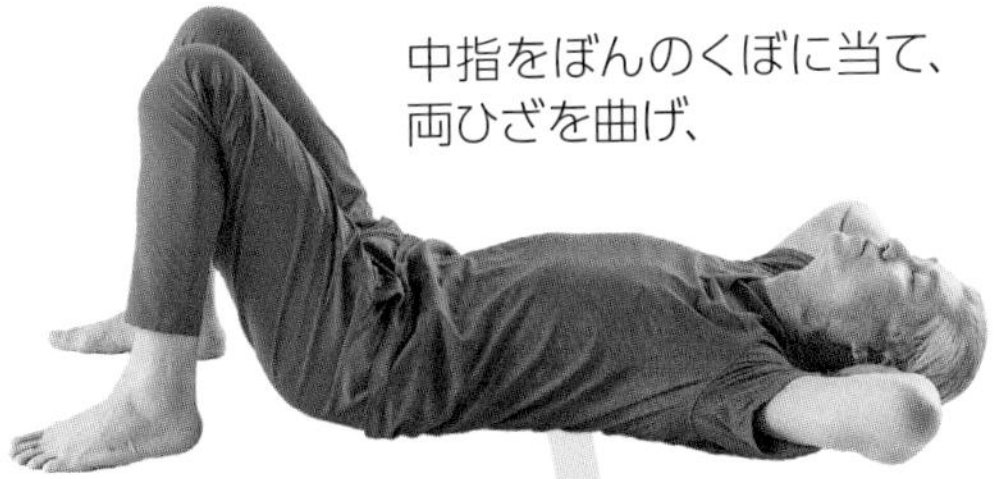

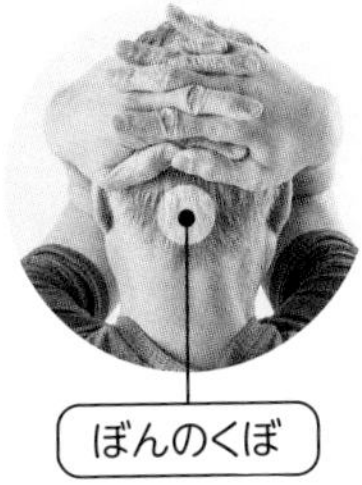

お尻を上げて、身体を軽くゆすりながらぼんのくぼを指圧する。

＼20秒／

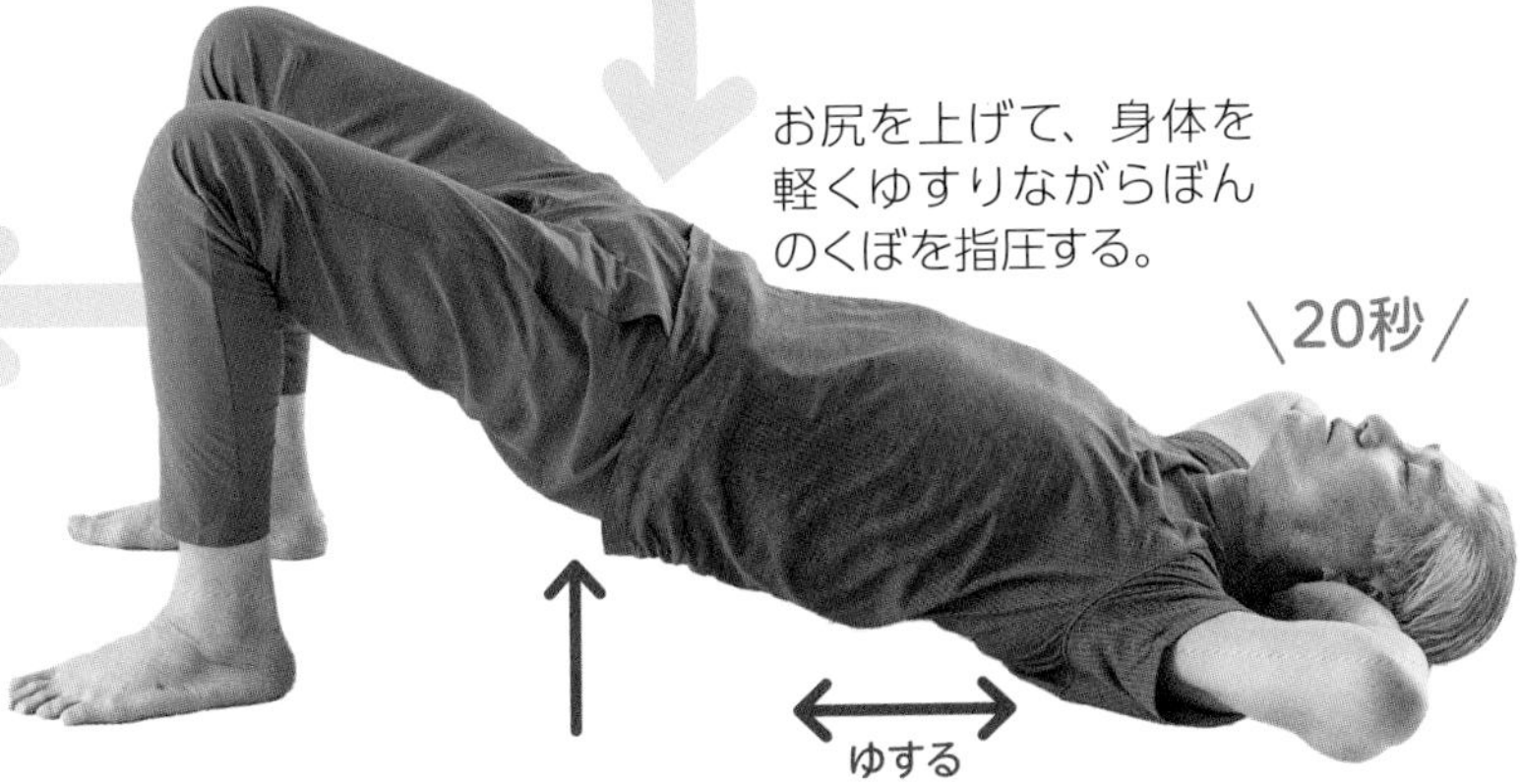

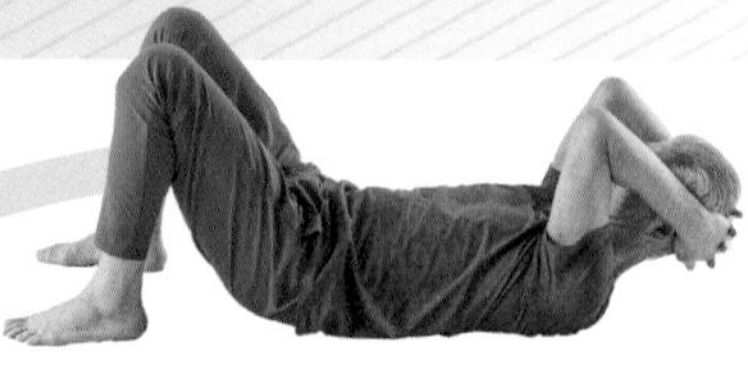

頭の後ろで手を組み、頭を持ち上げてひじを閉め、

POINT
腹筋を使って、ぐーっと丸くなる

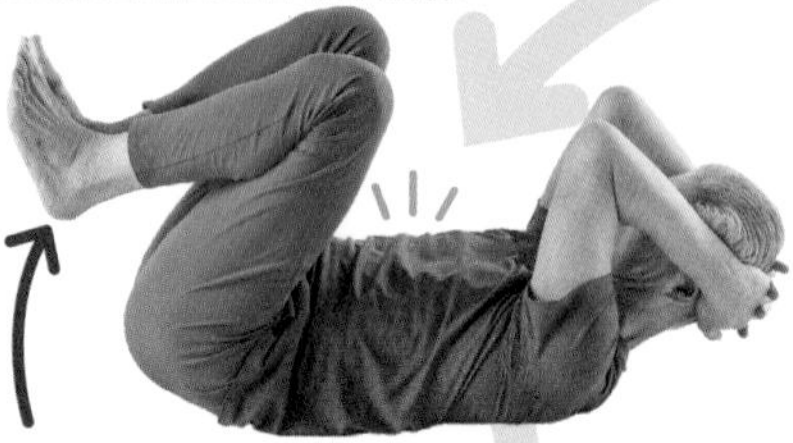

ひざも持ち上げて、ひざと顔とを近づける。

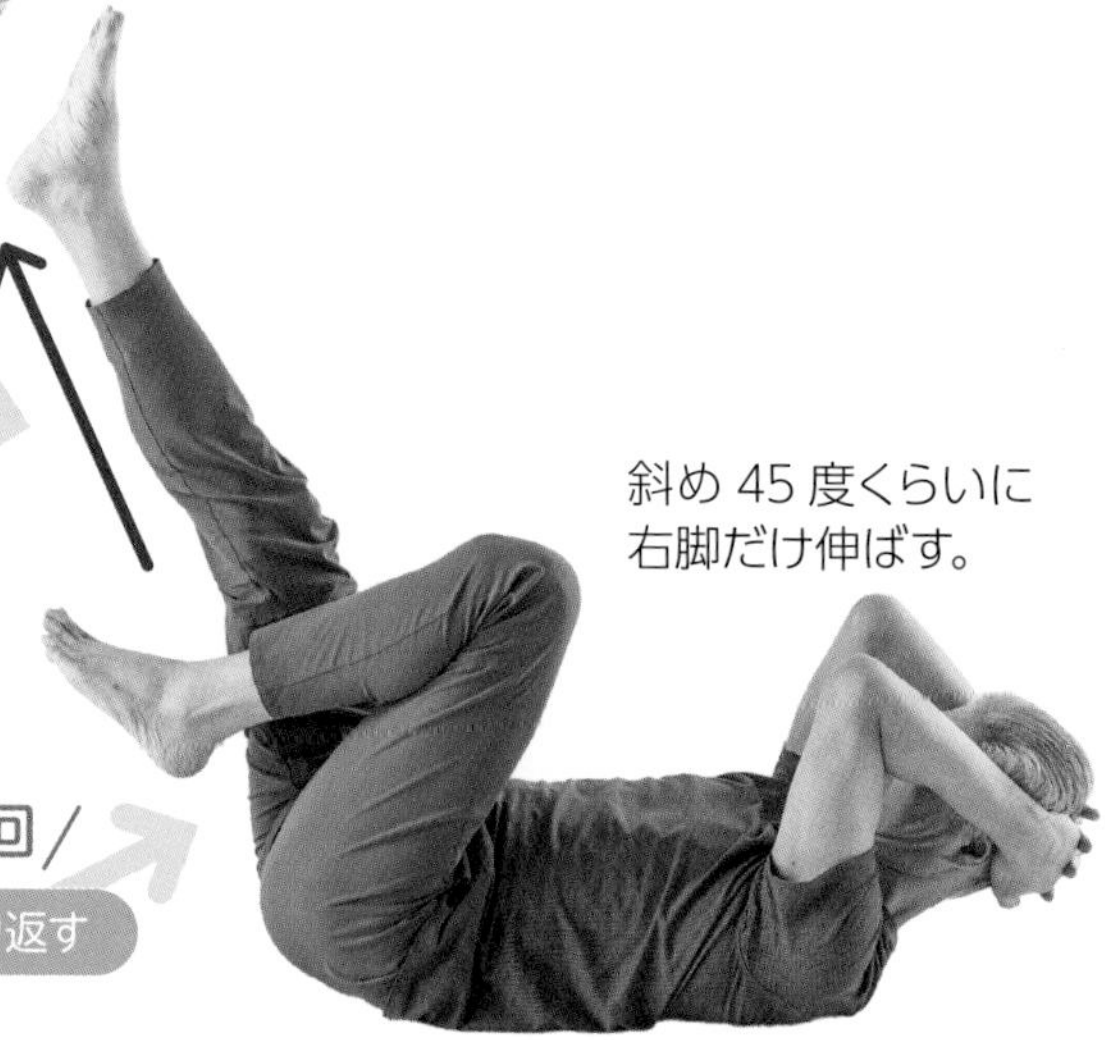

斜め 45 度くらいに右脚だけ伸ばす。

POINT
自転車をこぐように繰り返す

\30回/
繰り返す

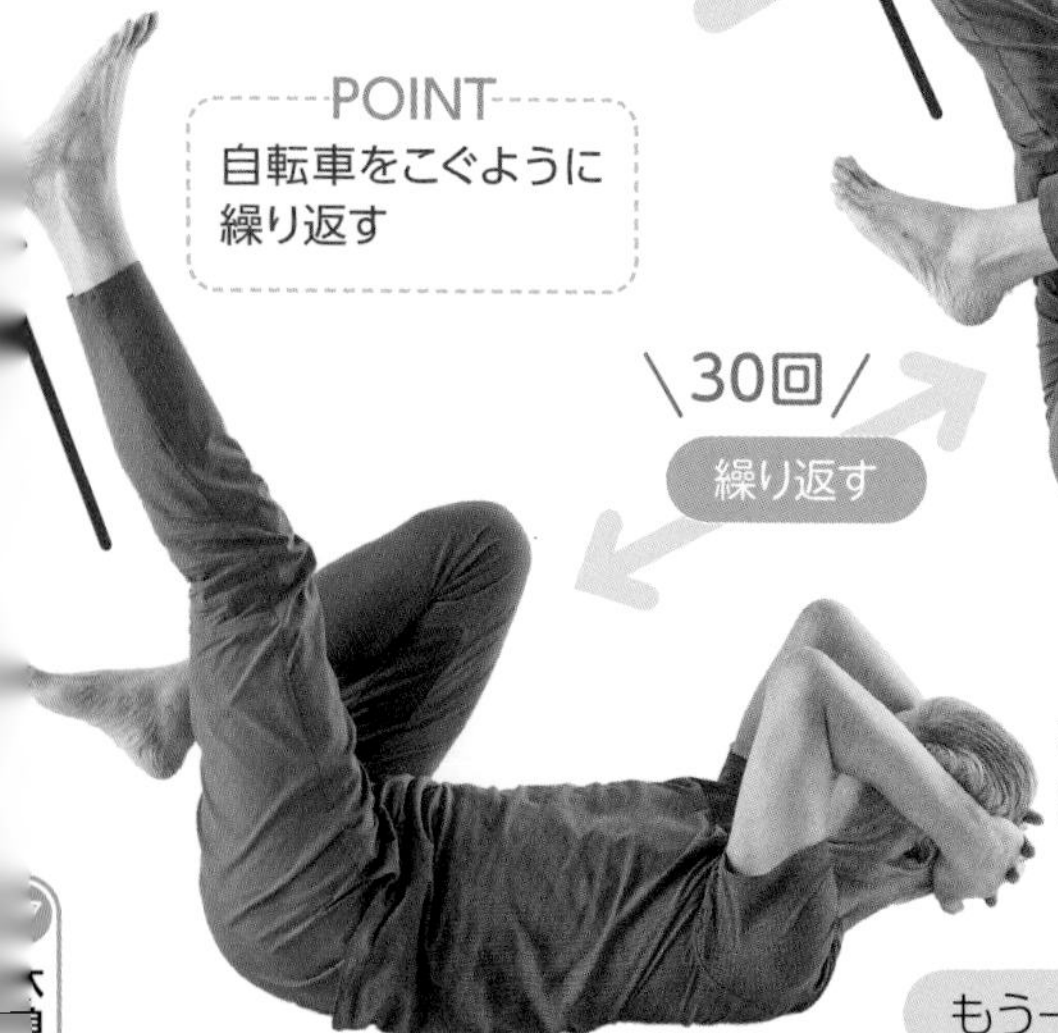

右脚を戻して、左脚を斜め 45 度くらいに伸ばす。

POINT
自分のペースで行う

もう一度 46 を繰り返し行う

お腹とお尻の筋力を確認

①お尻を上げられることをチェックする。
②その後、上下にゆする

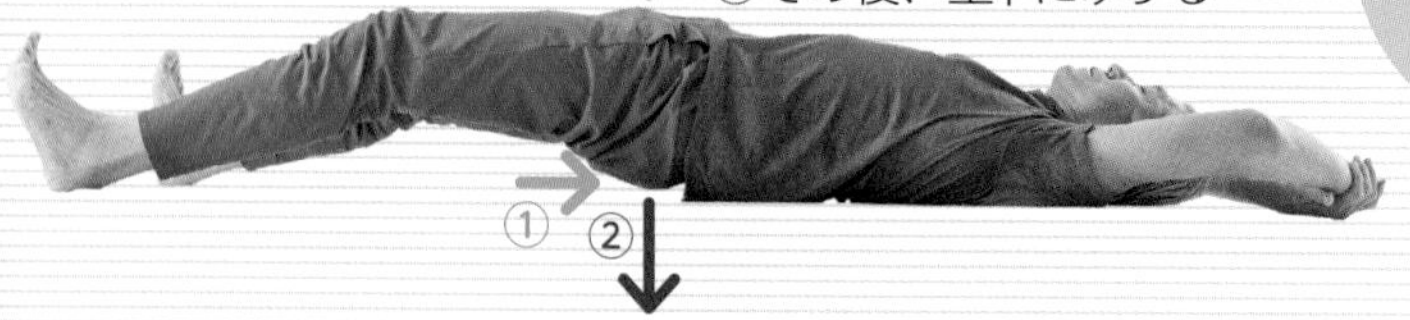

48 坐骨の高さチェック

お尻の骨の高さが左右で違ってしまうと、座っているときに均等に座れないので、腰が痛くなります。まずはチェックしてみましょう。

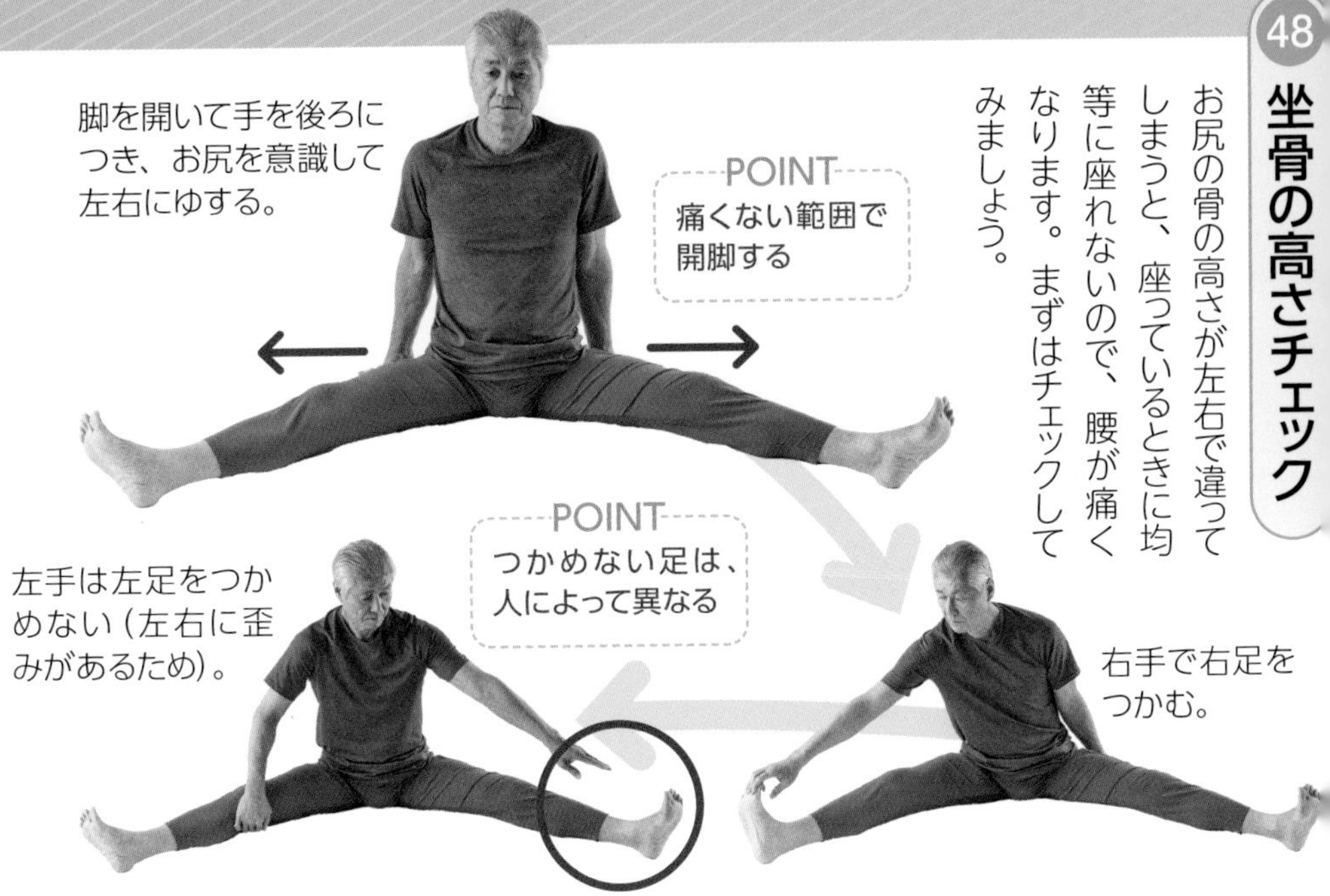
脚を開いて手を後ろにつき、お尻を意識して左右にゆする。
POINT
痛くない範囲で開脚する
POINT
つかめない足は、人によって異なる
右手で右足をつかむ。
左手は左足をつかめない（左右に歪みがあるため）。

49 坐骨の高さ矯正

上記の「坐骨の高さチェック」により左側がつかみにくかったので、左脚のがに股を矯正します（つかみにくさは、人によって異なる）。

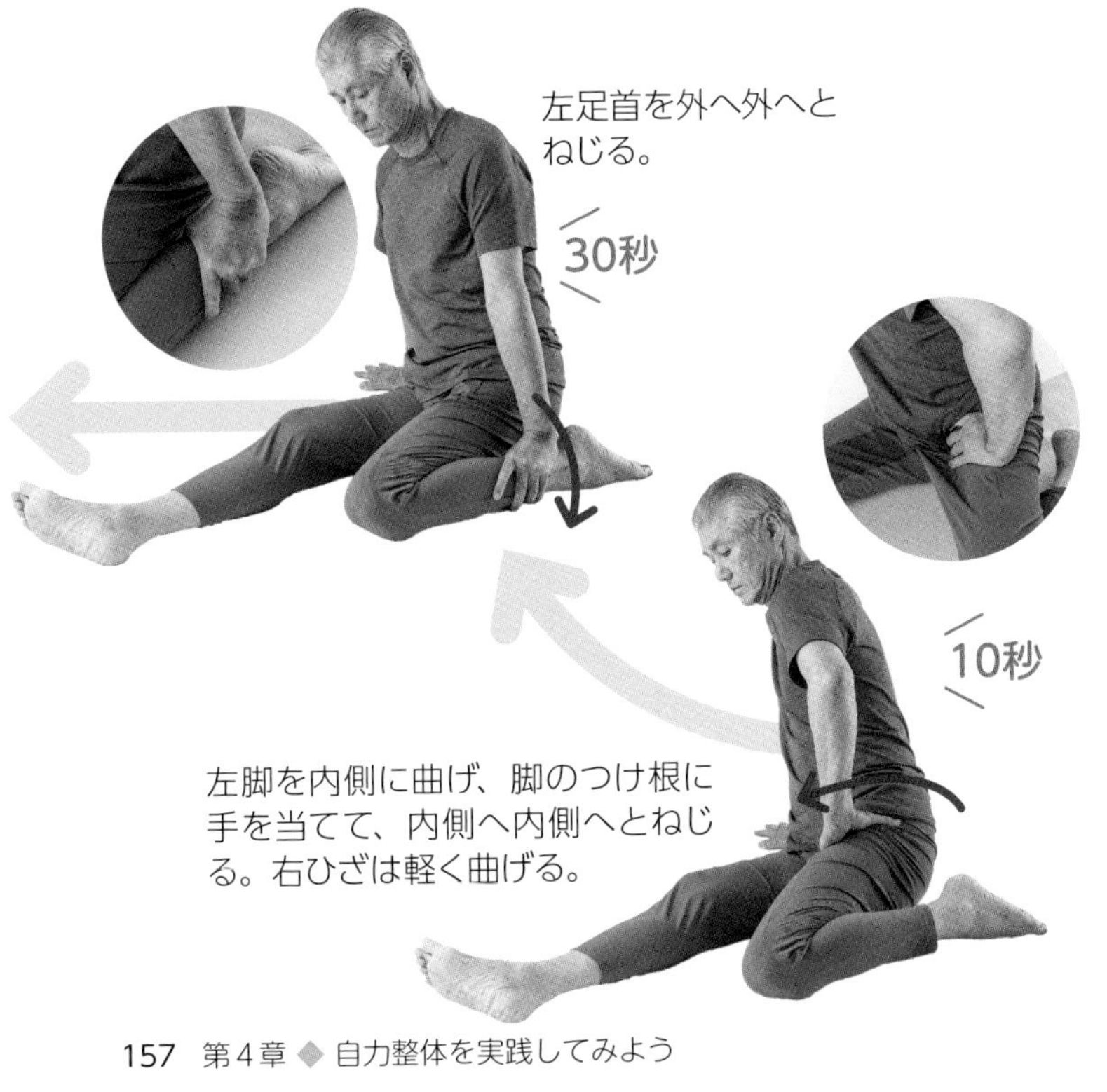
左脚を内側に曲げ、脚のつけ根に手を当てて、内側へ内側へとねじる。右ひざは軽く曲げる。
10秒
左足首を外へ外へとねじる。
30秒

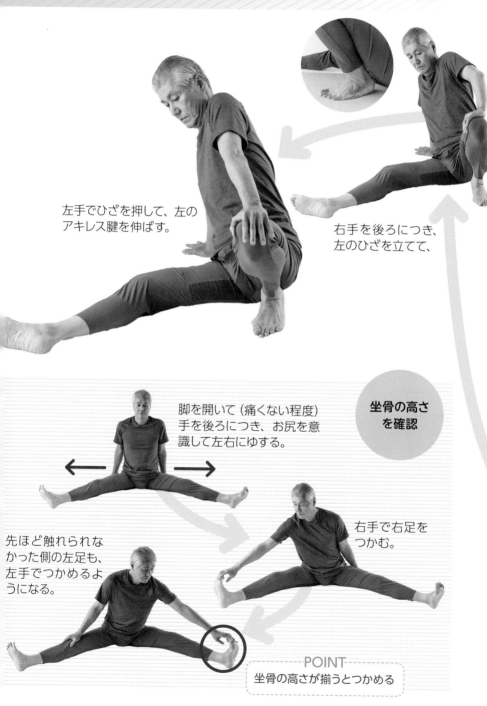

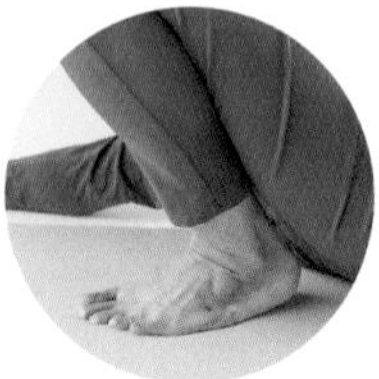

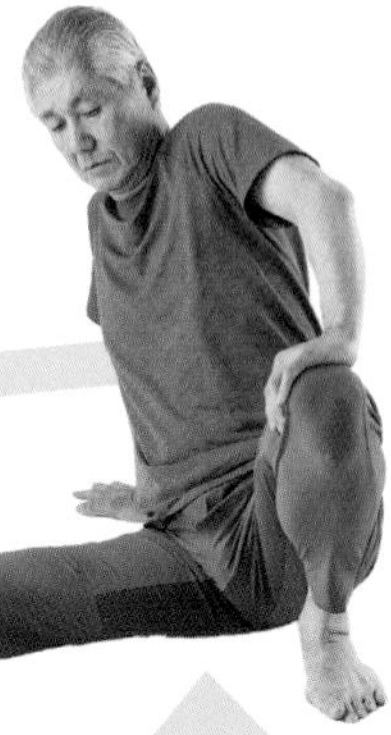

右手を後ろにつき、
左のひざを立てて、

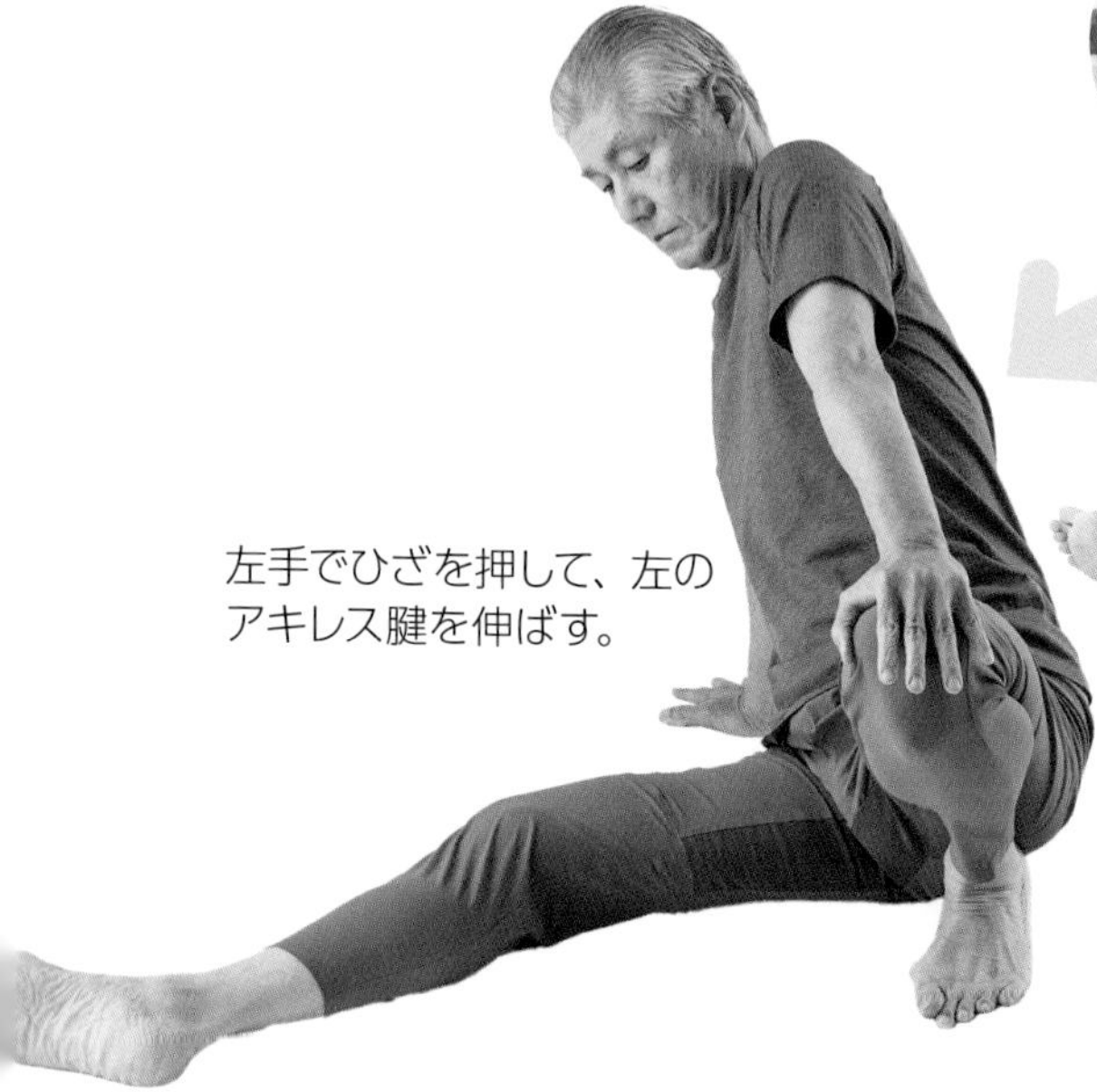

左手でひざを押して、左の
アキレス腱を伸ばす。

**坐骨の高さ
を確認**

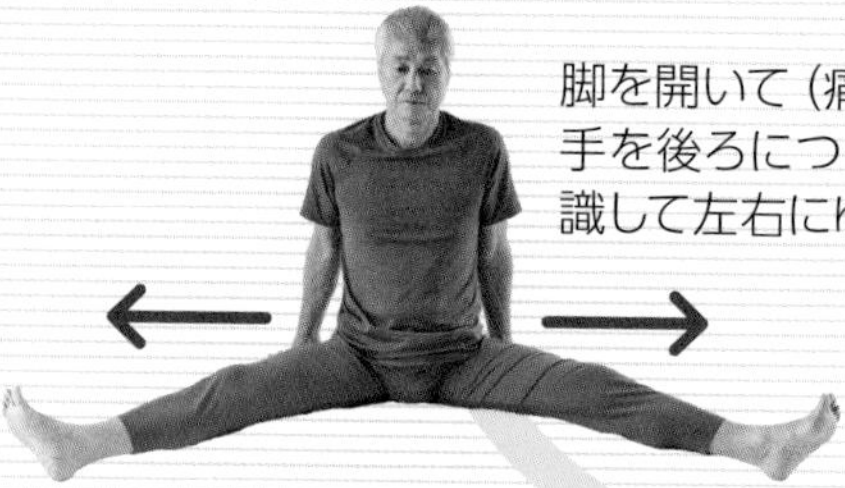

脚を開いて（痛くない程度）
手を後ろにつき、お尻を意
識して左右にゆする。

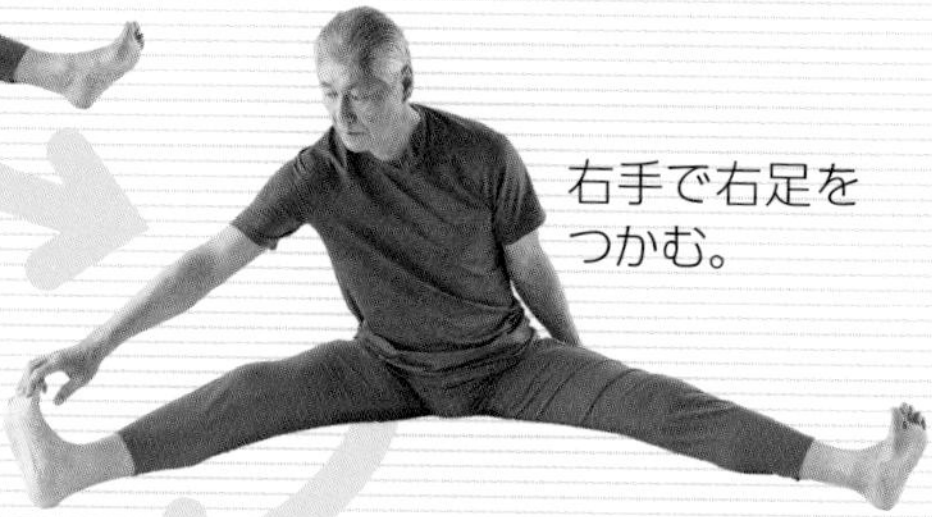

右手で右足を
つかむ。

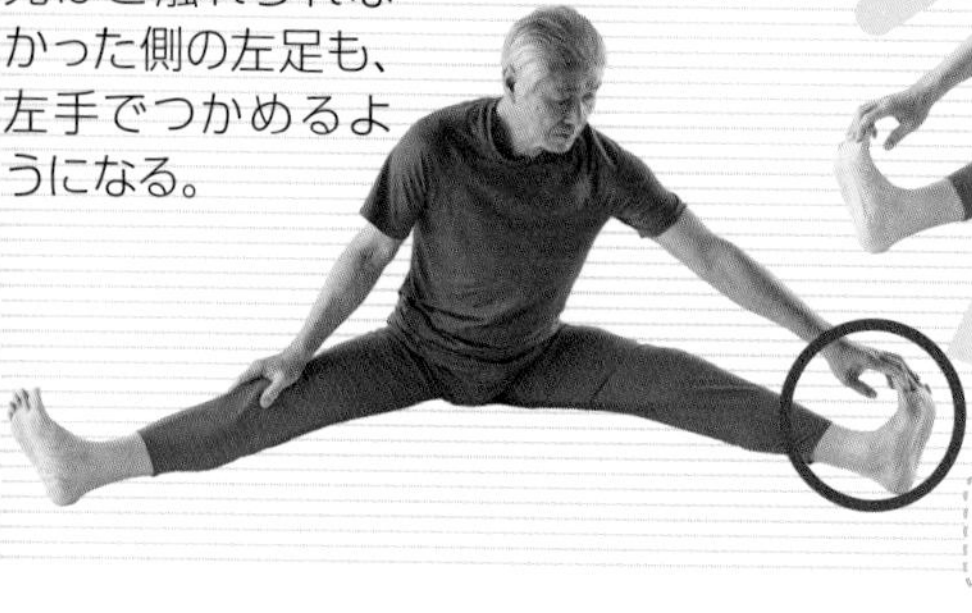

先ほど触れられな
かった側の左足も、
左手でつかめるよ
うになる。

POINT
坐骨の高さが揃うとつかめる

50 割座をして踏み込み

正座になり、両方のふくらはぎを手で外側にねじり出して、その間にお尻を落とすことを「割座」といいます。割座は太ももの前面や足首をほぐし、踏み込みは脚の裏側の縮みをほぐします。段差につまづきにくくなります。

POINT
ひざに痛みを感じる人は無理をしないように

割座になり両足首に手を置いて、左右交互に足首を、外へ外へとねじる。

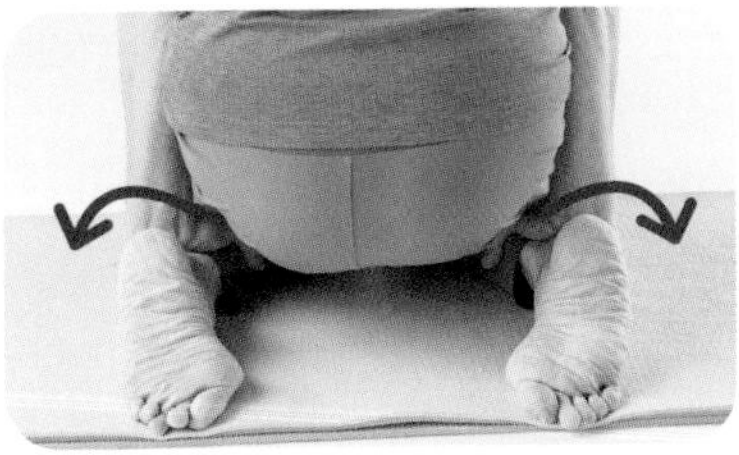

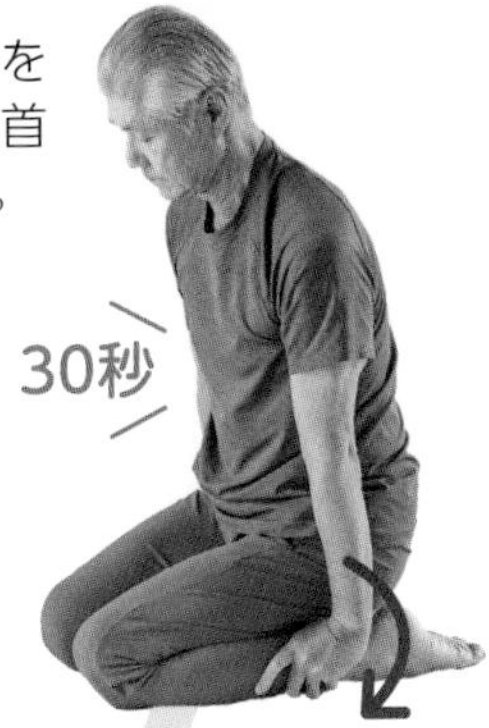
30秒

右ひざを曲げて、左脚を踏み込み、同時に右手で強く床を押す。

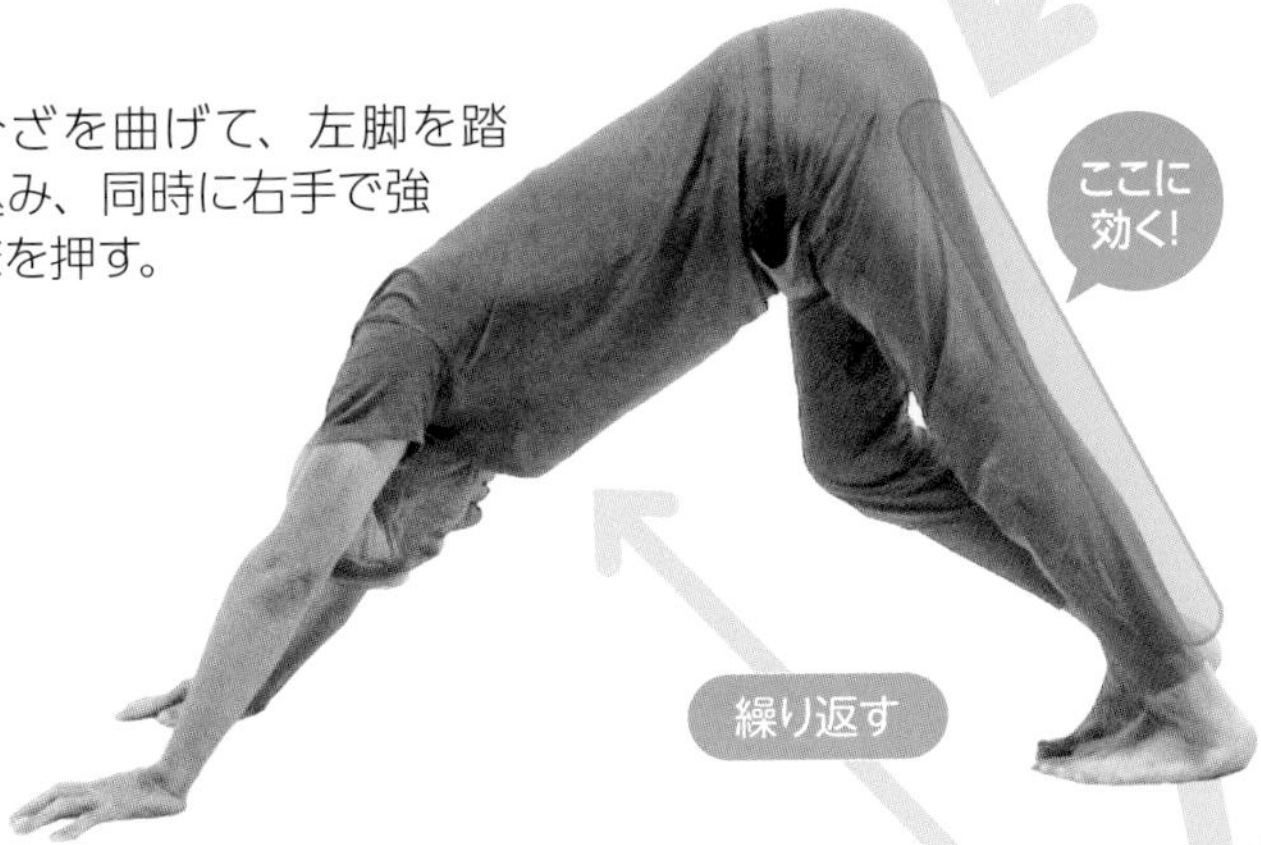
ここに効く!
繰り返す

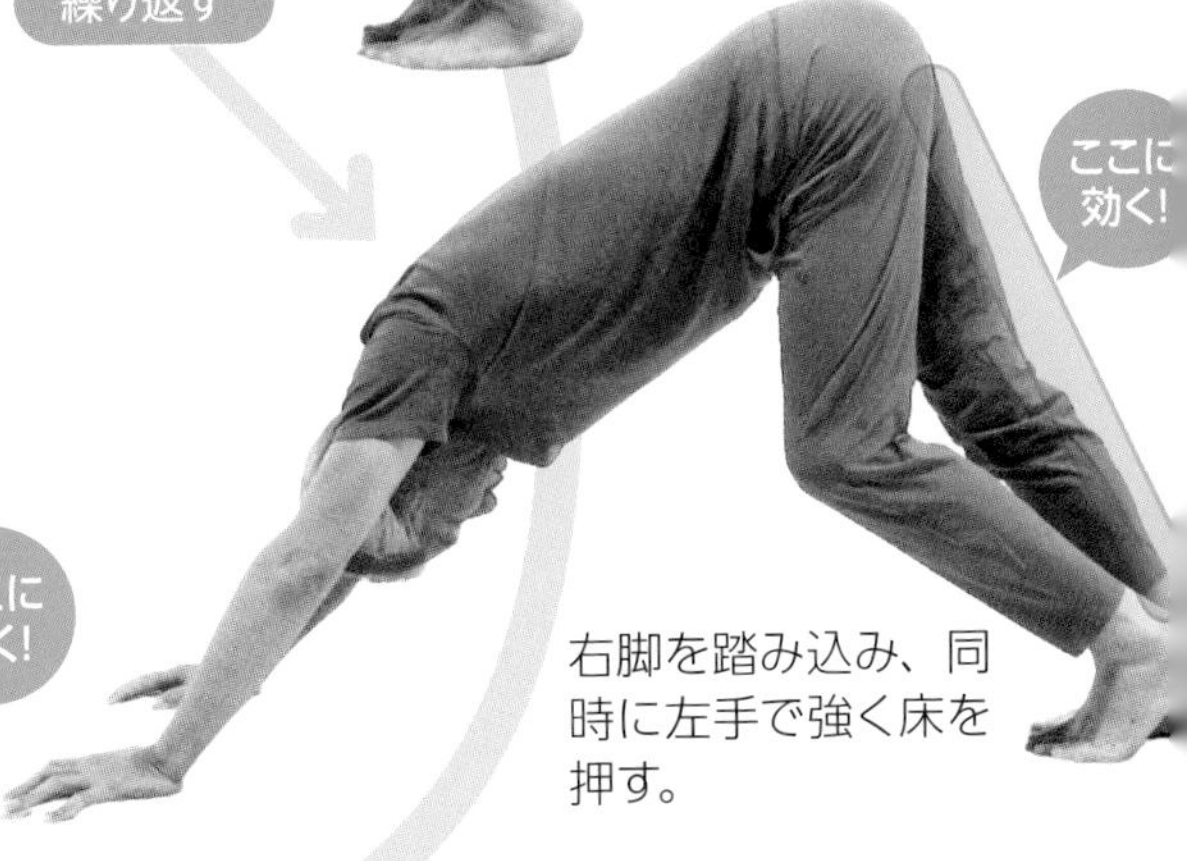
ここに効く!

右脚を踏み込み、同時に左手で強く床を押す。

両脚を踏み込み、身体を前後にゆらす。

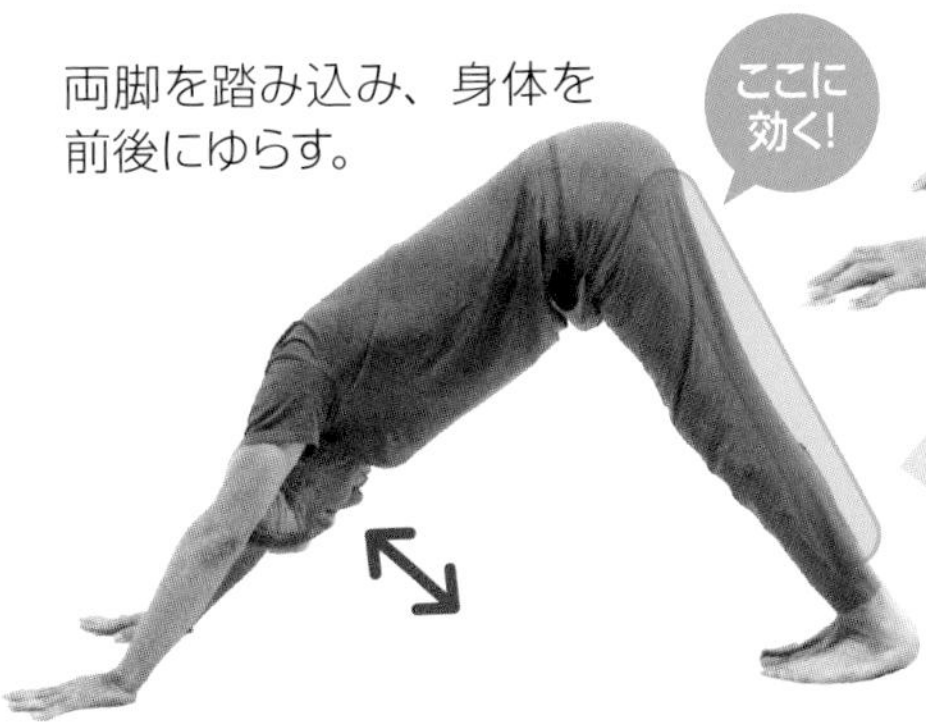
ここに効く!

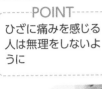

51 X脚治し・股関節の強化

脚がX脚になっている人は、ひざの向きが内側寄りです。ひざの外側に痛みが出やすくなります。この実技はひざの痛みを解消し、同時に股関節もほぐすので歩行時に転びにくくなります。

POINT
股関節をほぐすイメージで

ひざを外へ向けて大きく脚を開き、両手をももの付け根に置き、腰を落として、ひじを突っ張りながら左右にゆする。

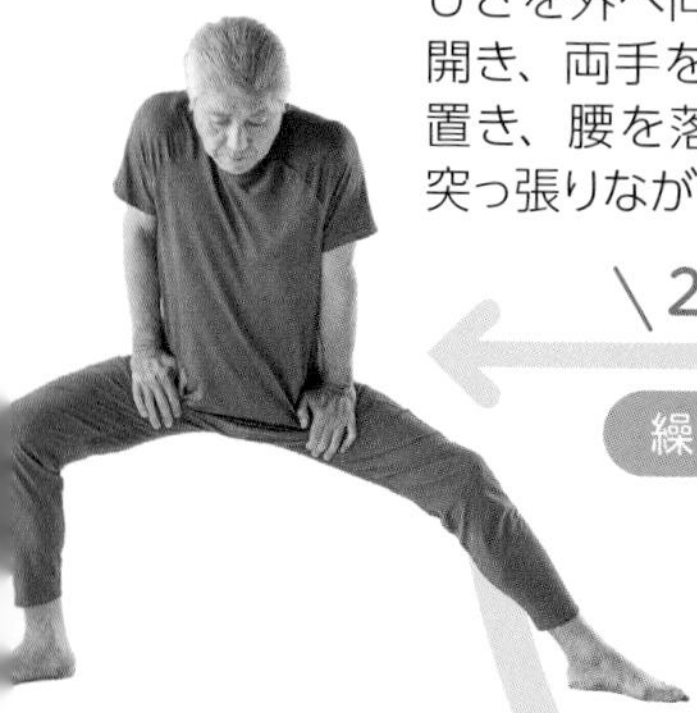

＼20回／

繰り返す

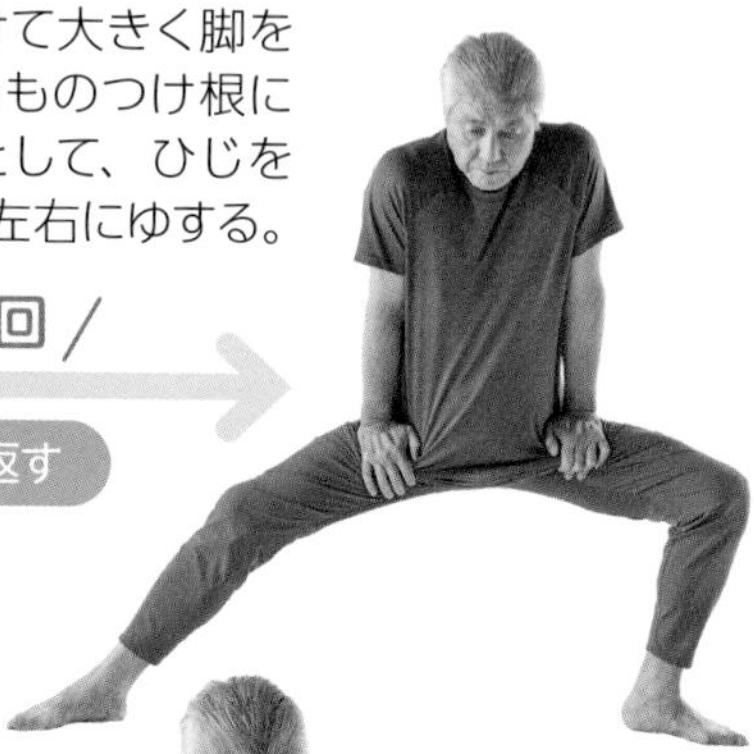

POINT
自分のペースで、だんだんと腰を落としていく

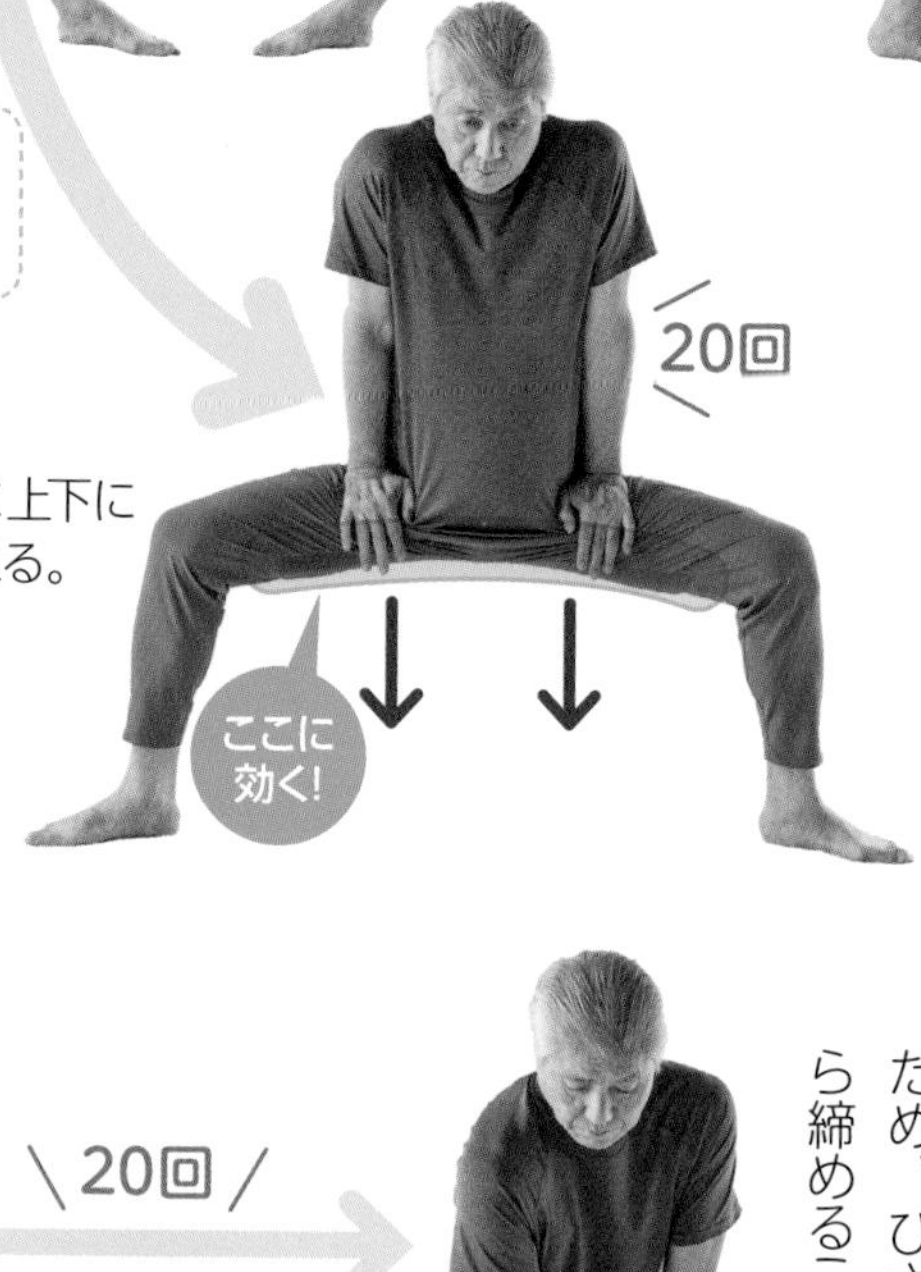

20回

次に上下にゆれる。

ここに効く！

52 O脚治し・ももの強化

脚がO脚になっている人は、ひざに負荷がかかると内側に痛みを感じやすくなります。また、体重が外側にかかっていることが多いため、ひざを内側へとこすりながら締めることが大切です。

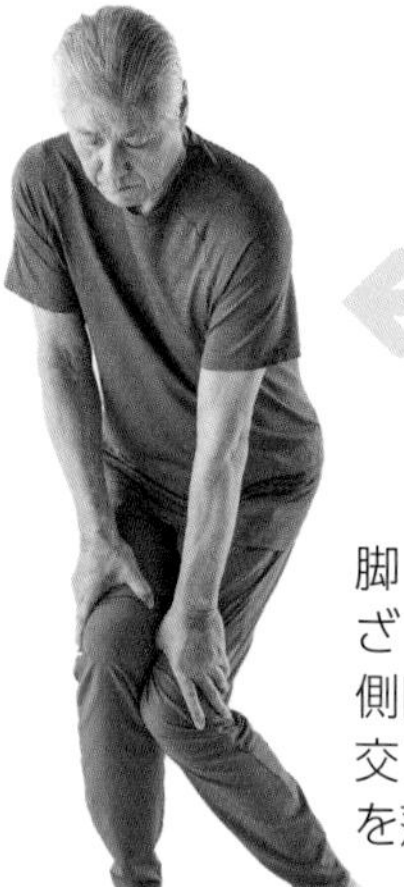

＼20回／

繰り返す

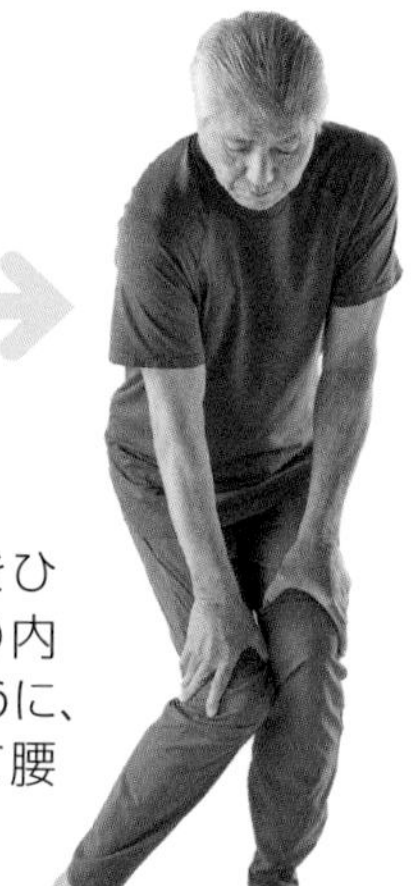

脚を少し開き、手をひざに当てて、ひざの内側同士がこすれるように、交互にひざを曲げて腰を落とす。

53 足首強化

つま先着地での前後歩きは、階段を下りるときの筋肉と上るときの筋肉を鍛えます。また前後に歩くことで足首を刺激して強化することは、歩行時のつまづき防止に効果があります。

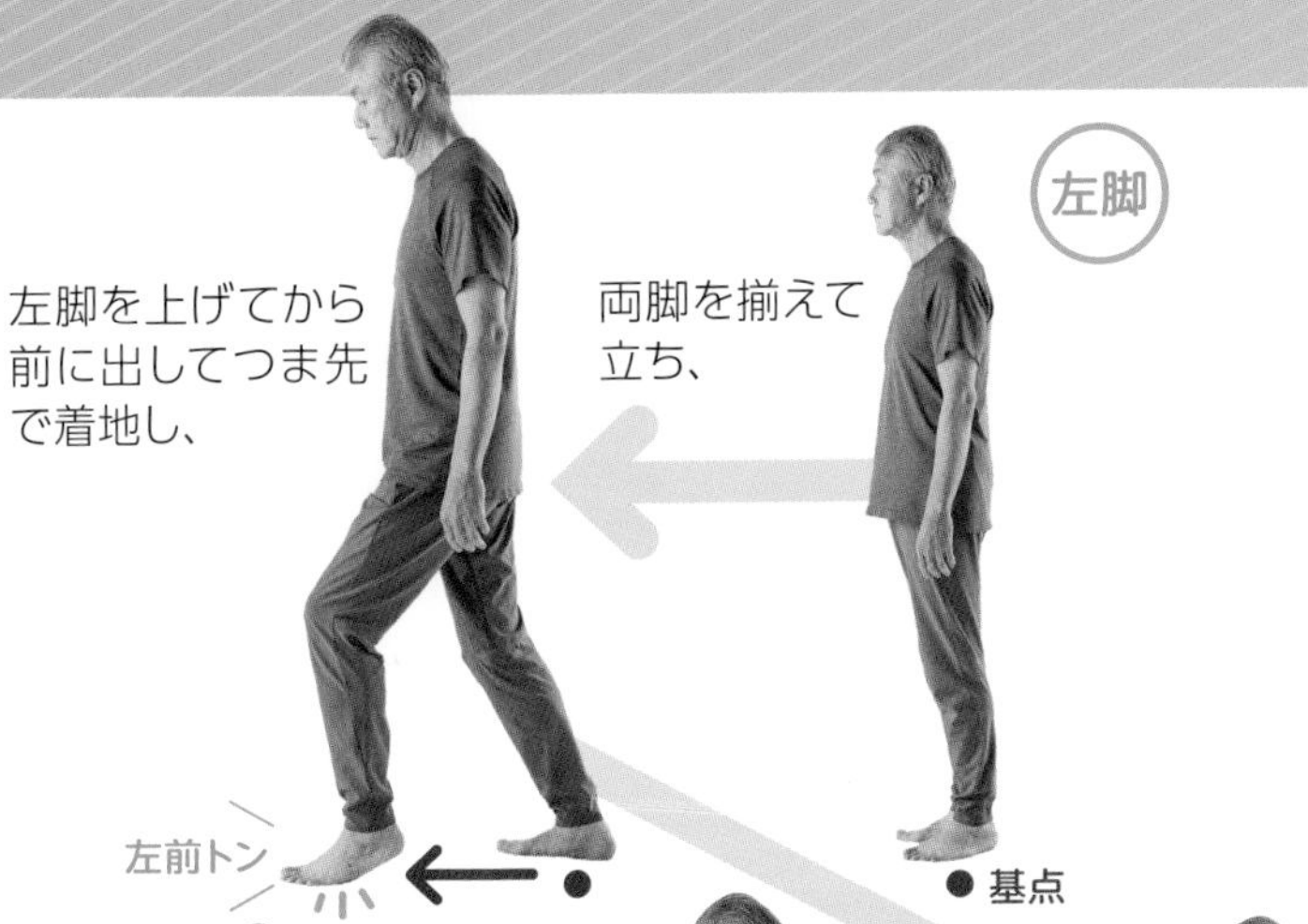

左脚
両脚を揃えて立ち、
基点
左脚を上げてから前に出してつま先で着地し、
左前トン

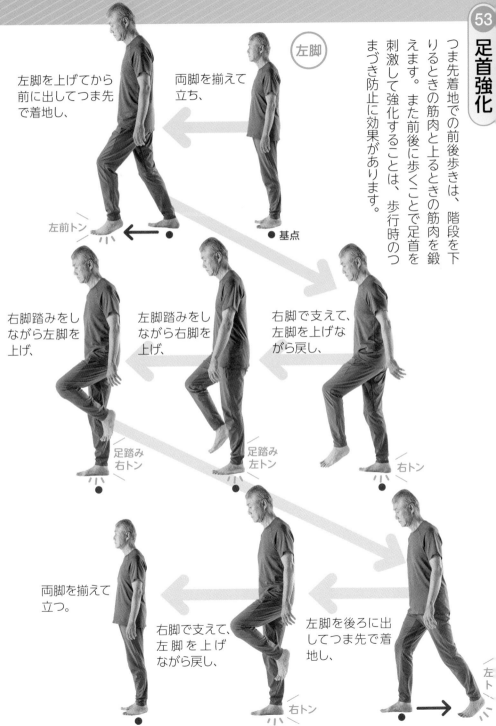

右脚で支えて、左脚を上げながら戻し、
右トン
左脚踏みをしながら右脚を上げ、
足踏み
左トン
右脚踏みをしながら左脚を上げ、
足踏み
右トン
左脚を後ろに出してつま先で着地し、
左トン
右脚で支えて、左脚を上げながら戻し、
右トン
両脚を揃えて立つ。

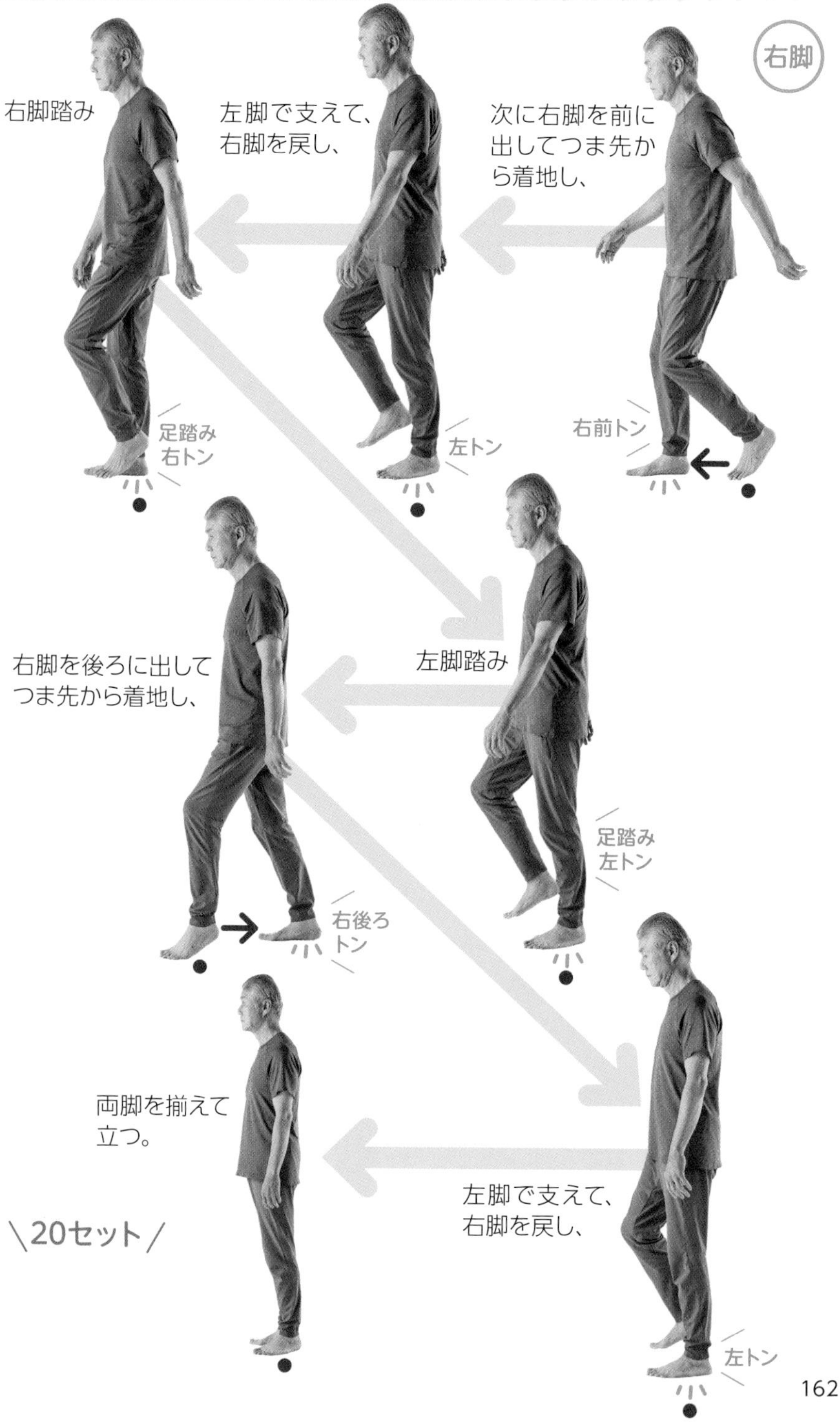
右脚
次に右脚を前に出してつま先から着地し、
右前トン
左脚で支えて、右脚を戻し、
左トン
右脚踏み
足踏み右トン
左脚踏み
足踏み左トン
右脚を後ろに出してつま先から着地し、
右後ろトン
左脚で支えて、右脚を戻し、
左トン
両脚を揃えて立つ。
\20セット/

輪っかタオル編

https://www.shin-sei.co.jp/jiriki/#03

前ページまでの自力整体の実技は「(タオルを使用しない) 通常の実技＋『長いタオル』を使った実技」を紹介しました。

じつは、近年の自力整体の教室では、「(タオルを使用しない) 通常の実技＋『輪っかタオル』を使った実技」を行っています。

輪っかタオルを使用するようになった理由としては、長いタオルでは、タオルを握る力などが必要だった実技が、タオルを握らない＝握力を必要としないで同じ効果を得られるようにしたためです。また、これまでの長いタオルでは、ほぐすことがむずかしかった筋肉や関節をほぐせる実技を開発できたからです。

次ページからは、「輪っかタオル」を使った自力整体を紹介していきますので、試しに行ってみてください。次ページの最初にタオルの長さの目安や作り方も紹介しています。

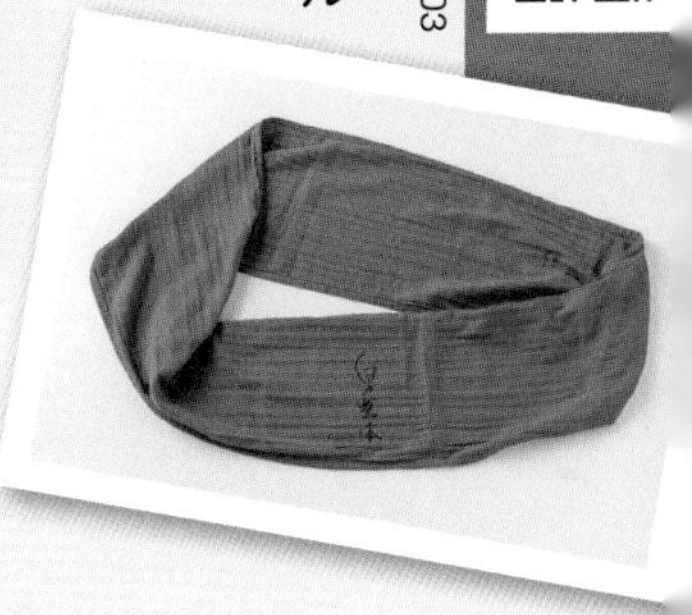

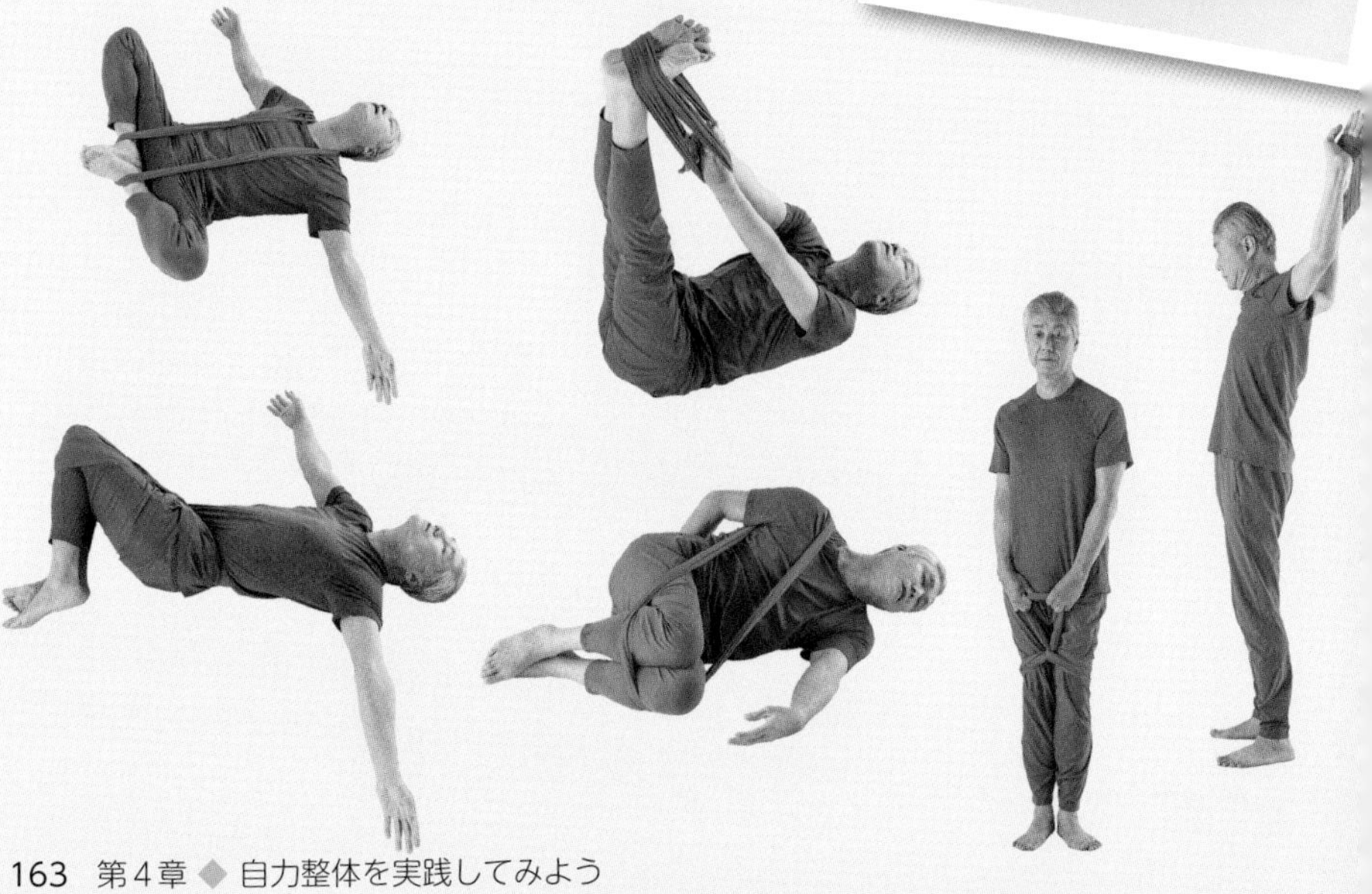

① 輪っかタオルの説明

輪っかタオルの長さの目安を紹介します。長いタオル同様、引っ張ったときに伸び縮みしない生地を使いましょう。

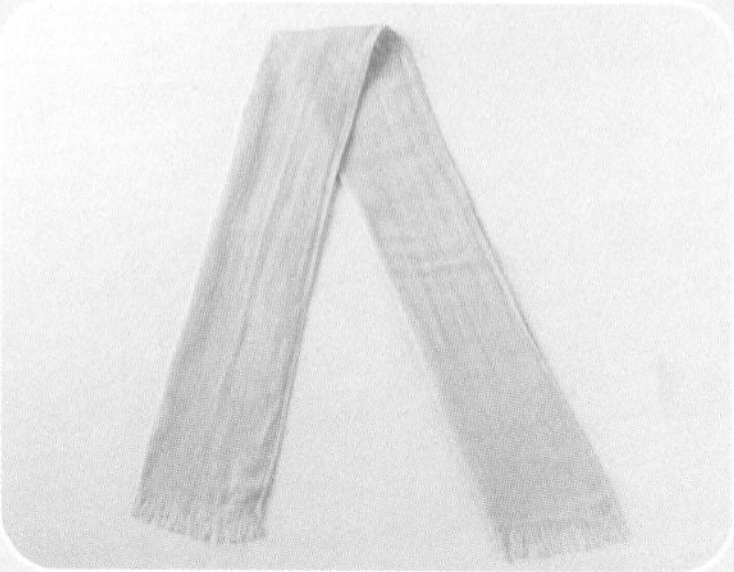

151 ページからの実技に使用した長いタオル。

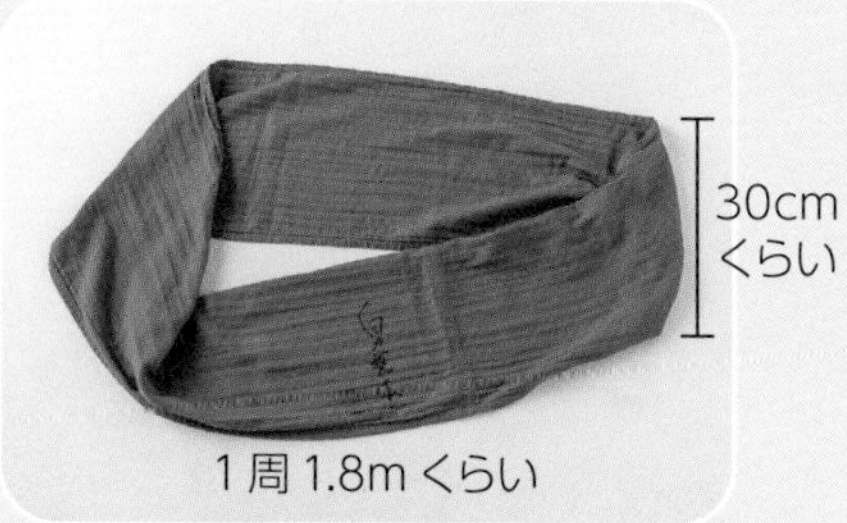

長いタオルの端を縫い合わせた「輪っかタオル」。

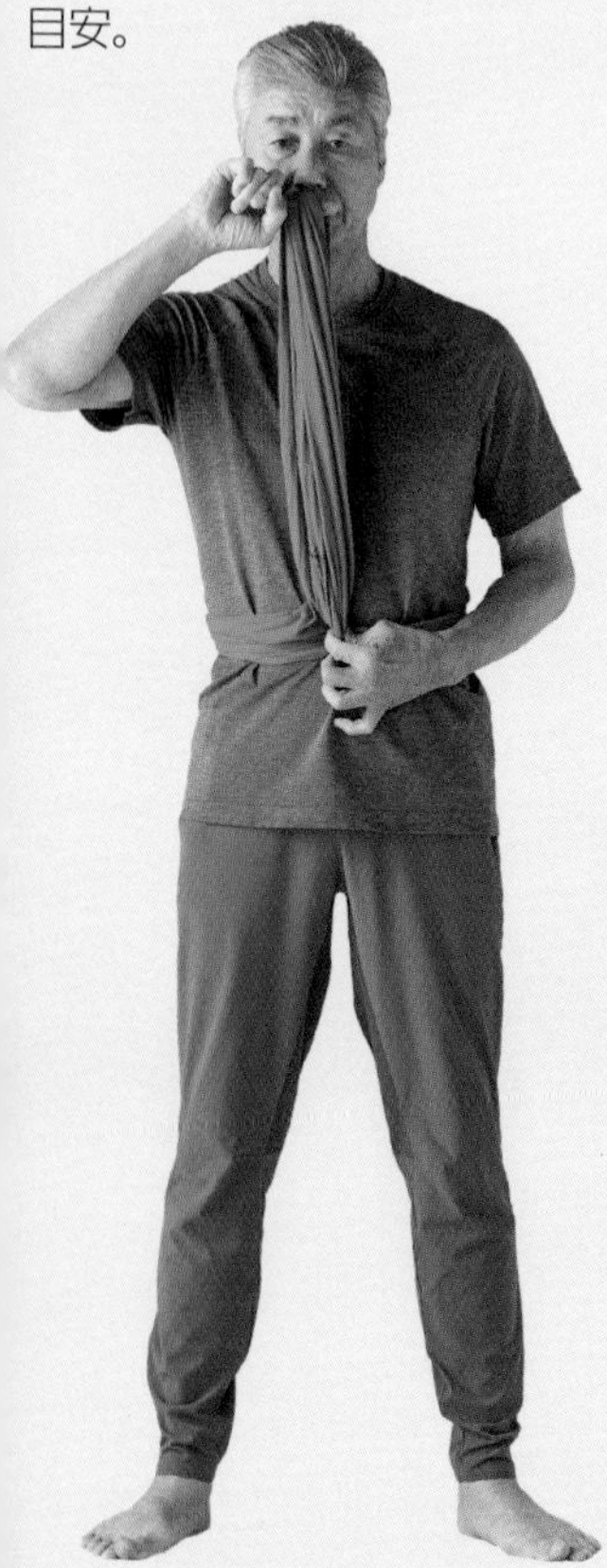

輪っかを身体に通し、腰に回してまとめて握り、輪の端が鼻の下にくるくらいの長さが目安。

② あぐら座り

輪っかタオルであぐらをかくと、身体に無理な力を入れずにゆったりと座れます。

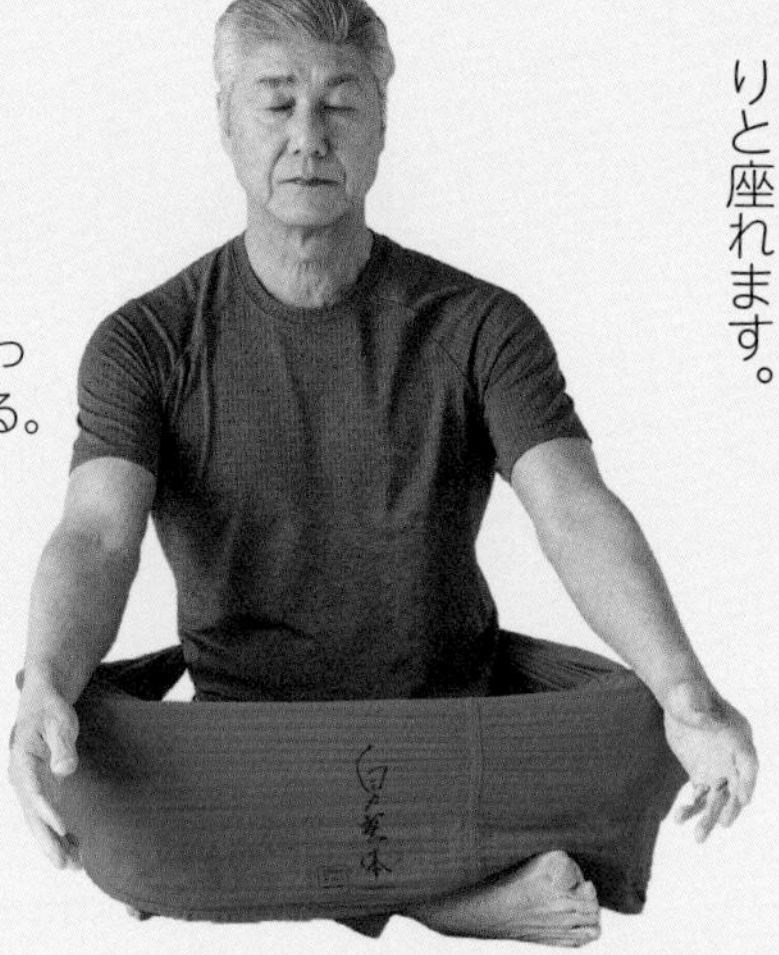

輪っかタオルを腰とひざに引っかけて座る。腰がすっと伸びる。

POINT
ひざではタオルを広げて引っかける

3 坐骨の高さチェックと矯正

お尻の骨の高さが左右で違うと腰が痛くなります。まずはチェックして、輪っかタオルで手の届きにくいほうをほぐしましょう。

坐骨の高さを確認

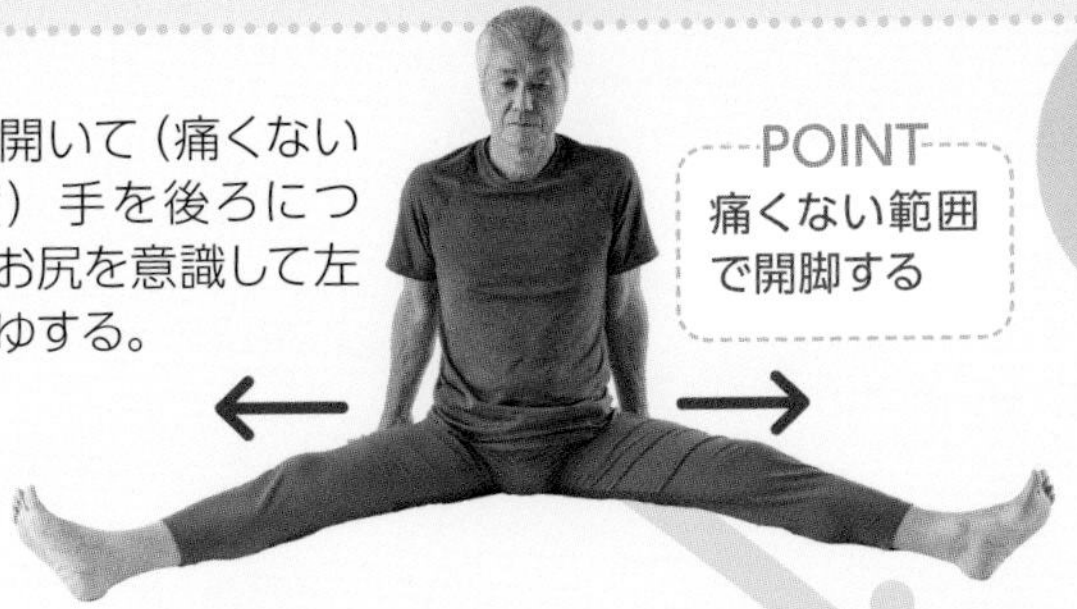

脚を開いて（痛くない程度）手を後ろにつき、お尻を意識して左右にゆする。

POINT
痛くない範囲で開脚する

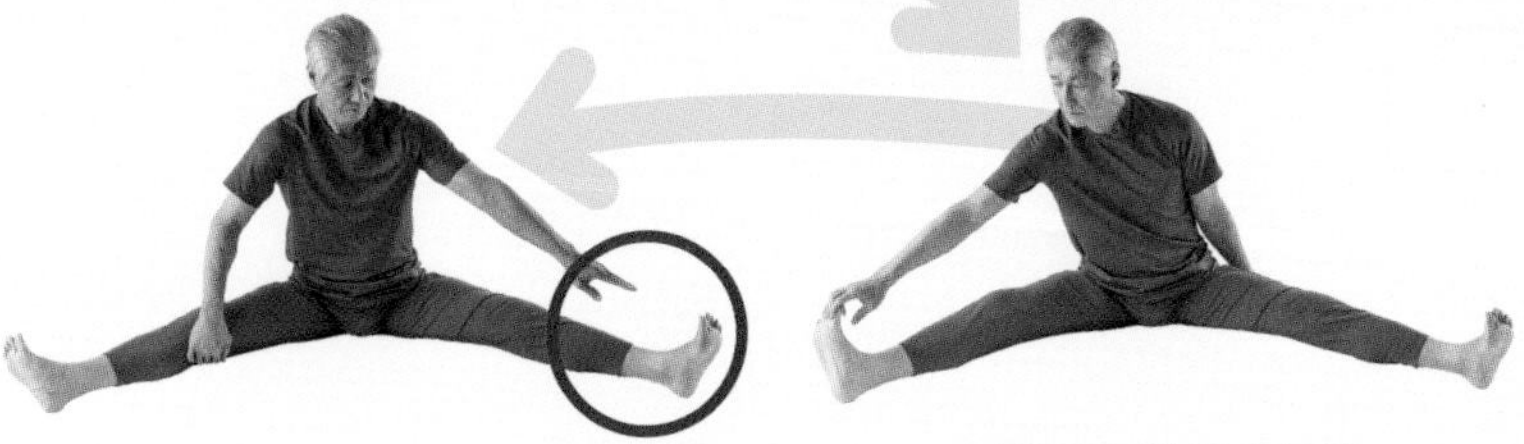

左手は左足に届きにくい（左右に歪みがあるため）。

POINT
届きにくいほうは、人によって異なる

右手で右足をさわる。

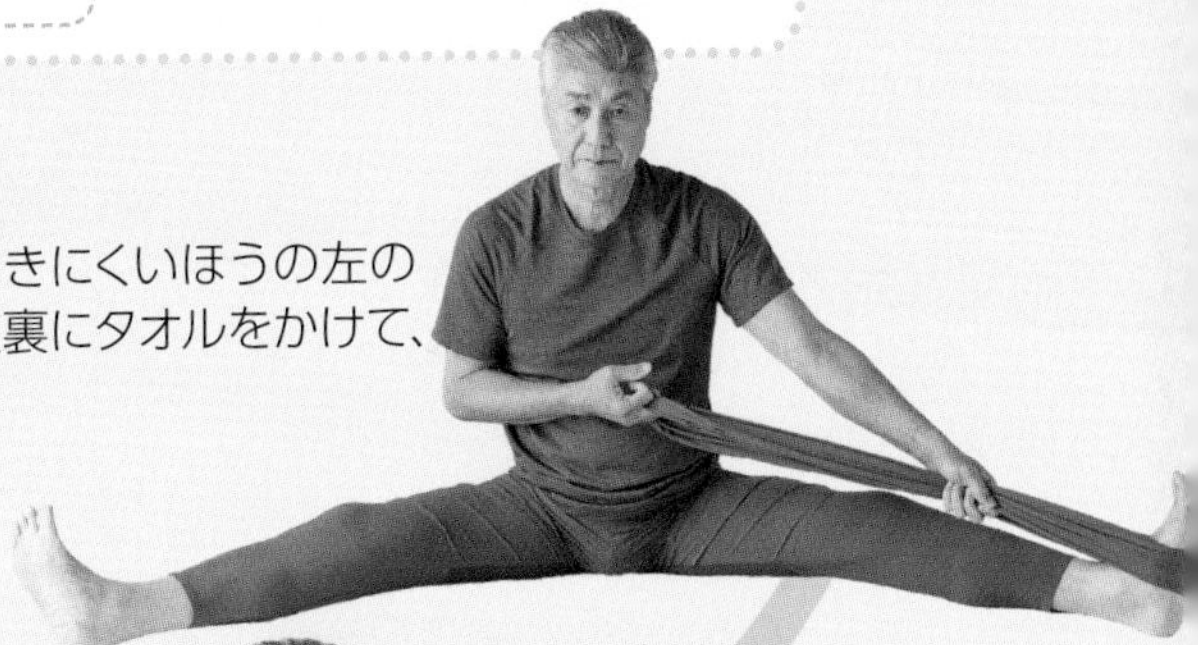

届きにくいほうの左の足裏にタオルをかけて、

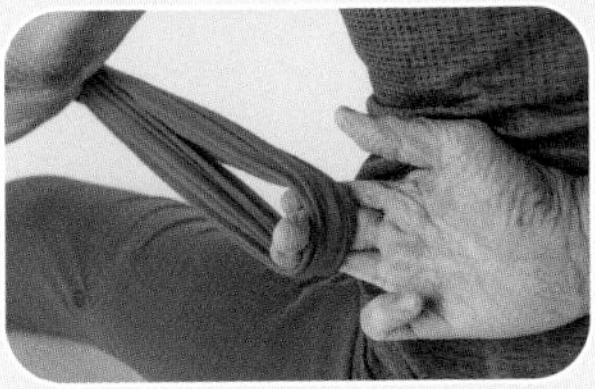

反対の輪は、背中から回した右手の指先に引っかける。

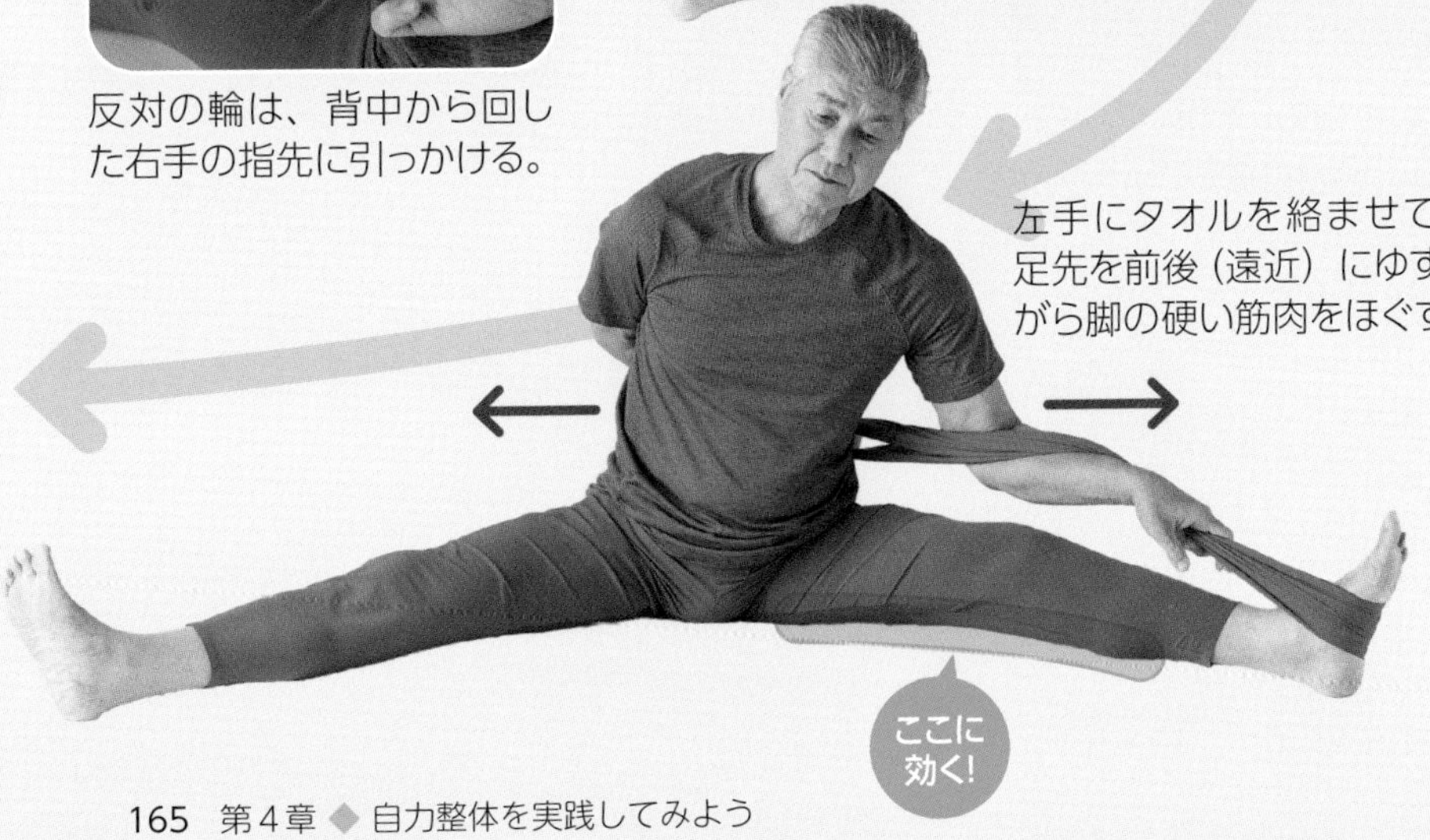

左手にタオルを絡ませて、左足先を前後（遠近）にゆすりながら脚の硬い筋肉をほぐす。

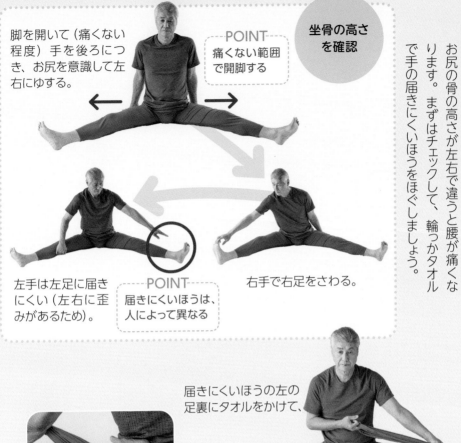

④ 骨盤起こし

両足裏を揃えてあぐらをかき（「がっせき」という）、その姿勢から、輪っかタオルを使って背中を反らせます。ストレートネック、肩こり、歯が浮いて歯が痛い人に効果があります。

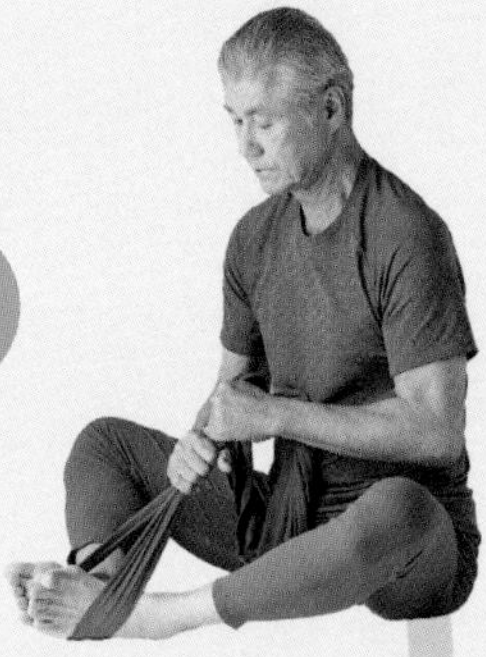

がっせきをしてタオルを両足にかけて、

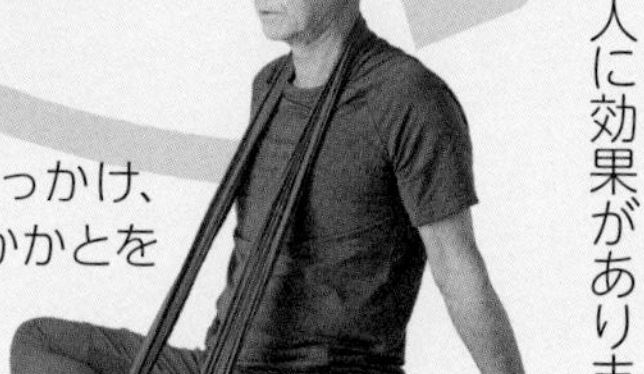

反対の輪を首に引っかけ、手を後ろについてかかとをお尻に近づけ、

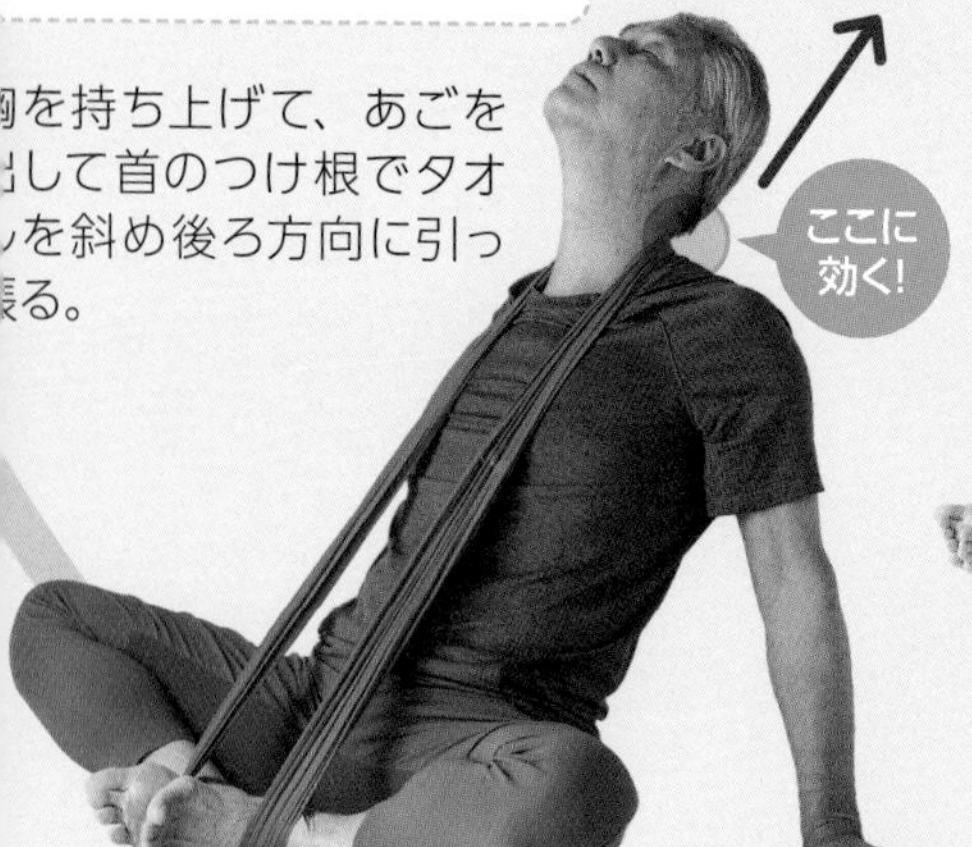

胸を持ち上げて、あごを出して首のつけ根でタオルを斜め後ろ方向に引っ張る。

POINT
無理に伸ばし過ぎないように

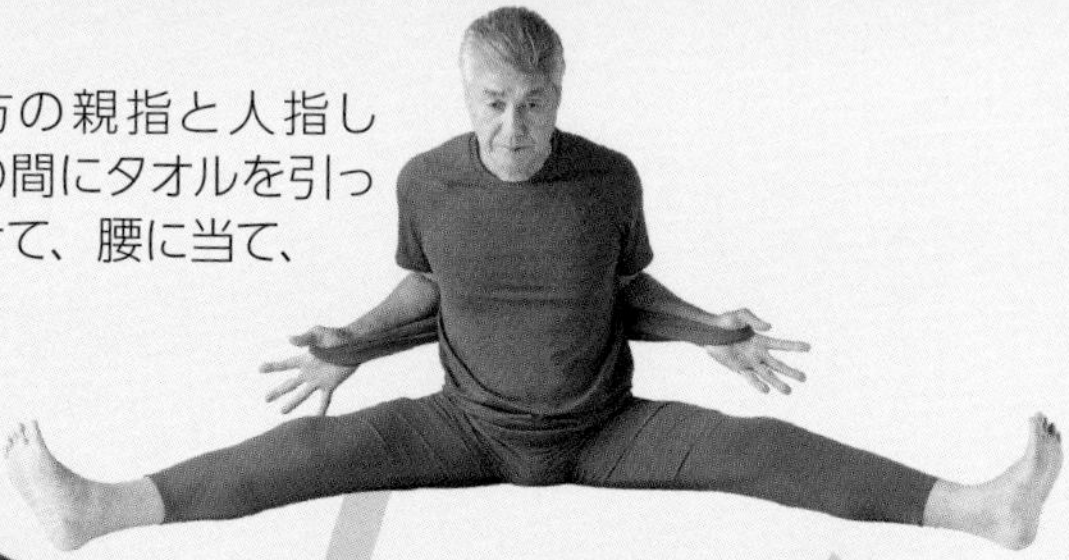

両方の親指と人指し指の間にタオルを引っかけて、腰に当て、

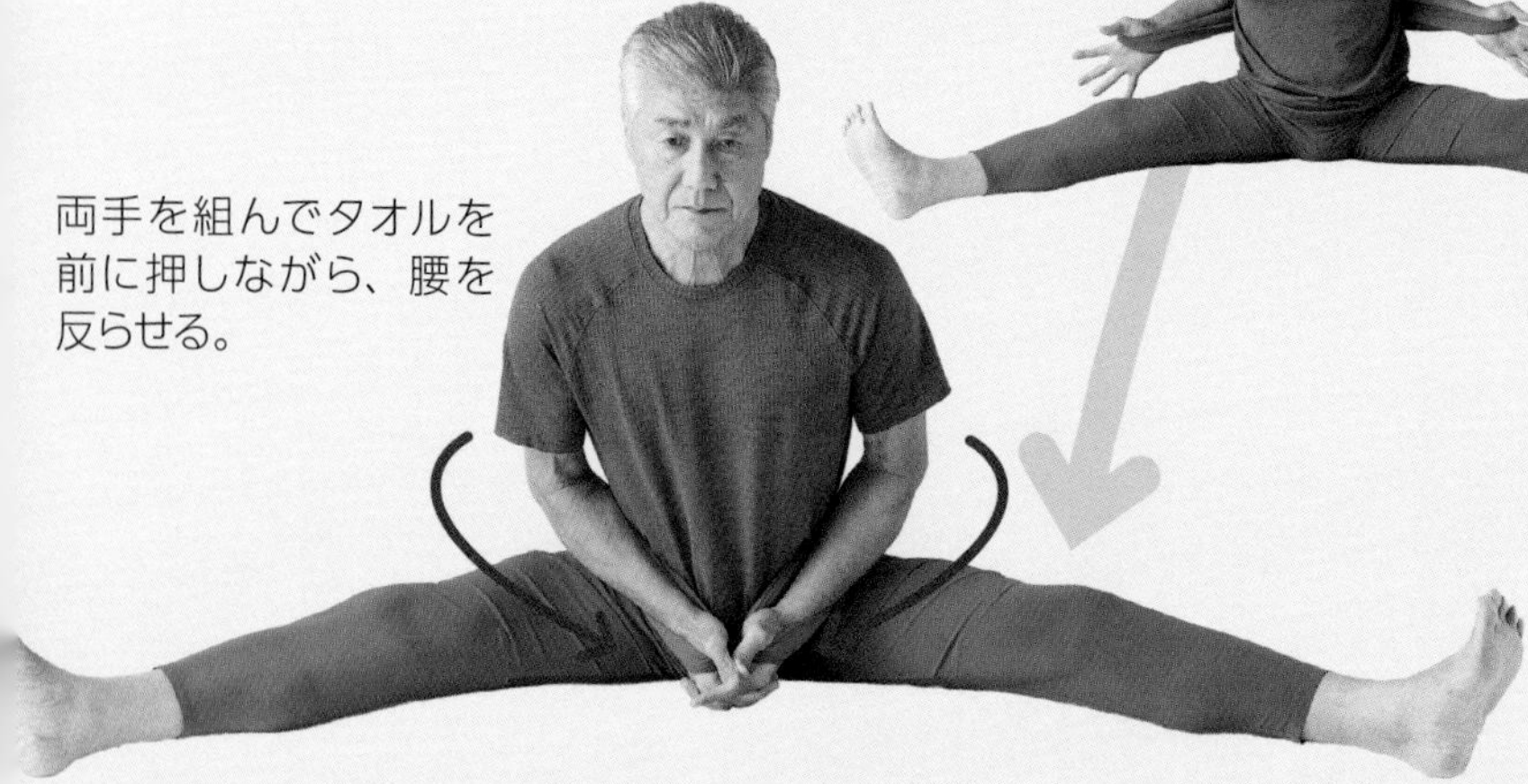

両手を組んでタオルを前に押しながら、腰を反らせる。

輪っかタオルをゆるめて、あごを
引き、ゆっくり両ひじを床につけて、

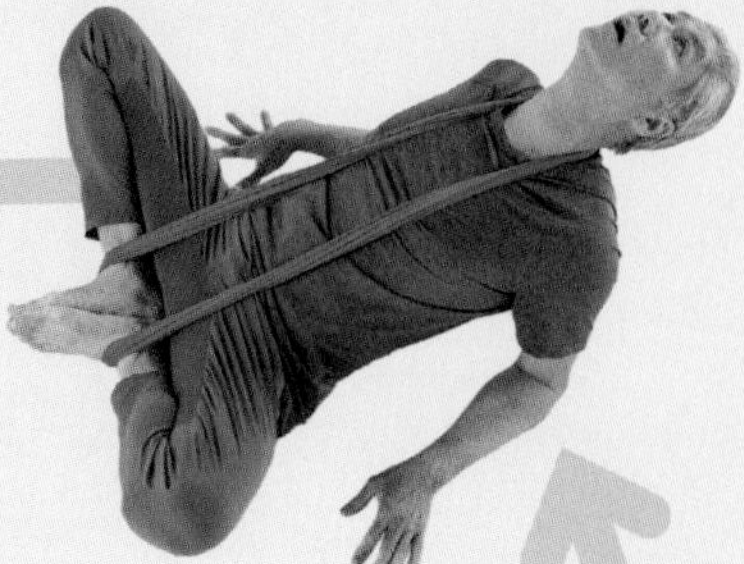

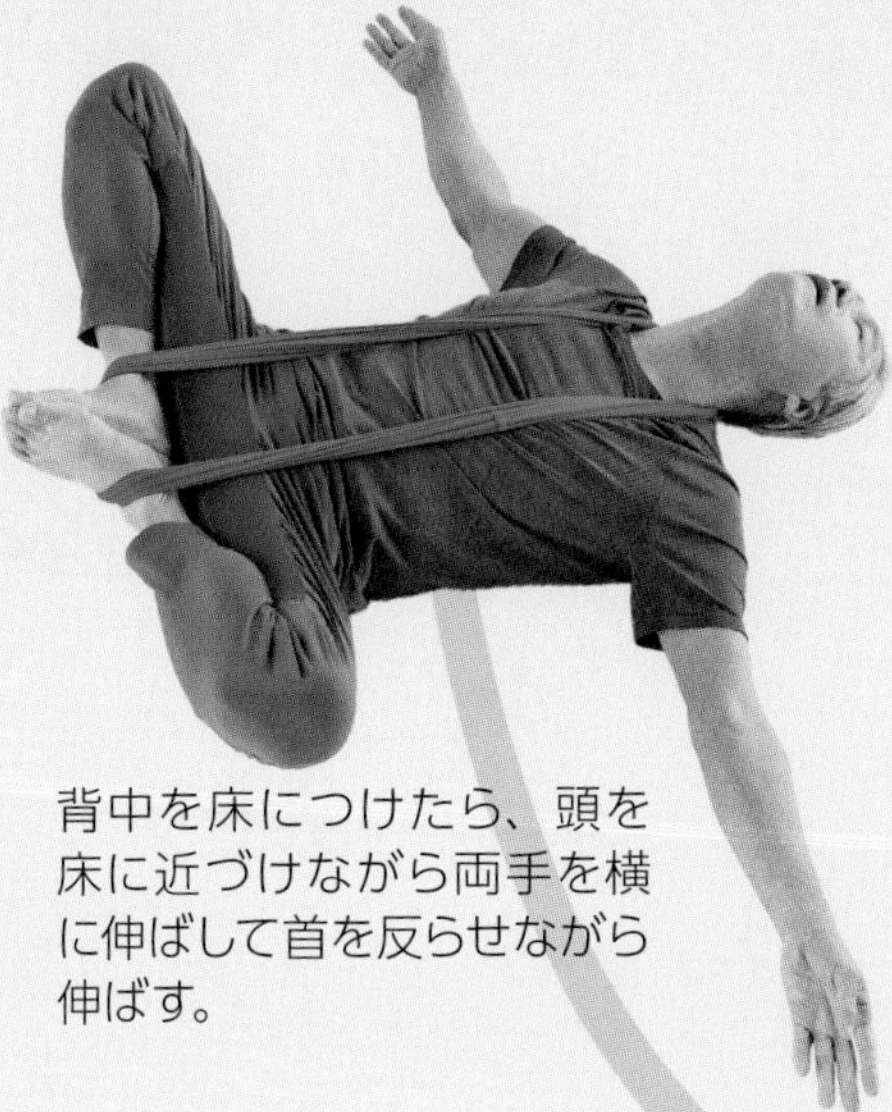

背中を床につけたら、頭を
床に近づけながら両手を横
に伸ばして首を反らせながら
伸ばす。

首を伸ばしながら、あごの
下を手で指圧する。

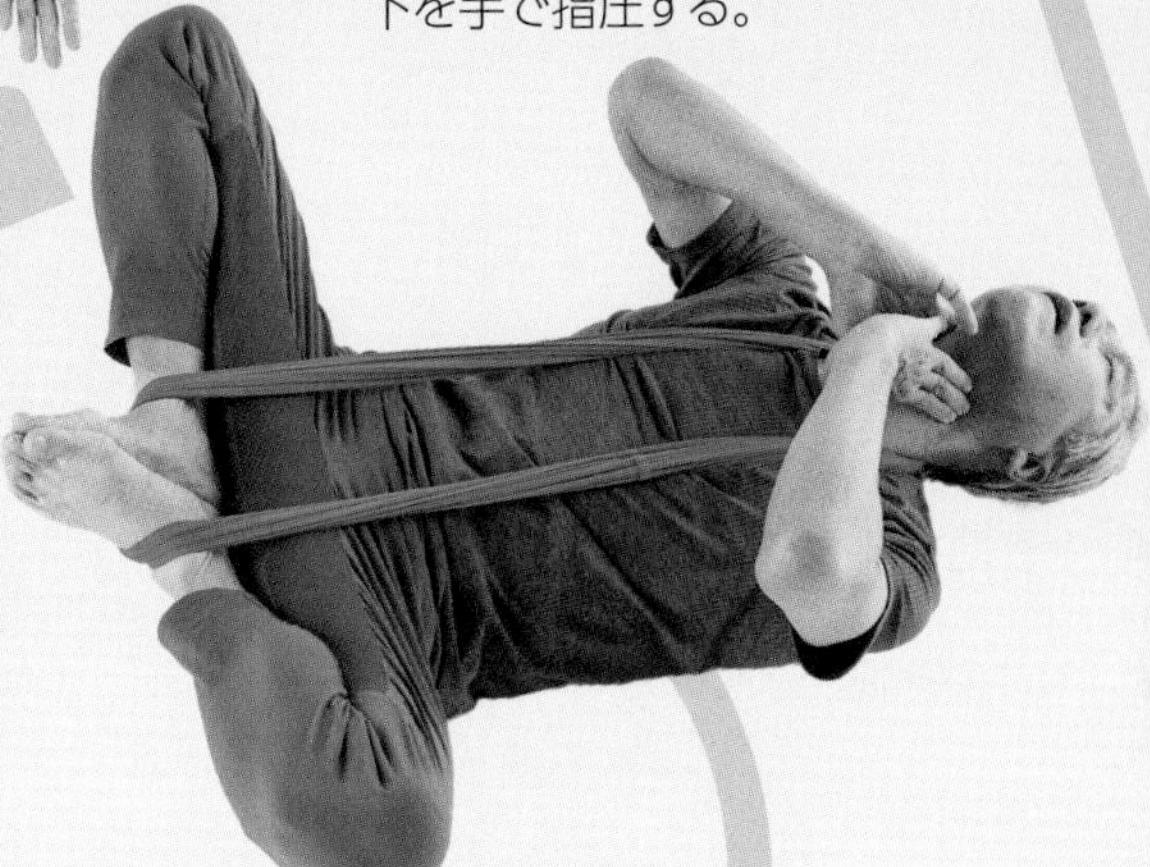

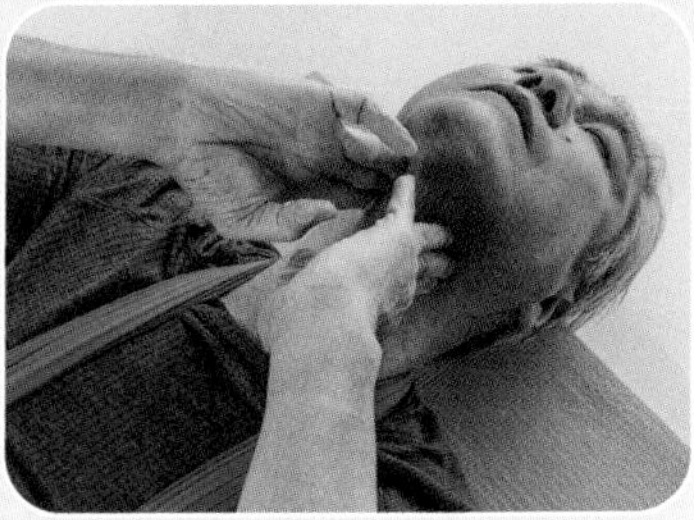

のど付近ではなく、あごの下をあ
ごの骨に沿って何カ所か指圧する。

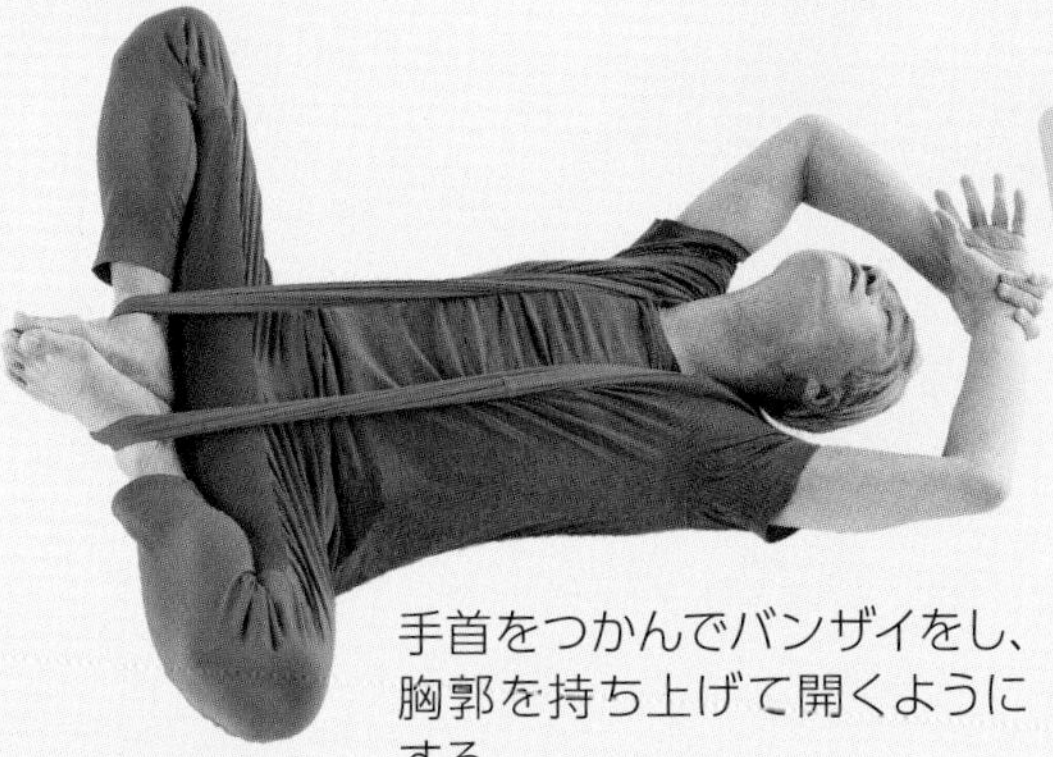

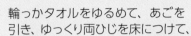

手首をつかんでバンザイをし、
胸郭を持ち上げて開くように
する。

5 首・もも裏・腰・股関節ほぐし

脱力をしながら腰や股関節、首を気持ち良くほぐします。

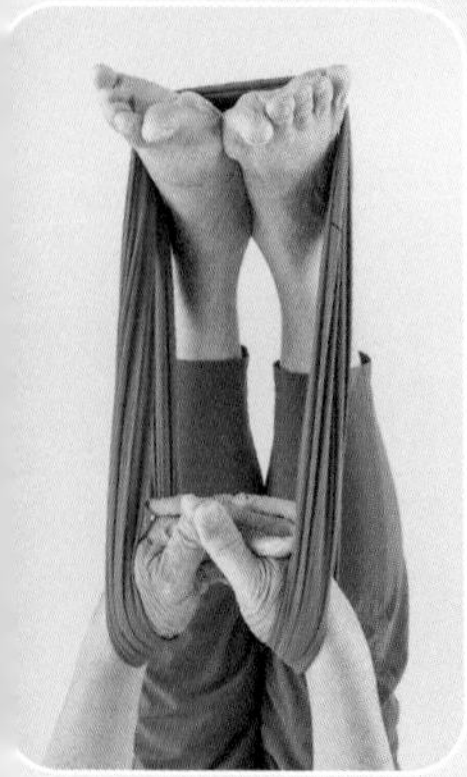

輪の端を手首に引っかけて握る。

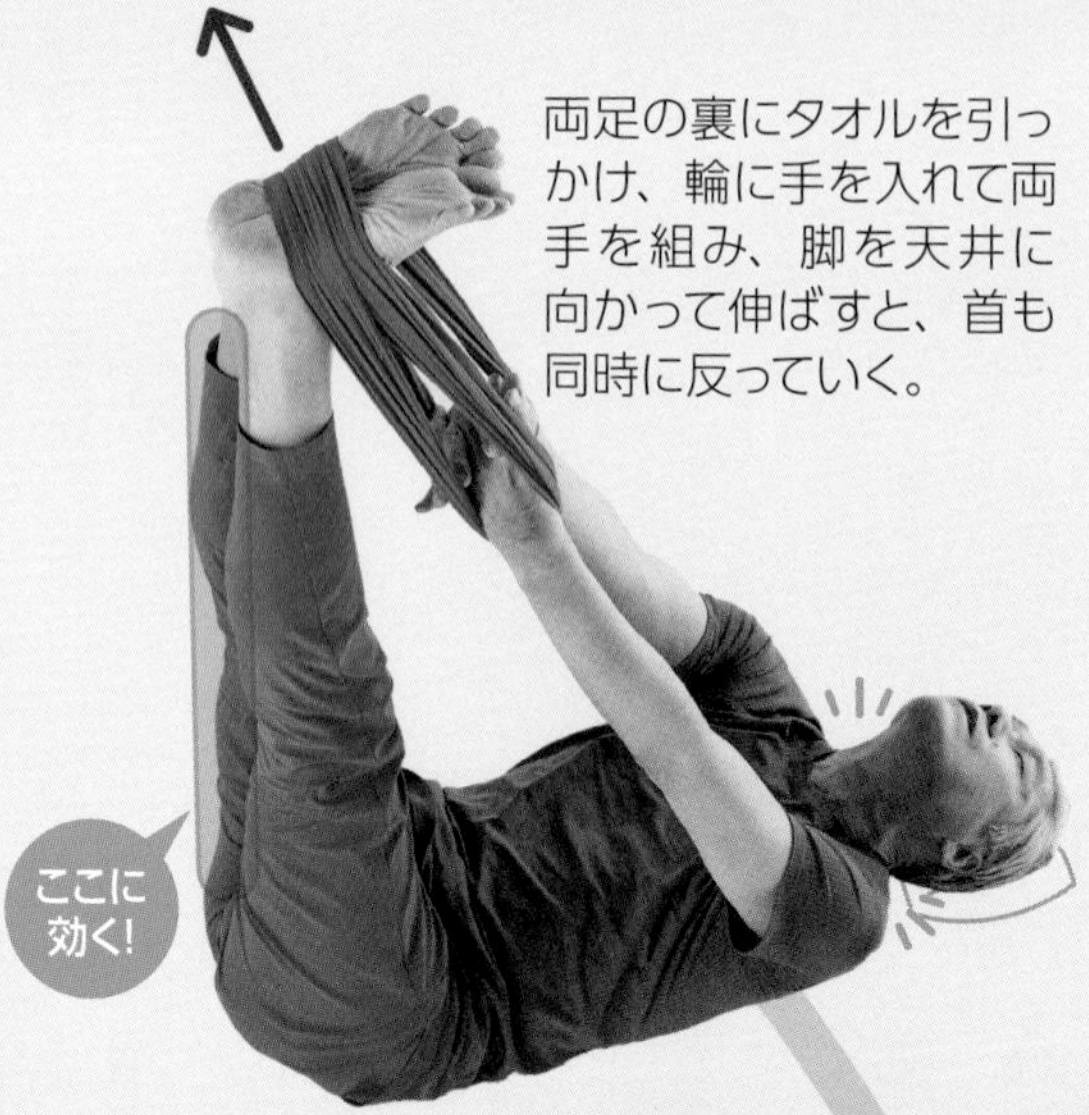

両足の裏にタオルを引っかけ、輪に手を入れて両手を組み、脚を天井に向かって伸ばすと、首も同時に反っていく。

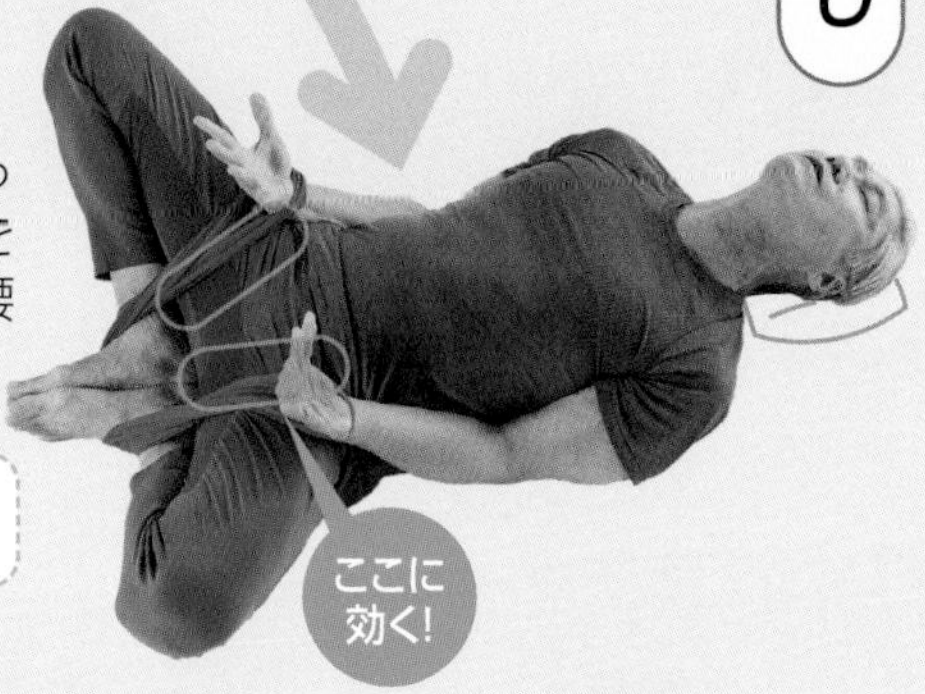

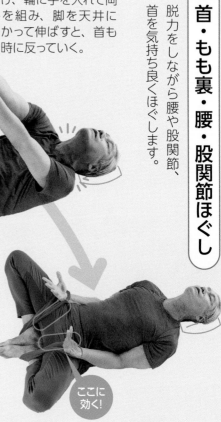

両足裏を合わせ、がっせきをしながら床に足を下ろし、手を離すと腰が伸びる。

POINT
股関節と腰がほぐれる

6 横腰ほぐし

タオルで腰を刺激しながら、身体をゆすることで横腰を刺激します。便秘にも効果があります。

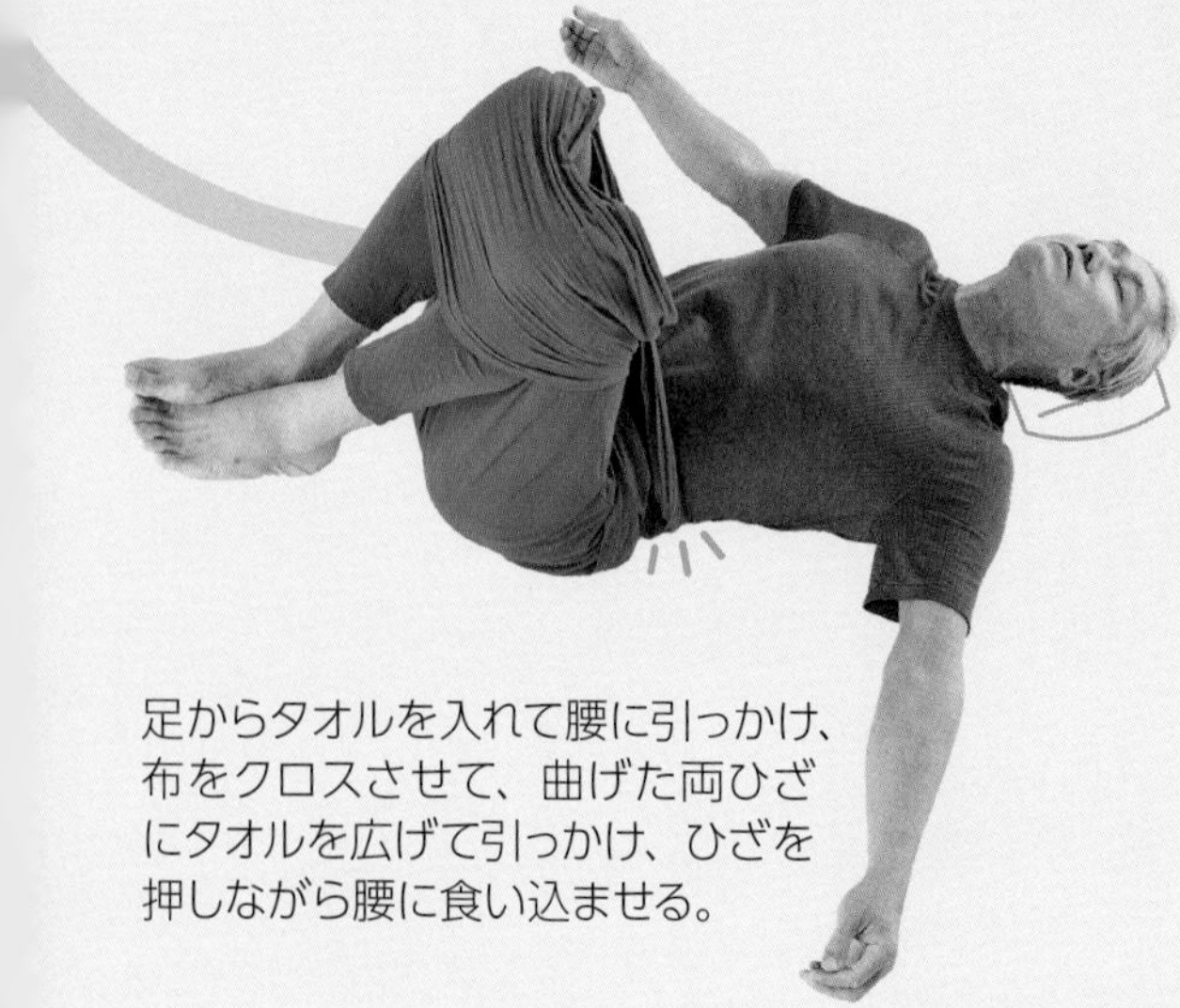

足からタオルを入れて腰に引っかけ、布をクロスさせて、曲げた両ひざにタオルを広げて引っかけ、ひざを押しながら腰に食い込ませる。

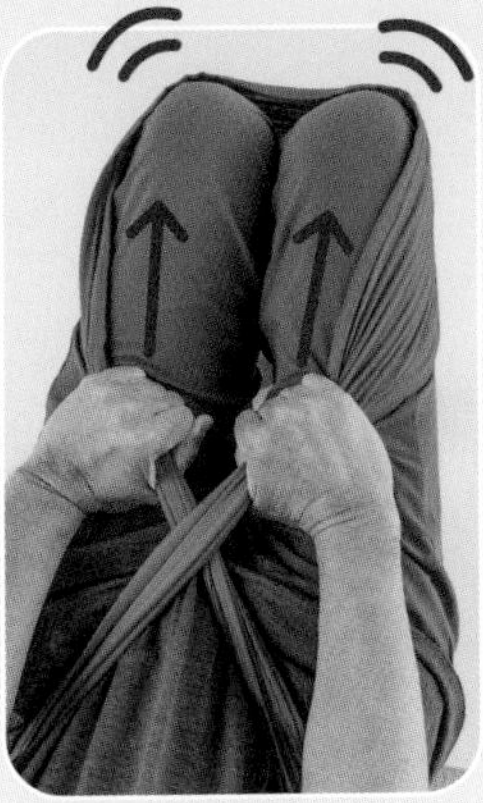

手をひざ方向に押しながらゆすって腰を刺激する

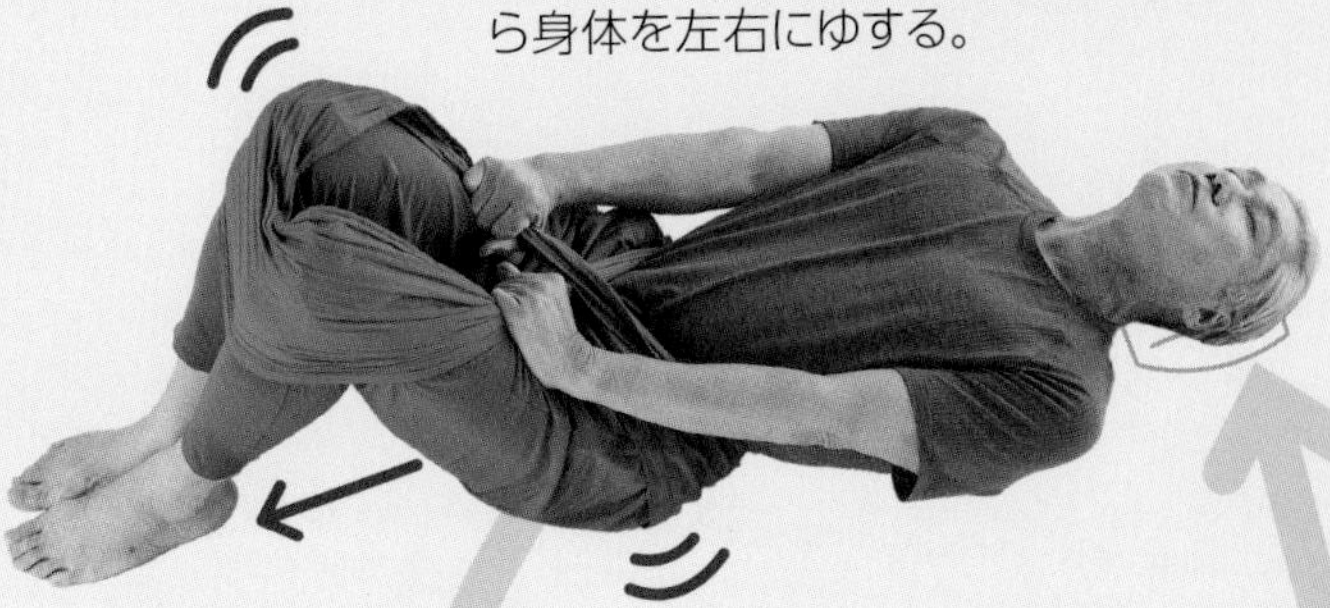

両足首をお尻からできるだけ離し、タオルをつかんで、腰に刺激を与えながら身体を左右にゆする。

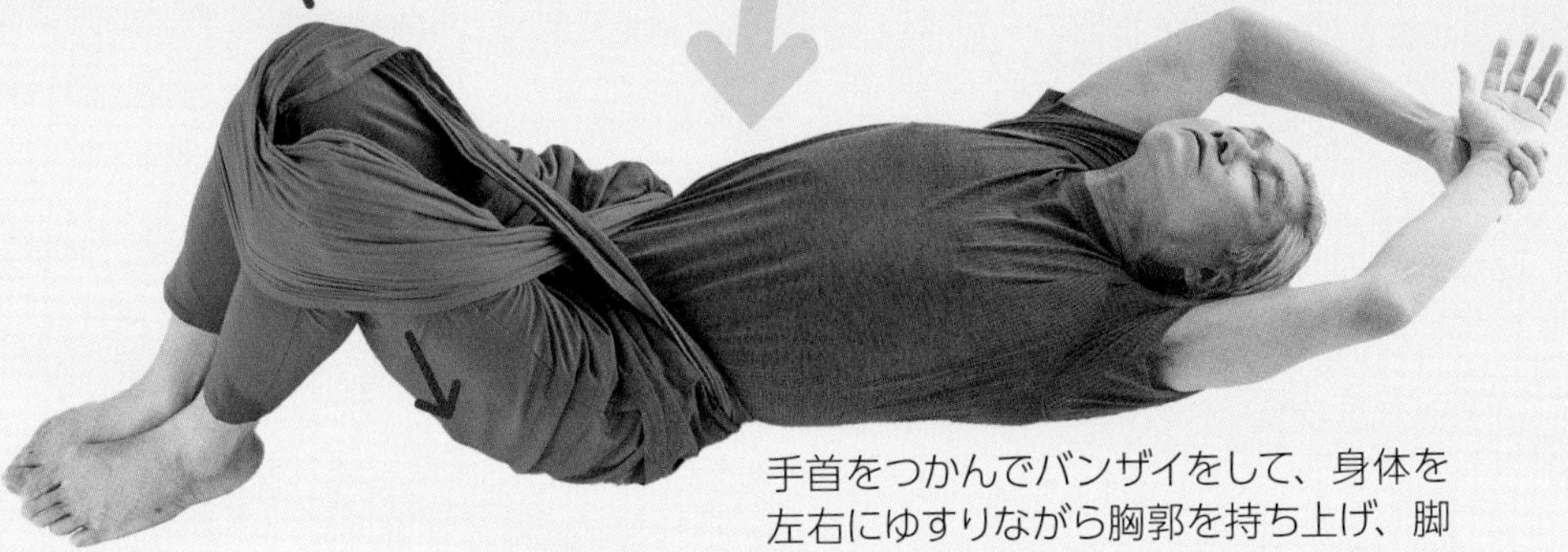

手首をつかんでバンザイをして、身体を左右にゆすりながら胸郭を持ち上げ、脚を左右にゆする。

7 胸ひろげ・肩ほぐし

胸が凝って縮んでいるところを解放し、背中や肩をほぐします。

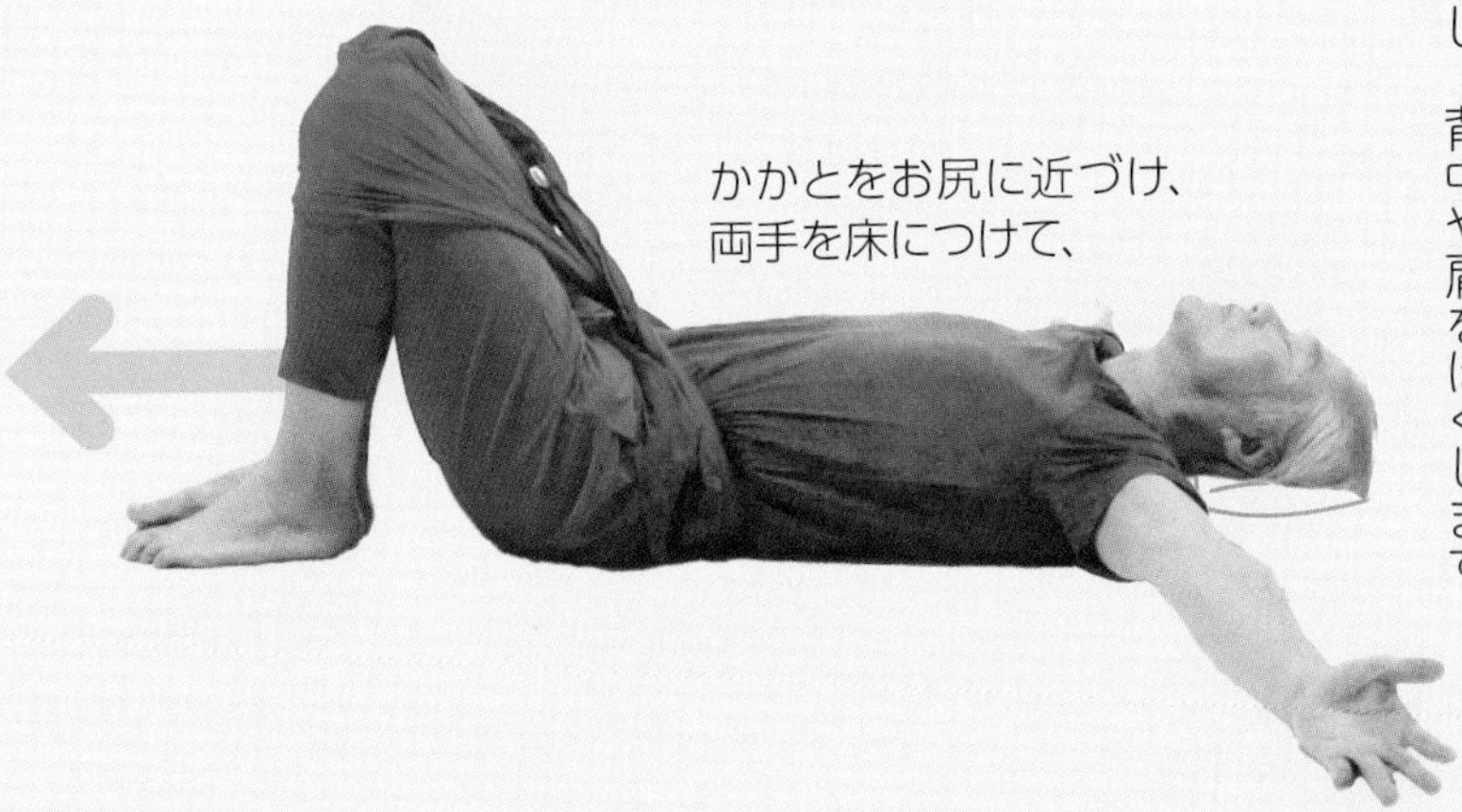

かかとをお尻に近づけ、両手を床につけて、

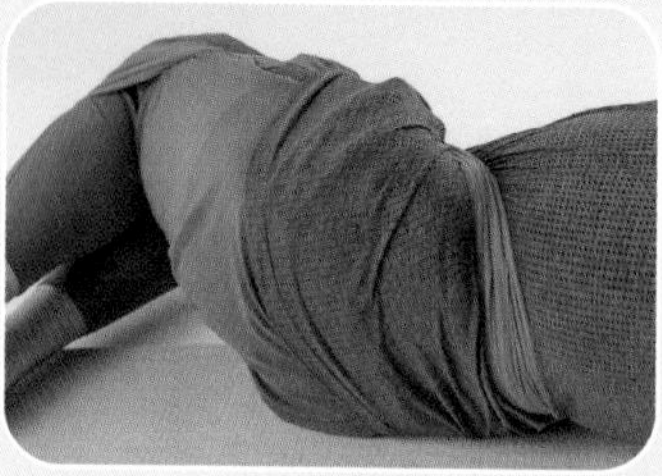

両ひざを右の床に下ろしていくと、左の胸が伸びてくる。

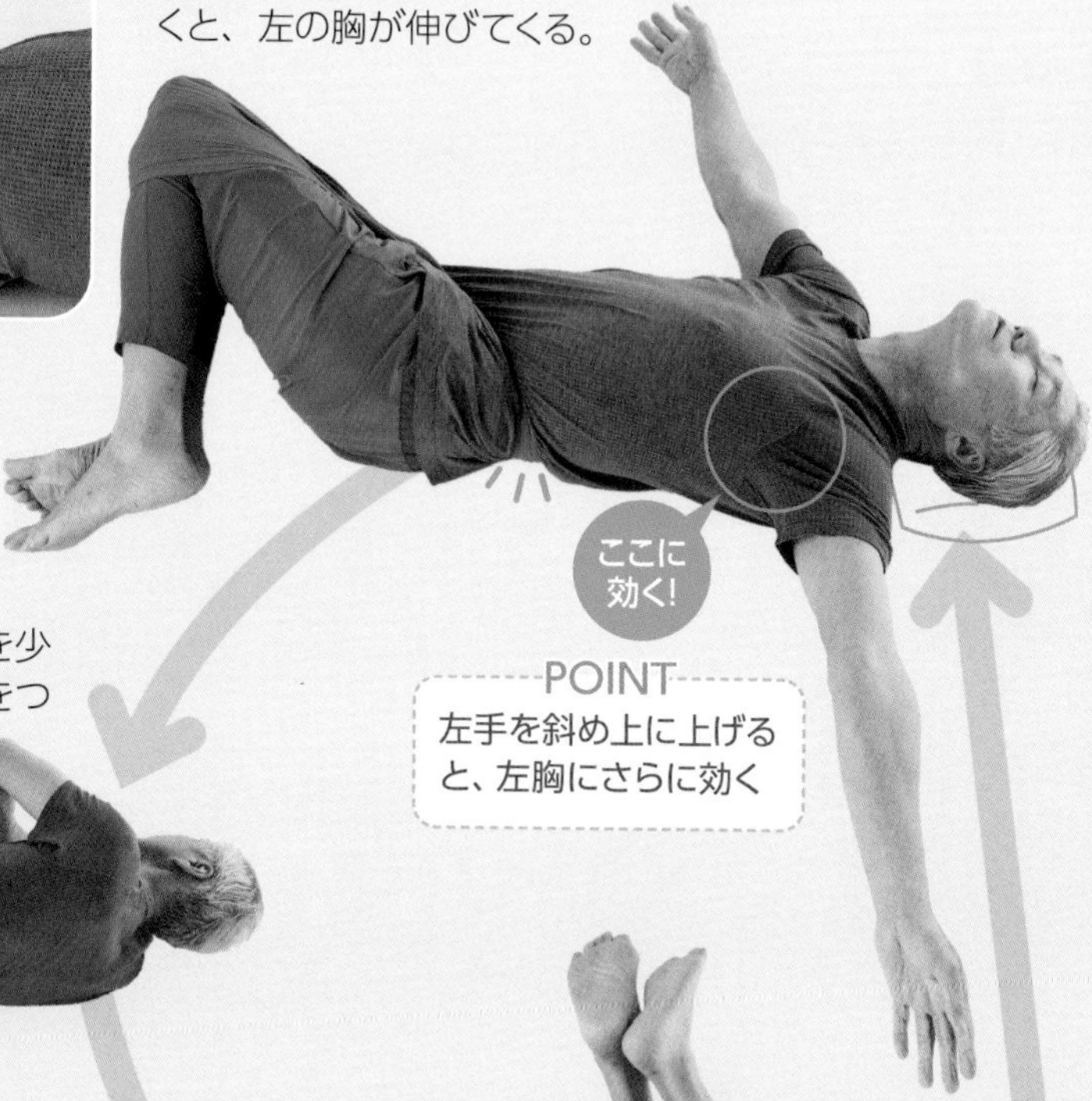

POINT
左手を斜め上に上げると、左胸にさらに効く

上体を右に倒しながらひざを少し後ろに引き、左手で右腕をつかみ、

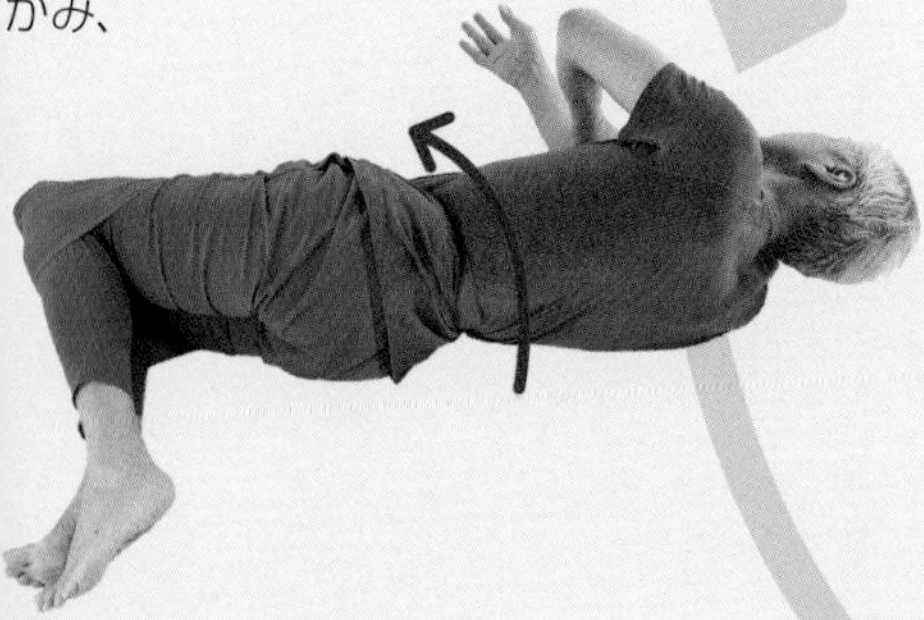

POINT
左腰、左胸、左の肩甲骨付近が伸びていくように

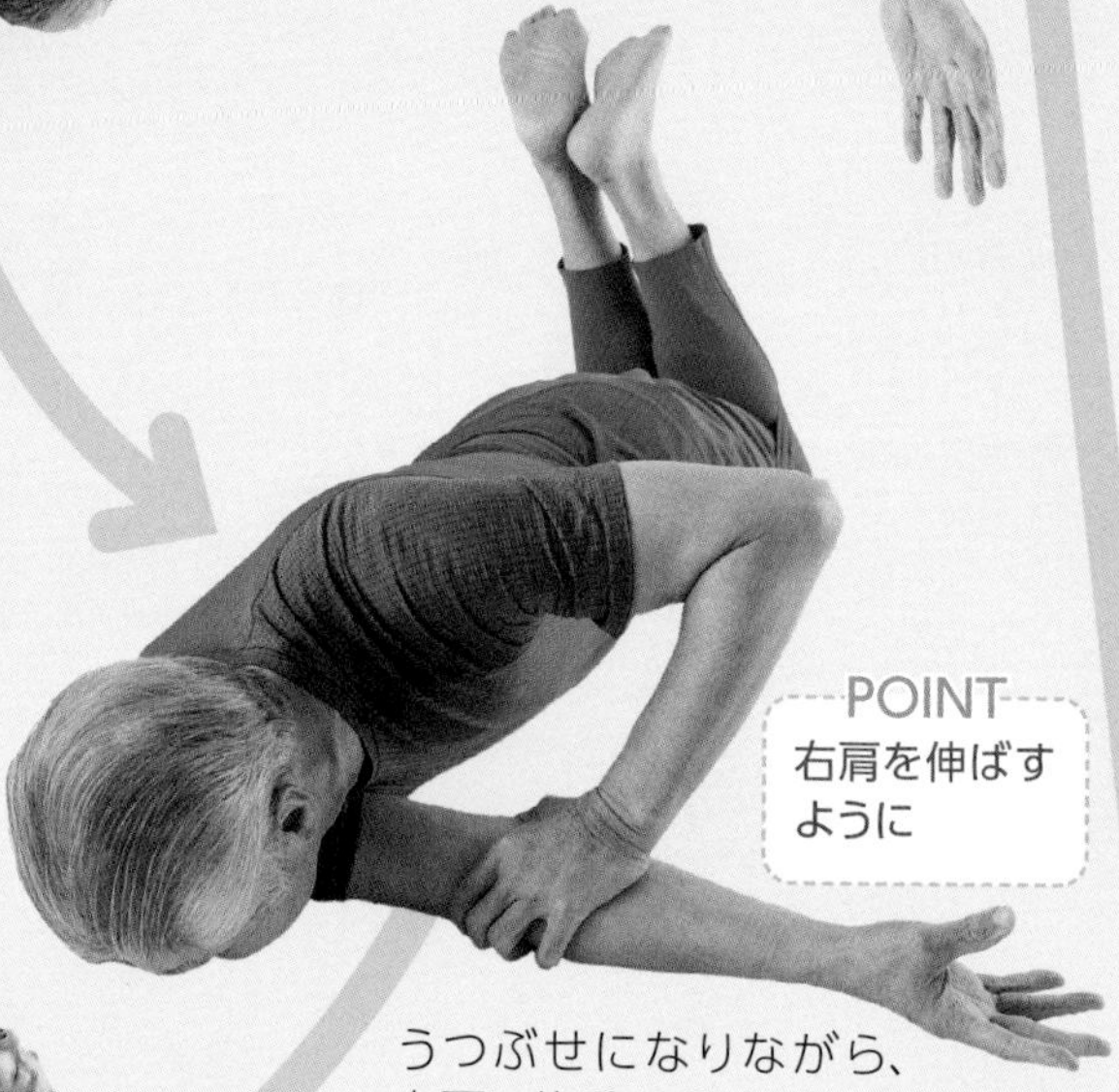

POINT
右肩を伸ばすように

うつぶせになりながら、右肩に体重を乗せていく。

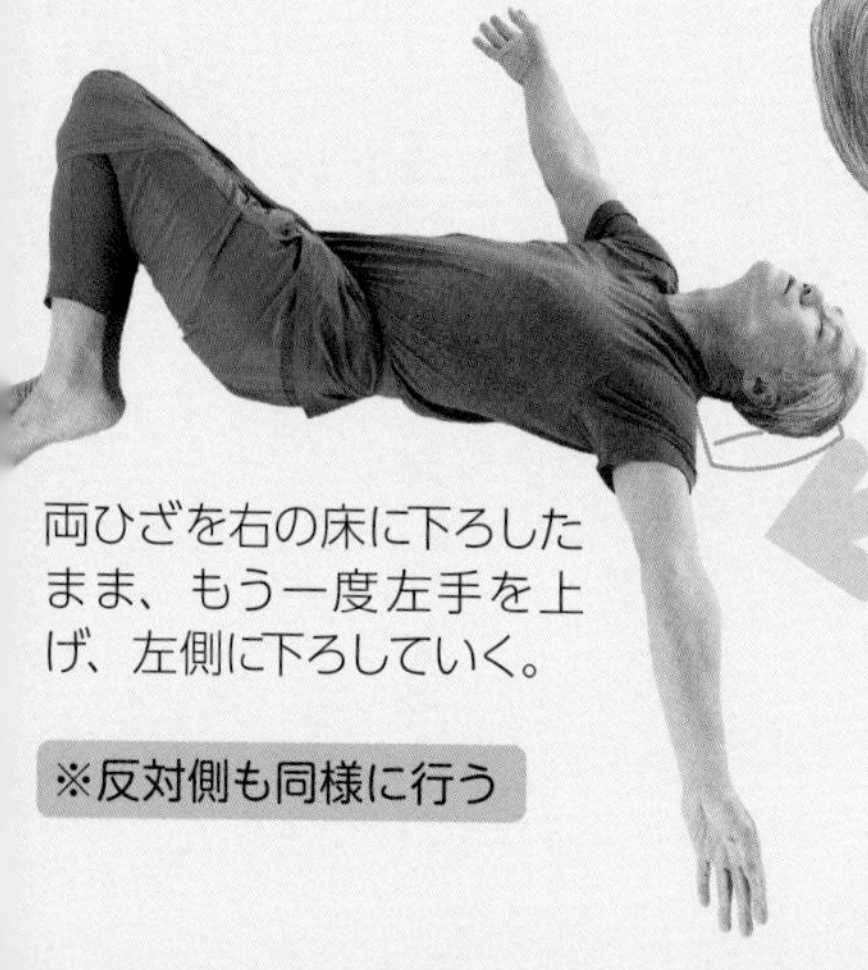

両ひざを右の床に下ろしたまま、もう一度左手を上げ、左側に下ろしていく。

※反対側も同様に行う

8 腰ほぐし

腰を丸めてタオルでゆすると、気持ち良く腰がほぐれます。

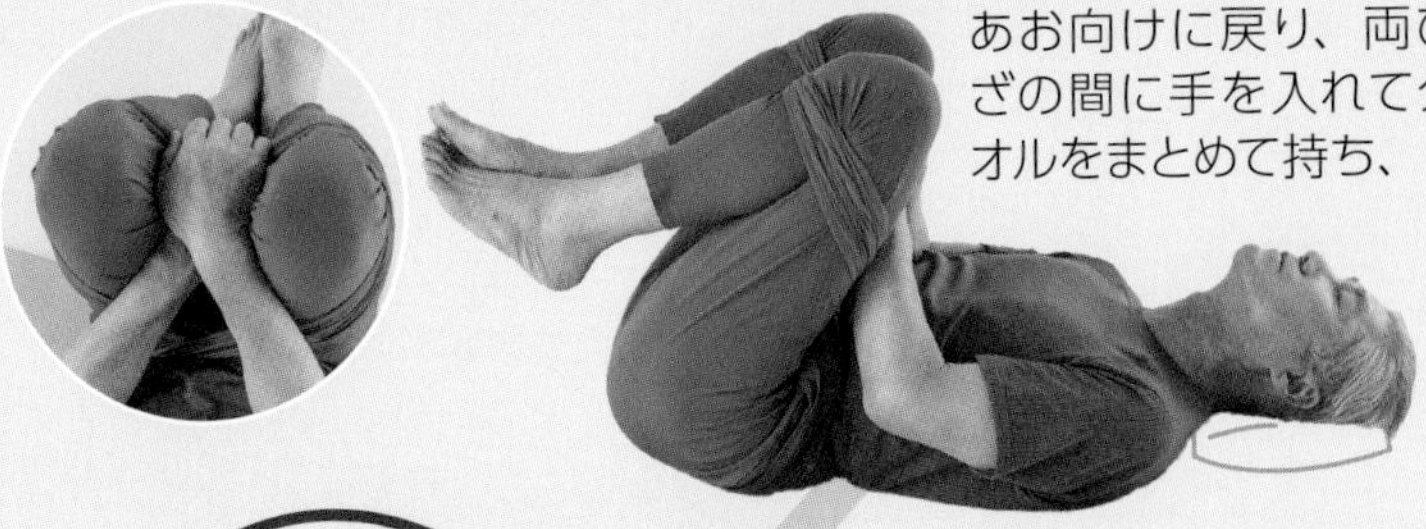

あお向けに戻り、両ひざの間に手を入れてタオルをまとめて持ち、

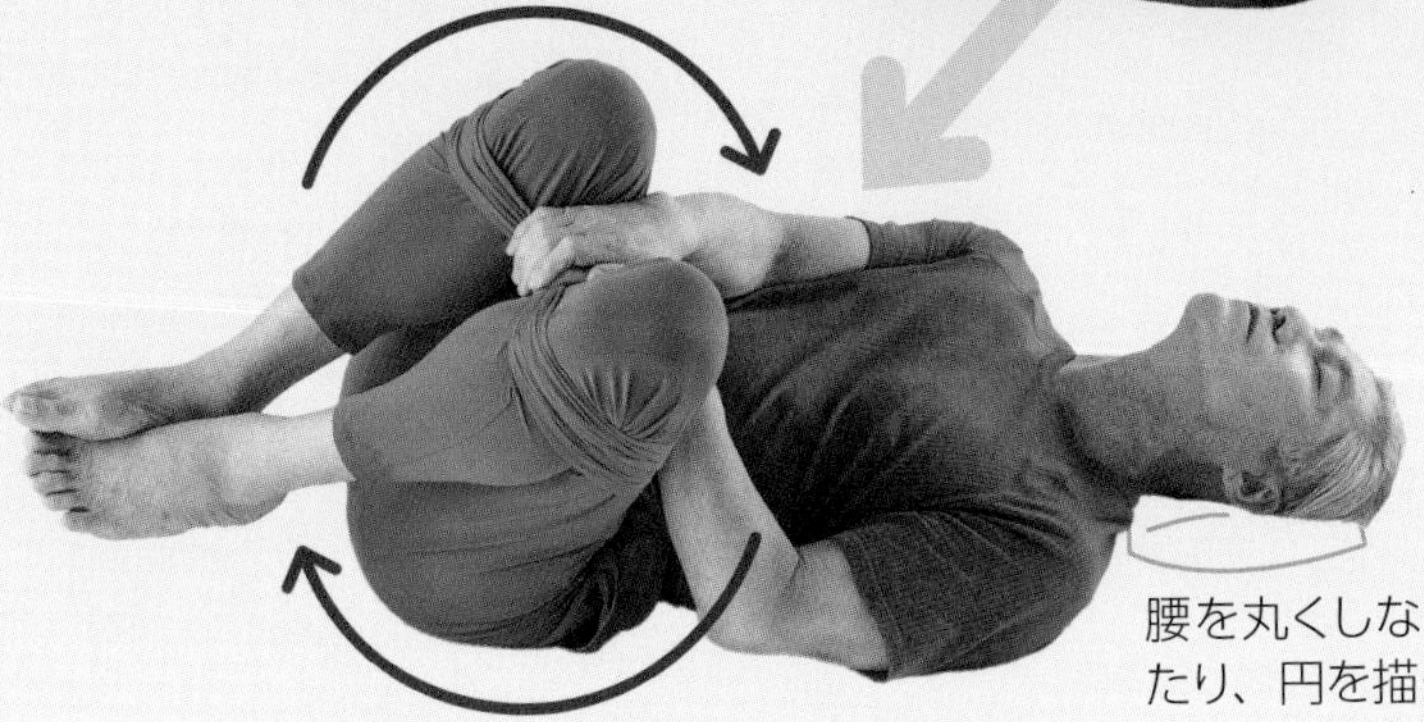

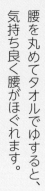

POINT
ゆっくりとゆする

腰を丸くしながら左右にゆすったり、円を描くようにゆする。

9 肩ほぐし

日常的に無意識に肩を持ち上げている人が多いので、タオルを肩の凝っているところではなく、肩の骨に当てて関節を下に押し下げてほぐします。

ひざのタオルを外して右の肩にかけ、反対の輪は両ひざに引っかけて肩を下げる。

POINT
タオルは肩の骨に引っかけ、関節を押し下げる

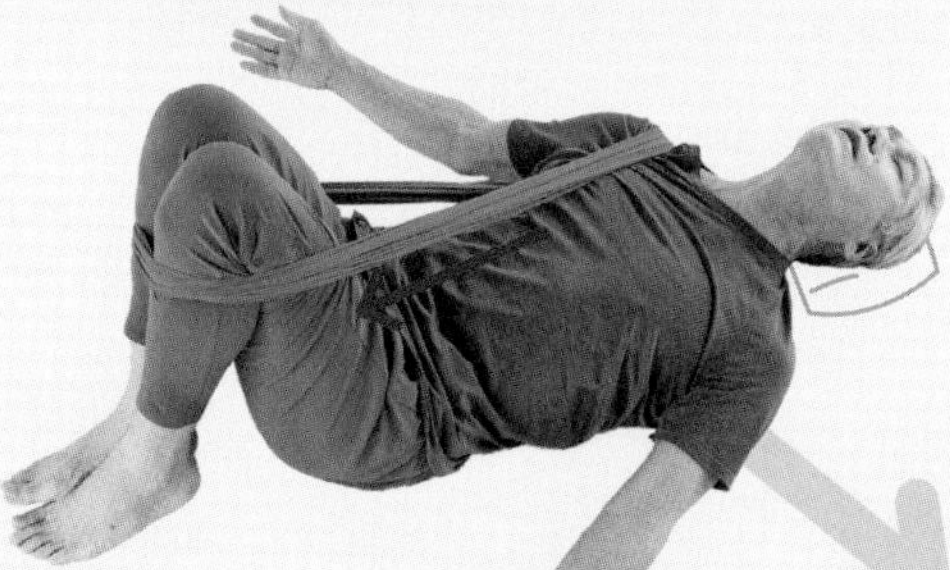

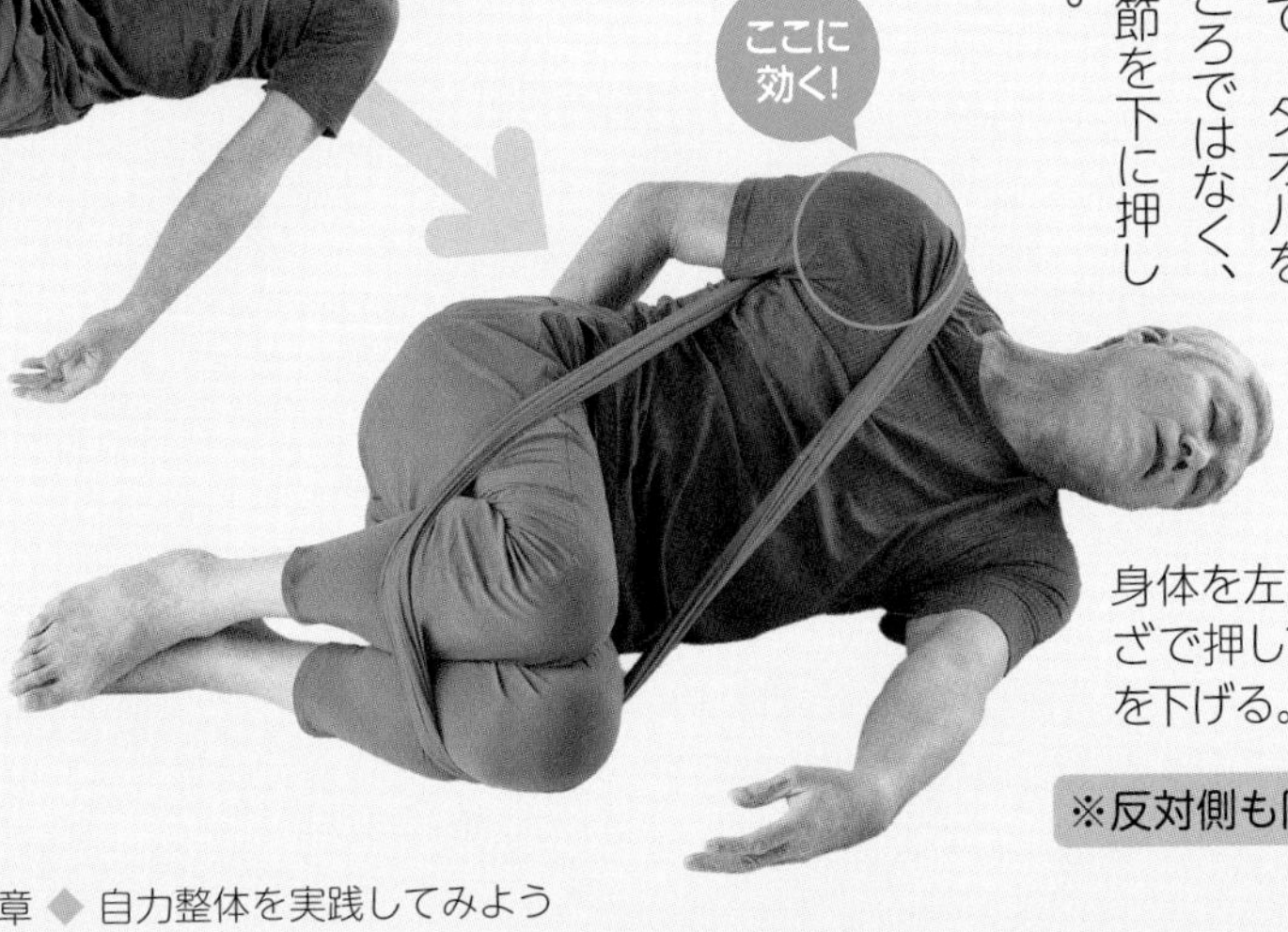

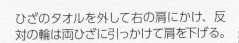

身体を左に倒し、ひざで押してさらに肩を下げる。

※反対側も同様に行う

⑩ 首ほぐし

左写真の実技の他に「首の後ろ伸ばし」「首の左右ねじり」の合計3種類の首ほぐしを紹介します。首をほぐすのは気持ちが良いですが、痛めやすい場所でもあります。自分のペースで加減をしながら行いましょう。

POINT
首は痛めやすいので
注意しながら行う

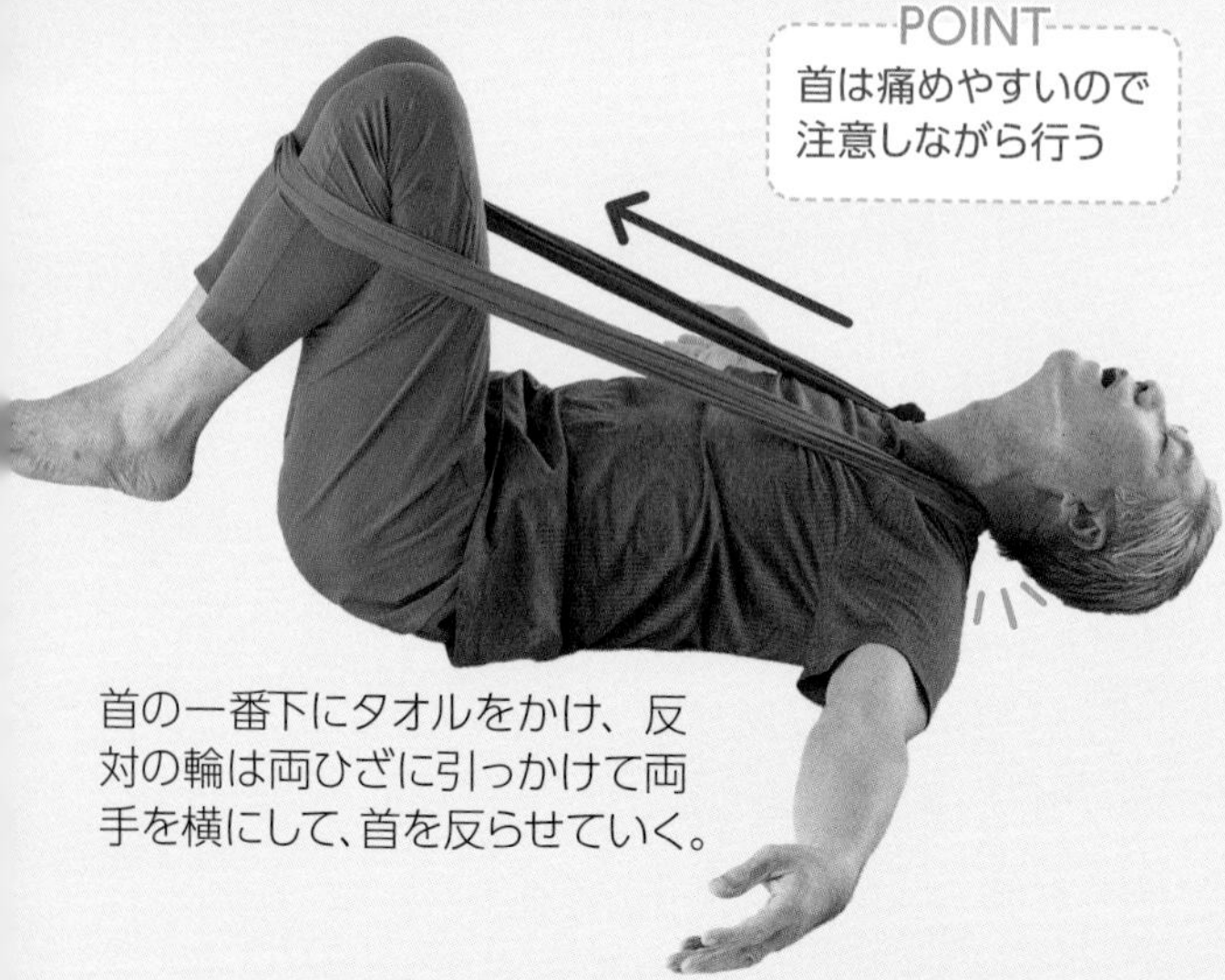

首の一番下にタオルをかけ、反対の輪は両ひざに引っかけて両手を横にして、首を反らせていく。

首の左右ねじり

タオルを親指に引っかけて後頭部の下に当て、頭を持ち上げながら頭上に引っ張り、

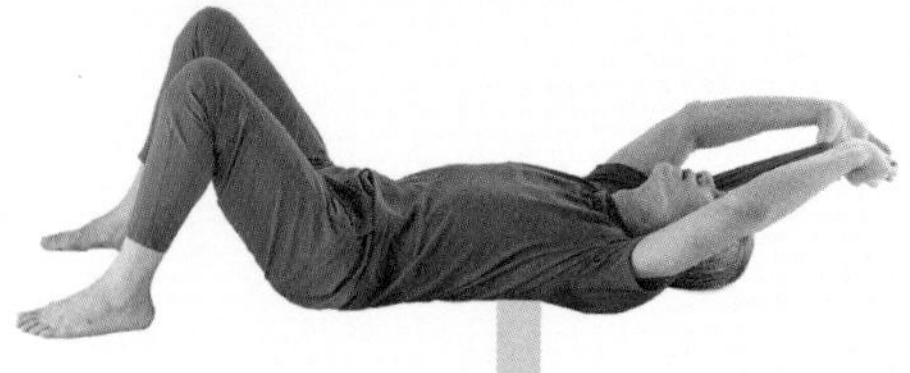

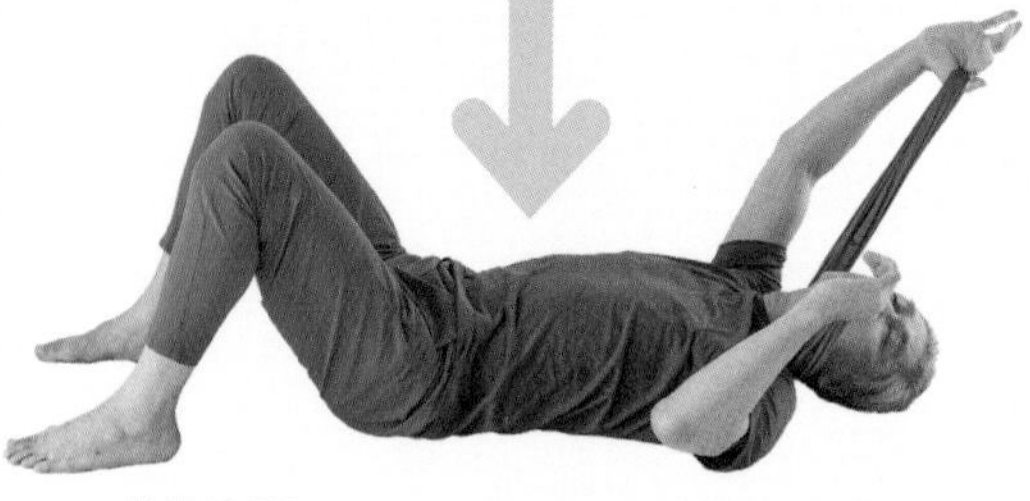

POINT
痛めないように、
左右をゆっくり
と行う

右手を引っ張り、首を左にねじる。次に左手を引っ張り、首を右にねじるを繰り返す。

首の後ろ伸ばし

タオルを広げて頭にかぶせて、

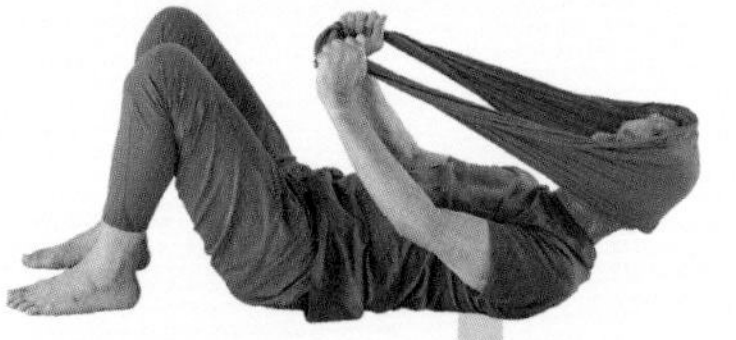

反対の輪を両ひざに引っかけて、手を横に置き、首の後ろを伸ばす。

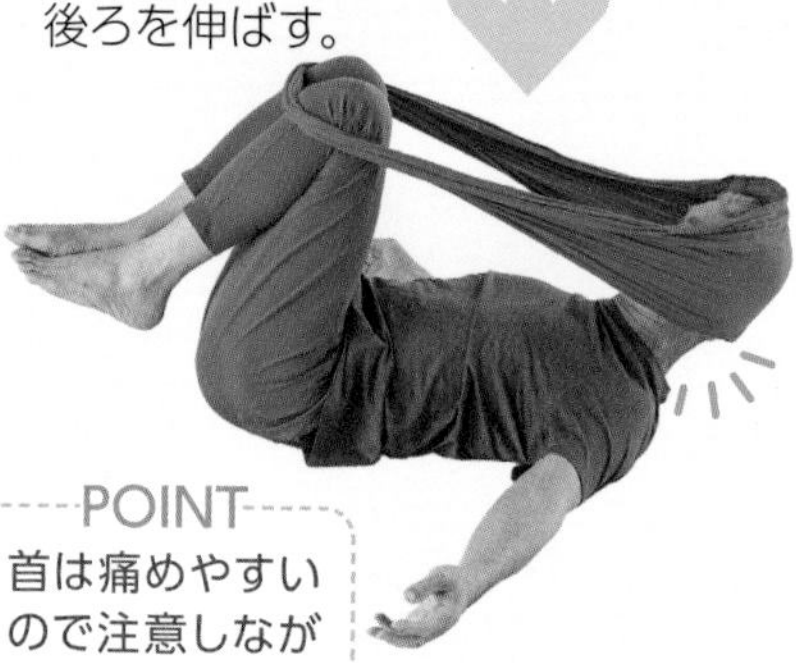

POINT
首は痛めやすい
ので注意しなが
ら行う

11 ひざのねじれほぐし

輪っかタオルを使った正座を繰り返し行い、ひざのねじれを矯正していきます。

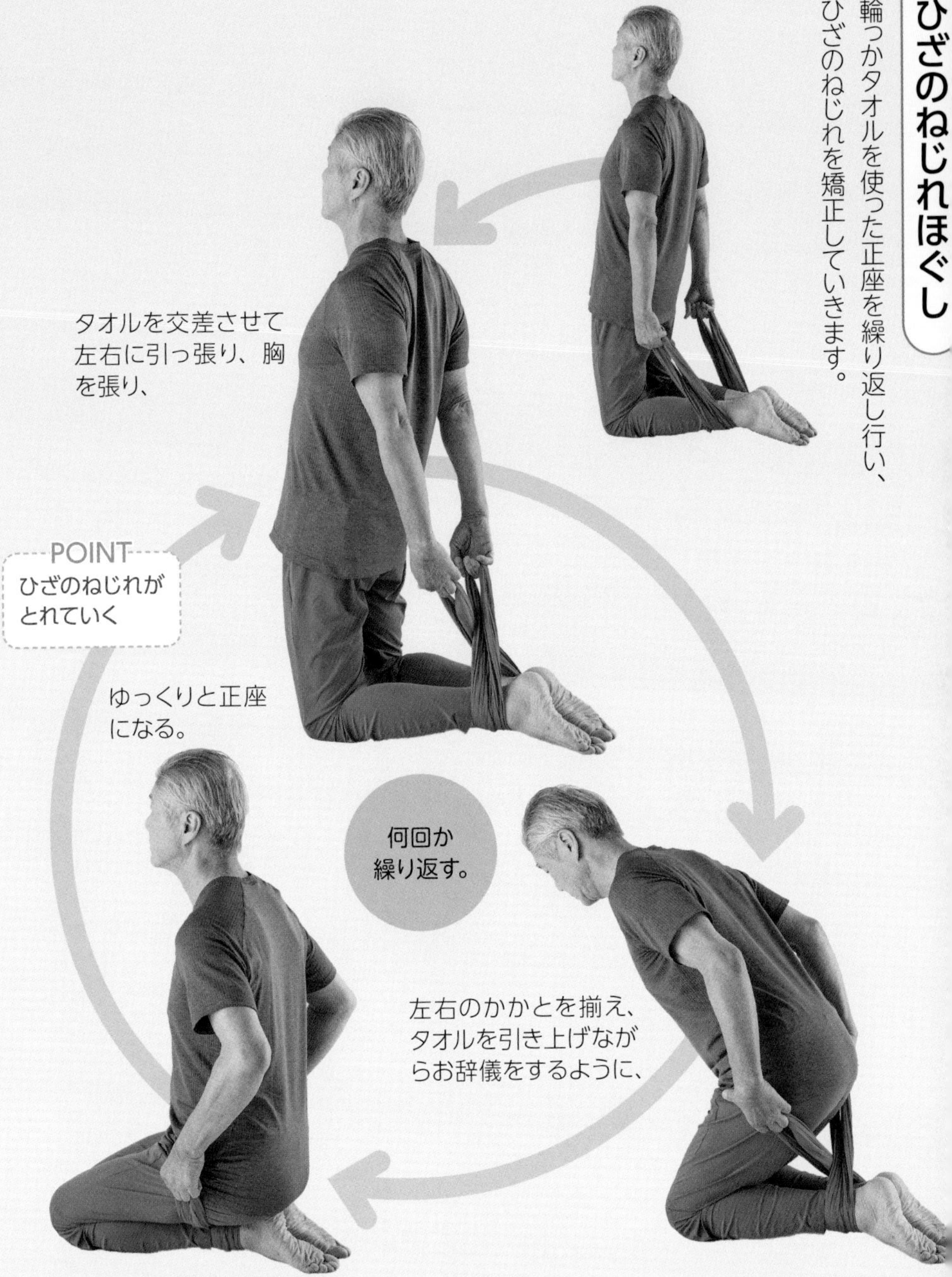
足首にタオルを
引っかけて、
タオルを交差させて
左右に引っ張り、胸
を張り、
POINT
ひざのねじれが
とれていく
左右のかかとを揃え、
タオルを引き上げなが
らお辞儀をするように、
ゆっくりと正座
になる。
何回か
繰り返す。

12 ひざしばりゆすり

太ももをタオルでしばってからゆすり、ひざの歪みを矯正していきます。また、太ももやお尻、足首の筋肉の強化も行います。

つま先を開いて立ち、太ももの裏側からタオルを回し、

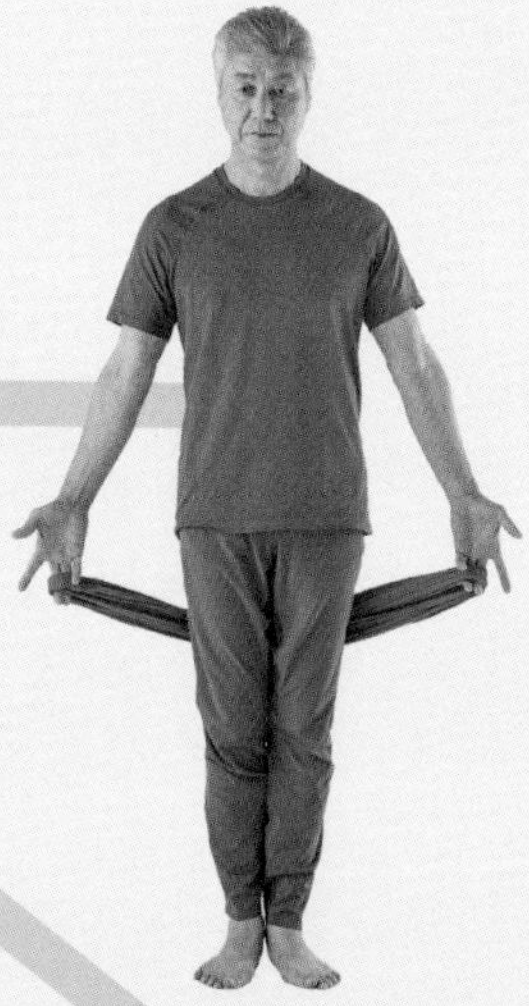

片方の輪にタオルを通してから、端を両手で持ち、

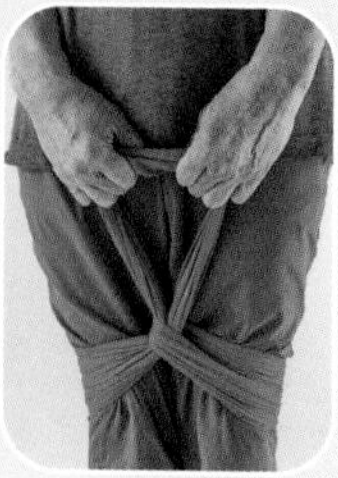

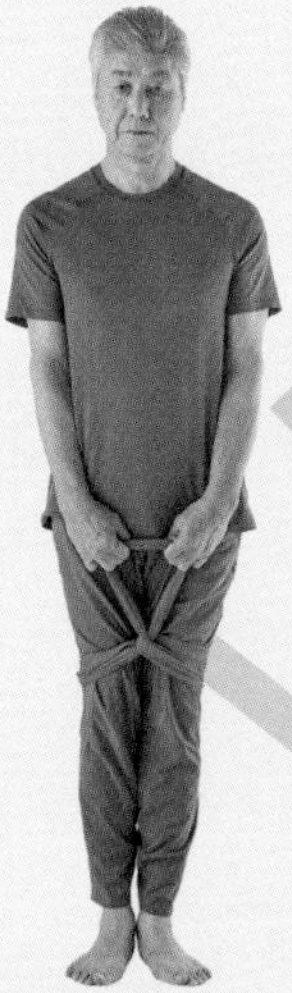

タオルを引っ張り上げながら、身体を左右にねじる。

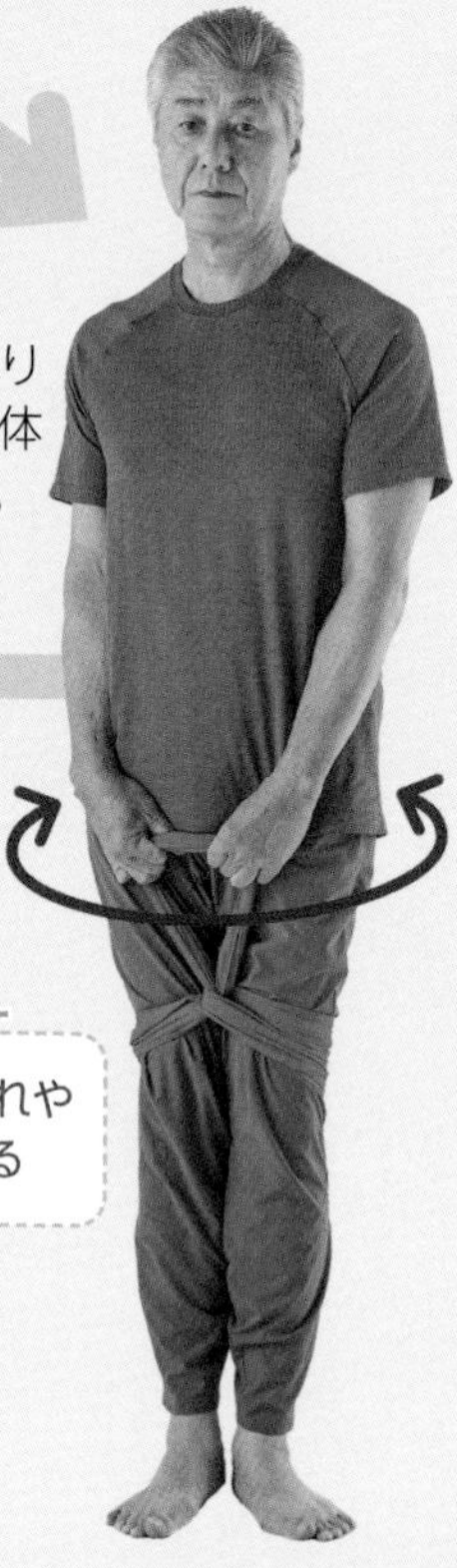

POINT
ひざのねじれや歪みがとれる

つま先を閉じタオルを引っ張り上げながら、ももを前に何度も押し出す。

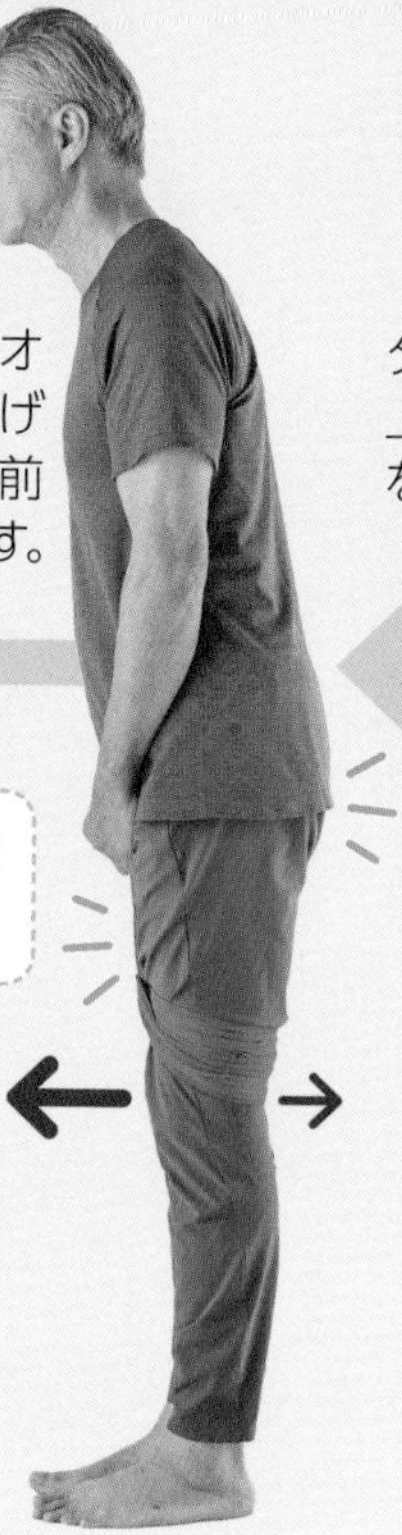

POINT
太ももとお尻に力を入れる

POINT
足首の強化になる

タオルを引っ張り上げながら、かかとを上下にトントンと何度もゆする。

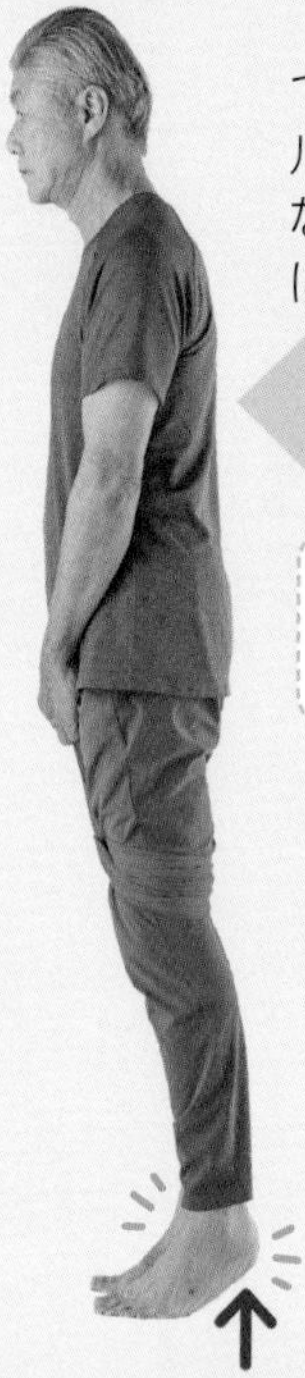

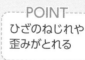

13 肩ほぐし・眼球運動

肩甲骨の内側にある筋肉をほぐすと同時に鍛えます。眼球が動きにくくなると、視野が狭くなり、めまいや吐き気などを起こすこともあります。また、年齢が高い人ほど、目の動きが鈍くなります。これらの症状には眼球運動がお勧めです。

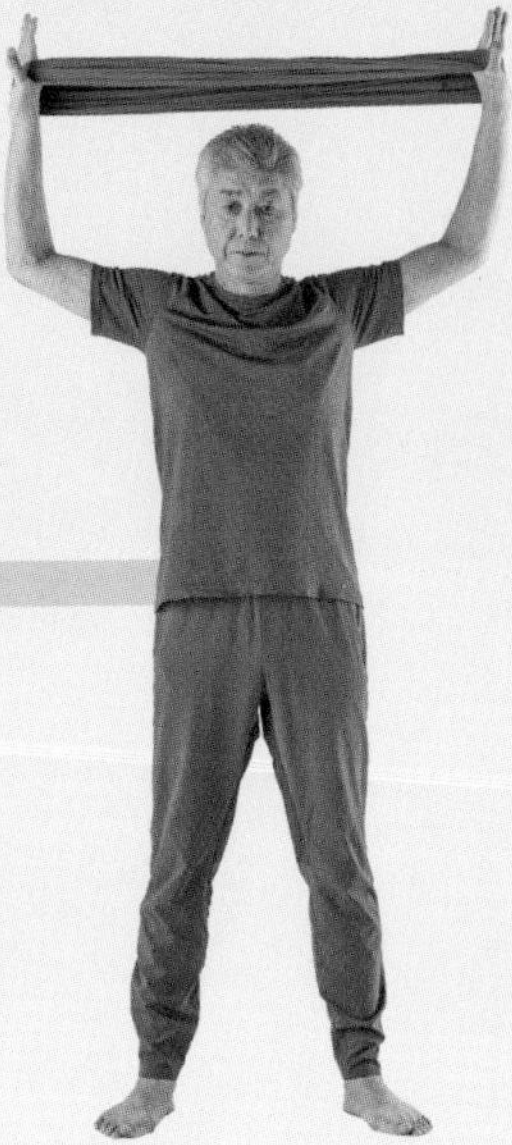

タオルに両手を入れて、胸を持ち上げながら手を上げ、

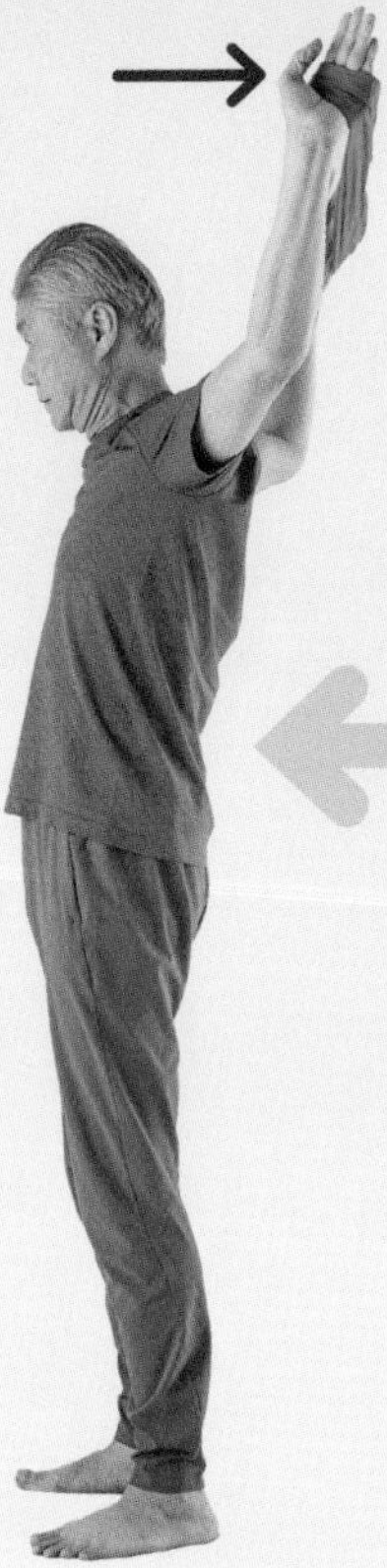

肩甲骨の内側を絞るイメージで、両ひじを身体の後ろへ後ろへと動かす。

POINT
胸を広げるようなイメージで

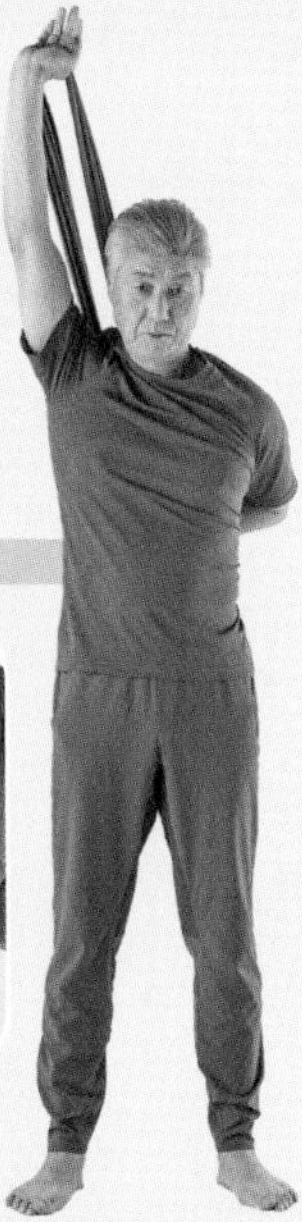

背中側で左手の手首にタオルを入れ、反対の輪を右手に引っかけて上に持ち上げ、

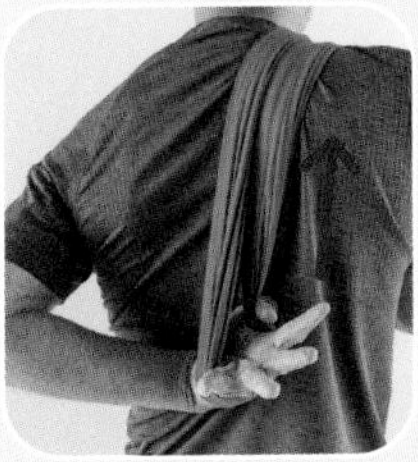

左の肩を刺激する。

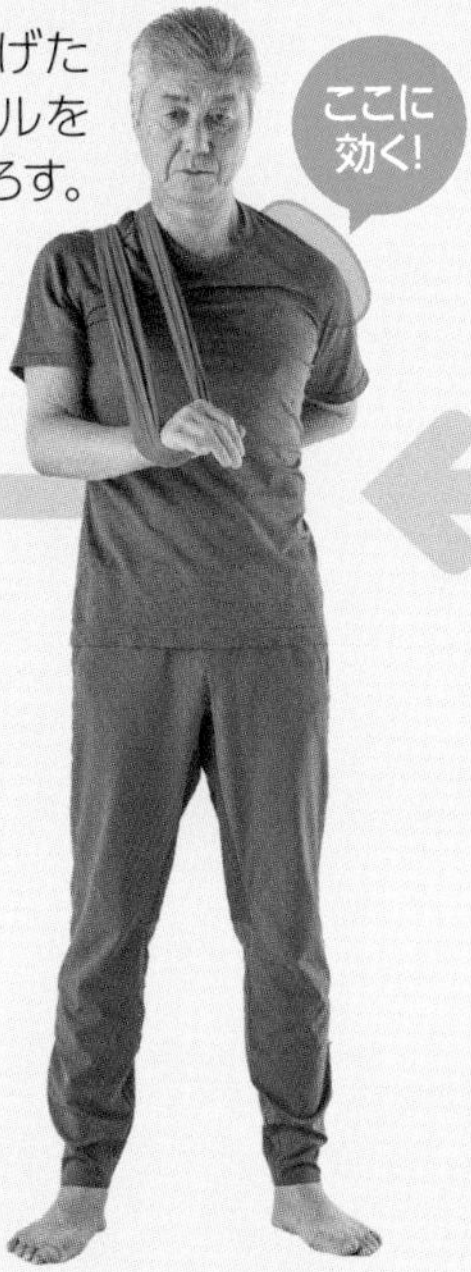

左手を持ち上げた状態で、タオルを右肩側から下ろす。

眼球運動　左手を持ち上げた状態のまま、目を強く閉じて目を開け「上→左上→右上→左→右→左下→右下→真下→真上」などを見る。

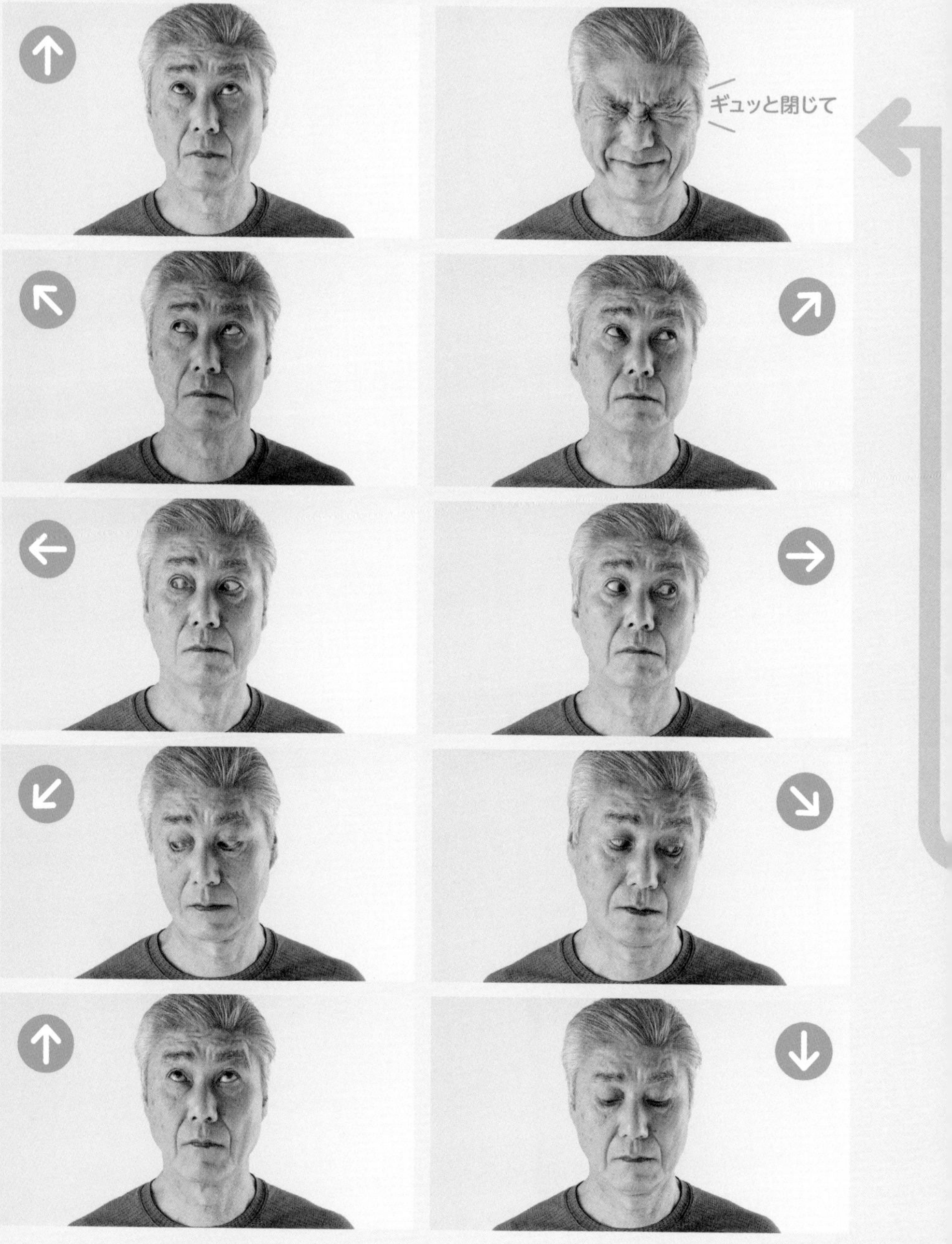

14 胸・腕の強化

背中や胸の凝りをとると同時に、胸と上腕の筋肉を鍛えていきます。

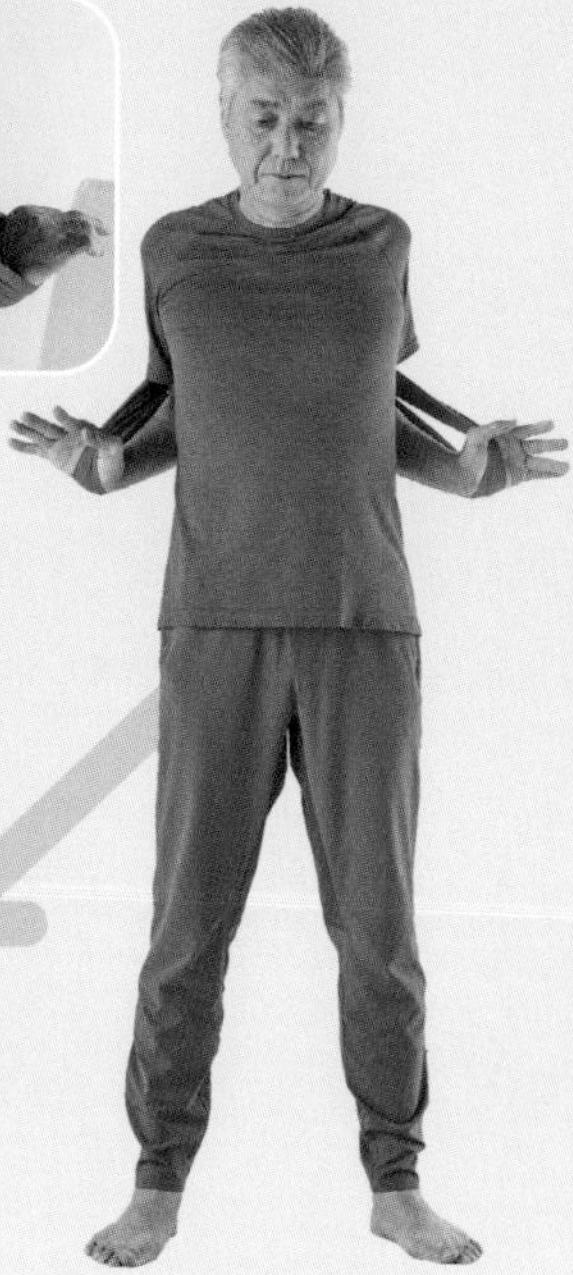

輪に手を入れて、ひじの後ろに引っかけ、

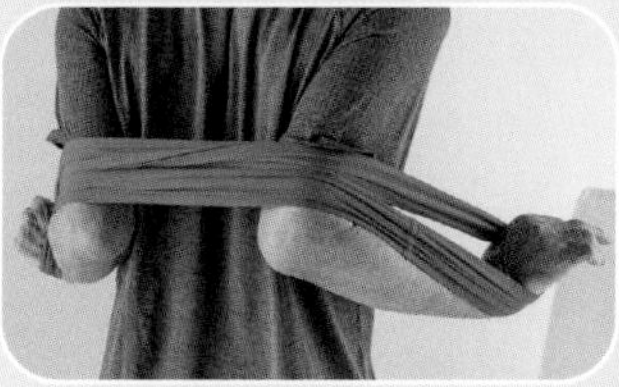

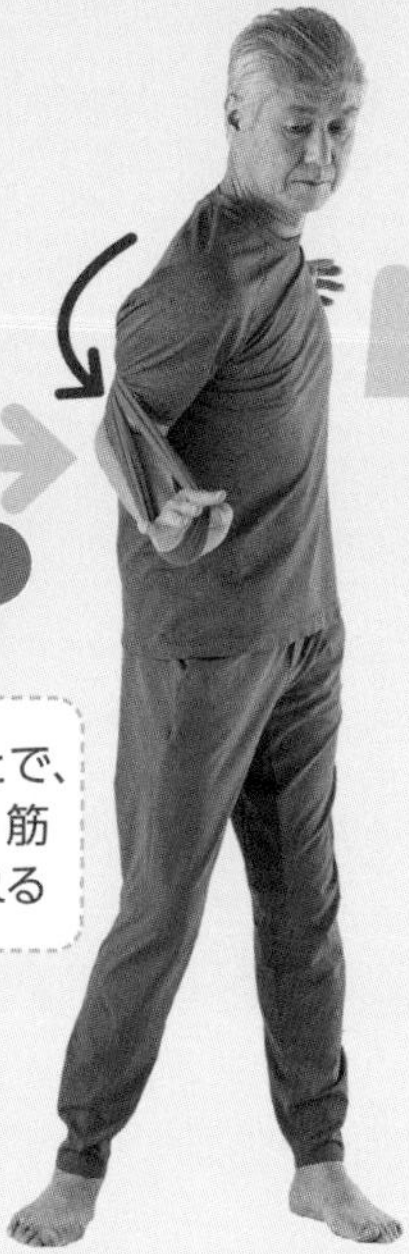

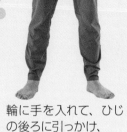

右手を前に出す。

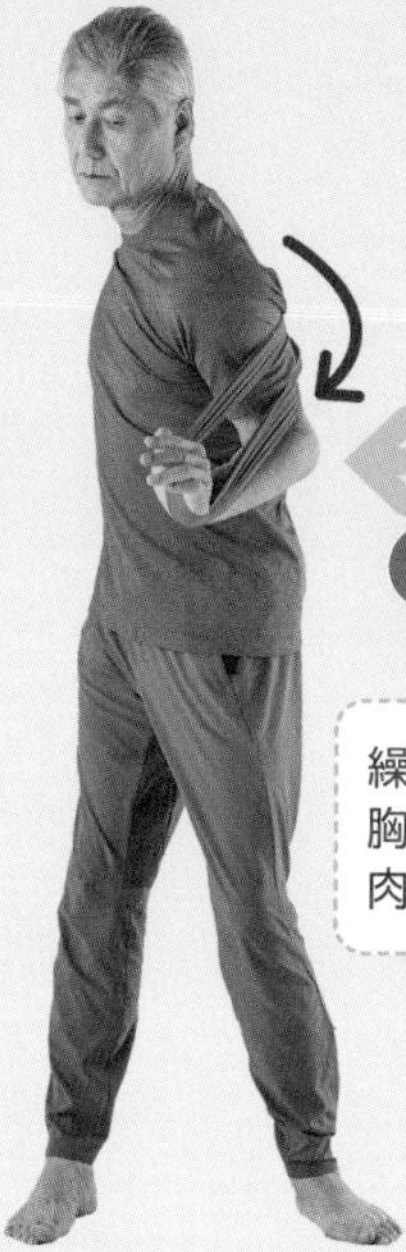

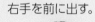

左手を前に出す。

繰り返す

POINT
繰り返すことで、胸と上腕の筋肉が鍛えられる

15 反り腰ほぐし

腰に当てたタオルをお腹の力で押すことで、腰をほぐしていきます。反り腰の矯正に効きます。

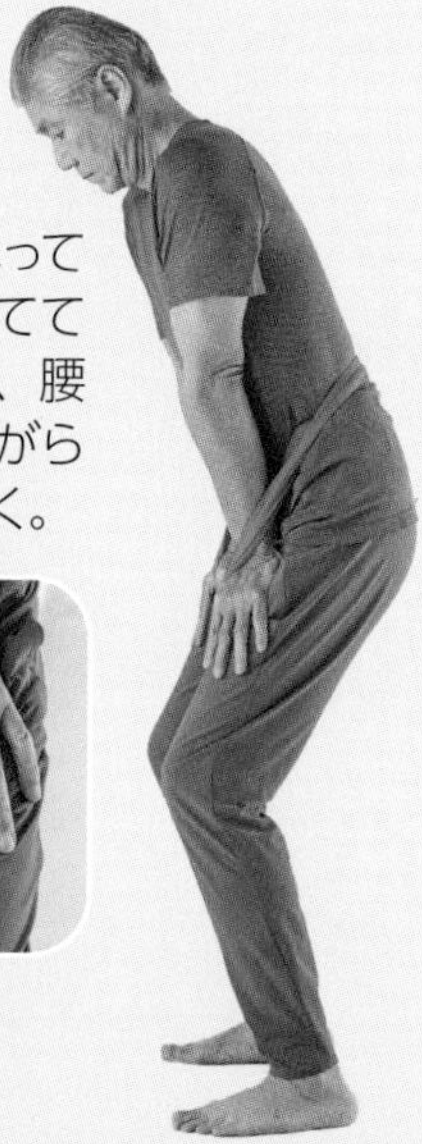

足を肩幅に開き少し内股になってひざを曲げ、腰にタオルを当てて輪に両手を入れてももに置き、腰を丸めて、お腹に力を入れながら腰でタオルを後ろへ押していく。

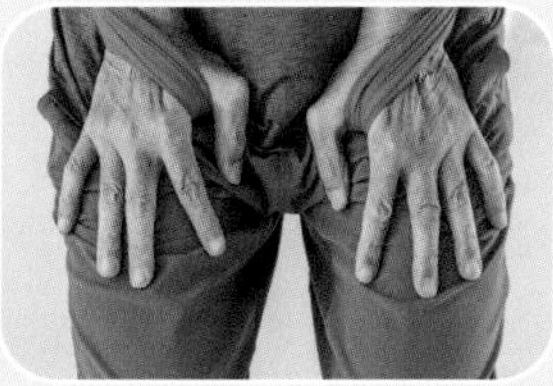

POINT
お腹に力を入れて腰でタオルを押そう

コラム

筋肉とたんぱく質の関係

自力整体教室の生徒さんやナビゲーターさんから、「骨量や筋肉量を減らさないためにも動物性たんぱく質を摂るほうが良いといわれますが、いかがでしょうか?」といった質問を何度かいただきました。

巷の健康本には「老人は骨や筋肉量が減るので、肉、たまご、乳製品などを注意して食べましょう」というものがあります。

私は、「これは外国人向けであって、日本人が筋肉をつけていくには、日本人が昔から食べていたものが良いのではないのか?」と考えています。

実際、私は、普段は肉や魚などの動物性たんぱく質はほとんど摂りません。実験のために避けているわけではなく、食べたいと思わないのです。

それでも、現在の身体を維持しています。

また、かの俳優・アーノルド・シュワルツェネッガーは菜食主義者です。

肉はまったく摂っていません。それであの身体を維持しているのです。

「筋肉=動物性たんぱく質やプロテイン」というのは関係がないと思うのです。

実際、最近の栄養学では、腸内細菌の研究が進み、食べたものを腸内細菌が人体に必要な栄養に変え、それが筋肉や骨を作るといわれ、また民族によって腸内細菌の種類が異なるので、それぞれの民族によって必要な食材は異なる、といわれています。

少しお話しが変わりますが、110ページで紹介した不眠症の解消に効果が高い「メラトニン」というホルモンについてです。メラトニンは、昼間に分泌される「セロトニン」というホルモンが、夜になると変わるということがわかっています。

そして、セロトニンを分泌させるために重要なのが整腸活動であり、その整腸活動に良いとされているのが日本食です。

先ほどの**「民族によって必要な食材は異なる」**がここで生きてきます。つまり、私たち日本人は日本食が良いのです。

代表的な日本食の食材は、「まごは（わ）やさしい」といわれています。

ま……豆類
ご……ごま、ごはん、ごぼう、五穀
わ……わかめなどの海藻類
や……野菜
さ……さかな
し……しいたけなどのキノコ類
い……いも類

日本人は、先祖代々これらの食事を食べ、整腸活動を続けているのです。

考えてみれば、**日本人の食の歴史から見ても、肉や乳製品を食べ始めたのは戦後から**であり、それ以前はご飯と味噌汁と海藻、野菜類だけでした。それでいて、江戸時代は1日30～40キロも徒歩で東海道などを歩いていたはずです。

こんな話があります。明治の初期に日本にやってきた、ドイツのベルッさんが日光へ人力車で旅行したとき、1日100キロ近くを走る人力車夫が、玄米のご飯と味噌だけを食べて走っているのを見て、「そんな粗末な食事ではエネルギーが持たんだろう、肉を食べなさい」と宿屋で食べさせたそうです。

すると、人力車夫は100キロを走るのがツラくなり、「お客さん、肉は勘弁してください。元のおにぎりでないと走れねえ」と元の玄米と味噌に戻したという実話があります。

矢上予防医学研究所の案内

▶自力整体の教室

自力整体は、全国で自力整体教室を開校しています。

矢上予防医学研究所の拠点がある兵庫と東京をはじめ、全国、海外の数カ所を含め約400名の指導者（自力整体では「ナビゲーター」という）が開く教室があり、約12,000名の生徒さんが対面の教室、またはオンラインクラスで学んでいます。

矢上裕の直接の授業は兵庫県西宮教室と、遠隔地の方向けにオンラインクラスで受けられます。詳しくは公式ホームページをご確認ください。

▶通信教育

遠隔地の方のために、健康学習プログラムを通信教育にて提供しています。内容は、２か月に一度（年６回）の『じりき通信』の発行と、自力整体、予防医学の勉強会、ナビゲーター養成などの各種研修の案内を行っています。

▶ナビゲーター養成

プロの自力整体指導者（ナビゲーター）を目指す、指導者養成講座です。1年間で自力整体法、整食法、整心法など、トータルなヘルスケアと、それらを伝えるテクニックを学びます。卒業後もナビゲーター研修を行い、継続的なスキル向上を目指します。

■自力整体公式ホームページ

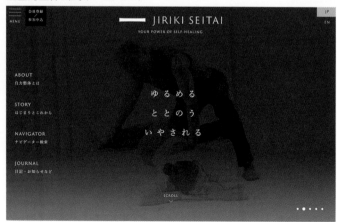

https://www.jirikiseitai.jp/

できれば授業を受けて
＼ 自力整体を続けてほしい ／

自力整体は東洋医学の按摩や鍼灸の技を使って、90分の施術を自分で自分に行うメソッドです。

自力整体を実践する方法は2つあります。

ひとつは自宅で自分で行う場合です。自分の好きな時間に、好きな場所でできるというメリットがあるでしょう。

もうひとつは自力整体の教室に通って専門家（ナビゲーター）の誘導の元、授業を受ける場合です（オンラインクラスを含め）。

考案者の私が目指している自力整体の実践法は、後者です。

その理由は以下の通りです。

①自分だけで行うと、間違った方法や自分が好きな実技のみしか行わないため、効果が限定的になり、その結果、続かなくなる

---

②マイペースで行うと、時間が短くなりがちになる

⇒自力整体は「緊張の解除→歪んだ骨格の矯正→再発防止のための筋肉強化」という流れになっており、この過程を通ることで、根本治療になる。つまり指導者のもとで行う自力整体の90分は、専門の整体治療家に施術をしてもらっている時間と同じである

---

③好きな時間に行っていると三日坊主になりやすい

⇒ある程度、強制的に時間を確保することが継続につながる

---

④日常以外の場所で行うことにより、自分の身体と向き合い集中できる

⇒自力整体の時間は「自身との語らいの時間、瞑想の時間」でもある

---

⑤ナビゲーターや教室の仲間とコミュニケーションがあることでモチベーションを保ち、継続することができる

---

⑥教室では、身体をほぐすだけでなく、健康に生きるための食べ方、眠り方、排泄、心の持ち方などを指導者から伝授される

このような理由で、忙しい現代人に「自分を見つめ、自分の身体の声を聴く時間と場所」を提供したいと考えています。そして、自力整体の仲間やナビゲーターとともに健康をベースにした生き方をしてほしい。このことが35年前から継続して指導者を養成してきた理由です。

右記のようにナビゲーターは、つねに勉強をし続けている人たちですから、安心して健康な暮らしを提供できると信じています。

そして、「書籍で自力整体を知ったことがきっかけで、どこかの教室に通おうと思ってくだされば」とても嬉しいです。

自力整体ナビゲーター紹介

※下記のナビゲーターは、著者・矢上裕から定期的に自力整体を学び、それを伝えている信頼できるナビゲーターです。

※このリストは【2024年7月現在】のものです。リアルタイムのナビゲーターリストやナビゲーターの詳しい紹介は、自力整体の公式ホームページ（https://www.jirikiseitai.jp）の「ナビゲーター検索」をご覧ください。

■北海道

樺澤識子　斉川裕邦　杉村玲子　月居はるみ

■青森県

寺嶋暢子

■岩手県

相上 円　早渡京子

■宮城県

小川真理子　清野友子　柴田いく子

■秋田県

芹田妙子

■茨城県

風間陽子　兼重るり子　阿部京子　細田純子　岩間久江
浪岡浩子　石川美智子

■栃木県

鈴木康子　石丸陽子　岩村智恵　後藤節子　岡 幸子
津崎奈留美　大久保 久

■群馬県

福地まゆみ　石丸陽子　関崎典子　廣田加代美　高柴香里

■埼玉県

華叶　渡辺恵理　福浦りか　稲村千佳子　佐藤 隆
藤江祥子　関 真由美　武者雅子　吉田まき　酒本博子
竹内暁子

■千葉県

鈴木広子　西條眞奈美　川原 勝　真栄城克子　真栄城啓吾
鈴木照子　秋田美智子　中村 泉

■東京都

重本ちなみ　牧平良実　小野栄子　藤林ゆう子（天住月美）　渡辺恵理
金玉靖子　川田典子　福浦優子　神谷芳美　西野紗織
山内香子　藤田美智子　武者雅子　佐野和美　廣田加代美
高柴香里　本田純子　佐々木えい子　竹内暁子

■神奈川県

藤林ゆう子（天住月美）　大野敬子　荒川百合子　菊地陽子
二木光代　中澤美紗緒　沖田恵美　村上郁子　横川ひろみ
小林朋子

■新潟県

荒木公一

■富山県

荒木公一　大沼 勝　藤本雅明　稲田清美

■石川県

荒木公一　杉田陽子　室田久美江　宮田篤子　田中あかね

■山梨県

網野夏子

■長野県

池田啓子

■岐阜県

海老沼由美子　大浦眞幸　清水敬子　滝 いずみ

■静岡県

赤堀景子　高澤あつこ　永松 勉　ナカムラトモミ　新木理子
齋藤伸子　高橋美千子　伴 美智子　菊地美佐子　寺村きよ美

■愛知県

吉田真実子	古宇田陽子	螺澤智子	大橋知香	橋本千春
伊藤千草	大矢モリ恵	古嵜美由紀	吉平美也子	滝 いずみ

■三重県

下桐美鈴	佐藤まき子	杉山華乃美	中川香織

■滋賀県

小川紀子	野田都喜子	澤 綾子

■京都府

三成ちえ	山田さつき	川上優子	中村由紀子	伊藤由紀子
福井千景	中西睦子	久保田素子	安達実保	安好みどり
中里恭子	前田育代	松村恵美	徳田朱美	

■大阪府

丸本知果	木原和美	吉澤福枝	大澤陽子	玉島裕子
岡本ユウコ	中川有子	勝田有子	佐倉裕美	林田陽子
池永恭子	横矢ちひろ	米家佐奈恵	吉松紀子	大岡美知子
片倉美保	安好みどり	田原麻紀子	金 京子	吉田久美
仁田恵子	橋本恵子	下野和子	藤崎育子	兵野寿江
石田浩子	谷山えるむ	柴谷厚子	谷 彰浩・三千代	青木麻由子
中川香織				

■兵庫県

平林和恵	松本侑子	加峰真理	吉田美帆	藤尾亜由美
牧野浩子	平谷麻美子	大倉久仁子	増田倫子	森寺悦子
植中優子	黒岩裕美	小林由紀子	松本陽子	伊佐見美子
笹部康子	池永恭子	藤尾知恵	坂野千春	ほりぐち太寿
金子史奈子	松本さとみ	岡本早苗	海野る美	桒原リエ
服部利恵	時井紀子	田中美津保	武内みちる	大岡美知子
稲垣美希	中田美香	きむらみか	西谷みどり	高見ますみ
矢島雅恵	小寺舞佳	宮野恭子	土手内久美子	高野謙二
武田恵子	本岡和世	田畑和秀	西尾泉美	清水克易
池澤弘美	柴谷厚子			

■奈良県

林田法子	武田浩子	藤原尚子	安井洋子	辻本みと・辻本佳史
稲村小夜子	東谷ルリ子	藤井直美	山中 渚	佐竹正子

■和歌山県

戎 幸作

■鳥取県

岩崎和恵	福留陽子	石丸智美	上田幸恵

■島根県

福留陽子	上田幸恵

■岡山県

久世恵理	山本安美	遠藤千代子	岡本涼子	鈴木典子
杉本圭子	宮安初紀	小寺亜弥	勝又千明	

■広島県

横山知永子	池 広美	野崎綾子	溝口敦子	中本陽子
尾中知美	藤林直子	長宗憂都	笹尾智子	村高千彩子
田部澄子	範岡しのぶ	前田佐和	松井奈穂	中田深雪
鈴木まゆ	伊達久美	村岡きえ	宮村恵子	榊原房子
濱上恵美	中田 愛	教蓮祥代		

■山口県

山井裕子	綿谷昌明	泉 典子	松本公子	佐藤文子

■徳島県

角石洋子	高田佳衣子

■香川県

岩井美秋	高嶋 幸	阿部裕子	滝川祐美	八木由紀子
出口東詩子	岡渕友美	片山時子	渡辺千賀子	西川幸子
尾崎美砂子	藤井美妃	木谷升美	米田公子	合田佳代
石橋仁美	西宇恵美			

■愛媛県

山口郁代	徳丸幸子	佐々木悠希	辻本奈生子	村上真智子
野口昌美	髙橋いずみ	森 冨美子	丸山弘美	森岡泰子
秋山 光	長尾明子	松崎明美		

■高知県

中川知香	長崎佐知	森部侑恵

■福岡県

青木浩子　濵元多美　宮谷友季子　三浦真澄　龍野悦子
小濱邦子　小松陽子　梶原陽子　安成時恵　西坂聡子
梶栗織恵　八坂尚美　金子恵子

■長崎県

おわきみわこ

■熊本県

亀井弘子

■大分県

原田ゆかり　岡部ゆうこ　橋本智子　高安恭子

■宮崎県

今田千鶴　松本貞子　新名加代子

■鹿児島県

薗田みなこ

■沖縄県

仲宗根 麗　仲宗根雄三　比嘉久美子　宮城末子　星 紀子

■London (ロンドン)

Roberto Ruvalcava

■Nijswiller (ナイスウィッレル)

Susan Ebben

■Vancouver (バンクーバー)

松村敦子

矢上 裕の自力整体　著書紹介

DVDで覚える自力整体

DVD
108分

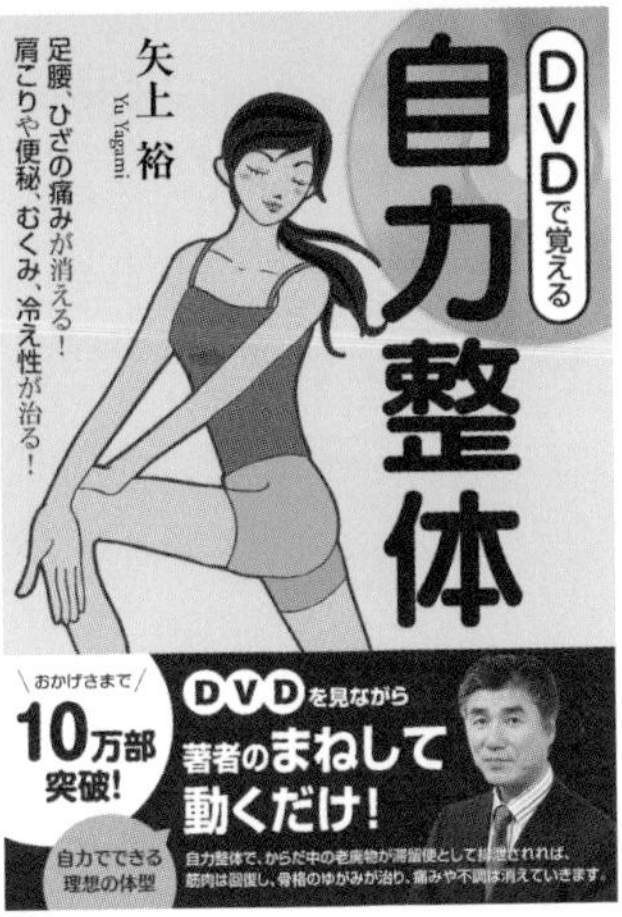

とくに自力整体の初心者の方から支持されている一冊。DVDには、「肩コリ」「腰痛・坐骨神経痛」「冷え性、むくみ」「バストアップ」「細いウエスト」「細い太もも、足首」といった、症状やプロポーション別の自力整体も収録。

A5判/112ページ／オールカラー／DVD69分

その他の自力整体の本

累計25冊

『DVD3分から始める　症状別　はじめての自力整体』『DVD付　自力整体の教科書』『DVD付　自力整体で熟睡・快眠』『DVD付　自力整体　腹痛・ひざ痛・全身の不調を治す骨盤調整法』『DVD付き　一生寝たきりにならない　自力整体』『DVD付 自力整体の真髄』『痛みの9割は姿勢で治る』『DVD 付　キレイにやせる自力整体』『自力整体』『自力整体整食法』『自力整体脱力法』（いずれも新星出版社）。

『一生サビない体をつくる「骨盤」自力整体』『自分のからだは自分で守る女性の自力整体』『女性のための自力整体』（いずれも永岡書店）、『足腰、ひざの痛みを治す　自力整体法』『音声指導CD付　自力整体の実際』（いずれも農山漁村文化協会）、『自力整体 矢上裕の「からだの本音」』『裸眼のススメ』『認知症を予防する自力整体』（いずれもサンガ）、『幸せ家族の自力整体＆二人整体』（集英社）、『すごい自力整体』『すぐできる自力整体』（いずれもダイヤモンド社）など。

「あとがき」に代えて

～老化現象の見える化～

「あとがき」に代えて、70歳を超えた私が、日々、自分の心身に問いかけている「老化現象の見える化」のチェック項目があります。以下の10項目です。

①睡眠力は落ちていないか？

70歳を超えた私の状態▼眠りが浅くなり、夜中に度々起きてしまうことや、朝早く目が覚めてそのまま起きてしまうことも増えてきていますが、12時前に寝て、7時台に自然に目が覚める（途中で排尿のために起きる日もあるが）。日中に1時間ほどの昼寝もします。

②排便力は落ちていないか？

便秘は、若いときは女性に多く、還暦を過ぎた頃から男性に多くなります。便秘をすると高血圧につながり、脳梗塞、心筋梗塞を起こす確率が高いそうです。

70歳を超えた私の状態▼朝起きてすぐに排便、その30分後に排便、夕方に排便と1日3回あります。ただし、夜遅くに食べたときは排便力が落ちるし、たまに朝食を摂ると最初の排便はあるが、それ以降の排便がなくなる。これは朝食で胃が働くため、エネルギー（気）がそちらにとられ大腸の働きが落ちるためだと思っています。

ゆえに「正午～18時の間に食べ、それ以外は空腹で過ごす18時間断食」をしているときが一番排泄力が強い。1日1食の日は、さらに排便力が強くなります。

③身体は硬くなっていないかどうか？

70歳を超えた私の状態▼これは確実に硬くなってきています。40代に考えた自力整体（実技）の一部ができなくなってきているのは確かです。でも、できないものをがんばるのではなく、今できる実技を行えば良いと思っているし、硬くなった身体にあわせた自力整体を考案していけば何も問題はありません。近年は、輪っかタオルを使って、硬い人向けに楽にできる実技も展開しています。

④体重と筋肉量の変動はどうか？

70歳を超えた私の状態▼毎日、朝風呂の後、体脂肪率なども計測できる体重計に乗り、体重、体脂肪率、筋肉量、骨量、基礎代謝、体水分率、体内年齢、ＢＭＩを測定しています。以下が私の数値で、私の身長は178センチです。

体重：70キロ、体脂肪率：19％、筋肉量：55キロ、骨量：3・0キロ、基礎代謝：1600キロカロリー、体水分率：55％、体内年齢：55歳、ＢＭＩ：23

⑤血圧の状態はどうか？

70歳を超えた私の状態▼毎日、銭湯に置いてある血圧計で測定。上が120台、下が70台です。

呼吸が浅くなると、交感神経が緊張して血圧は上がります。呼吸がしやすい姿勢を保ち、深く、長く、静かな呼吸にすると、その場で血圧が下がってくるのがわかります。

呼吸や姿勢で血圧は変動するのだから、「浅くなっている呼吸を問題視せずに薬で下げる」という考えは自然ではない、というのが私の見解です。

酸素不足になっているのに、さらに薬で血圧を下げることこそが脳梗塞、心筋梗塞の原因なのではないかと思っています。

⑥呼吸が浅く弱くなっていないか？

70歳を超えた私の状態▼週に5回、自力整体を指導しています。そのプログラムの中に呼吸法があり、さらにその中に1分間息を止めることを行っていますが、楽々止められるので呼吸は浅くはなっていません。

私はマンションの9階に住んでいますが、ときどき9階まで階段で上がり、心臓がドキドキ、息がハアハアしていないか試してみていますが、問題ありません。

⑦記憶力は落ちていないか?

70歳を超えた私の状態▼仕事で必要なこと以外は、忘れるようにしているので問題ありません。

毎週ナビゲーター研修をしていますが、30名ほどの受講生を研修前に記憶してから研修会場に入ることにしています。４００名のナビゲーターと、西宮教室の２５０名の生徒さんの氏名はすべて頭に入っています。

１か月に15冊程度の読書量が続いている。また映画も年間１００本観て脳を刺激しています。

⑧身体のどこかに痛いところはないか?

70歳を超えた私の状態▼ときどき痛みを感じますが、その都度自力整体で解消しています。

持病として痛風があるが、とくに薬を飲んだりもせず、発作が起きたら痛がっています。慢性痛が起こる仕組みを知っているので、痛みは怖がらないようにしています。

人間の脳には、明るく、はつらつと、楽しく生きていると、身体のどこかに痛みがあっても、脳からその痛みを感じないようなホルモンが分泌されます。これを「下降性疼痛抑制」といいますが、痛みを怖がり、怒り、不安になるような人は、脳からそのホルモンが分泌されません。

これが慢性痛なのですから、多少の痛みは受け入れ、心までパニックにならないようにすることが大切です。

これが私の痛みに対する考え方です。自分の身体が、理由があって発しているメッセージが痛みというサインです。日々の生活を顧みて改めることが大切です。

⑨心がネガティブになっていないか?

70歳を超えた私の状態▼多くの高齢者が身体の痛みや不自由さでネガティブ思考になっていると

聞きますが、私の場合、仕事があることと、痛みに対してネガティブな感情がないので、身体が不自由になっても痛くてもネガティブになることはありません。

しかし、コロナ禍で仕事がなく、することがないときはネガティブになりました。

人間も動物です。動物とは動くことで自分を維持する生命体であります。高齢者が動かず非活動的になったら死が近くなっている、と思っています。

できるだけ用事を作って出かける。電車に乗って遠くまで映画館に行くようにしています。

昨日まで仕事をしていたという「ピンピンコロリ」を目指しています。寝たきりになって死を迎える「ネンネンコロリ」は避けたいと考えています。

⑩家族関係の工夫

70歳を超えた私の状態▼4歳下の妻と二人暮らしです。二人とも前期高齢者です。いずれはどちらかが一人になります。

そのときのためにも、自分の食事はお互いが自分で作るという約束事を作り、お互いの行動を干渉しないようにしています。

私は自分が好きな食事を作り、妻も自身で作ります。それを一緒に食べるときもあれば、お腹が空いたときに一人で食べるときもあります。このようなお互いが依存しあわない、ルームメイトのような夫婦関係もありだと思います。

以上の10項目が、私の老化現象の「見える化」です。

ただ、流されるように年齢を重ねるのではなく、「替えのきかない古い車（身体）を、どうしたら最期まで乗りこなすことができるか。上手にやさしく、感謝しながら動かなくなるその日まで動いてもらう」。そのための創意工夫をしています。

● 著者プロフィール
矢上　裕（やがみ　ゆう）

矢上予防医学研究所所長、自力整体考案者、鍼灸師・整体治療家。1953年、鹿児島県生まれ。関西学院大学在学中の2年生のとき、予防医学の重要性に目覚め、東洋医学を学ぶため大学を中退。鍼灸師・整体治療家として活躍するかたわら、効果の高い施術を自分でできるように研究・改良を重ね「自力整体」を完成。兵庫県西宮市で教室を開講、書籍の出版やメディア出演などで注目され、全国から不調を抱える人々が続々と訪れるようになる。現在約400名の指導者のもと、約12,000名が学んでいる。著書に『DVDで覚える自力整体』『DVD3分から始める 症状別 はじめての自力整体』『自力整体の教科書』（いずれも新星出版社）など多数。遠隔地の人のために、オンライン授業と通信教育も行う。

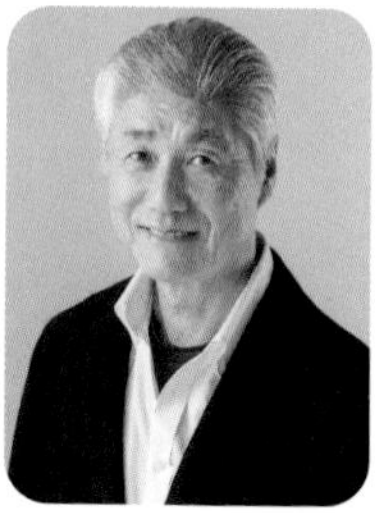

自力整体の公式ホームページ
https://www.jirikiseitai.jp

100歳でも痛くない
痛みが消える 自力整体

2024年6月5日　初版発行
2024年11月5日　第5刷発行

著　者　矢　上　　裕
発行者　富　永　靖　弘
印刷所　萩原印刷株式会社

発行所　東京都台東区台東2丁目24　株式会社　新星出版社
〒110－0016　☎03(3831)0743

ISBN978-4-405-08233-5